Julia Siegmüller, Henrik Bartels

Leitfaden Sprache · Sprechen · Stimme · Schlucken

Leitfaden
Sprache · Sprechen Stimme · Schlucken

Herausgegeben von Julia Siegmüller und Henrik Bartels

Unter Mitarbeit von:
Susanne Bartke, Stephan Baumgartner, Gerhard Blanken, Lydia Blenn, Marita Böhning, Bettina Brendel, Peter Dicks, Johannes Fellinger, Andreas Ferbert, Astrid Fröhling, Barbara Giel, Jeannine Gies, Christian W. Glück, Dorothea Haas, Sabine Hammer, Mareen Hartwig, Judith Heide, Bente von der Heide, Markus Jungehülsing, Christina Kauschke, Solveig Kraffke, Meja Kölliker Funk, Saskia Konopatsch, Ernst de Langen, Norina Lauer, Antje Lorenz, Anja Lowit, Ursula Manter, Michaela Nagel, Susann Ott, Claudia Pahn, Julia Richter, Monika Rothweiler, Carola Schnitzler, Anne Schulte-Mäter, Ralf Siedenberg, Wolfgang Ziegler

ELSEVIER
URBAN & FISCHER

URBAN & FISCHER
München · Jena

Zuschriften und Kritik an:
Elsevier GmbH, Urban & Fischer Verlag, Lektorat Fachberufe, Karlstraße 45, 80333 München

Herausgeber:
Julia Siegmüller
Universität Potsdam
Institut für Linguistik/Allg. Sprachwissenschaft
Postfach 601553
14415 Potsdam

Henrik Bartels
Universität Potsdam
Institut für Linguistik/Allg. Sprachwissenschaft
Postfach 601553
14415 Potsdam

Bibliografische Information Der Deutschen Bibliothek
Die Deutsche Bibliothek verzeichnet diese Publikation in der Deutschen Nationalbibliografie; detaillierte bibliografische Daten sind im Internet unter http://dnb.ddb.de abrufbar.

06 07 08 09 5 4 3 2 1

Um den Textfluss nicht zu stören, wurde bei Patienten und Berufsbezeichnungen die grammatikalisch maskuline Form gewählt. Selbstverständlich sind in diesen Fällen immer Frauen und Männer gemeint.

Planung und Lektorat: Ingrid Stöger, Anne Wiehage
Redaktion: Dr. med. Sibylle Tönjes, Kiel
Korrektorat: Monika Krumnow, Kasseedorf
Herstellung: Hildegard Graf
Satz: Mitterweger & Partner, Plankstadt
Druck und Bindung: Clausen & Bosse, Leck
Umschlaggestaltung: Rainald Schwarz, München
Titelfotografie: Harcourt

Printed in Germany
ISBN 3-437-47780-3

Aktuelle Informationen finden Sie im Internet unter www.elsevier.com und www.elsevier.de

Vorwort

Der Bereich der Sprach-, Sprech-, Stimm- und Schluckstörungen ist unter den therapeutischen Disziplinen wohl einer der Komplexesten. So ist es nicht verwunderlich, dass die Erstellung eines Leitfadens für die diversen Störungsbilder, die sich unter diesem Namen verbergen, ein langwieriges Unternehmen war. Die Erstellung des Buches umfasste insgesamt etwa zwei Jahre.

Der vorliegende *Leitfaden Sprache · Sprechen · Stimme · Schlucken* wurde von einem interdisziplinären Autorenteam erstellt. Dies begründet sich darin, dass in dem Gebiet der „logopädischen Störungsbilder" mehrere wissenschaftliche Fachdisziplinen tätig sind und die Spezialisierung der jeweiligen Wissenschaftler auf ein einzelnes Störungsbild die Regel ist. Da es unser Bestreben war, genau diese Autoren in diesem Buch zusammenzuführen, entstand eine ungewöhnlich lange Autorenliste mit interdisziplinärem Hintergrund. Beteiligt waren Neuropsychologen, Sprachheilpädagogen, Mediziner, Linguisten und Logopäden.

Durch den hohen Grad an Interdiziplinarität, der unser Fachgebiet kennzeichnet, ist es notwendig, sich den verschiedenen theoretischen Herangehensweisen bewusst zu sein. Es wurde Wert darauf gelegt, dass die theoretischen Grundannahmen und Rahmenmodelle der jeweiligen Fachdisziplinen in die Kapitel einfließen.

Wir möchten allen Autoren für ihre gute und zuverlässige Mitarbeit herzlich danken. Ebenso geht unser Dank an die vielen anonymen externen Korrekturleser, welche die Erstversionen der einzelnen Kapitel sehr gründlich durchgearbeitet haben und so eine fachliche Korrektur sicherstellten. Auf der Verlagsseite geht unser besonderer Dank an die Lektoren im Verlag, insbesondere Frau Wiehage und Frau Stöger, und alle weiteren Verlagsmitarbeiter, die bei der Fertigstellung des Buches mitgewirkt haben.

Wir hoffen, dass der *Leitfaden Sprache · Sprechen · Stimme · Schlucken* für alle Kollegen in der Praxis und in den verschiedenen praxisnahen Bereichen ein hilfreicher und kompetenter Ratgeber sein wird.

Potsdam, Januar 2006

J. Siegmüller
H. Bartels

Bedienungsanleitung

Dieses Buch reiht sich von seiner Konzeption her in die Reihe der Leitfäden ein. Hieraus resultiert, dass klinisches und theoretisches Wissen dieses komplexen Gebietes in stark komprimierter Form dargestellt werden und der Aufbau der einzelnen Kapitel praxisrelevant erfolgt ist. Das vorliegende Buch ist somit kein „Lehrbuch" im herkömmlichen Sinne und kann die grundlegende Einarbeitung der Leser in theoretische, diagnostische und therapeutische Ansätze der einzelnen Störungsbilder nicht ersetzen.
Es soll jedoch einen Einblick geben, in welchen thematischen Zusammenhängen sich das jeweilige Störungsbild bewegt und was für Diagnostik- und Therapiemöglichkeiten bestehen. Zu diesem Zweck finden die Leser am Ende des Buches weiterführende Literaturangaben. Eine wissenschaftliche Form der Bibliographie wird in der Leitfaden-Reihe nicht verwendet. Zum Teil sind Grundlagentexte angegeben, die den Einstieg in eine weitere Einarbeitung erlauben.
Mit dieser Konzeption soll der Leitfaden zu einem Rüstzeug für den Alltag der therapeutischen Intervention werden und insbesondere Berufseinsteigern oder Studierenden bei der schnellen Informationssuche behilflich sein. Dafür stellen zahlreiche Spezialisten aus den verschiedenen Fachgebieten ihr Wissen und ihre praktischen Erfahrungen zur Verfügung und gewährleisten einen aktuellen Überblick über die jeweilige Fragestellung.
Unser Fachgebiet ist vielfach von synonymhaft verwendeten Bezeichnungen für die verschiedenen Störungsbilder geprägt. Wir haben uns in den Kapitelnamen für eine jeweils aktuelle Bezeichnung der Störungsbilder entschieden, alternative oder ältere Namen finden sich jedoch im Index und führen den Leser zu den entsprechenden Fachkapiteln.
Daneben wurden Fachwörter soweit es ging vermieden. Die gebräuchlichen Fachbegriffe werden jedoch in den entsprechenden Kapiteln benutzt und an zentraler Stelle (im Rahmen des Definitionsverzeichnisses) erklärt.
Die Kernkapitel des Leitfadens sind – soweit dies bei der Vielfältigkeit der Kapitel möglich ist – folgendermaßen gegliedert:

- Der erste Teil behandelt jeweils die theoretischen, organischen und/oder medizinischen Grundlagen.
- Der zweite Teil gibt einen Überblick über das notwendige diagnostische Vorgehen.
- Der dritte Abschnitt der Kapitel beinhaltet einen Überblick über die therapeutischen Ansätze, die als Interventionsmaßnahmen in dem jeweiligen Störungsbild zur Verfügung stehen.

Das Zeichen ☞ verweist auf den Abschnitt in einem anderen Kapitel, in dem das jeweilige Thema einführend behandelt wird oder auf Tabellen und Abbildungen.

Dieser Kasten gibt kurz und knapp statistische Fakten wieder

Dieser Kasten enthält Beispiele

In diesem Kasten werden Besonderheiten und Tipps zusammengefasst

Abkürzungen werden in einer zentralen Abkürzungsliste erklärt. Ein Alphabet der phonetischen Umschrift findet sich ebenfalls am Beginn des Buches.
Einige Störungsbilder lassen sich über Links im Internet besonders gut näher recherchieren, daher werden neben Literaturangaben auch Internetadressen aufgeführt. Außerdem finden sich im Anhang auch Links zu Selbsthilfegruppen und Informationsforen.

Abkürzungsverzeichnis

Abb.	Abbildung
Adv.	Adverb
ALS	Amyothrophe Lateralsklerose
Bd.	Band
CV	Konsonant-Vokal
dB	Dezibel
DSM III R	Diagnostisches und statistisches Manual psychischer Störungen
dt.	deutsch
ggf.	gegebenenfalls
GPK	Graphem-Phonem-Konvertierung
Hz	Hertz
i.d.R.	in der Regel
ICD	International Classification of Diseases
ICIDH	International Classification of Impairments, Disabilities, Handicaps
inkl.	inklusive
IPA	International Phonetic Alphabet
IQ	Intelligenzquotient
J.	Jahr
Lj.	Lebensjahr
LKG-Spalte	Lippen-Kiefer-Gaumen-Spalte
Lm.	Lebensmonat
LRS	Lese-Rechtschreib-Schwäche
Lw.	Lebenswoche
max.	maximal
min.	Minute
mind.	mindestens
ml	Milliliter
MLU	Mean Length of Utterance
Mon.	Monat
MRT	Magnetresonanztomographie
ms	Millisekunde
N	Nomen
O oder Obj.	Objekt
o.g.	oben genannt
OÖS	oberer Ösophagussphinkter
PGK	Phonem-Graphem-Konvertierung
s	Sekunde
S oder Subj.	Subjekt
SES	Sprachentwicklungsstörung
SEV	Sprachentwicklungsverzögerung
SHT	Schädelhirntrauma
sog.	sogenannt
SOV	Satzstruktur mit Verbendstellung
SSES	spezifische Sprachentwicklungsstörung
SSW	Schwangerschaftswoche
SVO	Subjekt-Verb-Objekt
Tab.	Tabelle
tägl.	täglich

u. a.	unter anderem
UG	Universalgrammatik
V	Verb
v.a.	vor allem
V2	Verbzweitstellung
VE	Verbendstellung
vgl.	vergleiche
vs.	versus
W./min	Wörter pro Minute
WHO	World Health Organization/Weltgesundheitsorganisation
Wo.	Woche
z. T.	zum Teil

Definitionen

Allomorph	Ausprägung eines Morphems in verschiedenen Formen, z.B. besteht das Pluralmorphem aus verschiedenen Allomorphen (-e in Tische, -er in Bretter)
Analyse	erkennen, aus welchen Lauten ein Wort zusammengesetzt ist
Äquipotential	die gleiche Möglichkeit ausdrückend
Atemstütze	Halten des Brustkorbes in inspiratorischer Weitstellung während des Singens
CV	Abfolge von Konsonant und Vokal
Distorsion	Verstauchung
Dysodie	Störung der Singstimme
Fast Mapping	schnelles Abbilden einer Wortform auf einen Referenten im Zuge der Aufnahme eines neuen Wortes in den kindlichen Wortschatz
Finitheit/ finite Verbform	hinsichtlich der Kategorien Tempus, Modus, Genus Verbi, Person und Numerus gekennzeichnete Verbform
gedecktes Singen	Vergrößerung des supraglottischen Raumes durch Ziehen des Kehlkopfes nach unten zur Bildung von Sängerformanten
Geistige Behinderung	intellektuellen Fähigkeiten liegen psychometrisch um mehr als zwei Standardabweichungen unter dem Durchschnitt der jeweiligen Altersgruppe bei bedeutsamem Entwicklungsdefizit der sozial-adaptiven Fähigkeiten
Graphem	mental repräsentierte Form von Buchstaben (Graphen), werden als < > markiert
Heiserkeit	Beimischung von Geräuschanteilen im Stimmklang, z.B. von Hauch oder Knarren
Hochatmung	Atembewegungen finden überwiegend im Bereich Schultern/Brustkorb statt
Indifferenzlage	„Sollwert" für die mittlere Sprechstimmlage (Stimmtonhöhe), in welcher eine physiologische Stimmgebung mit dem geringsten Kraftaufwand möglich ist
Intelligenz	in der Psychologie das Ganze der Denkvollzüge und ihre Anwendung auf die praktisch-theoretischen Aufgaben des Lebens sowie Häufigkeit, unter zweckmäßiger Verfügung über Denkmittel neuartige Situationen und Probleme zu meistern
Jambus	zweisilbiges Wort aus Abfolge unbetonter und betonter Silbe (= Endbetonung)
Komposita-Betonungsregel	im Deutschen Hauptbetonung im Kompositum auf erster (linker) Einheit
Kompositum	zusammengesetztes Wort, das sich in Wörter zerlegen lässt

Kongruenz	Übereinstimmung mehrerer Satzelemente hinsichtlich ihrer morphologischen Markierung
kostoabdominale Atmung	kombinierte Atembewegungen in Ruhe und beim Sprechen im Bereich Brustkorb/Bauch (Flanken)
Level Stress	mehrsilbige Wörter, bestehend aus zwei gleich betonten Einheiten (Teilwörtern)
Mean Length of Utterance (MLU)	mittlere Länge der spontansprachlichen Äußerungen des Kindes (im Deutschen gemessen an Wörtern oder Morphemen)
mittlere Sprechstimmlage	mittlere Tonlage, um welche die Sprechstimme moduliert
Modifizierer	Wortart des frühkindlichen Wortschatzes, beinhaltet modifizierende Wörter, wie z.B. Adjektive
Morphem	kleinste Einheit, die eine Bedeutung trägt oder eine grammatische Funktion erfüllt
Morphologie	Wortlehre umfasst die Flexion, Derivation und Komposition
musikalischer Stimmumfang	Spektrum der für die Singstimme verwertbaren Töne
Neologismus	Unsinnswort, Pseudowort
nicht kanonisch	bezieht sich auf Abfolge der Nominalphrasen im Satz; das Objekt wird vor dem Subjekt genannt; Beispiel: Den Sohn küsst der Vater
Oligophrenie	psychiatrischer Oberbegriff der verschiedenen Formen der intellektuellen Minderbegabung, wenn diese angeboren, ererbt oder frühkindlich vor, während oder nach der Geburt erworben ist; Defekte sind dauerhaft
Paradigma	Liste aller flektierten Formen eines Wortes oder einer Kategorie, z.B. der Kategorie der Verben
Parameter	sprachspezifische Information aus dem Input für das sprachlernende Kind
Peers	gleichaltrige Kinder (engl.)
personal-soziales Wort	Wortart des frühkindlichen Wortschatzes, beinhaltet Wörter, die kommunikative und soziale Inhalte ausdrücken
Phonationsapparat	das unmittelbar am Phonationsvorgang beteiligte Organsystem (Atmungsorgane, Kehlkopf und den Vokaltrakt umgebende Muskulatur)
phonatorisches Kontrollsystem	übergeordnete zentralnervöse Kontrolle von Phonationsbewegungen aus den zwei Regelmechanismen der neuromuskulären und der audiophonatorischen Kontrolle
Phonem	kleinste bedeutungsunterscheidende Einheit, Notation in Schrägstrichen / /, Ermittlung durch Minimalpaarbildung
physiologischer Stimmumfang	Spektrum aller produzierbaren Töne

Plastizität des Gehirns	frühkindliche Fähigkeit des Gehirns, Störungen und Läsionen (nahezu) vollständig zu kompensieren, wobei Sprachfunktionen u.U. anderen Hirnbereichen zugewiesen werden
Prinzipien- und Parameter-Modell	Entwicklungsmodell des kindlichen Spracherwerbs nach Noam Chomsky
Registerausgleich	unauffälliger Wechsel zwischen Kopf- und Brustregister beim Singen
relationales Wort	Wortart des frühkindlichen Wortschatzes, beinhaltet Wörter, die eine Relation ausdrücken
Sanduhrglottis (Intnernus-Transversusschwäche)	sanduhrförmiger Spalt bei Phonation, Schwingungsmechanismus am Übergang vom vorderen zum mittleren Stimmlippen
Sängerformant	Verstärkung der Obertonfrequenzen um 2–5 kHz zur Erhöhung der Tragfähigkeit der Gesangsstimme gegenüber dem Orchester
Schwa-Laut	mit neutraler Zungenstellung gebildeter Vokal, im Deutschen unbetontes ə (Synonym Murmelvokal)
semantische Kategorie (semantisches Feld)	semantische Kategorie repräsentiert Informationen über eine Klasse von Gegenständen
semantische Paralexie	Substitution eines Wortes durch ein semantisch relationiertes Wort beim Lesen (z.B. Hose wird zu Hemd)
semantisch irreversibel	Zuweisung der thematischen Rollen kann über die Bedeutungen der einzelnen Nominalphrasen erschlossen werden, d.h. aufgrund der Plausibilitätsbeschränkung ist es eindeutig, welche Nominalphrase Agens und welche Nominalphrase Thema der Handlung ist. Beispiel: Hans (Agens) malt ein Bild (Thema)
semantisch reversibel	sowohl Subjekt als auch Objekt können Agens oder Thema der Handlung sein, z.B. der Vater küsst den Sohn
Stimmstörung/ Dysphonie	Einschränkung der Leistungs- und Belastbarkeit der Stimme, andauernde oder vorübergehende Veränderung des Stimmklangs durch eine organische Kehlkopferkrankung oder eine gestörte Kehlkopffunktion
Stridor	in- und exspiratorisch möglich; die Atmung ist hörbar durch eine Engstelle im Bereich der Glottis oder oberhalb davon
Synthese	das Zusammenziehen der Laute zum Wort
Taxonomie	struktureller Aufbau eines semantischen Feldes, das sich in übergeordnete und untergeordnete Einträge aufgliedert
Tremolo	unphysiologisches Schwingen der Stimme mit höherer Frequenz als beim Vibrato
Trochäus	zweisilbiges Wort, bestehend aus Abfolge betonter und unbetonter Einheit (Anfangsbetonung)

Übergeneralisierung	ein Merkmal bzw. eine sprachliche Regel wird auch auf Elemente (Wörter, Sätze) angewendet, die nicht diesen Merkmalen bzw. diesen Regeln unterliegen
Vibrato	Schwankung von Tonlage, Lautstärke und Klangfarbe fünf- bis siebenmal pro Minute beim gesungenen Ton. Entsteht infolge eines optimalen Zusammenspiels von Muskelspannung und Atemdruck
Vokalausgleich	Verformung des Ansatzrohres beim Singen von Vokalen zur Verstärkung der Grundfrequenz eines Klanges
Wortfeld	vgl. semantisches Feld
Wortprosodie	Hervorhebung und Gliederung auf der Wortebene (Synonyme Wortbetonung, Wortakzent)
Wortschatzspurt	Phase des beschleunigten Wortschatzwachstums im 2. und 3. Lebensjahr

Abbildungsnachweis

Alle nicht ausdrücklich genannten Abbildungen stammen vom Verfasser des jeweiligen Kapitels.

Abb.1.1, 1.3, 1.4, 1.5: Sobotta, Atlas der Anatomie des Menschen, Band 1, 21. Aufl., München, Elsevier GmbH, Urban & Fischer Verlag, 2004

Abb.1.2: Benson, D.F. & Ardila, A.: Aphasia: A Clinical Perspective. New York, Oxford University Press. 1996

Abb.3.1: Kauschke, C., Siegmüller, J.: Patholinguistische Diagnostik bei Sprachentwicklungsstörungen, München, Urban & Fischer Verlag, 2002

Abb.3.2: Kauschke, C.: Sprachtherapie bei Kindern zwischen zwei und vier Jahren – ein Überblick über Ansätze und Methoden. In: de Langen-Müller, U., Iven C., Maihack, K. (Hrsg.): Früh genug, zu früh, zu spät? Modelle und Methoden zur Diagnostik und Therapie sprachlicher Entwicklungsstörungen von 0 bis 4 Jahren. Köln, Prolog, 2003

Abb.5.2: Ellis, A. W.: Reading, writing and dyslexia. A cognitive analysis. Hove, Psychology Press, 1993.

Abb.6.2: Lauer, N: Zentral-auditive Verarbeitungsstörungen. Stuttgart, Georg-Thieme Verlag, 2001

Abb.7.1: de Bleser, R., Cholewa, J., Stadie, N., Tabatabaie, S.: Lexikon modellorientiert (LeMo), Handbuch. München, Elsevier GmbH, Urban & Fischer Verlag, 2004

Abb.11.1: Bartolome, G. et al.: Schluckstörungen. Diagnostik und Rehabilitation. Urban & Fischer Verlag, 1999

Abb.11.2-11.4: Böhme, G.: Sprach-, Sprech-, Stimm- und Schluckstörungen, Band 1, Klinik. Gustav Fischer Verlag, Stuttgart 1997

Abb.12.1: Hammer, S.: Stimmstörungen mit Erwachsenen, Göttingen, Springer Verlag, 2004

Abb.12.2: Wirth, S., Hammer, S.: Stimmstörungen. Köln, Deutscher Ärzte Verlag, 1995

Abb.13.1-13.5: Motzko, M., Mlynczak, U., Prinzen, C.: Stimm- und Schlucktherapie nach Larynx- und Hypopharynxkarzinomen, Elsevier GmbH, Urban & Fischer Verlag, 2004

IPA-Verzeichnis

Vokale

i	Mikroskop
iː	Biene
ɪ	Tisch
e	Paket
ɛ	Messer
ɛː	Ähre
y	grün
ʏ	Küche
ɸ	Löwe
ɸː	Höhle
œ	Hölle
ə	Sonne
ɐ	Roller
a	Ball
aɪ	Leiter
ɑ	Hase
ɑː	Saal
ɑʊ	Baum
u	Nudel
uː	Kuh
ʊ	Mutter
o	Dose
ɔ	trocknen

Konsonanten

p	Paket, Dieb
b	Ball
t	Teil, Bad
d	Dach
ʧ	Deutsche
ts	Ziege
ks	Hexe
pf	Apfel
k	Kuchen
g	Gabel
f	Feder
v	Welt
s	Messer
z	See
ʃ	Geschäft
ç	ich
x	Buch
h	Hand
m	Maus
n	Nudel
ŋ	Finger
l	Leiter
ʀ	Reich
j	Jacke

1 Anatomie und Physiologie

1

1.1 Anatomische Grundlagen der Sprache und des Sprechens

Michaela Nagel, Andreas Ferbert

1.1.1 Erste anatomische Zuordnungen

Erste eigentliche Arbeiten zur Sprachlokalisation finden sich bei:

- Paracelsus (1493–1541): beschrieb u.a. eine „Kammer der Sprache" ohne nähere Lokalisation. Bekannt war der Zusammenhang von Sprachstörungen und Lähmungen bei Hirnerkrankungen
- Giovanni Battista Morgagni (1682–1771): diagnostizierte im Rahmen von Autopsien bei Patienten mit rechtsseitiger Lähmung und Aphasie linkshirnige Läsionen (Huber et al. 2000)
- Pierre P. Broca (1824–1880): ordnete einer expressiven Sprachstörung eine Läsion am Fuß der 3. Stirnwindung zu (Broca 1861)
- Carl Wernicke (1948–1905): ordnete einer Sprachverständnisstörung eine Läsion im linken Temporallappen zu. Einteilung und Lokalisierung von motorischer Aphasie, Leitungsaphasie und totaler Aphasie (Wernicke 1874)

In diesen historischen Arbeiten wurden lokalisierte Zentren für die Sprache angenommen, die relativ unabhängig funktionierten und nur durch unidirektionale Bahnen verbunden waren. Die Existenz bestimmter Gehirnzentren war jedoch früher nicht allgemein akzeptiert. Insbesondere durch die Arbeiten von Broca begann sich das Denken in diese Richtung zu wandeln.

Nach heutigen Erkenntnissen sind die funktionstragenden Areale variabel und die Verbindungen sehr komplex. Daher führen vergleichbare Läsionen zu unterschiedlichen Ausfällen und umgekehrt.

1.1.2 Techniken zur Lokalisation sprachrelevanter Hirnareale

- historisch (bis Mitte des 20. Jh.): Korrelation von klinisch beobachteten Sprachdefiziten mit hirnanatomischen Läsionen in der Autopsie
- aktuell: Lokalisation sprachrelevanter Areale am lebenden Patienten mittels bildgebender morphologischer und funktioneller sowie intraoperativ-neuropsychologischer Verfahren

Computertomographie (CT)

Grundprinzip

- Abschwächung eines Röntgenstrahls beim Durchgang durch den Körper
- verschiedene Körperstrukturen schwächen den Röntgenstrahl unterschiedlich
- Messung der abgeschwächten Röntgenstrahlung von hochempfindlichen Detektoren
- Übermittlung der Absorptionswerte an einen Rechner
- Erzeugung verschiedener Projektionen derselben Schicht durch Drehung des Systems Röhre-Detektor
- Errechnung von Schichten variabler Dicke der interessierenden Körperregion und Bildverarbeitung

Indikationen

- vor allem Notfalldiagnostik (Hirnblutungen, Hirninfarkte, Schädel-Hirn-Traumata)
- Tumoren
- Degenerative Erkrankungen

Magnetresonanztomographie (MRT)

Grundprinzip

- magnetische Kernspinresonanz: Atomkerne mit ungerader Nukleonenzahl haben ein sie umgebendes Magnetfeld und einen Drehimpuls (Spin)
- Messung der aus dem Körper austretenden Energie in Form elektromagnetischer Wellen, hervorgerufen durch ein von außen angelegtes Magnetfeld und durch kurze Hochfrequenzimpulse
- Zeitkonstanten bestimmen gemessene Signalintensität
- Zeitkonstanten sind abhängig von magnetischer Kopplung der Wasserstoffatome mit der Umgebung (*Spin-Gitter-Relaxationszeit T1*) und magnetischer Wechselwirkung der H2-Atome untereinander (*Spin-Spin-Relaxationszeit T2*)

Vorteil (im Vergleich zur CT)

- keine Röntgenbelastung
- bessere Darstellung der Gewebestrukturen in verschiedenen Wichtungen

Indikationen

- Tumoren, insbesondere auch des Hirnstammbereichs
- entzündliche ZNS-Erkrankungen (z. B. Multiple Sklerose)
- Hirninfarkte
- degenerative Erkrankungen
- spinale Erkrankungen

Funktionelles MRT (fMRI): BOLD-Technik (Blood Oxygenation Level Dependent)

Grundprinzip

- aktivierte Hirnareale haben höheren Sauerstoffbedarf, wobei die Mehrdurchblutung den Bedarf übersteigt
- sauerstoffreiches und sauerstoffarmes Blut haben unterschiedliche magnetische Eigenschaften
- Nachweis aktivierter Areale durch wiederholten Wechsel zwischen Ausführung eines Paradigma (Aufgabe) und Kontrollparadigma (Ruhe oder Aufgabe mit anderem Aktivierungsmuster)
- Farbkodierung und Überlagerung mit entsprechenden morphologischen Bildern

Möglichkeiten

- direkte Darstellung von Partialfunktionen der Sprache
- Erfassung der Hierarchie im Netzwerk der Sprachfunktion
- Dokumentation von Erholung bzw. Kompensation gestörter Areale

Indikationen

- keine klinische Routineuntersuchung
- gezielte individuelle Lokalisation von Hirnarealen
- Dokumentation von Erholung bzw. Kompensation gestörter Areale z. B. zur präoperativen Planung und Diagnostik eloquenter Hirnareale
- wissenschaftliche Fragestellungen: Plastizität des Gehirns

Intraoperativ-neuropsychologische Methoden (Brain Mapping)

Entwicklung der Methode von Penfield, Boldrey und Roberts.

Grundprinzip

- Darstellung regionaler hirnelektrischer Aktivität mit verschiedenen Techniken, wie EEG, evozierten Potentialen und elektrischer Stimulation kleiner Areale der operativ freigelegten Hirnoberfläche
- elektrische Reizung kleiner Areale der freigelegten Hirnoberfläche (brain mapping) führt in funktionell einmaligen Arealen zu passageren Sprachstörungen bis hin zum Spracharrest

Möglichkeiten

Lokalisation und Schonung funktionell einmaliger Areale (z. B. Sprache) bei neurochirurgischen Patienten, z. B. mit Epilepsie oder Hirntumoren (Penfield und Roberts 1959).

Indikationen

Keine Standardmethode in der klinischen Praxis.

Nuklearmedizinische Methoden: Positronenemissionstomographie (PET)

Grundprinzip
- funktionelles bildgebendes Verfahren
- Messung der Aktivitätsverteilung von Positronenstrahlung emittierender Radiopharmaka

Möglichkeiten
- Beurteilung des zerebralen Blutflusses, des Sauerstoffverbrauchs und des Glukosestoffwechsels
- dreidimensionale Darstellung sprachrelevanter Areale als Regionen mit gesteigertem Stoffwechsel

Indikationen
Diagnostik spezifischer Störungen der Neurotransmission (z. B. Parkinson-Syndrom).

1.1.3 Anatomie der Sprachfunktionen

- klassisches Modell: Zuordnung spezifischer Sprachleistungen zu spezifischen Hirnarealen („Sprachzentren") durch vergleichend klinisch-anatomische Untersuchungen
- aktuelle Modellvorstellungen: synchronisierte Aktivität in einem ausgedehnten neuronalen Netzwerk im Kortex und den subkortikalen Kerngebieten durch funktionelle Untersuchungsverfahren

Synonyme
- rezeptives Areal = Heschl-Gyrus
- perzeptives Areal = auditorischer Assoziationskortex
- semantisches Interpretationsareal = Gyrus angularis
- syntaktisches Interpretationsareal = Broca-Areal – Brodmann Area 44/45

Lokalisation der Funktion Sprachproduktion (☞ Abb. 1.1)
- hinterer Teil Gyrus frontalis inferior (Broca Areal)
- tiefe weiße Substanz zwischen Broca-Areal und motorischem Kortex
- vordere Insel
- frontoparietales Operculum
- im Broca-Areal wird der motorische Plan entworfen und zum primären motorischen Kortex (Area 4) geleitet

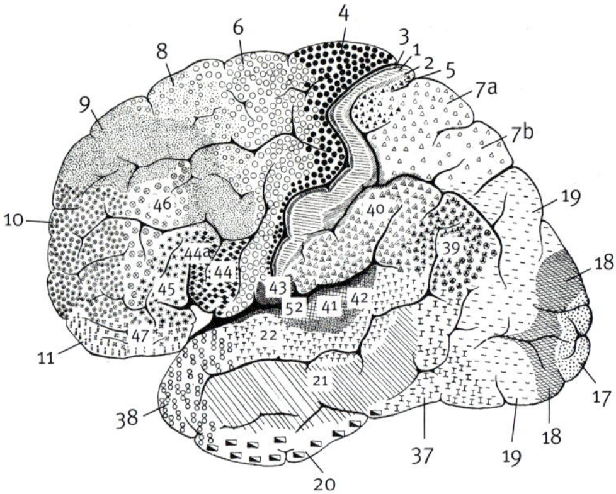

Abb. 1.1 Die Zahlen bezeichnen Brodmann-Areale

Lokalisation der Funktion Sprachverständnis (☞ Abb. 1.2)

- hintere perisylvische Region (posterosuperior temporaler, operculärer, supramarginaler, angulärer und posterior insulärer Gyrus eingeschlossen)
- akustische Information erreicht zunächst den primären akustischen Kortex (Heschl-Gyrus)

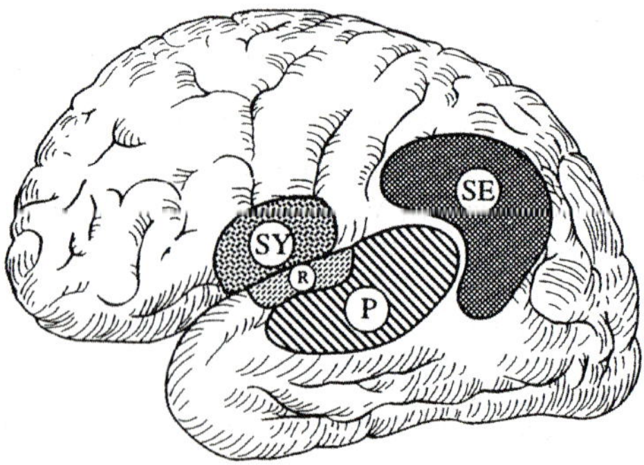

Abb. 1.2 Relevante Areale des Sprachverständnisses. R = rezeptives Areal, P = perzeptives Areal, SE = semantisches Assoziationsareal, SY = syntaktisches Assoziationsareal

- Leitung zum auditorischen Assoziationskortex und Dekodierung
- Wernicke-Areal (Brodmann Area 22) im hinteren Drittel des Gyrus temporalis superior
- Weiterverarbeitung im semantischen Interpretationsareal

Lokalisation der Funktionen Lesen und Schreiben

- Eingehen der visuellen Stimuli im primären visuellen Kortex (Brodmann Area 17; Abb. 1.1)
- Transfer zum visuellen und semantischen Assoziationskortex
- bei lautem Lesen direkter Transfer vom visuellen Assoziationskortex zu Broca-Areal über den Fasciculus arcuatus
- beim Schreiben Transfer zum motorischen Assoziationskortex und danach zum Broca Areal und primär motorischem Kortex

Lokalisation von affektiven Elementen der Sprache

- rechter unterer Frontallappen (Pars opercularis): emotionaler Sprachgehalt, Gesichtsausdruck und Gesten
- hintere Hirnregionen der rechten Hemisphäre: Verstehen der affektiven Komponenten

Limbische und subkortikale Strukturen

- Striatum: beteiligt an Sprachproduktion und Prosodie
- Thalamus: Sprachverständnis und Reagibilität des Kortex
- subkortikale weiße Substanz: enthält Leitungsbahnen
- andere Hirnregionen als die perisylvischen können Sprache sekundär beeinflussen:
  - Aufmerksamkeitsdefizite bei tiefen zerebralen Läsionen
  - akinetischer Mutismus bei frontalen Läsionen

Verbindungen der sprachrelevanten Areale

Die Komplexität der menschlichen Kommunikation erfordert eine Interaktion zwischen den einzelnen Arealen über zahlreiche neuronale Verbindungswege, die erst zum Teil erforscht sind.

- Fasciculus arcuatus: Temporallappen und motorischer Assoziationskortex (inkl. Broca-Areal)
- zu kortikalen sensorischen Assoziationsarealen im oberen Temporal- und unteren Parietallappen
- zu medialen Anteilen des Temporallappens und des Dienzephalons (Gedächtnisbildung)
- zu korrespondierenden Arealen der Gegenseite über das Corpus callosum (Goetz 2003)

Hemisphärendominanz und Sprache

- ca. 90 % der Bevölkerung sind Rechtshänder
- ca. 99 % der Rechtshänder haben eine linkshemisphärische Sprachdominanz (Mayeux 1991)
- gemeinsame Entwicklung von Sprachlokalisation, Bevorzugung von Hand, Fuß und Auge einer Körperseite (wohl genetisch determiniert, Vererbungsmodus?)
- Herausbildung der Dominanz linkskortikaler Sprachzentren mitbedingt durch kollaterale Hemmung
- Gegensatz zwischen ausgeprägter funktioneller Asymmetrie und geringen morphologischen Unterschieden (auffälligste Differenz im Bereich des Planum temporale, welches bei Rechtshändern links größer als rechts ist)
- Ausmaß der Hemisphärendominanz interindividuell unterschiedlich, Ausmaß des klinischen Defizits variiert entsprechend (bei ausgeprägter Dominanz stärker und umgekehrt; Adams et al. 1999)

1.1.4 Anatomie des Sprechens

Sprechen ist eine komplexe Funktion aus Motorik, Stimmbildung und Atmung.

- der Sprechakt erfordert eine exakte Koordination der respiratorischen Muskulatur von Larynx, Pharynx, Gaumen, Zunge und Lippen
- die Phonation ist eine Funktion des Larynx, insbesondere der Stimmbänder
- die Artikulation erfolgt durch die Kontraktion des Pharynx, des Gaumens, der Zunge und der Lippen

Innervation der Sprechbewegungen

- Initiierung eines motorischen Plans im Broca-Areal, Transfer zum Motorkortex
- Motorkortex bds. steuert über kortikobulbäre Bahnen die Hirnnervenkerne an. Am Sprechen beteiligte Hirnnerven: N. facialis (VII. Hirnnerv), N. vagus (X. Hirnnerv), N. hypoglossus (XII. Hirnnerv), N. phrenicus
- Sprechbewegungen unterliegen dem Einfluss von Basalganglien und Kleinhirn

Störungen der Sprechmotorik (Dysarthrie und Anarthrie)

Dysarthrie/Anarthrie: Funktionsstörung bzw. -verlust der Sprechexekutive (Artikulationsmotorik, Prosodie, Sprechanstrengung, Lautstärke, Sprechgeschwindigkeit, vgl. Kap. 9.1).

1

Störungen der Phonation (Dysphonie und Aphonie)

Dysphonie/Aphonie: Stimmstörung bzw. -verlust infolge einer Störung der Phonation, Symptome: heisere, belegte, klanglose Stimme (vgl. Kap. 12).

- als Begleitsymptom bei einigen der in Tab. 1.1 genannten Artikulationsstörungen (z. B. bei Extrapyramidal- und neuromuskulären Erkrankungen)
- bei Erkrankungen von Atemmuskulatur (z. B. bei Myasthenie) und Lunge
- bei Stimmbandlähmung durch Läsion des N. laryngeus recurrens (Ast des N. vagus), z. B. nach Schilddrüsen-OP

Tab. 1.1: Läsionen bei Störungen der Sprechmotorik

Läsionsort	Ursache (z. B.)	Auswirkung auf das Sprechen
motorische Hirnnervenkerne im Hirnstamm, periphere Nerven, neuromuskuläre Endplatte (bulbär)	Multiple Sklerose, progressive Bulbärparalyse, ALS, Syringobulbie, Myasthenie, Guillan-Barré-Syndrom	Lähmung der zur Artikulation notwendigen Muskeln: näselnde, verwaschene, tonlose Sprache + Zungenatrophie, Gaumensegelparese mit Dysphagie
Kortex oder kortikubulbärer Trakt (pseudobulbär)	beidseitige Hirninfarkte	kloßige, verwaschene, langsame Sprache + Dysphagie, Hemiparese, Hemianopsie
Basalganglien	bei Parkinson-Syndrom	hypokinetische Dysarthrie (schnelle, undeutliche, monotone, hypophone Sprache
	Chorea	hyperkinetische Dysarthrie (laute, raue, falsch betonte und mit der Atmung schlecht koordinierte Sprache)
Kleinhirn	Multiple Sklerose, degenerative Kleinhirnerkrankungen	ataktische Dysarthrie (langsame, undeutliche, monotone Sprache mit unnatürlicher Silbentrennung)

1

1.2 Periphere Sprechwerkzeuge

Markus Jungehülsing

1.2.1 Definitionen

Die Phonologie (Lautlehre) hat eigene Termini technici generiert, genauso wie die Linguistik (Sprachwissenschaft) und die Patholinguistik, die Phoniatrie (medizinische Disziplin, die sich mit den Störungen der Stimme, des Sprechens, der Sprache und des Schluckens beschäftigt), die Otorhinolaryngologie (Hals-, Nasen-, Ohrenheilkunde) und die Logopädie. In den Fachdisziplinen werden teilweise sogar die eingedeutschten lateinischen Adjektive unterschiedlich dekliniert! (Med. glottisch = Phon. glottal, Med. laryngeal = Phon. laryngal). Tabelle 1.2 vereinfacht die interdisziplinäre Verständigung.

Der Begriff „periphere Sprechwerkzeuge“ stammt aus der Phonologie und bezeichnet alle Organe und Organsysteme, die am „Sprechen“ beteiligt sind:

- Brustkorb mit Lunge, Bronchien und Luftröhre (☞ Abb. 1.3): Erzeugung des Luftstroms durch die knöchernen, knorpeligen und muskulären Anteile

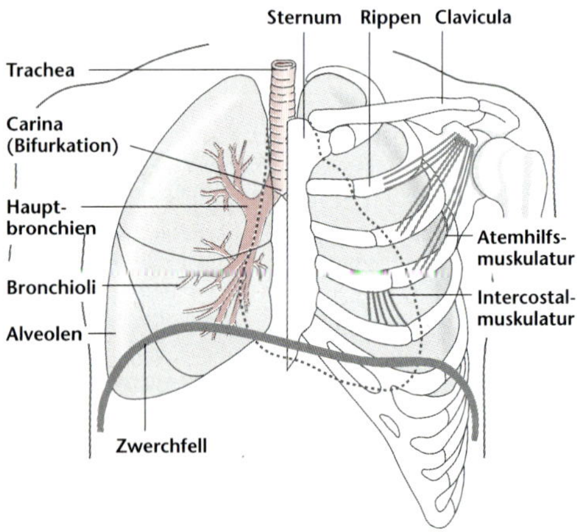

Abb. 1.3 Periphere Sprechwerkzeuge: Atmung.

Tab. 1.2: Anatomische Terminologie

Deutsch	Latein	Medizin	Adjektiv
Lippe	labium	Lippe	labial
Zähne	dentes	Inzisiven oder Schneidezähne	dental
Zahndamm	juga alveolaria	Alveolarkamm	alveolär
Zunge	lingua	Zunge	lingual
harter Gaumen	palatum durum	knöcherner Gaumen	palatal
weicher Gaumen	palatum mollum	Velum palatinum	
Zäpfchen	uvula palatina	Uvula	uvulär
Rachen	pharynx	Pharynx	pharyngeal
Kehlkopf	larynx	Larynx	laryngeal
Stimmlippen	plica vocalis	Glottis	glottisch
Stimmritze	glottis	Glottis	glottisch
Luftröhre	trachea	Trachea	tracheal
Bifurkation	bifurcatio tracheae	Trachealbifurkation	carinal
Lunge	pulmo	Lunge	pulmonal
Brustkorb	thorax	Thorax	thoraco-, thorakal

- Kehlkopf mit Stimmlippen (☞ Abb. 1.4): erzeugt primären Glottiston, eine hörbare akustische Energie, dient zur Phonation (Erzeugung eines Tones)
- oberer Anteil des Kehlkopfes mit Supraglottis und Epiglottis, unterer, mittlerer und oberer Schlund, Nasenhaupthöhlen (die Nasennebenhöhlen spielen als Resonanzräume keine Rolle) und Mundhöhle (☞ Abb. 1.5): Resonanzraum (Phonetik) oder Vokaltrakt (Linguistik, Phoniatrie)
- Artikulatoren (in Phonetik und Linguistik): Muskel- und Knochengruppen, welche die Resonanzräume begrenzen, tragen zur Klangmodulation bei
  - aktive Artikulatoren: Unterlippe, Zunge (Spitze, Rücken, Wurzel), Stimmritze (Glottis)
  - passive Artikulatoren: Oberlippe, Zähne, harter und weicher Gaumen, Zäpfchen, Schlund (Pharynx) und Kehlkopf (Larynx)

Das Zusammenspiel der Komponenten zur Phonation gibt der Algorithmus in Abb. 1.6 wieder. Im Folgenden werden die peripheren Sprechwerkzeuge näher charakterisiert.

1

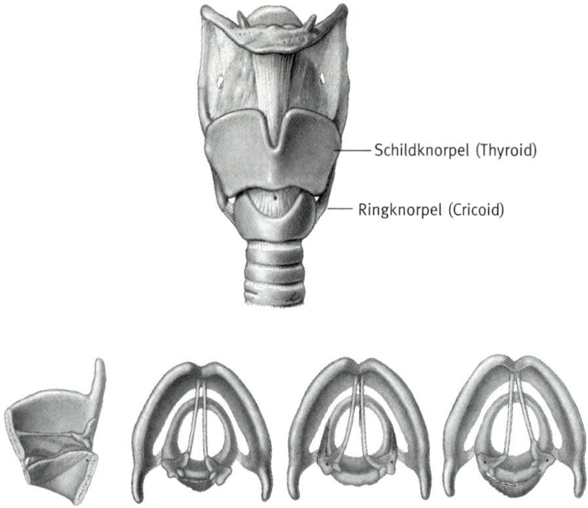

Abb. 1.4 Periphere Sprechwerkzeuge: Kehlkopf.

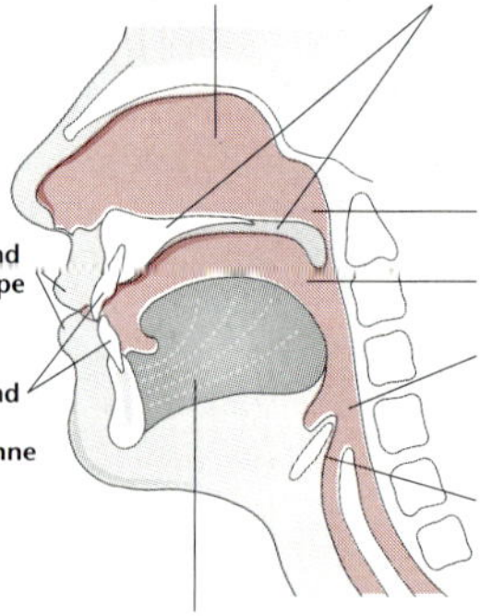

Abb. 1.5 Periphere Sprechwerkzeuge: Vokaltrakt.

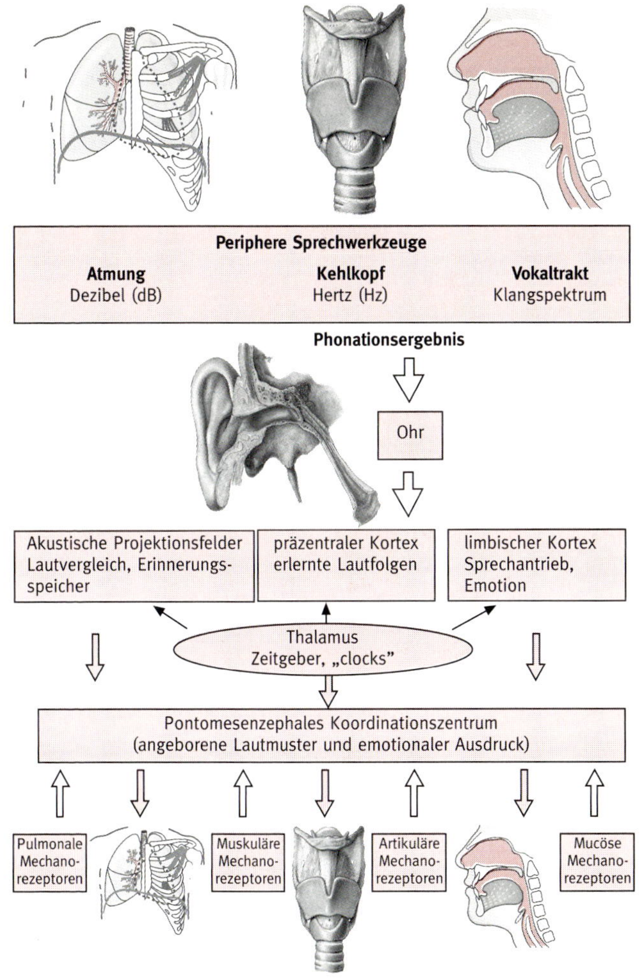

Abb. 1.6 Algorithmus der Phonation.

1.2.2 Atemorgane, Atemdruck, Anblasdruck

Physiologie

- Atemsteuerung durch Atemzentrum der Formatio reticularis, Beteiligung von Afferenzen aus Hirnrinde, Hypothalamus, Kälterezeptoren der Haut, Dehnungsrezeptoren der Lunge und Chemorezeptoren
- Thoraxvolumen wird bei Respiration durch Zusammenwirken von Rippen- und Zwerchfellatmung abwechselnd vergrößert und verkleinert. Wirkungsvollster Inspirationsmuskel ist das Zwerchfell (Diaphragma). Während der Inspiration erweitert sich der Thorax nach kranial und kaudal, lateral und ventral-dorsal
- Phonation und Sprechvorgang durch atemmechanische Vorgänge und subglottischen Anblasedruck möglich (☞ Abb. 1.7). Kehlkopf ist Atemhilfsorgan. Bei Respiration wechselnd starke Abduktionen der Stimmlippen. Offene Glottis während Inspiration durch Kontraktion des M. cricoarytaenoideus posterior
- Steuerung von Frequenz, Rhythmus und Amplitude der Atembewegungen durch Atemzentrum und propriozeptive Lungenreflexe. Atemfrequenz abhängig von Alter (☞ Tab. 1.3), Geschlecht, Psyche, Körpergewicht, Training und Belastung
- Atemtiefe (Atemzugvolumen) abhängig von Aktivitäten und Alter. Ruhenormwert für Erwachse 500 ml. Abweichungen bei flacher, frequenter oder tiefer, verlangsamter Atmung
- Exspiration bei Ruheatmung passiver Vorgang
- Sprechatmung/Phonationsatmung ist die Verlängerung der Ausatmungsphase gegenüber der Einatmungsphase
- Atemstütze ist das aktive Führen der Ausatmung
- totale Lungenkapazität, Vitalkapazität und Residualvolumen sind stark von Körperbau und Lebensalter abhängig

Erst eine reproduzierbare Abnahme der Vitalkapazität auf 3/4 des Sollwerts lässt auf eine respiratorische Funktionsstörung schließen.

Tab. 1.3: Atemfrequenz in Ruhe, abhängig vom Alter

Altersgruppe	Mittlere Normwerte (Atemzüge/min.)
Neugeborene	40 – 60
1 – 3 Jahre	19 – 26
7 – 9 Jahre	18 – 22
10 – 12 Jahre	16 -22
> 13. Lj.	16 – 20

Brust- und Bauchatmung

Thorakalatmung

Synonym: Brustatmung, Hochatmung

- Atmungsarbeit hauptsächlich durch Interkostalmuskulatur
- als alleinige Atemform unphysiologisch
- kann zu Stimmstörungen führen

Bauchatmung

Synonyme: Abdominalatmung, Zwerchfellatmung

- starke Kontraktion der Zwerchfellmuskulatur bewirkt Abflachen und Tiefertreten des Diaphragmas
- physiologische Atemform
- fördert in Ruhe etwa $^2/_3$ des Atemvolumens

Gemischte kostoabdominale Atmung

Synonym: Zwerchfellflankenatmung

- physiologische Atmung

Atemtypen nach Wendler et al. (1996):

- Klavikularatmung: Schulter- oder Schlüsselbeinatmung
- Kostalatmung: Brust- oder Rippenatmung
- Abdominalatmung: Bauch- oder Zwerchfellatmung
- Rückenatmung
- Hochatmung: Kombination von Brust- und Schulteratmung
- Tiefatmung: Kombination von Brust- und Bauch-/Flankenatmung

1.2.3 Kehlkopf (Larynx), Phonation

Die Stimmlippenschwingungen erfordern einen differenzierten und koordinierten Ablauf zahlreicher Einzelbewegungen des Kehlkopfs. Man unterscheidet Mukosa (Epithel mit Lamina propria) und M. vocalis.

Anatomie (☞ Abb. 1.7)

- Stimmlippe: von Plattenepithel bedeckt, bildet mit superfizialer Schicht der Lamina propria die Schleimhaut
- Reinke-Raum: oberflächliche Schicht der Lamina propria – das subepitheliale lockere Bindegewebe
- Propriabindegewebe: schließt an Plattenepithel der Stimmlippe an, kann in drei Schichten gegliedert werden (Hirano et al. 1986):
  - obere Schicht: lockeres gefäß- und nervenreiches Bindegewebe
  - mittlere Schicht: viel elastisches Material
  - tiefe Schicht: vorwiegend kollagene Fibrillen und elastische Fasern

1

- Stimmband (Ligamentum vocale) und Conus elasticus werden aus der intermediären und der tiefen Schicht der Lamina propria gebildet. Das Ligamentum vocale bildet den oberen freien Rand des Conus elasticus

Von der Stimmlippe sollte das Ligamentum vocale als eigentliches „Stimmband“ abgegrenzt werden. Der Begriff „Stimmband“ sollte dann vermieden werden, wenn die gesamte Stimmlippe oder ihre Schleimhautanteile gemeint sind.

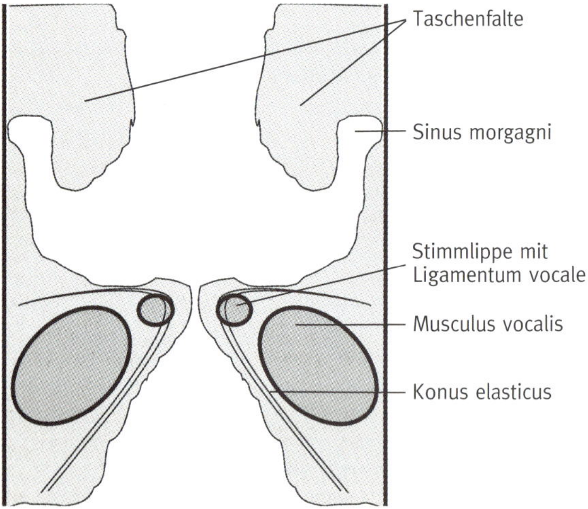

Abb. 1.7 Stimmlippe, Reinke-Raum (a).

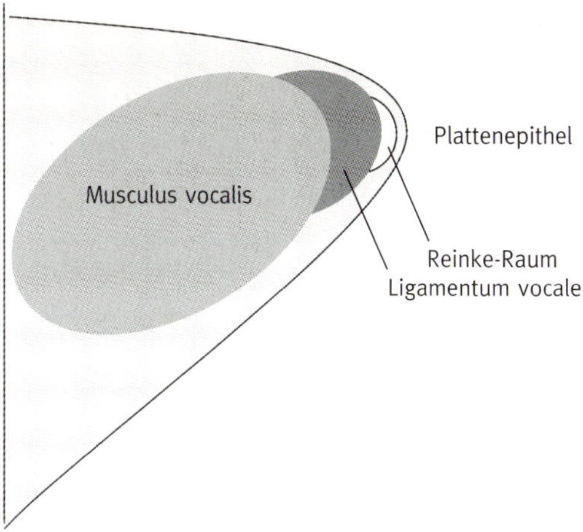

Abb. 1.7 Stimmlippe, Reinke-Raum (b).

Funktionell zweischichtiger Aufbau der Stimmlippe (☞ Tab. 1.4)

- Mukosa (Epithel und sublottisches Gewebe) bildet eine lockere, gut bewegliche Schicht, stroboskopisch als Randkantenverschiebung erkennbar
- Ligamentum vocale und M. vocalis bilden starres System

Beide Systeme stellen den funktionell wirksamen zweischichtigen Aufbau der Stimmlippe dar (auch Body-cover-model; Fujimura 1980). Mukosa, Ligamentum vocale und M. vocalis beteiligen sich abhängig vom Spannungszustand der Stimmlippen unterschiedlich am Schwingungsablauf.

Anteriore und posteriore Glottis

- anteriore Glottis: intermembranöser Anteil der Glottis
- posteriore Glottis: interkartilaginärer Anteil der Glottis
- Grenze: Spitze des Processus vocalis des Aryknorpels
- Längenverhältnis des intermembranösen zum interkartilaginären Anteil beim Erwachsenen 3 : 2 (nicht 2 : 1), Verhältnis der Fläche des intermembranösen Anteils zu der des interkartilaginären 2 : 3
- vorderer Ansatz der Stimmlippen ist als vordere Kommissur gegen die zwischen den Arytenoidknorpeln gelegene Interarytenoidregion abzugrenzen (es gibt keine „hintere Kommissur“; Eckel)

1

Tab. 1.4: Anatomie, funktionelle Morphologie und biochemische Eigenschaften der Stimmlippe (Kahane 1988; Hirano et al. 1989)

Anatomie		Histologische Struktur	Funktionelle Morphologie	Biomechanische Steifheit	Eigenschaften
Schleimhaut	Epithel	Plattenepithel	Hülle	wenig	sehr stark beweglich
	Lamina propria	oberflächliche Schicht (Reinke-Raum), Mukopolysaccharide	Hülle	wenig	stark beweglich
	Lamina propria	intermediäre Schicht, elastische Fasern	Übergang	mäßig	mäßig beweglich
	Lamina propria	tiefe Schicht, Kollagenfasern Ligamentum vocale	Übergang	mäßig	mäßig beweglich
M. vocalis		Fasern des M. thyroarytaenoideus	Körper	groß	geringste Beweglichkeit

Subglottischer Druck

- 20 cmH_2O: Sprechstimme von bis zu 60 dB Schalldruckpegel möglich
- 3 cmH_2O: leise Phonation
- 2–50 cm H_2O: Singen (Proctor 1980)

Die Lautstärke ist also eine Funktion des subglottischen Druckes, während der Tonus der Larynxmuskulatur für die Tonhöhe verantwortlich ist. Der primäre Kehlkopfton wird nur durch den Kehlkopf erzeugt – ohne das später besprochene Ansatzrohr.

Phonation

Durch Interaktion zwischen subglottischen und transglottischen Kräften. Zum Teil durch myoelastisch-aerodynamische Theorie erklärt: eine wesentliche Rolle spielen motorische Innervation, Propriozeption, Rückstellkräfte, Elastizität und Viskosität des Gewebes sowie das Bernoulli-Phänomen. Afferente Verbindungen sind ebenso wie efferente für Phonation, Respiration und Schluckfunktion bedeutungsvoll.

Das zentrale Nervensystem nutzt bei den Leistungen der Propriozeption alle verfügbaren neuralen Informationen aus. An den vielfältigen bewussten und unbewussten Aufgaben der Kehlkopfmotorik sind beteiligt:

- sensorische Rezeptoren in Larynxgewebe: Chemorezeptoren, Mechanorezeptoren (Merkel-Tastscheiben, Meissner-Tastkörper, Vater-Paccini-Lamellenkörper für Vibration etc.)
- propriozeptive Rezeptoren in Kehlkopfmukosa, Muskeln (Muskelspindeln), Gelenken und Sehnen von Larynx, Lippen, Zunge und Gaumensegel

Kontrolle der aktuellen Lage des Kehlkopfs im gesamten Stimm- und Sprechsystem durch Tiefensensibilität und kinästhetische Sensibilität des Larynx.

1.2.4 Klangmodulation, Resonanzräume und Artikulatoren

Vokaltrakt

Synonyme: phoniatrisches Ansatzrohr, oberer Aerodigestivtrakt

- alle lufthaltigen Räume oberhalb der Glottis außer den Nasennebenhöhlen: Mundhöhle, Nasenhaupthöhle, Schlund mit Naso-, Oro- und Hypopharynx sowie supraglottische Bezirke
- vorderer Abschluss: Lippen und Frontzähne
- Funktionen: Atmung, phonatorische Glottisfunktion, Bildung der Vokale und Konsonanten (Stimmklang)
- Für die Vokaltraktakustik ist die Einheit von Glottisfunktion und Vokaltrakt von grundlegender Bedeutung. Der primäre Kehlkopfton (Schwingungen der Stimmlippen) wird in den supraglottischen Bezirken, im gesamten Pharynx sowie im Bereich der Mundhöhle und Nasenhaupthöhle zu Vokalen und stimmhaften Konsonanten moduliert. Alle genannten Hohlräume wirken als Resonanzräume.

Artikulatoren

In der Linguistik Differenzierung in aktive und passive Artikulatoren:

- aktive Artikulatoren der peripheren Sprechwerkzeuge werden beim Sprechen zur Modulation aktiv bewegt: Unterlippe, Zungenspitze, Zungenrücken, Zungenwurzel
- passive Artikulatoren: Oberlippe, Zähne, Zahndämme des Kiefers, harter und weicher Gaumen, Zäpfchen und Schlund

Bewegungen der Pharynxwände beim Sprechen

Velopharyngealer Abschluss ist Voraussetzung für physiologischen Stimmklang, findet während der Phonation – außer bei der m-, n- und ŋ-Bildung – statt. Analyse mittels transnasaler flexibler Endoskopie möglich. Funktionelle Unterschiede der Oropharynx- und Nasopharynxmuskeln beim velopharyngealen Abschluss:

- Nasopharynx beteiligt sich mit Gaumensegel: M. levator veli palatini ist an der Einengung des Nasopharynx und an der Hebung des Gaumensegels (Velum) beteiligt
- Oropharynx beteiligt sich an Vokalbildung: M. constrictor engt Oropharynx ein. Transnasale flexible Endoskopie zeigt bei hoher „Hi"-Phonation Kontraktion der lateralen Pharynxwände

2 Ungestörter Spracherwerb – ein Überblick

2.1 Theoretische Aspekte des Spracherwerbs

Susanne Bartke

Kinder erwerben weitestgehend unabhängig von kulturellen und sozialen Unterschieden die wichtigsten Strukturen und Prinzipien (Grammatik) ihrer Erstsprache in den ersten 4–5 Lj., es sei denn, sie sind bis über die kritische Phase hinaus extremer Deprivation ausgesetzt.

Kritische Phase

Zeitabschnitt, in dem ein Mensch ohne spezielle Intervention besonders schnell und gut seine Muttersprache erwerben kann. Die Pubertät beendet die kritische Phase (Lenneberg 1977). Belege für die Hypothese der kritischen Phase sind Beobachtungen bei in Deprivation aufgewachsenen Kindern (z. B. Kaspar Hauser, Victor, die Geschwister Kamala und Amala; ☞ Kasten).

Kaspar-Hauser-Syndrom
(Synonyme: wilde Kinder, Wolfskinder, Feral Children)

Namensgeber ist *Kaspar Hauser*, der am 26.5.1828 im Alter von etwa 16 J. in Nürnberg hilflos und nahezu sprachlos gefunden wurde (Wortschatz etwa 50 Wörter). Nach eigenen Angaben wurde er ab einem Alter von 2–4 J. bei Wasser und Brot in einen Keller gesperrt. Unter der Obhut wohlmeinender Mitmenschen lernte Kaspar Hauser schnell grammatisch korrekt zu sprechen und zu schreiben sowie soziale und kulturelle Verhaltensweisen. Am 14.12.1833 erlag er den Verletzungen einer Stichwunde.

Das Mädchen *Genie* (Curtiss 1977) wurde 1970 im Alter von etwa 14 J. in Los Angeles ebenfalls hilf- und sprachlos gefunden. Sie wuchs ab einem Alter von 18 Mon. isoliert in einem kleinen, dunklen Raum auf, wobei menschliche Kontakte auf ein Minimum reduziert waren. Genie erwarb später zwar einen reichhaltigen Wortschatz, jedoch blieben grammatische Fähigkeiten (Syntax und Morphologie) trotz intensivster Bemühungen stark fehlerhaft.

2.1.1 Erstspracherwerb und Spracherwerbsmodelle

Das sprachlernende Kind muss unterschiedliche sprachliche Einheiten (Laute, Morpheme, Wörter) erwerben und ihre Relation zueinander identifizieren (Phrase, Satz). Hierbei durchlaufen Kinder in Abhängigkeit von der jeweiligen Sprache eine bestimmte Erwerbsreihenfolge. Die dadurch aufgeworfene Frage lautet, welche Bedingungen es Kindern ermöglichen, in der kurzen Zeitspanne bis zum Schuleintritt zu einem kompetenten Sprecher heranzuwachsen.

Auch wenn jeweils große Unterschiede zwischen einzelnen Modellen zum Spracherwerb bestehen, lassen sie sich prinzipiell in zwei Gruppen einteilen:

Allgemeines-Lernen-Theorien

Das Kind kann mittels allgemeiner Lernmechanismen und sozialer Interaktion die Strukturen des sprachlichen Inputs identifizieren. Verfechter von Allgemeines-Lernen-Theorien betonen soziale Interaktion, kognitive Auseinandersetzung und kulturellen Kontext.

- Vorteil: beschreiben nicht nur den Grammatikerwerb, sondern auch den kulturspezifischen Kommunikationserwerb
- Nachteil: basieren auf vielen versteckten Annahmen und lassen unklar, wie das Kind aus dem Anfangsstadium zur abstrakten mentalen Grammatik eines Erwachsenen gelangt (Hirsh-Pasek und Golinkoff 1996)

Grundprinzip

Kinder können in der Interaktion Kategorien wie Agens (***Die Mutter*** *füttert das Kind*) oder Patiens (*Die Mutter füttert* ***das Kind***) als Einheiten identifizieren bzw. lernen, selber solche Kategorien zu verwenden.

Modelle

- behavioristische Theorien von B. F. Skinner (1957)
- kognitiver Ansatz von J. Piaget (1982)
- *Competition Model* von Bates und MacWhinney (1987): Kinder identifizieren die Interaktion semantischer Kategorien wie Agens (*Die Mutter* füttert das Kind) oder Patiens (Die Mutter füttert *das Kind*) als Einheiten und lernen, selbst solche Kategorien zu verwenden
- *Usage-based Theory* von Tomasello (2000): Schon nach einmaligem Gebrauch bzw. Hören einer sprachlichen Äußerung sind die Grundlagen für sprachliches Wissen über diese spezielle Äußerung und ihren Kontext vorhanden. Ab einer bestimmten Häufigkeit (*Critical Mass*) eines Wortes oder einer Satzkonstruktion können die Kinder v.a. über Analogiebildung kreativ eigene Wortkombinationen produzieren

2

Sprachmodultheorien

Das Kind baut ein angeborenes Sprachwissen mittels sprachspezifischer Mechanismen für seine zu erlernende Erstsprache weiter aus.

Universalgrammatik

Endgültige Etablierung durch Chomsky im Rahmen des *Prinzipien & Parameter*-Modells aus der massiven Kritik am Behaviorismus heraus (Chomsky 1986).
- allgemeine, für alle Sprachen geltende Prinzipien (z. B. Ersatz von Wörtern durch andere Wörter)
- einzelsprachspezifische Wahlmöglichkeiten (Parameter) innerhalb der vorgegebenen Prinzipien: Mittels des *Pro-drop*-Parameters kann geregelt werden, ob die mentale Grammatik einen Satz ohne Subjekt zulässt: Im Deutschen darf kein subjektloser Satz zugelassen werden, im Italienischen ist dies nicht notwendig der Fall. Das sprachlernende Kind muss mithilfe des Inputs die für seine Erstsprache geltenden Parameterwerte identifizieren und festlegen (vgl. Kap. 26.2)

Gründe für die Annahme einer Universalgrammatik (UG)

Umfang und Ausstattung der Universalgrammatik sind weiterhin Gegenstand der Forschung, die Gründe für die prinzipielle Annahme einer Form der Universalgrammatik sind einsichtig und überzeugend (Crain und Lillo-Martin 1999):
- ein Mensch kann in der kritischen Phase i.d.R. ohne besondere Mühe zum kompetenten Sprecher seiner Sprache heranwachsen. Dieser Kompetenzgrad ist für viele nach der kritischen Phase selbst mit intensivem Unterricht nur schwer erreichbar
- Kinder erwerben selbst bei starker sozialer Varianz und schwankender Fürsorge eine Grammatikkompetenz gleichen Niveaus. Schwankungen von Vokabular, Stil und generellen Umgangsformen sind vorhanden, aber für den Grammatikerwerb uninteressant
- alle Kinder erwerben trotz unterschiedlichen Inputs und Interaktionen die gleiche Grammatik ihrer Sprache
- alle Kinder erwerben, mit tolerierbaren Varianzen, die grammatischen Strukturen ihrer Erstsprache in der gleichen Reihenfolge – ungeachtet der Qualität, Quantität und Diversität des sprachspezifischen Inputs
- Kinder erlernen jede Sprache der Welt mit gleicher Mühelosigkeit. Dabei erwerben sie notwendigerweise nicht allein die Erstsprache ihrer Eltern. Sofern die Familie im Ausland lebt, erwerben sie die Sprache der sie umgebenden Sprachgemeinschaft
- jedes Kind kann prinzipiell mehrsprachig aufwachsen
- alle Kinder produzieren in unterschiedlichem Ausmaß die gleiche Art von Fehlern. Es werden nur bestimmte grammatische Fehler beobachtet, aber nicht alle logisch möglichen
- Kinder erhalten Korrekturen des Sachverhaltes und weniger der Grammatik ihrer Äußerungen. Dennoch erwerben sie allein mittels positiver Evidenz die Grammatik ihrer Sprache

2.1.2 Mehrsprachigkeit und Schriftspracherwerb

Bei mehrsprachig aufwachsenden Kindern (z. B. deutsch-italienisch, Hochdeutsch-Dialekt oder Gebärdensprache-Schriftsprache) unterschiedliche Beeinflussung des Spracherwerbs und Erwerbverlaufs abhängig von den „im Tandem" erworbenen Sprachen (☞ Kap. 2.7).
Der Erwerb der Schriftsprache beginnt im Alter von 6–7 J., wenn die Grammatikentwicklung zum Großteil abgeschlossen ist. Die ersten Malversuche, die buchstabenähnlichen Kritzeleien und die Buchstaben des eigenen Namens sind die Vorläufer der schulischen Unterweisung des Schriftspracherwerbs (☞ Kap. 5). Demnach erfolgt auch Schriftspracherwerb in bestimmten Phasen und ist mit charakteristischen Fehlern verbunden (Thomé 1999, 2004), die auf dem Weg zum kompetenten Schreiber gemacht werden.
Die Erforschung des unauffälligen (Schrift-)Spracherwerbs hat eine besondere Bedeutung, da dessen Verlauf als Maß für die Definition und Klassifikation von Sprachentwicklungsstörungen dient.

2.2 Ungestörter Spracherwerb im ersten Lebensjahr

Lydia Blenn

2.2.1 Sprachperzeption

Prozesse des Wahrnehmens und Verstehens von Sprache. Der Schwerpunkt dieses Kapitels liegt auf der Wahrnehmung linguistisch relevanter struktureller Eigenschaften von Sprache.

Maßgebliche Entwicklungsschritte
- unmittelbar nach Geburt: Differenzierung verschiedener Sprachen; Unterscheidung verschiedenster auch nicht muttersprachlicher Lautkontraste
- 4–5 Lm.: Reaktion auf eigenen Namen
- ~7,5 Lm.: Segmentierung von Wörtern mit stark betonter Silbe am Wortanfang
- ~9 Lm.: Sensitivität für phonotaktische Regelmäßigkeiten der Muttersprache
- ~10,5 Lm.: Segmentierung auch von Wörtern mit schwach betonter Silbe am Wortanfang
- 10–12 Lm.: deutlich bessere Differenzierung mutter- als fremdsprachlicher Lautkontraste

Phonologische Fähigkeiten

Global

Kinder können ihre Muttersprache bereits kurz nach der Geburt von anderen Sprachen unterscheiden. Globale prosodische (sprachmelodische, metrisch-rhythmische) Merkmale einer Sprache werden über die Gebärmutterwand in den Mutterleib übertragen. Daher sind sie den Kindern wahrscheinlich bereits seit dem letzten Drittel der Schwangerschaft bekannt. Sie erkennen diese Charakteristika nun in ihrer Muttersprache wieder.

Ebenfalls im Alter von wenigen Tagen können die Kinder allerdings auch Lautkontraste differenzieren, die sie nie zuvor gehört haben. So ist es Japanisch lernenden Kindern möglich, zwischen /l/ und /ʀ/ zu unterscheiden, obwohl /l/ in ihrer Muttersprache lediglich eine Variante (Allophon) des Lautes /ʀ/ ist und keine bedeutungsunterscheidende Funktion hat. Mit ihrer Geburt sind Kinder demzufolge in der Lage, jede natürliche Sprache der Welt zu lernen und ihre entsprechenden Laute voneinander abzugrenzen.

Sprachspezifisch

Im 1. Lj. entdecken Kinder die speziellen Lauteigenschaften ihrer Muttersprache. Gleichzeitig schwächt sich ihre Sensibilität für fremdsprachliche Lautkontraste ab. Mit 10–12 Mon. können Kinder die bedeutungsunterscheidenden Lautkontraste ihrer Muttersprache, z. B. /h/ und /m/ in „Haus“ vs. „Maus“ deutlich besser voneinander unterscheiden als fremdsprachliche Lautkontraste.

Setzen von Wortgrenzen

Auch das Erkennen von Wortgrenzen (#), d. h. die Bestimmung von Anfang und Ende eines Wortes (z. B.: #der#kleine#Hund#), ist eine Lernaufgabe, die Kinder im 1. Lj. meistern. Dabei spielen unter anderem das Wissen um die mögliche Anordnung von Sprachlauten in der Muttersprache und entsprechender Betonungsmuster eine entscheidende Rolle:

- Englisch und Deutsch enthalten zum Großteil Wörter, die mit einer stark betonten Silbe beginnen. Kinder, die diese Sprachen lernen, können mit 7,5 Lm. Wörter dieser Art aus dem Sprachstrom segmentieren und wieder erkennen. Dafür nehmen sie zunächst offensichtlich vor jeder stark betonten Silbe eine Wortgrenze an
- um auch Wörter aus dem Sprachstrom zu segmentieren, die mit einer unbetonten Silbe beginnen (z. B. Ba’nane), greifen die Kinder auf andere Hinweise zurück: Mit etwa 9 Lm. haben sie Wissen darüber erworben, welche Lautkombinationen in einem Wort ihrer Zielsprache zulässig sind (phonotaktische Hinweise). Stoßen die Kinder auf eine Lautabfolge wie /tk/, die im Deutschen meist nicht innerhalb von Wörtern vorkommt, nehmen sie eine Wortgrenze an. Eine Sequenz wie „gehtkarl“ wird

nun in „geht#karl" aufgespalten. Unter Hinzunahme dieser und anderer Hinweise ist es Kindern mit etwa 10,5 Mon. möglich, auch Wörter mit einer schwach betonten Silbe am Wortanfang aus dem Sprachstrom herauszufiltern

Zusammenfassung Sprachperzeption

- sehr früher Aufbau einer Sensitivität für zahlreiche strukturelle Regelmäßigkeiten der Muttersprache
- Entwicklung der sprachlichen Repräsentationen von allgemeinen, für verschiedene Sprachen gültigen Mustern hin zu ganz speziellen Repräsentationen muttersprachlicher Eigenschaften
- geschieht in weiten Teilen bevor sich frühestens ab 10 Mon. erste Hinweise darauf finden, dass Kinder einzelne Wörter verstehen können und sie mit etwa 12 Mon. selbst erste Wörter produzieren

2.2.2 Sprachproduktion

Das eigentliche Sprechen, die Äußerung von Lauten, Wörtern und Sätzen.

Maßgebliche Entwicklungsschritte

- bis ca. 6 Wo.: Schreien
- ca. 7 Wo. – ca. 3 Mon.: Gurrlaute
- ab ca. 4 Mon.: marginales Lallen
- ab ca. 6 Mon.: reduplizierendes Lallen
- ab ca. 9 Mon.: variierendes Lallen
- ca. 12 Mon.: erste Wörter

Schreiphase

Erste lautliche Äußerung von Kindern. Hinzu kommen in den ersten 6 Wo. Laute, die durch normale Stimmgebung auch mit (fast) geschlossenem Mund produziert werden können.

Lange Zeit ging man davon aus, dass die Lautproduktionen von Kindern im 1. Lj., die vor der Äußerung der ersten Worte auftreten, als nicht sprachliche bzw. vorsprachliche Phase anzusehen sind. Grund dafür war u.a. die Annahme, dass sich das Babbeln von Kindern, die verschiedene Sprachen erlernen, nicht unterscheidet. Mit der Verbesserung der technischen Möglichkeiten zur Analyse der frühkindlichen Sprachproduktionen konnte gezeigt werden, dass sich das Babbeln immer mehr dem lautlichen Inventar der Muttersprache annähert.

Gurren

Ab ca. der 7. Lw. besonders in Wohlfühlsituationen erzeugen von Gurrlauten (z. B. „eche“, „gr“), meist isolierte vokalähnliche Laute, seltener konsonantenähnliche Laute – meist Kehlkopflaute, weniger Gaumenlaute.

Lallen

2

Marginales Lallen *(Vocal Play)*

Ab ca. 4. Lm. Ausprobieren aller möglichen Laute, egal ob diese in der Zielsprache vorkommen oder nicht. Nutzung verschiedener Artikulationsarten und -orte zur Lautproduktion. Lautmuster erinnern an Konsonant-Vokal-Abfolgen, sind jedoch im Vergleich zu späteren Silbenabfolgen instabil.

Reduplizierendes oder kanonisches Lallen

Ungefähr ab dem 6. Lm. mehrfach hintereinander Produktion einer Abfolge von Silben aus einem plosivischen Konsonant (z. B. t, d, g, k, b, p) und einem offenen Vokal (z. B. a, o). Charakteristisches Wiederholungsmuster von Silben (z. B. babababa), die als potenzielle Bausteine für Wörter fungieren können.

Variierendes Lallen

Mit ca. 9 Mon., fließender Übergang

- Kombination verschiedener Silben (z. B. gatewu) und Nutzung des gesamten Artikulationsraumes zur Vokalproduktion
- ab ungefähr dem 10. Lm. Beeinflussung der phonetischen (die Aussprache betreffenden), lautbildenden Segmente der kindlichen Äußerungen vom Lautinventar der Muttersprache. In der kindlichen Zielsprache hochfrequente Laute treten besonders häufig auf. In den Intonationsmustern des Lallens lassen sich prosodische Einflüsse der Muttersprache nachweisen
- am Ende des 1. Lj. Zunahme des variierenden Lallens, Äußerung längerer Lallsequenzen mit satzähnlichem Intonationsmuster (Veränderung von Tönen nach Höhe und Stärke beim Sprechen von Silben oder ganzen Sätzen). Oft erste Wortproduktionen, Zunahme der imitierten Wortmuster. Laute, die in den kindlichen Lallsequenzen mit hoher Frequenz auftreten, werden besonders häufig in den ersten Worten beobachtet

2.3 Lexikonerwerb ab dem zweiten Lebensjahr

Julia Siegmüller

2

2.3.1 Wortschatzerwerb

Auch: Bedeutungserwerb
- Wortfelder = semantische Felder, Kategorien
- Wortschatzspurt = Wortschatzexplosion, *Vocabulary Spurt*

Maßgebliche Entwicklungsschritte des Lexikonerwerbs
- ca. 12. Lm.: erstes Wort
- 12.–18. Lm.: Erwerb der ersten 50 Wörter (50-Wort-Phase)
- 18.–21. Lm.: Beginn des Wortschatzspurts
- Ende des 4. Lj.: Abflachen der Zuwachsrate
- Abschluss des Lexikonerwerbs mit 12 J., obwohl lebenslang Wörter hinzugelernt werden (Klann-Delius 1999, 36)

Quantitative Entwicklung des Wortschatzes

In den produktivsten Phasen des Wortschatzerwerbs liegt die Erwerbsrate bei ca. 10 Wörtern pro Tag (Aitchison 1994). Das Wortverständnis übersteigt zu jedem Zeitpunkt der Sprachentwicklung die Zahl der produzierten Wörter (das Verhältnis zwischen aktivem und passivem Wortschatz ist sehr variabel, so dass diese Zahlen nur Anhaltspunkte sein können). Für ein normal entwickeltes Kind gilt:
- bei einem Sprachverständnis von 50–60 Wörtern produziert es i.d.R. 1–10 Wörter (Klann-Delius 1999; Karmiloff und Karmiloff-Smith 2001)
- bei einem Sprachverständnis von etwa 100 Wörtern produziert es bis zu 50 Wörter
- mit 6 J. passiver Wortschatz von 9000–14.000 Wörtern, aktiver Wortschatz von 3000–5000 Wörtern (Rothweiler und Meibauer 1999)

Qualitative Entwicklung des Wortschatzes

Zusammensetzung des produktiven Wortschatzes verhält sich zwischen dem 1. und 3. Geburtstag des Kindes uneinheitlich. Früh dominierende Wortarten (z. B. Lautmalereien) nehmen ab, komplexere (Funktionswortarten mit hohem grammatischen Gehalt) nehmen an Gewicht zu (☞ Kasten).

Phasen der Wortartenentwicklung
Christina Kauschke

- Phase 1 (1;0 – 1;6 Lj.): im frühen Lexikon ungestörter Kinder dominieren personal-soziale Wörter (wie „ja" und „nein", „hallo"), relationale Wörter („da", „auf", „auch", „weg"), einige Lautmalereien sowie erste Nomen, meist Personenbezeichnungen
- Phase 2 (1;7 – 2;5 Lj.): Rückgang der frühen Kategorien, Nomenanteil wächst deutlich, Erwerb von Verben beginnt
- Phase 3 (2;6 – 3;0 Lj.): weitere Ausdifferenzierung des Lexikons, außer einem weiteren Verbzuwachs steigen insbesondere die Funktionswörter an

2.3.2 Erwerb von Wortbedeutungen

Auch: Semantikerwerb

Maßgebliche Entwicklungsschritte im Bedeutungserwerb

- ca. 8. Lm.: Erwerb der Objektpermanenz als notwendiger Meilenstein in der Symbolentwicklung; eröffnet die Möglichkeit von situationsunabhängigen Repräsentationen im mentalen Lexikon
- 12. – 18. Lm.: Aufbau konkret-thematischer Struktur der Semantik
- ca. 18. Lm.: erster Aufbau von Wortfeldern; Entdeckung erster semantischer Merkmale
- 2. – 4. Lj.: Ausweitung der Wortfelder durch Differenzierung der semantischen Merkmale; Auftreten von Über- und Untergeneralisierungen um den 30. Lm., können sehr vereinzelt bis ins 5. Lj. auftreten
- 4. – 5. Lj.: Konsolidierung und Reorganisation der lexikalischen Einträge innerhalb der Wortfelder

Mechanismen des Erwerbs von Wortschatz und Wortbedeutungen

Wortlernen wird durch das gleichzeitige Wahrnehmen von unbekannter Wortform und unbekanntem Referenten ausgelöst. Während des Wortschatzspurts lernt das Kind besonders schnell (bis zu 10 Wörter am Tag). Es reicht oft eine einmalige Präsentation (*Fast Mapping*). Dabei wird eine Beziehung zwischen Wortform und Objekt hergestellt. Die Repräsentation des Wortes wird im phonologischen Speicher aufgebaut, die Repräsentationen der Objekte in der Semantik und dort innerhalb eines Wortfeldes.

Vermutlich steuern bestimmte Mechanismen den Erwerb von Wortformen und Bedeutung; treiben v.a. die Entwicklung des Wortverständnisses voran. Lexikalische Lernmechanismen sind v.a. für den Erwerb der Nomen beschrieben:

- erste präsentierte Wortform wird bei der Wahrnehmung eines unbekannten Objekts auf das Gesamtobjekt bezogen

- alle neuen Wortbedeutungen müssen bei ihrer Speicherung in Wortfelder integriert werden
- Kind empfindet Beziehung zwischen Wortform und Bedeutung als bindend, keiner der beiden Anteile kann einfach ausgetauscht werden

Typische kindliche Fehlinterpretationen von Bedeutungen im frühen Spracherwerb (bis ca. 4. Lj.)

- *Untergeneralisierung* (auch Unterdehnung): Das Kind bezieht nur eine Untergruppe der Referenten in die jeweilige Gattung ein, z. B. ist Hund nur auf Hunde einer bestimmten Farbe bezogen
- *Übergeneralisierung* (auch Überdehnung): Das Kind setzt semantische Merkmale zu weit ein, z. B. werden alle Dinge mit Beinen in das Wortfeld Tiere integriert

2.4 Phonologischer Erwerb ab dem zweiten Lebensjahr

Jeannine Gies

Auch: Phonemerwerb

Das Erwerben von Wissen über die sprachsystematische Anwendung der Laute, d. h. die Fähigkeit, einen Laut im jeweils richtigen phonemischen Umfeld einzusetzen.
Zum phonologischen Erwerb existieren unterschiedliche Theorien, wobei bisher keine den Erwerb des phonologischen Regelsystems hinreichend erklären kann. Im Folgenden werden die Erkenntnisse, die bislang als relativ gesichert gelten, dargestellt. Die Abgrenzung der Entwicklungsschritte begründet sich aus den zum jeweiligen Entwicklungszeitpunkt vorherrschenden Phänomenen. Überlappungen können auftreten.

Maßgebliche Entwicklungsschritte

- bis ca. 18 Lm.: Phase der ersten 50 Wörter (phonetische Orientierung)
- ab ca. 18 Lm.: Erwerb des phonologischen Regelsystems. Phonologische Prozesse mit Wortschatzexplosion (☞ Kap. 2.3), Erweiterung und Festigung des Lautinventars, Auftreten erster Zweiwortäußerungen (☞ Kap. 2.6)
- bis ca. 3;5 Lj.: Erwerb der Phoneme bis auf /ts/, /ç/ und /ʃ/ (Fox und Dodd 1999)
- bis ca. 4;5 – 4;11 Lj.: Abschluss des phonemischen Lauterwerbs, phonologische Prozesse nur noch in vereinzelten Wörtern

2

2.4.1 Phase der ersten 50 Wörter

Phonetisch mehr oder weniger stabile einfache Wörter, oft in Verbindung mit *Babbeln* (☞ Kap. 2.2), quantitative Angabe nur als grobe Orientierung:

- einfache Silbenstruktur, häufig CV-Verbindungen
- bei den Konsonanten dominieren vordere Verschluss- und Nasallaute
- relativ große Übereinstimmung der verwendeten Wortformen unter verschiedenen Kindern (Hacker 1994); erste Wörter sind ganzheitlich als lexikalische Einheiten gespeichert und dienen der Regularisierung der Aussprache
- bedeutungsunterscheidende Funktion der einzelnen Phoneme noch unbekannt, kein phonemorientierter Erwerb

2.4.2 Erwerb des phonologischen Systems

Vollzieht sich nach Entdeckung der bedeutungsunterscheidenden Funktion der Phoneme.

Phonologische Prozesse

Regelgeleitete Veränderungen, i.d.R. als Vereinfachungen v.a. von Konsonanten. Werden im Laufe der Entwicklung schrittweise überwunden, so dass sich das Regelsystem immer mehr dem des erwachsenen Sprechers annähert.

- Strukturprozesse: Veränderung der Wortstruktur durch Silben- oder Lautauslassungen bzw. -hinzufügungen, z. T. Vertauschung von Silben
- Substitutionsprozesse: Ersetzungsprozesse
- Assimilationsprozesse: Angleichung von Lauten innerhalb eines Wortes

Übersicht der wesentlichen phonologischen Prozesse unter der Berücksichtigung der Daten von Fox und Dodd (1999) sowie Weinrich und Zehner (2003) in Tabelle 2.1.

Tab. 2.1: Wesentliche phonologische Prozesse

	Phonologische Prozesse	Beispiel
bis ca. 2;6 Lj.		
Strukturprozesse	Auslassung finaler Konsonanten, außer /l/	/maɪ/ für mein
Substitutionsprozesse	Stimmgebung (Lenisierung/*Voicing*/Sonorierung)	/dɪʃ/ für Tisch
	Vorverlagerung velarer Nasal /ŋ/	/ʀin/ für Ring

Tab. 2.1: Wesentliche phonologische Prozesse

	Phonologische Prozesse	Beispiel
bis ca. 3;0 Lj.		
Struktur-prozesse	Auslassung initialer Konsonanten-verbindungen	/aɪ/ für zwei
Substitutions-prozesse	Plosivierung	/buːk/ für Buch
	Deaffrizierung von /ts/	/kase/ für Katze
	Glottalisierung (Öffnung/glottale Ersetzung) von /ʀ/	/hiŋ/ für Ring
	Rückverlagerung von /z/, /s/, /ʃ/ zu /ç/	/çif/ für Schiff
	Vorverlagerung velarer Plosive	/tam/ für Kamm
bis ca. 3;6 Lj.		
Strukturpro-zesse	Auslassung unbetonter Silben	/diːl/ für Krokodil
	Reduktion von Mehrfachkonsonanz wortmedial	/kapeʀ/ für Kasper
bis ca. 4;0 Lj.		
Struktur-prozesse	Auslassung von g in unbetonter Silbe /ge/ und /gi/	/ɛmaxt/ für gemacht
	Auslassung des finalen Konsonanten /l/ nach Schwa	/nuːde/ für Nudel
Substitutions-prozesse	Vorverlagerung /ʃ/ und /ç/ zu /z/	/zɑːl/ für Schal
Assimilations-prozesse	Regressive Assimilation	/ʃɪʃ/ für Fisch
	Kontaktassimilation /tʀ/, /dʀ/ zu /kr/, /gʀ/	/kʀaum/ für Traum
bis ca. 4;6 Lj.		
Struktur-prozesse	Reduktion von Mehrfachkonsonanz wortinitial und wortfinal	/biːf/ für Brief, /lats/ für Platz, /tʀumpf/ für Strumpf, /pʀitse/ für Spritze, /ʃtif/ für Stift
	Reduktionen wortmedial	/kapeʀ/ für Kaspar
Substitutions-prozesse	Entstimmlichung in Konsonantenver-bindungen, nur bei Plosiven (Forti-sierung/*Devoicing*/Entstimmung)	/taxən/ für Drachen

2

2

Phonemerwerb

90 % der untersuchten Kinder einer Altersgruppe produzierten den in Tabelle 2.2 beschriebenen Laut mindestens in zwei von drei Fällen korrekt.

Tab. 2.2: Übersicht über den Phonemerwerb (Fox 2003)

Alter	Erworbene Phoneme
bis 1;11 J.	m, p, d
bis 2;5 J.	n, b
bis 2;11 J.	v, f, l, t, /ŋ/, /x/, h, k, /s/, /z/
bis 3;5 J.	j, /ʀ/, g, pf
bis 3;11 J.	/ts/
bis 4;5 J.	/ç/
bis 4;11 J.	/ʃ/

2.4.3 Prosodieerwerb

Auch: Betonung, Akzent, Prominenz
Hervorhebung sprachlicher Einheiten im Verhältnis zu anderen Einheiten zur Gliederung von Sprache durch Tonhöhenänderungen, Lautstärkeänderungen, Sprechtempo und Pausen.
Die Wortprosodieentwicklung beinhaltet den Erwerb:
- der Silbenstruktur
- der Bildung ein- und mehrsilbiger Wörter
- der zielsprachlichen Betonung ein- und mehrsilbiger Wörter

Die Betonung im Deutschen liegt gewöhnlich auf der vorletzten betonbaren Silbe. Einzige nicht betonbare Silbe ist die Schwa-Silbe. Der Erwerbsverlauf vollzieht sich systematisch mit einigen, z. T. sehr kurzen, Zwischenphasen. Die Beurteilung der Betonung kann nach Höreindruck bzw. mittels spezieller Computerprogramme, z. B. PRAAT, erfolgen.

Maßgebliche Entwicklungsschritte (nach Fikkert et al. 1998)
- 1. Schritt: überwiegend einsilbige Einheiten des Typs CV, noch keine relevante Betonung, meist nur Realisierung der betonten Silbe eines Zielwortes
- 2. Schritt: Übergang zu zweisilbigen anfangsbetonten Wörtern – meist Typ CVCV – Erwerb des trochäischen Musters, keine Betonungsfehler, Zielwörter mit jambischem Betonungsmuster sind zunächst auf betonte (End-)Silbe reduziert oder trochäisches Muster wird übergeneralisiert
- 3. Schritt: *Level Stress* bei Komposita, Entdeckung der Existenz von Wörtern mit gleicher Silbenanzahl, aber unterschiedlichen Betonungsmustern

- 4. Schritt: Erwerb der Komposita-Betonungsregel, Übergeneralisierung der Komposita-Betonungsregel auf nicht zusammengesetzte mehrsilbige Wörter
- 5. Schritt: Abschluss des Erwerbs der prosodischen Struktur im Wesentlichen mit 3 Lj.

2

2.4.4 Erwerb der Phonotaktik

Susan Ott

„Lehre von den für eine bestimmte Sprache zugelassenen Laut- oder Phonemkombinationen" (Bußmann 1990, 584). Die phonotaktischen Beschränkungen einer Sprache geben an, welche Laute bzw. Lautverbindungen im An-, In- und Auslaut zulässig sind. Den Hauptteil der deutschen Phonotaktik machen Urteile über Zulässigkeit bzw. Unzulässigkeit von Konsonantenverbindungen, sog. Konsonantencluster, aus.

Beispiele für phonotaktische Unzulässigkeiten im Deutschen (Ternes 1987):
- /ŋ/ am Anfang eines Wortes oder einer Silbe
- Konsonantenverbindungen wie /tl/ oder /tn/ am Wortanfang

Sprachgesunde Kinder haben ein Bewusstsein für die phonotaktischen Beschränkungen ihrer Zielsprache. Sie substituieren Laute derart, dass phonotaktisch legale Strukturen resultieren (z. B. /kl-/ → /pl-/ und nicht /tl-/) (Leonard 1995).

Einzelfallstudie zum Erwerb der Phonotaktik (Piske 2001)
Bei der Untersuchung artikulatorischer Muster im frühen Lauterwerb wurden bei einer Einzelfallstudie (ungestörter Erwerb) folgende Beobachtungen gemacht: Isa (1;4 – 2;0 J.) produziert initial die phonotaktisch illegalen Konsonantencluster /kç/ und /kx/. Piske (2001) nimmt folgende Ursachen an:
- misslungene Artikulationsbewegungen auf einen bestimmten Artikulationsort hin
- unausgereifte neuromotorische Kontrolle

Mit zunehmender motorischer Reifung gelingen Isa die korrekten Artikulationsbewegungen, sie produziert nun keine phonotaktisch illegalen Strukturen mehr.

2.5 Morphologieerwerb ab dem zweiten Lebensjahr

Susanne Bartke

2

Im 2. Lj. beginnt das Kind mit dem Aufbau eines Wortschatzes (☞ Kap. 2.2 und 2.3), was vom Erwerb bestimmter grammatischer Formen schon bestehender Wörter begleitet wird. Im Folgenden wird der Morphologieerwerb am Beispiel der Substantive und Verben dargestellt.
Der Erwerb der Grammatik ist an die Äußerungslänge gekoppelt (Einwortäußerungen = EWÄ, Zweiwortäußerungen = ZWÄ, Drei- und Mehrwortäußerungen = DMWÄ). In der Phase der ZWÄ finden sich bereits ein paar Pluralformen von Substantiven, das Genitiv *-s* (*Mama**s** Hut*) sowie neben Infinitiven der Verben auch Verbformen der 3. Person singular (*-t*-Suffix, z. B. *lach**t***).

Definitionen

- Morphologie: Wortlehre umfasst die Flexion (z. B. die Verbkonjugation, Numerus- und Kasusmarkierung am Substantiv, Adjektiv und Artikel), Derivation (schön + -heit = Schönheit) und Komposition (Tisch + Decke = Tischdecke)
- Morphem: kleinste Einheit, die eine Bedeutung trägt oder eine grammatische Funktion erfüllt (z. B. *Katze* = 1 Morphem; *Katzen* = 2 Morpheme, Stamm *Katze* + Pluralmarkierung *-n*). Freie Morpheme können freistehend vorkommen (z. B. *schön*), gebundene Morpheme nicht (z. B. *ver-*, *ge-*, *-heit*, *-chen*). Gebundene Morpheme (Affix, pl. Affixe) können vor einem Stamm stehen (Präfix, z. B. ***ver**schüttest*) oder ihm folgen (Suffix, z. B. *verschütte**st***). Die Partizipmarkierung *ge-/-en* (z. B. ***ge**lauf**en***) bzw. *ge-/-t* (***ge**klatsch**t***) wird als Zirkumfix bezeichnet
- Allomorph: Ausprägung eines Morphems in verschiedenen Formen, z. B. besteht das Pluralmorphem aus verschiedenen Allomorphen (z. B. *-e* in *Tisch**e***, *-er* in *Brett**er***, *-en* in *Pirat**en***, *-s* in *Schal**s***, -∅ (Null) in *Kissen*)
- Paradigma: Liste aller flektierten Formen eines Wortes oder einer Kategorie (z. B. die Kategorie der Verben)

2.5.1 Morphologieerwerb beim Substantiv

Das Substantiv wird für Numerus (Singular und Plural) und für Kasus (Nominativ, Genitiv, Akkusativ, Dativ) markiert. Da Numerus eine sehr transparente Bedeutung hat, ist für Kinder die Notwendigkeit dieser Markierung relativ schnell verfügbar. Eigene Pluralschöpfungen, wie *mehr noch e Loch* für „noch mehr Löcher" (Stern und Stern 1928, 50) werden durch flektierte Formen ersetzt.

2

Deutsches Pluralsystem

Trotz der Formenvielfalt lassen sich folgende Tendenzen festhalten:

- Generell: Substantivplurale enden in einer Schwa-Silbe (z. B. *–e, -en, –el, -er*), es sei denn, es handelt sich um *-s* Plurale (Mugdan 1977; Wiese 2000)
- Tendenz für Feminina: Plural mit dem ***-(e)n*** Affix, *Katze - Katze-**n***; *Tür - Tür-**en***
- Tendenz für Maskulina/Neutra: Plural mit dem ***-e*** Affix, *Hund - Hund-**e**.* Endet bereits der Singular in einer Schwa-Silbe, z. B. *Igel*, wird ein Nullmorphem verwendet, d. h. das Substantiv bleibt unverändert: *Igel*$_{plural}$. (Mugdan 1977; Wiese 2000)

Tab. 2.3: Formeninventar im deutschen Pluralsystem

	Genus		
Affixe	**Maskulin**	**Neutrum**	**Feminin**
-∅ (+UL)	Daumen – Daumen	Kloster – Klöster	Mutter – Mütter
-*e* (+UL)	Hund – Hunde	Regal – Regale	Kuh – Kühe
-*er* (+UL)	Mann – Männer	Kind – Kinder	–
-(e)n	Bär – Bären	Auge – Augen	Schaufel – Schaufeln
-*s*	Pudding – Puddings	Hotel – Hotels	Oma – Omas

UL = Umlaut. Die runden Klammern und das Pluszeichen bedeuten, dass möglicherweise, aber nicht zwingend außer dem entsprechenden Pluralaffix noch ein Umlaut hinzutritt.

Der Erwerb dieser Formenvielfalt ist durch ein charakteristisches Fehlermuster gekennzeichnet. Selbst bei Benutzung anfänglich korrekter Formen (z. B. *Piraten, Hühner*) können Formen wie *Pirate* oder *Huhne* auftreten, weil das Kind die Tendenzen zur Pluralbildung erkannt hat und nun produktiv einsetzt. Ist weder die korrekte Pluralform noch eine Tendenz greifbar, verwendet das Kind den *-s* Plural (Bartke 1998; Niedeggen-Bartke

2001). So kommt es zu *Huhns* oder *Tigers* in der Kindersprache, aber auch zu *Lexikons*, *Praktikums* oder *Visas* in der Erwachsenensprache.

Deutsches Kasussystem

Neben dem Artikel werden auch Substantiv und Adjektiv entsprechend für Kasus markiert. Der Kasuserwerb unterliegt mit seiner Formenvielfalt (☞ Tab. 2.4) ebenfalls einem charakteristischen Fehlerprofil.

- Phase der Zweiwortäußerungen: korrekte Verwendung von Nominativ und oft auch Genitivus Possessivus
- Phase der Drei- und Mehrwortäußerungen: Erweiterung der Kasusformen durch den Akkusativ, auch anstelle des Dativ. Dennoch werden oft kasusneutrale Konstruktionen beobachtet (z. B. „...und das das schenk ich bei die Jujana Jana“ (= den Indianern; Eisenbeiss 1994)
- als letzte aller Kasusmarkierungen wird der Dativ erworben und erst sehr spät sicher beherrscht (Clahsen 1986, 1988; Szagun 1996; Eisenbeiss 1994)

Tab. 2.4: Kasussystem des Deutschen am Beispiel des bestimmten Artikels

	Numerus			
	Singular			**Plural**
	Maskulin	Neutrum	Feminin	
Nominativ	der	das	die	die
Genitiv	des	des	der	der
Dativ	dem	dem	der	den
Akkusativ	den	das	die	die

2.5.2 Morphologieerwerb beim Verb

Das Verb wird für Person, Numerus, Tempus und Modus markiert.

Person und Numerus

- Phase der Zweiwortäußerungen: Kinder verfügen über den Infinitiv (*lach-**en***) und die 3. Pers. sing. (*lach-**t***)
- Phase der Drei- und Mehrwortäußerungen: Erwerb weiterer Formen, zunächst noch mit Flexionsfehlern; zu flektierendes Verb häufig am Satzende
- zuletzt Erwerb der 2. Pers. sing. (*lach-**st***), ab diesem Zeitpunkt auch korrekte Satzstellung

Verbflexion und Satzstellung

Der Zusammenhang von Verbflexion (Subjekt-Verb-Kongruenz) und Satzstellung wird kontrovers diskutiert (vgl. Kap. 2.6.3):

- *Lexical Learning Hypothesis* (Clahsen et al. 1996): erst durch das vollständig erworbene Verbflexionsparadigma können Kinder ein Verb als finit analysieren und in die entsprechende Satzposition setzen
- *Rhythmic Activation Principle* (Penner et al. 2000; Penner und Kölliker Funk 1998): prosodische Prinzipien machen das Kind auf syntaktische Muster aufmerksam

Tempusmarkierungen

Einteilung der Tempusmarkierungen am Verb:

- regulär: Suffix *-te* bzw. *ge-/-t*: *lachen – lachte – gelacht*
- irregulär: Stammvokaländerung + Suffix *ge-/-en*: *scheinen – schien – geschienen*
- gemischt: Stammvokaländerung + Suffix *-te* bzw. *ge-/-t*: *rennen – rannte – gerannt*

Das charakteristische Fehlermuster bei der Tempusmarkierung ist, dass Kinder anfänglich das reguläre Muster häufig auf irreguläre Verben übertragen (*gehte, geeßt, geschlaft*) (Weyerts und Clahsen 1994).

Zusammenfassend ist festzuhalten, dass der Morphologieerwerb eine große Aufgabe für das Kind darstellt und Fehler unvermeidbar sind. Doch haben die Fehler ein typisches Muster und lassen auf einen produktiven Regelerwerb seitens des Kindes schließen.

2.6 Syntaxerwerb ab dem zweiten Lebensjahr

Julia Siegmüller

2

Auch: Grammatikerwerb

Maßgebliche Entwicklungsschritte

Produktiver Erwerb. Für frühe maßgebliche rezeptive Entwicklungsbereiche ☞ Kap. 2.2.

- Einwortphase: Phase der ersten Wörter, ein Wort steht syntaktisch und semantisch für einen ganzen Satz
- Zweiwortphase: ab 18. Lm. Aufspaltung des Einwortsatzes, die produzierten Strukturen zeigen bereits mehrheitlich die korrekte Wortreihenfolge der Zielsprache, d. h. im Deutschen steht das Verb am Satzende (*Bild malen/Nane essen*). Auch die Inhalte von Zweiwortäußerungen sind über die verschiedenen Sprachen und Kulturen hinweg recht ähnlich, die Kinder bezeichnen Objekte ihrer Umgebung, kommentieren Handlungen ihrer Bezugspersonen oder fordern Aktivitäten ein
- Mehrwortphase: MLU der Äußerungen steigt, Verben sind nicht sicher in den Äußerungen vorhanden (wird teilweise übersprungen)
- Verbendstellung: Argumentstruktur des Verbs wird vollständig realisiert, das Verb steht konstant ohne Flexion an der letzten Position im Satz (*Hanna das ausmalen./Lisa Auto waschen.*)
- Verbzweitstellung (V2): Entwicklungsalter 2;6 – 3;0 Lj. (Penner und Kölliker Funk 1998). Das Verb rückt an die zweite Konstituentenposition im Hauptsatz. Abschluss des syntaktischen Hauptsatzerwerbs, das Kind hat die wichtigsten grammatischen Regeln seiner Muttersprache erworben
- gleichzeitig mit der Verbzweitstellung wird die Artikeleinsetzungsregel erworben

2.6.1 Kontinuität des Spracherwerbsprozesses

Die Anpassung der kindlichen Grammatik an die Zielsprache erfolgt kontinuierlich. Man unterscheidet zwei Hypothesen über Kontinuität, die der Diskontinuitätshypothese gegenüber stehen. Gemeinsame Basisannahme: Das Kind ist mit angeborenen universalgrammatischen Prinzipen ausgestattet.

Starke Kontinuitätshypothese

- bereits vor den ersten eigenen Äußerungen wurden die zentralen Regeln der Muttersprache soweit erworben, dass Fehlleistungen nicht dagegen

verstoßen. Beispiel im Deutschen: keine Fehler mit abweichenden Verbstellungen (z. B. tritt keine Verbdrittstellung auf)
- Parameteransatz: grammatische Regelmäßigkeiten der Zielsprache sind Wahrnehmungsgrundlage für das Entschlüsseln grammatischer Regeln. Diese werden sehr früh erworben, sind robust und werden auch von Kindern mit Sprachentwicklungsstörungen nicht falsch gemacht. Beispiel Objekt-Verb-Stellung: Objekt wird im Deutschen nicht nach dem infiniten Verb platziert
- komplexere Regelmäßigkeiten durch Kombination von Inputinformationen aus unterschiedlichen sprachlichen Ebenen (= komplexe Bootstrapping-Mechanismen) werden später erworben und sind gegen Störungen weniger robust (☞ Kap. 3.5.2 und 3.5.4).

Schwache Kontinuitätshypothese

Fehler der Kinder tragen eine Struktur, die in anderen Sprachen eine korrekte grammatische Form darstellt (z. B. lassen deutsche Kinder Subjekte aus, was im Spanischen möglich ist). D.h. das Kind geht zwischenzeitlich von einer Grammatik aus, die nicht mit seiner Muttersprache, wohl aber mit einer anderen Sprache übereinstimmt.

Diskontinuitätshypothese

- das Kind kann erst nach einer Reifungsphase auf universalgrammatische Prinzipien zurückgreifen
- Zeitpunkt wird durch einen angeborenen Reifungsplan bestimmt (Mehrwortebene)

2.6.2 Der Erwerbsprozess

Imitation

Lernproblem der Kinder beim Erwerb der Grammatik ist die Unendlichkeit der generierbaren Sätze in einer Sprache. Die Lernstrategie des Kindes kann nicht allein auf Imitation des Inputs ausgerichtet sein, da hier nicht alle theoretisch möglichen Strukturen präsentiert werden.

Belege gegen Imitation durch Imitation

Wenn Imitation die Basis für den Grammatikerwerb wäre, sollte das Kind beim Nachsprechen nicht von der Grammatik des vorgesprochenen Satzes abweichen. Bei Nachsprechexperimenten mit zweijährigen Kindern zeigte sich, dass die Kinder nachsprechen, was sie semantisch von dem vorgegebenen Satz verstanden haben. Sie produzierten dies in der Grammatik, die ihren momentanen Entwicklungsstand widerspiegelt, so dass sich vorgegebener und nachgesprochener Satz deutlich voneinander unterschieden.

Aktives Lernen

Von Beginn der Sprachproduktion an produziert das Kind selbständig generierte Sätze, welche die momentanen grammatischen Fähigkeiten widerspiegeln und durch Feedback und immer wiederkehrende Selbstkorrektur langsam an die Grammatik der Erwachsenensprache angeglichen werden. Insofern stellt dieser Prozess eher ein Ausprobieren und Erproben dar.

Parameter und positive Evidenz
Natürliche Sprachen basieren auf einem mehr oder weniger gleichartigen Plan. Sie variieren in Parametern, welche die unterschiedlichen Anwendungen einer zugrunde liegenden Regel ausdrücken. Durch die gemeinsame universale Anlage der Sprache(n) interagieren die Parameter eng. Damit in Zusammenhang steht die Annahme, dass Parameter in einer bestimmten Reihenfolge erworben werden. Diese Reihenfolge ist universell angelegt, d. h. alle Kinder auf der Welt durchlaufen die gleiche Parameterreihenfolge. Die Parameter werden dann für ihre Sprache spezifisch eingestellt.
Prominentes Beispiel eines Parameters ist das Subjekt. Alle Sprachen benutzen das Subjekt als Satzteil, in manchen Sprachen darf es in der Sprachproduktion jedoch ausgelassen werden (das Subjekt wird dann allein durch morphologische Markierungen ausgedrückt), in anderen nicht. Ob die jeweilige Muttersprache das Auslassen des Subjekts zulässt oder nicht, ist eine Lernaufgabe der Kinder. Das Setzen des Parameters in die jeweilige Richtung (ja oder nein) erfolgt durch Informationen aus dem Input.
Ein Parameter wird durch wenige für ihn charakteristische Strukturen im Input bestimmt. Das Kind entscheidet über die Parametereinstellung durch die Erscheinungsweise dieser Strukturen (positive Evidenz). Grammatikerwerb findet nicht durch Korrekturen an kindlichen Sprachproduktionen statt, ebenso wenig durch metasprachliche Informationen darüber, welche Strukturen in der Zielsprache ungrammatisch sind (Korrekturen = negative Evidenz).
Damit sind Parameter ein zentraler Teil für die Erklärung, wie das Kind so schnell und ohne direkte Lernsituation die Komplexität der muttersprachlichen Grammatik verstehen kann.

Prinzip der minimalen Struktur

Wie im gesamten Spracherwerb geht auch im Syntaxerwerb das Verstehen dem Produzieren voraus. Dabei erscheint die Zeitspanne zwischen dem ersten Verstehen und dem ersten Produzieren im Vergleich zu anderen sprachlichen Ebenen besonders lang.

- solange das Kind nicht die produktiven Anwendungsbedingungen einer neuen sprachlichen Regel herausgefunden hat, wählt es vorzugsweise eine Äußerungsstruktur, die auf seinem momentanen grammatischen Entwicklungsniveau den geringsten Aufwand an morphosyntaktischen Prozessen erfordert (Weissenborn 2000, 158)

- Vermeidung bestimmter grammatischer Elemente, die sprachlich und kognitiv noch zu aufwändig sind (z. B. Wortstellungsveränderungen, Artikeleinsetzung, Kongruenzmarkierung) vor allem in der frühen Sprachproduktion
- Beispiel: infinitivische Verbendstellung
  - entwicklungschronologisches Auftreten vor der V2 (= generelle Vermeidung von Wortstellungsveränderung)
  - erscheint auch noch parallel zu ersten Verbzweitstellungssätzen (Übergangsphase), wenn die kognitive Kapazität für die Lösung der neuen Sprachproduktionsanforderung nicht ausreicht

2.6.3 Diskussion um den Erwerb der Verbzweitstellung

Komplexe Lernaufgabe, da die deutsche Sprache zwei Verbpositionen aufweist, die beide im Input des Kindes vorkommen:

- im Hauptsatz steht das Verb in der V2
- im Nebensatz steht das Verb in der VE

Finitheitsstatus des Verbs steht in engem Zusammenhang mit seiner Position:

- in der V2-Position ist das Verb finit (trägt Tempusmerkmale und kongruiert mit dem Subjekt)
- in der finalen Position (VE) bleibt das Verb infinit

Der Erwerb der V2 ist der zentrale grammatische Entwicklungsmeilenstein des dritten Lebensjahres. Er bezeichnet die Bewegung des Verbs aus der satzfinalen Position an die Stelle der zweiten Konstituente des Hauptsatzes. Hieran scheitern die meisten Kinder mit Dysgrammatismus (☞ Kap. 3.5).

Hypothesen zum Erwerb der V2 im Deutschen

Hypothese nach Clahsen

- Grundproblem: Notwendigkeit zur Herstellung von Kongruenz zwischen Subjekt und Verb (☞ Kap. 2.5)
- Erklärung einer Störung im V2-Erwerb: Das Verb verbleibt in der finalen Position, da es in der Hauptsatzposition (V2) nicht die notwendige Kongruenz zum Subjekt aufbauen könnte. Das Kind weist eine Störung in der Morphologie auf

Hypothese nach Penner

- Grundproblem: Bewältigung eines komplexen Bootstrapping-Mechanismus mit Informationen aus mehreren sprachlichen Ebenen, um die grundlegende Struktur des Hauptsatzes aufzubauen

- Erklärung einer Störung im Erwerb der V2: Das Kind scheitert an der Komplexität des Bootstrappings. Das Verb verbleibt in der finalen Position, da es durch die mangelnde Grundstruktur des Satzes keine Landeposition in der vorderen Satzposition hat

2

2.7 Bilingualer Spracherwerb

Monika Rothweiler, Solveig Kroffke

Auch: zweisprachiger Erwerb

Mehrsprachiger oder bilingualer Erwerb kann simultan oder sukzessive erfolgen. Mehrsprachigkeit ist, weltweit gesehen, der Normalfall, Einsprachigkeit ist die Ausnahme. Ein Mensch gilt als mehrsprachig, wenn er in mehr als einer Sprache kommunizieren kann. Wie gut dies gelingt, hängt wie bei Einsprachigkeit von vielen Faktoren ab. Mehrsprachigkeit bedeutet nicht, dass die sprachlichen Fähigkeiten in beiden Sprachen gleich gut ausgebildet sind.
Die Begriffe Mehrsprachigkeit und Zweisprachigkeit werden im Folgenden austauschbar verwendet, da der aktuelle Forschungsstand belegt, dass der Erwerb einer dritten, vierten usw. Sprache weitestgehend dem einer zweiten Sprache entspricht.

2.7.1 Simultaner Spracherwerb

Auch doppelter Erstspracherwerb, da sich der Erwerbsverlauf im Prinzip nicht vom monolingualen Erwerb der jeweiligen Sprachen unterscheidet.

Merkmale

- von Beginn des Spracherwerbs an (bzw. innerhalb der ersten 3 Lj.) Kontakt mit mehr als einer Sprache. Beide Sprachen werden gleichzeitig und gleichwertig erworben
- der Spracherwerb erfolgt ungesteuert
- im Idealfall muttersprachlicher Input in beiden Sprachen
- im Idealfall balancierter bzw. ausgeglichener Verlauf der Sprachentwicklung
- im günstigen Fall vollständige Sprachkompetenz in allen erlernten Sprachen

- Unterschiede zum Erstspracherwerb: Bisherige Erfahrungen sprechen dafür, dass sich der Erwerb für beide Sprachen im Rahmen der für den monolingualen Erwerb beobachteten normalen Variation bewegt

Sprachdominanz

Mehrere Faktoren (Gesellschaftssprache, Wertigkeit von Mehrsprachigkeit an sich, Prestige der beiden Sprachen usw.) beeinflussen den Erwerbsverlauf und führen dazu, dass zeitweilig oder andauernd eine der beiden Sprachen dominant verwendet wird. Mögliche Gründe:

- weiter entwickelte Kompetenz in dieser Sprache
- Verwendung der Sprachen A und B ist gebunden an bestimmte Kontexte und Situationen

2.7.2 Sukzessive Mehrsprachigkeit im Kindesalter

Zweitspracherwerb. Der Erwerb einer zweiten Sprache setzt ein, nachdem wesentliche Grundzüge einer ersten Sprache erworben sind, meist nach Abschluss des 3. Lj.

- Spracherwerbsverlauf und erreichbarer Endzustand variieren je nach Beginn und Dauer des Zweitspracherwerbs sowie nach Intensität des Kontaktes mit der zweiten Sprache
- Sprachstand eines zweitsprachlernenden Kindes zu einem bestimmten Zeitpunkt darf nicht mit dem Sprachniveau eines monolingualen Kindes im gleichen Lebensalter verglichen werden
- erstsprachliche Kompetenz wird häufig erreicht, wenn die zweite Sprache früh erworben wird und der Input eindeutig und ausreichend ist, bei Erwerbsbeginn im Jugend- oder Erwachsenenalter jedoch selten

Das Erwerbskontinuum

- simultaner Bilingualismus, doppelter Erstspracherwerb
- sukzessiver mehrsprachiger Erwerb im Kindesalter und kindlicher Zweitspracherwerb:
  - früher sukzessiver Spracherwerb
  - kindlicher Zweitspracherwerb
- Zweitspracherwerb bei Erwachsenen

Sukzessiver mehrsprachiger Erwerb im Kindesalter und kindlicher Zweitspracherwerb

Kindlicher Zweitspracherwerb findet im Alter von 3–10 Jahren statt. Dabei unterscheidet man zwei Formen. In beiden Fällen ist prinzipiell ein vollständiger Erwerb beider Sprachen möglich, trotz großer Unterschiede in den Erwerbsverläufen.

Früher sukzessiver Spracherwerb

- Erwerbsbeginn weiterer Sprachen im Alter von 3–5 J.
- weitgehende Parallelen zum Erstspracherwerb (zahlreiche Spracherwerbsforscher gehen davon aus, dass die gleichen Erwerbsmechanismen und -abläufe wirksam sind wie im Erstspracherwerb, z. B. Meisel 2004)
- kritische Phase des Spracherwerbs (☞ Kap. 2.1) noch nicht abgeschlossen
- Unterschiede zum Erstspracherwerb durch weiter fortgeschrittene kognitive Entwicklung und bereits vorhandenes Wissen über Sprache
- Transfer grammatischer Formen und Wortfolgen der Erstsprache in die Zweitsprache selten, *Borrowing* (Nutzung von Wörtern der einen Sprache in Äußerungen der anderen) häufiger

Kritische Phase

Unter der kritischen oder sensiblen Phase oder Periode im Spracherwerb versteht man einen Zeitraum, in dem die Plastizität des Gehirns für den Spracherwerb optimale Voraussetzungen gewährleistet. Kinder, die in dieser Phase keine erste Sprache erwerben, können in späteren Jahren keinen vollständigen Spracherwerb mehr durchlaufen. Auch der Erwerb einer zweiten Sprache nach der kritischen Phase führt nur in sehr seltenen Fällen zu einem erstsprachlichen Niveau. Dieser Zeitraum ist auf wenige Jahre begrenzt; die exakte zeitliche Bestimmung der kritischen Phase bzw. des Endpunkts der kritischen Phase wird noch erforscht (Hyltenstam und Abrahamson 2003).

Kindlicher Zweitspracherwerb

- Beginn des Erwerbs weiterer Sprachen mit 5–10 J
- Mischung aus kindlichem Erstspracherwerb und Zweitspracherwerb Erwachsener
- Transfer findet statt (Nutzung erstsprachlicher Strukturen für die Zweitsprache)

Zweitspracherwerb bei Erwachsenen

- Beginn des Erwerbs weiterer Sprachen ab einem Alter von 10–13 J.
- nur selten Erstsprachkompetenz

2.7.3 Besonderheiten im sukzessiven mehrsprachigen Erwerb

Im kindlichen Zweitspracherwerb werden Abweichungen vom Erstspracherwerb beobachtet. Diese Abweichungen sind schwer zu identifizieren und zu bewerten. Im kindlichen und erwachsenen Zweitspracherwerb kann es zu Stagnation im Erwerb kommen, wodurch fossilisierte Formen und simplifizierte Varietäten entstehen.

2

Transfer

Nutzung von Strukturen und Formen (Aussprache, Grammatik, Lexikon, Semantik, Pragmatik) einer Sprache in der anderen Sprache.

- Im Zweitspracherwerb: Mehrsprachig aufwachsende Kinder transferieren über einen bestimmten Zeitraum Strukturen der Erstsprache in die Zweitsprache, orientieren sich aber nach einer gewissen Entwicklungszeit an der jeweiligen Zielsprache
- Dauer und Ausprägung von Transfer sind individuell verschieden

Borrowing

Einbettung von lexikalischen Einheiten einer Sprache in die Satzstruktur der anderen (*borrowing*) als Kompensationsstrategie, solange der Wortschatz in der Zweitsprache noch sehr begrenzt ist.

Code-Switching-Phänomene

Situationsangemessene Nutzung beider Sprachen, Wechseln zwischen den Sprachen und Nutzung von Wörtern der Sprache A in Sprache B. Wichtige Elemente der mehrsprachigen Entwicklung zeigen soziokulturelle Identität, Fähigkeit zur sprachlichen Anpassung und somit kommunikative Fähigkeiten an, die monolingualen Sprechern fehlen

Phonologische Entwicklung

Nur wenige Studien zur phonologischen Entwicklung im Kontakt mehrerer Sprachen (Muysken 2004). Erwachsene Lerner einer zweiten Sprache haben Schwierigkeiten, das Phoneminventar zu beherrschen.

- das Zeitfenster der kritischen Phase schließt sich im Bezug auf die Phonologie eher als für bestimmte Strukturen im syntaktischen Erwerb
- Übertragungen auf phonologischer Ebene können festgestellt werden, z. B. fügt ein Kind mit türkischer Erstsprache über einen Zeitraum einen e-Laut zwischen im Deutschen üblichen Konsonantenclustern ein (*schebielen* statt *spielen*), da ihm diese aus dem Türkischen nicht bekannt sind. Solche Besonderheiten prägen sich individuell aus und können unterschiedlich lange im Erwerbsverlauf anhalten

Sprachentwicklungssituation

Einflussfaktoren der Sprachentwicklungssituation mehrsprachig aufwachsender Kinder (Kracht 2005):

- Bedingungen der Migration, gesellschaftliche Wertschätzung der zu erwerbenden Sprachen: individuelle Defizitzuschreibung vermeiden, bei der Bewertung sprachlicher Fähigkeiten auf die sozialen, lebensweltlichen und individuellen Bedingungen achten. Bedingungen der Migration, wie Ghettosituation und soziale Schichtzugehörigkeit, können die externen Voraussetzungen für die Sprachentwicklung so negativ beeinflussen, dass die Entwicklung der Zweitsprache als gestört bezeichnet werden muss
- fördernde oder hindernde Inputkonstellationen: Eltern sollten auf keinen Fall ermutigt werden, mit ihren Kindern Deutsch zu sprechen, wenn sie selbst nicht über eine erstsprachliche Kompetenz im Deutschen verfügen. Grundsätzlich ist neben der professionellen Förderung in der Zweitsprache der vollständige – auch schriftsprachliche – Erwerb der Erstsprache zu unterstützen
- Zeitpunkt des Erstkontakts mit der zweiten Sprache, Inputqualität und Inputquantität spielen eine Rolle für den Erfolg der Zweitsprachentwicklung
- mangelnde Spracherfahrungen in Erst- und Zweitsprache können zu einer verlangsamten und im Extremfall unvollständigen Entwicklung in beiden Sprachen führen
- nachteilig für die sprachliche Entwicklung im Schulalter ist, wenn die Erst- oder Zweitsprache nur als gesprochene und nicht als geschriebene Sprache erworben wird

---

- die sprachliche Entwicklung eines mehrsprachig aufwachsenden Kindes kann nicht mit monolingualen Normen gemessen werden (Ausnahme: simultaner Erwerb)
- ist das Kind in seiner sprachlichen Handlungsfähigkeit eingeschränkt, bedarf es sprachtherapeutischer bzw. pädagogischer Unterstützung. Wichtig ist, dass in diesen Fällen nicht die Mehrsprachigkeit an sich die Ursache einer Sprachentwicklungsstörung ist

---

2.7.4 Sukzessive Mehrsprachigkeit und spezifische Sprachentwicklungsstörung

Der aktuelle Stand der Forschung zur spezifischen Sprachentwicklungsstörung (SSES) bei Mehrsprachigkeit ist völlig unzureichend. Es gibt keine Hinweise darauf, dass der Erwerb einer zweiten Sprache die Spracherwerbsstörung verstärkt (Håkansson et al. 2003; Rothweiler 2005).

Definition

Genuine Sprachentwicklungsstörung, die sich in beiden Sprachen ausprägt. Anderenfalls kann es sich nicht um eine SSES handeln (☞ Kap. 2.7.3).

Epidemiologie

Etwa 3–10 % aller Kinder sind von SSES betroffen, auch mehrsprachige Kinder.

Klinik

- im simultanen und im sehr frühen sukzessiven Erwerb einer weiteren Sprache wirkt sich eine SSES wie im monolingualen Erwerb beider Sprachen aus (Paradis et al. 2003)
- im kindlichen Zweitspracherwerb konfundieren SSES und erwerbstypische Besonderheiten. Dies ist ein diagnostisches Problem, weil grammatische Abweichungen bei spezifischer Sprachentwicklungsstörung und bei sprachnormalem Zweitspracherwerb dieselben Strukturbereiche betreffen

Diagnostik

Die Diagnose einer SSES beim mehrsprachigen Kind wird dadurch erschwert, dass für die Beurteilung der möglichen Erstsprachen weder geschultes Personal zur Verfügung steht noch ausreichend Erkenntnisse über SSES in den jeweiligen Sprachen vorliegen oder zugänglich sind.
Folgende Punkte sollen im Rahmen eines anamnestischen Gespräches (mit Dolmetscher) über die Entwicklung in beiden Sprachen geklärt werden:
- Erstsprache: aktueller Sprachentwicklungsstand und übliche Frühindikatoren für eine SSES (Alter bei Sprechbeginn, 50-Wort-Stadium und Wortschatzspurt, Ausspracheprobleme, erste Sätze usw.)
- Sprachentwicklung im Deutschen: ab welchem Alter, wie intensiv und wie viele Monate bzw. Jahre das Kind mit Deutsch in Kontakt ist; welche sprachliche Entwicklung ist unter diesen Bedingungen erwartbar

3 Sprachentwicklungsstörungen (SES)

3.1 Einleitung

Julia Siegmüller

Sprachentwicklungsstörungen (SES) treten als Untergruppe kindlicher Sprachstörungen auf (☞ Abb. 3.1). Es ist kein Störungsbeginn erkennbar. Daher geht man davon aus, dass eine SES die kindliche Entwicklung von Beginn an beeinflusst. Eine Untergruppe der SES-Kinder zeigen geringe, unspezifische, hirnorganische Veränderungen, die sich auf verschiedenen Funktions- und Strukturebenen ausprägen (von Suchodoletz 2001).

3

Spezifische Sprachentwicklungsstörung (SSES)

Diagnose bei primär sprachlicher Störungsursache und -ausprägung. Direkte Diagnose wird erst in jüngster Zeit diskutiert (Tager-Flusberg und Cooper 1999), kann noch nicht eindeutig über sprachliche Marker gestellt werden. Im Normalfall Ausschlussdiagnose, wobei folgende Faktoren als primäre Störungsursachen ausgeschlossen werden müssen:
- sensorische Schädigungen
- schwerwiegende neurologische Schädigungen
- emotionale Schädigungen
- kognitive Schädigungen, z. B. geistige Behinderungen (nicht sprachliche Testintelligenz im Normalbereich, d. h. mindestens IQ 85; vgl. Grimm 1999)

Entwicklungsprofile der Spezifischen Sprachentwicklungsstörung

Entwicklungschronologische Symptome
- verspäteter Spracherwerb
- verlangsamter Spracherwerb, v.a. verlangsamter Lexikonerwerb
- gegen Ende der Vorschulzeit Verlagerung zu formalen (phonologischen bzw. grammatischen) Anteilen (Paul 2000)
- Sprachproduktion stärker betroffen als Sprachrezeption (☞ Kap. 3.2.1; vgl. Grimm 1999)

Verlauf
Aufholeffekte ohne Therapie werden nach 3;0 J. nicht mehr beobachtet (Paul 2000). Kinder bleiben in ihrem Entwicklungsrückstand mit verlangsamter Entwicklung stabil hinter ihrer Altergruppe zurück bzw. fallen noch weiter ab.

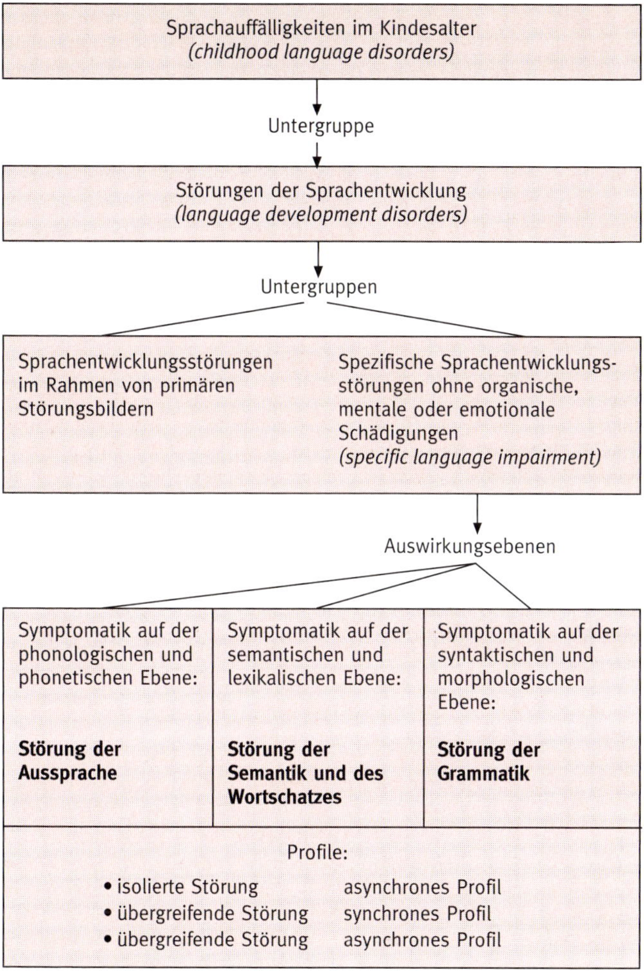

Abb. 3.1 Klassifikation von Sprachentwicklungsstörungen (Kauschke und Siegmüller 2002).

Ältere SSES-Kinder können in der Vorschulzeit verschiedene Schwerpunktprofile ausbilden, die sich im Laufe der Zeit als eigenständige Defizite herausstellen. Jede sprachliche Ebene kann isoliert oder in Kombination mit jeder anderen sprachlichen Ebene betroffen sein (☞ Abb. 3.1).

- häufig übergreifende Störungen: Kombinationen von Phonologie-Phonetik, Lexikon-Semantik und Syntax-Morphologie. Auch pragmatische Störungen können mit den verschiedenen Ausprägungsebenen kombiniert auftreten
- zunehmende Festigung des Ausprägungsprofils (Conti-Ramsden und Botting 1999)

3.2 Phonologische Störungen

Saskia Konopatsch

Verzögerte Entwicklung oder abweichende Organisation des phonologischen Systems bei intakter Artikulationsfähigkeit.

Ursachen

- periphere Hörbeeinträchtigungen (auch vorübergehend bei häufiger Mittelohrentzündung)
- zentral-auditive Verarbeitungsstörungen
- genetische Disposition
- prä- bzw. perinatale Komplikationen

Häufig kann keiner der genannten Faktoren nachgewiesen werden.

3.2.1 Erscheinungsbild

Phonologische Prozesse

Abweichungen der Aussprache, die mithilfe phonologischer Ersetzungs- und Strukturprozesse (☞ Kap. 2.4) beschrieben werden:

- physiologische phonologische Prozesse (☞ Kap. 2.4) kommen auch im ungestörten Erwerb vor, werden jedoch zu einem früheren Zeitpunkt überwunden
- pathologische oder „idiosynkratische" Prozesse (☞ Tab. 3.1) nur im gestörten Erwerb, unabhängig vom Alter pathologisch, bedeutsam für Diagnostik und Therapie

- bedeutungsunterscheidende Funktion der Phoneme häufig noch unbekannt (☞ Kap. 2.4), Sprachproduktion kann zu Missverständnissen führen, weil phonologische Merkmale nicht genügend unterschieden werden: z. B. Verwechslung von „Topf" und „Kopf", wenn Merkmale des Artikulationsortes „alveolar" (hinter den oberen Schneidezähnen gebildet) und „velar" (am weichen Gaumen gebildet) nicht unterschieden werden

Tab. 3.1: Ungewöhnliche phonologische Prozesse (Fox 2003; Weinrich und Zehner 2003)

Prozesse	Kommentar	Beispiele
Ersetzungsprozesse		
Velarisierung		Teddy → Keggy
Öffnung/Glottalisierung	physiologisch ist nur /ʀ/ → /h/	Feder → Heder
Entstimmlichung/ Devoicing	physiologisch in Konsonantenverbindungen	baden → paten
Denasalierung	Ersetzung eines Nasals	Nase → Dase
Lateralisierung	Ersetzung durch /l/	Nadel → Ladel
Vokalprozesse		Löwe → Lewe
Strukturprozesse		
Addition		Haus → Haust
Elision initialer Konsonanten		Dach → Ach
Elision finaler Konsonanten	physiologisch ist nur Elision des finalen /l/	Baum → Bau
Elision betonter Silben		Tomate → Tote

Beschränkungen des phonologischen Systems

- Inventarbeschränkung: Verwendung nicht aller Laute der Zielsprache; fehlende Laute können zwar artikuliert werden, sind im phonologischen System des Kindes jedoch noch nicht etabliert
- Positionsbeschränkung: Laute kommen nicht an allen überprüften Wortpositionen vor
- das Lautinventar kann vollständig sein, selbst wenn viele Prozesse vorliegen

Ersetzungsprozesse

Konstanz/Konsequenz

- konstant: Ziellaut wird immer ersetzt
- inkonstant: Ziellaut wird teilweise ersetzt und teilweise realisiert
- konsequent: Ziellaut wird immer durch den gleichen Laut ersetzt
- inkonsequent: Ziellaut wird durch unterschiedliche Laute ersetzt

Fox bezieht den Begriff der Konsequenz nicht auf die Verwendung von Ersatzlauten, sondern auf die Produktion desselben Wortes. Zur Überprüfung der Konsequenz in diesem Sinne werden im Diagnostikverfahren PLAKSS (Psycholinguistische Analyse kindlicher Sprechstörungen, ☞ Kap. 3.2.2) 25 schwierige Wörter getestet, die jeweils drei Mal innerhalb derselben Diagnostikeinheit benannt werden sollen.

3

Anlautprozesse (Fox 2003) oder Lautpräferenzen (Weinrich und Zehner 2003)

- alle initialen Konsonanten werden durch einen bestimmten Laut, meist /h/ oder /d/, ersetzt
- Zielkonsonanten werden in anderen Wortpositionen realisiert

Belastung von Ersatzlauten

Bei gleichzeitigem Einsatz mehrerer phonologischer Prozesse fungieren oft bestimmte Laute als Ersatzlaute, z. B. /d/ und /t/ bei Alveolarisierung und Plosivierung. Diese funktionale Belastung einzelner Laute beeinträchtigt die Verständlichkeit der Sprache des Kindes stark, z. B. „Der tüttet Dant aut dein Datt." statt „Der schüttet Sand aus seinem Sack."

Konsonantenverbindungen

Ersetzungsprozesse von Einzelkonsonanten finden sich i.d.R. in Konsonantenverbindungen wieder, z. B. Beispiel: Blume → Glume, bei einer Velarisierung.

Strukturprozesse

- Wortstruktur: Veränderung der Wortstruktur durch Silbenauslassung (z. B. Banane → Nane) oder selten auch Silbenaddition (z. B. Sonne → Sononne)
- Silbenstruktur: Veränderung der Silbenstruktur durch Auslassung von Lauten (z. B. Ga-bel → Ga-be). Spezielle Form führt zur Reduktion von Konsonantenverbindungen, z. B. Blu-me → Bu-me, Schwein → Wein. Selten auch Addition von Lauten, z. B. Haus → Haust

3.2.2 Diagnostik

Zahlreiche Diagnostikverfahren ermöglichen die differenzierte Beschreibung des phonologischen Systems.

Gängige Verfahren

- LOGO-Ausspracheprüfung (Wagner 1994)
- Analyseverfahren zu Aussprachestörungen bei Kindern (AVAK; vgl. Hacker und Wilgermein 1998)
- Psycholinguistische Analyse kindlicher Sprechstörungen (PLAKSS; vgl. Fox 2002)
- Patholinguistische Diagnostik bei Sprachentwicklungsstörungen (PDSS, vgl. Kauschke und Siegmüller 2002)

Lautbefund

Wichtigster diagnostischer Schritt.

- Prinzip: das Kind benennt Bilder, die so ausgewählt sind, dass alle Laute in jeder Position mindestens zwei Mal vorkommen
- Informationen über: Phoneminventar, phonologische Prozesse sowie deren Konstanz und Konsequenz, funktionale Belastung einzelner Laute, Veränderung von Konsonantenverbindungen, mögliche Fehlbildungen
- zusätzlich Überprüfung, ob im Inventar fehlende Laute einzeln stimulierbar sind

Ergänzende Diagnostik

Für eine umfassende Beurteilung der phonetisch-phonologischen Ebene ist außer dem Lautbefund die Überprüfung folgender Bereiche notwendig:

- Mundmotorik: artikulatorische (phonetische) Fähigkeiten
- Phonemdifferenzierung: rezeptive phonologische Fähigkeiten
- phonologische Bewusstheit: metasprachliche Fähigkeiten
- auditive Wahrnehmung: grundlegende auditive Fähigkeiten
- Kurzzeitgedächtnis: Fähigkeit zur Speicherung und Sequenzierung (Voraussetzung für Langzeitspeicherung)

Differenzierung phonologischer und phonetischer Störungen

Wichtiges Ziel der Diagnostik ist die Bestimmung des Störungsschwerpunktes:

- phonetischer Schwerpunkt
- phonologischer Schwerpunkt
- dyspraktischer Schwerpunkt (Störung der neuromotorischen Steuerung; ☞ Kap. 4.3)

Phonetische und phonologische Störungen können gleichzeitig auftreten, daher Zuordnung wichtig, welche Symptome auf welche Störung zurückgehen. Tab. 3.2 gibt Anhaltspunkte für die unterschiedlichen Störungen. Sie können jedoch nur als Hinweise dienen und lassen nur gemeinsam eine Abgrenzung der Störungen zu.

Tab. 3.2: Diagnostische Hinweise auf phonetische, phonologische und dyspraktische Störungen

	Phonetische Störung	Phonologische Störung	Dyspraxie
Art der Fehler	Fehlbildungen (☞ Kap. 4.2)	phonologische Prozesse	Fehlbildungen, Suchbewegungen
Stimulierbarkeit	fehlende Laute müssen angebahnt werden	fehlende Laute stimulierbar	Laute können produziert werden, evtl. Suchbewegungen
Konstanz	meist konstante Fehler	Fehler konstant oder inkonstant	inkonstante Fehler
Konsequenz	meist konsequente Fehler	Fehler konsequent oder inkonsequent	inkonsequente Fehler
Mundmotorik	beeinträchtigt	normal	evtl. beeinträchtigt

Einteilung

Rückblick: Dyslalien

Störungen auf der Lautebene können nach verschiedenen Kriterien unterteilt werden. Die Unterteilung in partielle, multiple und universelle Dyslalie stammt aus einer Zeit, in der phonologische und phonetische Störungen noch nicht unterschieden wurden. Sie wird z. T. noch benutzt, verliert aber an Bedeutung, da ihr Aussagewert für die Therapie durch die rein quantitative Bewertung begrenzt ist.

- partielle Dyslalie: es werden 1–2 Laute fehlgebildet oder ersetzt
- multiple Dyslalie: mehr als zwei fehlgebildete Laute, Verständlichkeit vorhanden
- universelle Dyslalie: Kind spricht nahezu unverständlich

Einteilung phonologischer Störungen nach Fox (2003)

Fox unterscheidet drei Untergruppen von phonologischen Störungen:

- phonologische Verzögerung: nur physiologische Prozesse, deren Überwindung lediglich zeitlich verzögert ist
- konsequente phonologische Störung: mindestens ein pathologischer Prozess, zusätzlich Verzögerungen möglich

- inkonsequente phonologische Störung: Kind realisiert im PLAKSS (Psycholinguistische Analyse kindlicher Sprechstörungen, „25-Wörter-Test") mindestens 40 % der Items inkonsequent. Kinder mit dieser Störung haben meistens eine extrem kurze Merkspanne

3.2.3 Therapieplanung

Eine sinnvolle und individuelle Therapieplanung erfordert einige grundsätzliche Entscheidungen:

- bei gemischter Störung mit phonetischen und phonologischen Anteilen (☞ Tab. 3.2) wird im Voraus geplant, in welcher Reihenfolge Phonetik und Phonologie behandelt werden. Grundsätzlich kann die Therapie dabei in beiden Bereichen parallel durchgeführt werden. Allerdings müssen vor der produktiven phonologischen Therapie alle benötigten Laute phonetisch gefestigt sein
- Therapiebereiche, die eine phonologische Therapie oft begleiten müssen, werden in die Planung einbezogen. Zu berücksichtigen sind v.a.:
  - auditive Wahrnehmung
  - phonologische Bewusstheit (Erkennung und Manipulation von Sprache auf der Laut- und Silbenebene)
  - Konzentration und Aufmerksamkeit
  - Elternarbeit

3

Vorrangig zu behandelnde Prozesse

- normale Entwicklungsreihenfolge: frühe Prozesse vor späten
- i.d.R. ungewöhnliche vor normalen Prozessen
- Auswirkung auf die Verständlichkeit des Kindes beachten
- Kriterien sind Anhaltspunkte, deren Gewichtung von den Bedürfnissen des Kindes und seinem Störungsprofil abhängt (Hacker und Wilgermein 1999)

Grundsätze der phonologischen Therapie

Ziel ist es, dem Kind eine bessere Strukturierung seines phonologischen Systems und damit die *korrekte Verwendung der Laute* zu ermöglichen. Dazu muss die Unterscheidung aller relevanten phonologischen Merkmale eingeführt werden. Damit das Kind die Merkmale abstrahieren kann, wird immer mit Lautgruppen gearbeitet, die ein bestimmtes Merkmal tragen, z. B. der Gruppe der Frikative, auch wenn nur einzelne Laute betroffen sind. Dies steht in Kontrast zur Artikulationstherapie, bei der Einzellaute angebahnt und gefestigt werden.

Zwischenschritte in der Entwicklung sollten als Erfolge gewertet werden, da auch die ungestörte phonologische Entwicklung schrittweise vollzogen

wird. Produziert ein Kind z. B. „Dat“ statt „Dach“, ist die Realisierung von „Das“ als Überwindung der Plosivierung (t → s) ein sinnvoller Zwischenschritt auf dem Weg zur korrekten Äußerung.
Um die bedeutungsunterscheidende Funktion von Phonemen zu vermitteln, werden in den meisten Therapieverfahren hauptsächlich sinntragende Wörter verwendet – im Gegensatz zur Artikulationstherapie, die auf der Laut- und Silbenebene beginnt.

3.2.4 Therapieansätze

3

Im Folgenden werden die gängigsten Ansätze zur Phonologietherapie vorgestellt. Sie sind z. T. als in sich geschlossene Vorgehensweisen konzipiert, können jedoch kombiniert und auf jedes Kind individuell zugeschnitten werden.
Die Methoden zur Behandlung phonologischer Störungen unterscheiden sich in der Direktheit ihres Vorgehens, ihrer Anschaulichkeit, in ihrer Anforderung an die kognitiven Fähigkeiten des Kindes und darin, wie bewusst sich das Kind mit seinen Schwierigkeiten auseinandersetzen muss. Es werden verschiedene Aspekte des phonologischen Erwerbs fokussiert.
Bei der Wahl der Methode spielen deshalb Persönlichkeit, Leidensdruck, Alter und Störungsprofil des Kindes eine Rolle.

Modellieren (Hacker 1994; Hacker und Wilgermein 1999)

Prinzip
Das fehlende phonologische Merkmal, z. B. „alveolar“ bei Velarisierung, wird von der Therapeutin gehäuft verwendet. Die Methode orientiert sich stark am ungestörten Erwerb, bei dem das Kind phonologische Merkmale aus den Informationen in seiner Umgebungssprache ableitet. Erstes Ziel ist die Wahrnehmung der eingebauten Informationen, damit das Kind sein phonologisches System vervollständigen kann. Es wird zunächst keinerlei Sprachproduktion verlangt. Für das Kind erfolgt dieser Prozess unbewusst, so dass die Methode wenig konfrontativ ist. In einem weiteren Schritt soll das Kind die angebotenen Strukturen übernehmen.

Vorgehen
Vorbereiten einer Modellierungssequenz:

- Liste mit geeignetem Wortmaterial (Wörtern) erstellen, in dem Laute mit dem neuen phonologischen Merkmal gehäuft vorkommen, z. B. /t/, /d/, /s/, /n/ usw. bei Velarisierung. Dabei sollen folgende Kriterien beachtet werden:
  – alltagsrelevante Wörter wählen
  – verschiedene Wortarten einbeziehen

  - dem Kind unbekannte Eigennamen verwenden
  - Koartikulation beachten, z. B. eher „Schuh" als „Ski" einsetzen, da /ʃ/ und /u/ mit gerundeten Lippen gebildet werden
- aus der Wortliste Items auswählen, die sich inhaltlich gut in einen Spielkontext eingliedern lassen
- durch geeignetes Spielmaterial Vorgabe eines Handlungsrahmens, in dem das Kind das sprachliche Angebot prägnant und gehäuft hört und Gelegenheit zur eigenen Produktion bekommt
- Fehlleistungen werden nicht bewusst gemacht, sondern lediglich durch *Corrective Feedback*, d. h. durch Einbettung der korrigierten Äußerung in den Kommunikationsablauf, gespiegelt

Die Inputspezifizierung (Siegmüller und Kauschke 2005) stellt eine Abwandlung des Modellierens dar. Vorteil gegenüber dem Modellieren in Spielkontexten sind die bessere Fokussierung auf die Sprache und die Möglichkeit, Texte oder Kassettenaufnahmen auch mit nach Hause zu geben. Das Sprachangebot erfolgt durch das Erzählen oder Vorlesen von Geschichten, die durch Bilder oder Spielfiguren veranschaulicht werden können. Die Inputspezifizierung wird in der Regel in Kombination mit anderen Therapiemethoden eingesetzt.

3

Minimalpaartherapie

Prinzip

Soll die bedeutungsunterscheidende Funktion von Phonemen aufzeigen. Die Erkenntnis dieser Lauteigenschaft gilt im ungestörten Phonologieerwerb als Motivation zur Ausdifferenzierung des phonologischen Systems (☞ Kap. 2.4). Missverständnisse, die zunächst zur Irritation und danach zur Einführung eines neuen Lautkontrastes führen, entstehen im normalen Spracherwerb zufällig. In der Therapie werden sie künstlich herbeigeführt.

Vorgehen

- Auswahl eines Minimalpaares für den zu behandelnden phonologischen Prozess, z. B. „Kanne/Tanne" für die Velarisierung
- Konstruktion einer Spielhandlung, in der Anweisungen gegeben werden, die zu Missverständnissen führen können

Beispiel

Eine Puppe soll Kaffee kochen oder den Weihnachtsbaum schmücken. „Geh zur Kanne!" und „Geh zur Tanne!" sind die Aufforderungen, auf die mit den entsprechenden Handlungen reagiert werden soll. Zunächst richtet die Therapeutin die Aufforderungen an das Kind, das somit das Minimalpaar auditiv differenzieren muss. Erst, wenn dies mühelos gelingt, findet ein Rollentausch statt. Nun wird das Kind in einen „produktiven Konflikt" geführt, d. h. mit Missverständnissen konfrontiert, die durch seine mehrdeutige Lautproduktion entstehen. Beachtet das Kind z. B. das Merkmal „alveolar" nicht, produziert es „Kanne", auch wenn es „Tanne" meint. Das Kind bekommt keine verbale Rückmeldung darüber, ob es korrekt oder falsch produziert hat. Die Korrektur der Produktion des Kindes soll ausschließlich aus seinem Bemühen entstehen, richtig verstanden zu werden.

Metaphon

Der Metaphon-Ansatz ist ursprünglich von Howell und Dean (1994) entwickelt und von Jahn (2000) ins Deutsche übertragen worden.

Prinzip

In der ersten, rein rezeptiven Phase der Therapie wird dem Kind Wissen über ein relevantes phonologisches Merkmalspaar, z. B. „plosiv-frikativ" bei der Plosivierung von Frikativen, bewusst vermittelt. Dieses Wissen soll es in einer zweiten Phase anwenden, wenn es durch das Benennen von Minimalpaaren in Missverständnissituationen gerät.

3

Vorgehen

- vor Beginn der Therapie Übertragung des Merkmalpaares, das dem Kind vermittelt werden soll, in eine kindgerechte Terminologie, z. B. „kurz-lang" für „plosiv-frikativ" oder „vorne-hinten" für „alveolar-velar"
- Auswahl eines visuellen Symbolpaares für die beiden Begriffe, z. B. „Elefant von vorne" und „Elefant von hinten" oder „kurze Raupe" und „lange Raupe"

Tab. 3.3: Vorgehen beim Metaphon-Ansatz

Ebene	Lernbereich	Beispiele
Phase 1: Vermittlung von Wissen über phonologische Merkmale		
Konzeptebene	Begriffe werden verdeutlicht. Kind mit dem Begriffspaar vertraut machen, das es verstehen und benutzen können soll; Handlungen durchführen, die den Inhalt der Begriffe veranschaulichen	Züge „vorne" und „hinten" beladen oder „lange" und „kurze" Ketten auffädeln
Geräuschebene	Zuordnung/Kategorisierung von Geräuschen; den eingeführten Begriffen und Symbolen Geräusche zuordnen	Lippenflattern für „vorne" und Gurgeln für „hinten" oder Klopfen für „kurz" und Reiben für „lang"
Lautebene	Zuordnung/Kategorisierung von Lauten	/t/ und /s/ für „vorne" und /k/ und /ç/ für „hinten"

Tab. 3.3: Vorgehen beim Metaphon-Ansatz

Ebene	Lernbereich	Beispiele
Wortebene	Zuordnung/Kategorisierung von Wörtern	/Tee/ für „vorne“ und /Kuh/ für „hinten“ oder /Fee/ für „lang“ und /Turm/ für „kurz“
	Bei Strukturprozessen (z. B. Auslassung von Lauten) abweichendes Vorgehen: statt Geräusch- und Lautebene wird Silbenebene einbezogen, z. B. Klassifikation von /ba/ und /bas/ zu den Merkmalen „mit“ und „ohne“ Endlaut	
Phase 2: Anwendung des Wissens im „produktiven Konflikt“		
Wortebene	Minimalpaartherapie: Auswahl von Minimalpaaren (z. B. „Tanne-Kanne“), mit denen Missverständnisse inszeniert werden	Spiel „Geheime Botschaften“: Bildkarten der Minimalpaare werden auf einen Tisch gelegt. Die gleichen Bilder liegen noch einmal verdeckt und gemischt auf einem Stapel. Das Kind zieht eine der verdeckten Karten und benennt das Bild (z. B. /Tanne/). Der Therapeut zeigt das dazugehörige Bild auf dem Tisch. Durch den Vergleich der beiden Bilder wird deutlich, ob die Kommunikation erfolgreich war, d. h. ob das Kind den korrekten Laut eingesetzt hat. Erfolge und Misserfolge des Benennens der Bilder wird anhand der erarbeiteten Begriffe kommentiert, z. B. „Jetzt habe ich Dich nicht richtig verstanden, weil „Tanne“ mit einem vorderen Laut beginnt, aber „Kanne“ mit einem hinteren.“ Das Kind kann ableiten, wie es sein phonologisches System verändern muss, um verstanden zu werden
Satzebene	Spiel „Geheime Botschaften“; Minimalpaarwörter dabei in Sätze eingebettet	„Lege /Tanne/ in den Korb“ oder „Klebe /Kanne/ auf“

3

Psycholinguistisch orientierte Phonologietherapie (P.O.P.T.)

Die von Fox (2003) vorgeschlagene Behandlung wird als Intervalltherapie durchgeführt, d. h. Therapiephasen von 10-30 Einheiten wechseln mit 3-monatigen Therapiepausen ab.

Tab. 3.4: Struktur der psycholinguistisch orientierten Phonologietherapie (P.O.P.T.)

Phase	Modalität	Inhalt	Durchführung/Beispiele
Vorübung	rezeptiv (Fremdwahrnehmung)	Beurteilen von Äußerungen (richtig – falsch)	Eine von der Therapeutin gespielte Handpuppe verlangt verschiedene Lebensmittel, wobei sie sie zum Teil falsch ausspricht. Das Kind darf die Puppe nur füttern, wenn diese korrekt gesprochen hat
Phase 1	rezeptiv	Identifizieren und Diskriminieren der betroffenen Laute und Ersatzlaute	Für alle betroffenen und alle Ersatzlaute werden Symbolbilder eingeführt, z. B. „Gespenst“ für /h/, „Sturm“ für /f/, „Staubsauger“ für /v/ usw., wenn Frikative durch /h/ ersetzt werden. Diese Laute werden dann ausführlich identifiziert und diskriminiert: als Einzellaute und auf Silben-, Unsinnwort- und Realwortebene
Phase 2	produktiv	zur Produktion der fehlenden Laute finden	Experimentieren mit der Bildung der bereits rezeptiv geübten Laute, dabei werden Ziel- und Ersatzlaut kontrastiert
Phase 3	rezeptiv und produktiv	Produzieren von Wörtern, wobei der Ziellaut vorher identifiziert wird	Wörter mit den problematischen Lauten werden abwechselnd von Therapeutin und Kind produziert, wobei vor dem Aussprechen der entsprechende Laut identifiziert wird

Therapie bei inkonsequenter phonologischer Störung

Für Kinder mit inkonsequenter phonologischer Störung schlägt Fox (2003) eine Therapieform vor, die sich noch in der Erprobungsphase befindet.

Prinzip

Nach Fox ist es bei inkonsequenter phonologischer Störung wichtig, Wörter konsequent (immer gleich) zu produzieren. Dabei ist es zunächst nicht von Bedeutung, ob die Produktion zielsprachlich korrekt ist. Erst dann kann eines der oben genannten Verfahren zur phonologischen und ggf. zur phonetischen Therapie angewandt werden.

Vorgehen
- für jede Therapiestunde Auswahl eines Wortes, das überbetont, ständig korrigiert und auch zu Hause in festgelegten Situationen geübt werden soll
- Wahrnehmung von Lauten
- Nachsprechen von Lauten und Silben
- Silben segmentieren
- Gedächtnistraining zur Serialität von Lauten

3.3 Lexikalische Störungen

3.3.1 Late Talker

Christina Kauschke

Kinder mit verspätetem Sprechbeginn: verspäteter Erwerb der ersten Wörter, produktiver Wortschatz liegt mit 24 Mon. unter 50 Wörtern. Bis dahin werden noch keine Wortkombinationen produziert.

Wichtige statistische Fakten
Der Anteil von Late Talkern an der Gesamtpopulation 2-Jähriger wird auf 18 % geschätzt.

Eigenschaften und Verlauf
- Meilensteine (☞ Kasten) werden nicht im erwarteten Altersrahmen erreicht
- Rückstand in der produktiven Lexikonentwicklung im Alter von 24 Mon. auffällig (unter Berücksichtigung der individuellen Variation)
- Beeinträchtigungen des Wortverständnisses
- eingeschränkte phonologische und prosodische Fähigkeiten
- Verzögerungen im Symbolspiel und der Kategorisierungsfähigkeiten

Meilensteine des ungestörten Lexikonerwerbs im 2. Lj.
- erste Wörter mit 12–13 Mon.
- Aufbau eines produktiven Vokabularumfanges von 50 Wörtern im Alter von 18–19 Mon.
- Beginn der Produktion von Zweiwortäußerungen ab ca. 18 Mon.

Verlauf im dritten Lebensjahr

Im Laufe des 3. Lj. kann die Sprachentwicklung eines Late Talkers zwei unterschiedliche Richtungen einschlagen (☞ Abb. 3.2):

- Late Bloomer („Spätblüher"): 35 – 50 % holen Defizite bis zum Erreichen des 3. Geburtstages auf, anschließend weitgehend unauffällige Sprachentwicklung
- SSES: mindestens 50 % zeigen ab dem 3. Geburtstag sprachliche Auffälligkeiten im Sinne einer spezifischen Sprachentwicklungsstörung

Nicht alle Late Talker entwickeln eine SSES, aber die meisten Kinder mit spezifischer Sprachentwicklungsstörung gehen aus der Gruppe der Late Talker hervor. Die frühe lexikalische Verzögerung ist deshalb nach Locke (1997) als Initialsymptom einer spezifischen Sprachentwicklungsstörung zu werten.

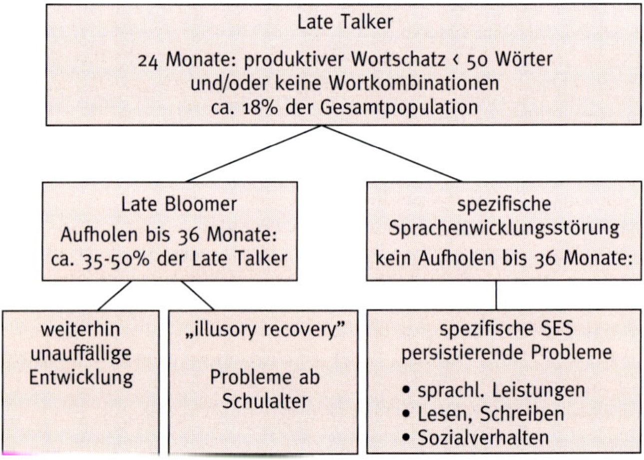

Abb. 3.2 Entwicklung von Late Talkern: Schaubild (aus Kauschke, C. 2003).

Weitere Entwicklung

Oft entwickelt sich das Lexikon weiter und erreicht eine altersentsprechende Größe.

Meist verbleiben v.a. grammatische Auffälligkeiten:

- reduzierte Äußerungslänge
- Einschränkungen der syntaktischen Komplexität, z. B. Auslassungen obligatorischer Konstituenten, geringe Flexibilität der Satzstrukturen, Wortstellungsprobleme
- fehlende oder falsche morphologische Markierungen, z. B. im Bereich der Subjekt-Verb-Kongruenz
- spezifische Einschränkungen umschriebener sprachlicher Leistungen, z. B. im Erwerb der Verbbedeutung und der Wortprosodie (Penner 2002)

Bei Kindern ohne Aufholeffekt bleiben die sprachlichen Defizite oft bis ins Vorschul- und Schulalter bestehen. Probleme im Schriftspracherwerb können hinzutreten. Als begleitendes, nicht sprachliches Defizit wurde ein auffälliges Sozialverhalten festgestellt, das mit familiären Belastungen einhergehen kann. Die eingeschränkten positiven Kommunikationserfahrungen sprachverzögerter Kinder können die psychische und soziale Entwicklung beeinträchtigen (Wechselwirkung zwischen Sprachfähigkeiten und sozialen Kompetenzen).

Indikatoren

Frühe Lexikonfähigkeiten sind eine notwendige Basis für die Grammatikentwicklung. Sie können daher als ein Kriterium für Prognosen über die weitere Sprachentwicklung dienen. Nach Rescorla et al. (2000) ist bei Kindern, die mit 2;6 J. weniger als 100 Wörter produzieren, nicht mit einem Aufholen bis zum 3. Geburtstag zu rechnen. Gegenstand derzeitiger Forschung ist die Ermittlung weiterer zuverlässiger und möglichst früher Indikatoren zur Differenzierung zwischen Late Bloomern und SSES-Kindern.

Mögliche Indikatoren sind:

- auffällige rezeptive Sprachleistungen (Wortverständnis)
- prosodische Auffälligkeiten
- Komplexität des Babbelns
- Symbolisierungsfähigkeiten
- sozio-ökonomischer Status
- nonverbale kognitive Leistungen
- familiäre Disposition für Sprach-, Lese- oder Lernprobleme

Kein einzelner Faktor erlaubt eindeutige Vorhersagen. Ellis Weismer (2000) geht von einer Kombination interagierender Faktoren aus.

3

Klinisches Vorgehen (☞ Tab. 3.5)

Der Zeitpunkt zur Früherfassung und Frühintervention sollte nicht von einer Wait-and-see-Haltung bestimmt werden. Die sprachliche und allgemeine Entwicklung von Late Talkern im 3. Lj. ist genau zu verfolgen. In der ersten Hälfte des 3. Lj. liegt der Fokus auf einer Prozessdiagnostik mit paralleler Elternberatung.

Tab. 3.5: Altersabhängiges Vorgehen bei Late Talkern

Alter	Klinisches Vorgehen
24 Mon.	Anamnese Einschätzung des produktiven Vokabulars (Lexikonumfang), z. B. mittels Tagebuchaufzeichnungen der Eltern und/oder Fragebögen/Checklisten Transkription der Spontansprache: Wortschatzumfang < 50 Wörter? Auftreten von Wortkombinationen? Diagnostik: Wort- und Satzverständnis, Symbolfähigkeiten
30 Mon.	Vokabular < 100 Wörter? Wortkombinationen? weitere sprachliche Diagnostik: z. B. Verständnis von W-Fragen, Wortproduktion, Begriffsklassifikation Einschätzung nicht sprachlicher Fähigkeiten bei gravierendem Rückstand Therapiebeginn, sonst weitere Beobachtung
36 Mon.	vollständige Profildiagnostik auf allen sprachlichen Ebenen ist weiterhin Rückstand zu beobachten: Fortsetzung bzw. Beginn der Therapie
fortlaufend	Aufklärung und Beratung der Eltern Abklärung nicht sprachlicher Entwicklungsbereiche: bei Auffälligkeiten Einholen entsprechender Diagnostikbefunde und ggf. parallel Einleitung nicht sprachlicher Therapieverfahren

Entwicklung zwischen 24 und 30 Mon. besonders beachten: gibt es keine Anzeichen für ein Aufholen, wird die Wahrscheinlichkeit für ein Aufholen geringer.

3.3.2 Allgemeine Ansätze in der Lexikontherapie bei Sprachentwicklungsstörungen

Julia Siegmüller

Auch: Wortschatztherapie, Semantiktherapie

Dieses Kapitel soll einen Überblick über die allgemeinen Ansätze geben, die den einzelnen Störungsausprägungen nicht zugeordnet werden können, da sie dafür nicht spezifisch genug sind. So will die Arbeit in semantischen Feldern bspw. auch Wortschatz therapieren.

Arbeit in semantischen Feldern

Klassische Therapie im Wortschatzbereich.

Grundannahme
Wortlernen findet innerhalb von semantischen Kategorien effizienter und vernetzter statt. Zusätzlich kann das Netzwerk der semantischen Felder auf diese Weise (um-)strukturiert werden.

Prinzip
Die Arbeit in semantischen Feldern sollte sich auf die Arbeit mit semantischen Merkmalen und nicht mit Oberbegriffen konzentrieren (☞ Kap. 3.4), bei „echten" taxonomischen Systemen bleiben und nicht in den Bereich des Themas abrutschen. Taxonomische Strukturen haben abstrakte Oberbegriffe, die das Kind zu einem etwas späteren Zeitpunkt seiner Entwicklung lernt (Siegmüller 2003a): taxonomischer Oberbegriff für Hund, Kuh und Ziege ist „Säugetier" und nicht „Bauernhof". Bauernhof ist ein Thema und kein Begriff der taxonomischen Struktur.

Vorgehen: klassische Wortschatztherapie
Therapie kann in Spiele und Handlungssequenzen eingebaut werden, wodurch die vordergründige Interaktionsebene der normalen Handlungsstruktur des Kindes entspricht:
- im Spiel werden neue Wörter und entsprechende Referenzen angeboten und in der gespielten Interaktion verdeutlicht, so dass allmählich eine Kategorie aufgebaut wird
- außerdem innerhalb des Spiels Differenzierung von zwei mehr oder weniger relatierten Kategorien möglich

Aufbau eines Grundwortschatzes?
Die grundlegende Frage, ob eine Sprachtherapie dem betroffenen Kind den gesamten notwendigen Wortschatz beibringen kann, stellt sich bei jeder Wortschatztherapie und muss verneint werden:
- auch eine darauf abzielende Sprachtherapie wird nicht verhindern können, dass der Abstand zwischen dem betroffenen Kind und anderen Kindern des gleichen Alters eher größer als kleiner wird

- Wortschatztherapie als eine Art der „Hilfe zur Selbsthilfe“: Ziel muss sein, dem Kind Strategien zu vermitteln, wie es selber auch außerhalb der Therapie Wortschatz aufnehmen und semantische Einträge in seinem Kategoriensystem aufbauen kann (Füssenich 1994).

Wortschatztherapie oder Semantiktherapie?

Die Zählbarkeit der lexikalischen Einträge und der Zunahme von Wörtern im kindlichen Lexikon sprechen für den Therapieschwerpunkt in der lexikalischen Arbeit.

Arbeit in der Semantik enthält viele der basierenden Anteile, Wortformen werden zu dieser Arbeit parallel geäußert (Kita 1997; Siegmüller und Fröhling 2003). In der Therapie mit SES-Kindern mit Wortschatzdefiziten und Late-Talker-Vergangenheit (☞ Kap. 3.3.1) zeigte sich die Entwicklung der Kategorisierungsfähigkeiten als ein Faktor, der die Entwicklung des Lexikons nachhaltig verbessern konnte (Siegmüller und Fröhling 2003). Diese Arbeit wurde in ihrer inhaltlichen Ausrichtung ausschließlich nach semantischen Gesichtspunkten aufgebaut. Die Präsentation von Wortformen erfolgte parallel zum semantischen Material und war zu keinem Zeitpunkt konkretes Ziel der Therapie.

Aspekte einzelner Wortarten

Ein Großteil der Literatur zu semantischer Struktur und Aufbauweise des mentalen Lexikons orientiert sich an der Wortart Nomen. Diese Strukturen können nicht unbesehen auf andere Wortarten übertragen werden. Ihr Verhalten im Erwerb ist unterschiedlich (☞ Kap. 2.3), was in der Therapie Berücksichtigung finden muss (Kauschke 2000). Weiter muss beachtet werden, in welcher Beziehung die verschiedenen Wortarten zur Grammatikentwicklung des Kindes stehen. Für die Funktionswortarten gilt generell, je weniger Semantik die eigentlichen Wortformen haben (z. B. räumliche Präpositionen mit relativ viel eigener Bedeutung gegenüber Artikeln mit keiner inhaltlichen Semantik), desto weniger kann die Therapie beim Fehlen der Wortart im Lexikonbereich stattfinden.

Aspekte einzelner Wortarten

- Verben: Schnittstelle zur Syntax, Verb bildet das Zentrum des Hauptsatzes (☞ Kap. 3.5). In seinen verschiedenen Erscheinungsformen nimmt das Verb unterschiedliche morphologische Aspekte in sich auf (kongruierende Verbflexion, Partizipien, Partikel). Eine Produktion erscheint dem Kind lediglich auf Satzebene sinnvoll
- Präpositionen: benötigen zur Produktion eine adverbiale Bestimmung (auf dem Markt, im Wald, neben dem Stuhl), die in einer Präpositionalphrase geäußert wird. Diese verlangt die Abfolge Präposition – Artikel – Nomen. Eine Produktion erscheint dem Kind lediglich auf Satzebene sinnvoll

- Artikel: syntaktische Anteile überwiegen, Therapie findet in der Grammatiktherapie statt (☞ Kap. 3.5.4)
- Fragepronomen: benötigen die Informationsfragestruktur, besitzen jedoch eine komplexe Semantik, die u.U. im Wortschatzbereich eigenständig angegangen werden muss.

3.3.3 Störungen des Wortverständnisses

Julia Siegmüller

Auch: Wortschatzdefizit, allgemeine Sprachentwicklungsverzögerung, rezeptive Sprachentwicklungsstörung

Das lexikalische Inventar des Kindes ist für sein Alter zu klein.

Erscheinungsbild

- bei jungen Kindern leitsymptomatischer Charakter: früheste Ausprägungen von Sprachentwicklungsstörungen. In einigen Ansätzen zu Late Talkern (☞ Kap. 3.3.1 umd 3.7) werden Störungen des Wortverständnisses vor dem Alter 3;0 als Kriterium zur Unterscheidung zwischen einem Late-Talker-Risikokind und einem Kind, das bereits eine Sprachentwicklungsstörung ausgebildet hat, benutzt (Rescorla et al. 1997; auch Kauschke 2000)
- immer begleitend: Störung der Wortproduktion. Dies ergibt sich aus dem allgemeinen Entwicklungsprinzip, wonach das Rezeptive dem Produktiven in der Entwicklung immer vorausgeht (Bates et al. 1988; Bishop 1997)

Störungsschwerpunkte

- Wortaufnahme: das betroffene Kind lernt weniger Wörter als das ungestörte Kind
- Wortspeicherung: das betroffene Kind lernt zwar genauso viele Wörter wie das ungestörte Kind, behält diese jedoch schlechter und kann später nicht mehr/nur schlecht darauf zugreifen

Beide Störungsausprägungen führen zu einem verminderten Wortverständnis, bei quantitativer Diagnostik keine Unterscheidung möglich (s.u.). Eine Untersuchung des Wortverständnisses sollte zu jeder kindlichen Sprachdiagnostik gehören.

Störungsschwerpunkt Wortaufnahme

Sprachsystematische Ursache

Der Prozess der Wortaufnahme, der in der Phase des besonders schnellen Wortschatzaufbaus *Fast Mapping* genannt wird (☞ Kap. 2.3), wird nicht oder nur vermindert eingesetzt. Das Kind verbleibt in seiner Wortlernstrategie bei den allgemeineren assoziativen Lernprozessen, die es in den frühesten Phasen des Wortschatzerwerbs angewendet hat.

Symptomatik

- zum Lernen eines Begriffes sind mehr Präsentationen des unbekannten Wortes und des entsprechenden Referenten erforderlich
- Herstellung keiner beidseitig gültigen Beziehung zwischen Objekt und Wortform, das Objekt wird auch nach Nennung eines anderen Wortes gezeigt

3

Grundlegende Diagnostik

- Elternfragebögen für die Früherkennung von zweijährigen Kindern mit erhöhtem Risiko (ELFRA 2; Grimm und Doil 2000)
- Untersuchung des Wortverständnisses für verschiedene Wortarten, z. B.:
  - Patholinguistische Diagnostik bei Sprachentwicklungsstörungen (PDSS, Kauschke und Siegmüller 2002)
  - Marburger Sprachverständnistest für Kinder (MSVK; Elben und Lohaus 2000)

Qualitative Diagnostik

Informelle Fast-Mapping-Untersuchung

- Auswahl von vier Objekten, für die ein Kind keinen Namen hat, z. B. Werkzeuge, Küchengeräte
- Benennung dieser Objekte mit phonologisch einfachen Wörtern, z. B. *Laht*
- Einführung aller vier Objekte nacheinander und Benennung mit dem künstlichen Namen
- notieren, wie oft die einzelnen Objekte vom Untersucher benannt wurden (ca. 4×)
- außerdem die (wirkliche oder ausgedachte) Funktion des Objektes beschreiben, um Bedeutungsaspekte zu verdeutlichen
- direkt nach dem vierten Item zwei bekannte Objekte, z. B. einen Ball oder ein Auto, und zwei der vier unbekannten Objekte vorlegen
- eines der neuen Objekte vom Kind fordern: „Gib mir das Laht!"
- Reaktion vermerken, kein korrigierendes bzw. bestätigendes Feedback geben

- Wiederholung mit den anderen unbekannten Objekten mit jeweils neuen, aber bekannten Ablenkerobjekten

Bei einer Störungsausprägung in der Wortaufnahme sollte das Kind keines oder höchstens eines der zu lernenden Objekte aus den jeweiligen Sets auswählen können.

Therapie

Ziel ist das Entdecken der relevanten sprachlichen Lernprozesse zum Wortschatzaufbau und nicht das Wachstum des quantitativen Wortwissens. Aktuell zwei Therapieansätze:

Kon-Lab-Ansatz nach Penner (2004)

(auch Penner, www.kon-lab.com)

- Prinzip: Entwicklung von Wortschatz, Prosodie (☞ Kap. 2.4.3) und Grammatik (☞ Kap. 2.6); Hilfe bei der Ableitung der zielsprachlichen Regeln für Phonologie (Prosodie) und Grammatik; Aktivierung lexikalischer Erwerbsmechanismen in Zusatzmodul, Wortschatztherapie nicht als Kernbereich
- Interventionsbereiche: Aufbau von Kategorien, Prinzip der Objektganzheit, taxonomisches Prinzip, Prinzip der Formpräferenz, Prinzip der *Mutual Exclusivity* (beidseitig exklusive Beziehung zwischen Wortform und Referent), weiterer Aufbau des Lexikons

Patholinguistischer Ansatz von Kauschke und Siegmüller (2006)

(☞ Tab. 3.6)

- Therapie des Wortverständnisses Kernarbeit der frühen Therapiephasen, da lexikalische Ausprägung bzw. Symptomatik entwicklungschronologisch sehr früh liegt und somit in der entwicklungsproximalen Therapie entsprechend früh behandelt werden sollte
- Baukastensystem zur Ausrichtung auf individuelle Störungsschwerpunkte des jeweiligen Kindes; für jedes Kind werden Therapieanteile und -methoden zusammengesetzt
- Odd-Name-Odd-Referent (Crais 1992): einem „seltsamen" (unbekannten) Namen wird ein „seltsames" (unbekanntes) Objekt zugeordnet. Das Kind nimmt nun grundsätzlich an, dass unbekannte Wortformen eine ihm ebenfalls unbekannte Referenz besitzen, die es zu finden gilt – oder umgekehrt

3

Tab. 3.6: Therapiebereiche und -methoden des Patholinguistischen Therapieansatzes

Therapiebereiche	Therapiemethoden
Begriffsbildung	Inputspezifizierung
Erwerb und Festigung von Wörtern und Wortbedeutungen	Modellierung
	einfache Übungen

Störungsschwerpunkt Wortspeicherung

Sprachsystematische Ursache

Zu schwache Speicherkapazitäten für die phonologische Form eines Wortes. Wurde von Rothweiler (2001) bei Vorschul- und Schulkindern mit SES beschrieben.

- neu gelernte Wortform wird nicht so sicher eingebettet, dass sie bei einer späteren Präsentation von Wortform und Referent wiedererkannt werden kann
- korrekte Identifizierung des Wortes in der direkten Lernsituation = keine Störung bei der Wortaufnahme
- betroffene Kinder vergessen neu gelernte Wörter eher als ungestörte
- Folgen: Wortschatz bleibt klein, da nur Wörter mit so hoher Inputfrequenz im Lexikon gefestigt werden, dass sie die niedrige Speicherkapazität auffängt. Niedrig-frequentere Wörter gelangen nur bedingt in den Wortschatz

Symptomatik

- rezeptive Symptomatik: schlechte Leistung in Wortverständnisaufgaben
- produktive Symptomatik: häufig Umschreibungen von Objekten, da Bedeutung zwar abrufbar, Wort aber nicht verfügbar. Auf Wortebene konstantes Phänomen, im Gegensatz zum fluktuierenden Abruf als Leitsymptom einer Wortfindungsstörung (☞ Kap. 3.3.5)
- bei älteren Kindern deutlicher Frequenzeffekt in Benennaufgaben

Grundlegende Diagnostik

Feststellung der Störung des Wortverständnisses:

- Untersuchung des Wortverständnisses für verschiedene Wortarten, z. B.
  - Patholinguistische Diagnostik bei Sprachentwicklungsstörungen (PDSS, Kauschke und Siegmüller 2002)
  - Marburger Sprachverständnistest für Kinder (MSVK; Elben und Lohaus 2000)

Qualitative Diagnostik

Informelle *Fast-Mapping*-Untersuchung: Erweiterung zur Speicheruntersuchung, angelehnt an das experimentelle Vorgehen von Rothweiler (2001).

Erweiterte informelle Fast-Mapping-Untersuchung

- Durchführung wie oben (Informelle Fast-Mapping-Untersuchung unter „Störungsschwerpunkt Wortaufnahme“)
- Erweiterung: am Ende der gleichen Stunde die Objekte dem Kind noch einmal zeigen und nicht erneut einführen
- vom Kind nun jeweils eines der vier Objekte fordern, wobei bekannte und neue Objekte als Ablenker dienen können. Aufgabe wird schwerer, wenn neue Objekte als Ablenker
- Wiederholung dieses Vorgehens zu Beginn der nächsten Therapiesitzung

Therapie

Der Patholinguistische Ansatz sieht für diese Störung den Therapiebereich *Erwerb und Festigung von Wörtern und Wortbedeutungen* vor. Da die Wortspeicherung gestört ist, muss die Therapie in ihrem Angebot neuer Wörter anders vorgehen als bei der Therapie von Problemen in der Wortaufnahme (s.o.). Den schwachen Speichermöglichkeiten wird mit erhöhter Frequenz und Wiederholung der Items entgegengewirkt:

Prinzip

- Reduktion des Angebots neuer Wörter mit langsamer Steigerung der Anzahl im Therapieverlauf
- konsequente Wiederholung der Wörter im Laufe der Sitzung und in folgenden Sitzungen
- häufige Überprüfung, ob das Kind die Wortformen noch wieder erkennt, gefolgt von wiederkehrendem erhöhtem Input schon bekannter Items
- Kombination mit Gedächtnistraining

Bei einer ausgeprägten Wortspeicherstörung kann es zu einem verlangsamten Übertrag der neuen Wörter in die Sprachproduktion kommen. Ursache sind die aufgrund der schwachen Speicherleistungen mangelnden Ausdifferenzierungsleistungen im Wortverständnis und/oder in der Semantik.

3.3.4 Störungen der Wortproduktion

Julia Siegmüller

Auch: Wortschatzstörung, allgemeine SEV, Wortschatzdefizit, Wortschatzarmut

Störungen der Wortproduktion können begleitend zu Störungen des Wortverständnisses (☞ Kap. 3.3.3) oder bei ungestörtem Wortverständnis auftreten. Konstante Störungsausprägungen in der Wortproduktion sind zu unterscheiden von Wortfindungsstörungen, bei denen der Abruf fluktuierend möglich ist (☞ Kap. 3.3.5). Die in diesem Kapitel besprochene Störungsausprägung stellt eine kontinuierliche Problematik dar, d. h. das Kind beherrscht die betroffenen Wörter gar nicht.

Modalitätenunterschiede

In der Regel wird erwartet, dass sich eine Störung des Wortschatzes immer auf die Produktion auswirkt. Auch bei parallelen Störungen im Wortverständnis ist die Produktion meist stärker betroffen. Die Störung in der Wortproduktion ist eine der häufigsten und auch eine der frühesten Ausprägungsarten der Sprachentwicklungsstörung.

Wortartenunterschiede

Im Störungsprofil des Kindes können die Wortarten unterschiedlich betroffen sein:

- Nomen: das aktuell zur Verfügung stehende diagnostische Material (vgl. Diagnostik) zielt hauptsächlich auf Nomen ab. Stellen eine große Masse im Wortschatz dar. Nomen sind jedoch nicht immer die von einer SES hauptsächlich betroffene Wortart
- Verben: Überprüfung der Wortproduktionsleistungen für Verben ist besonders wichtig für die kindliche Entwicklung. Sie erscheinen in der Regel während der Zweiwortphase im kindlichen Lexikon (Kauschke und Rothweiler 2005). Durch enge Beziehung zur Grammatikentwicklung bilden Verben die Schnittstelle von Wortschatz und Grammatik. Bei Late Talkern (☞ Kap. 3.3.1) treten Verben häufig gar nicht in Erscheinung, so dass das Fehlen der ersten Verben auch teilweise als Risikokriterium für eine Sprachentwicklungsstörung betrachtet wird

Diagnostik

In der Regel durch Benenntests:

- Aktiver Wortschatztest für drei- bis sechsjährige Kinder (AWST 3–6, Kiese und Kozielski 1979): wahrscheinlich bekanntester Test in Deutschland; gilt als nomenlastig, so dass sich Wortartenunterschiede oder auch

isolierte Defizite im Verblexikon nicht gut feststellen lassen (z. B. die Kritik bei Rothweiler 2001)
- Benenntest im Sprachentwicklungstest für 2-Jährige (SETK-2, Grimm 2000): enthält Nomen verschiedener Komplexität. Gegenüberstellung rezeptiver und produktiver Subtests zur Feststellung, ob es sich um rein produktives oder um ein rezeptiv-produktives Defizit handelt

Therapie

Die therapeutische Intervention im gesamten Wortschatzbereich konzentriert sich notwendigerweise auf die Stärkung der rezeptiven Modalität. Therapeutische Methoden wie Inputspezifizierung oder auch Feedbackmethoden können nicht direkt in der Wortproduktion Veränderungen hervorrufen, da sie immer zunächst durch die Input verarbeitenden Anteile des kindlichen Sprachsystems wahrgenommen werden.
Wortschatztherapie bedeutet immer Aufbau und Ausdifferenzierung phonologischer Form und semantischer Repräsentation. Produktionsübungen zeigen, ob das Kind über genügend gefestigte Repräsentationen verfügt, um diese in der Produktion zu benutzen. Gelingt dies jedoch nicht, kann das therapeutische Einwirken nur über Weiterführung der Ausdifferenzierung von phonologischer und semantischer Repräsentation in der rezeptiven Arbeit fortgesetzt werden.

Zur Wortproduktion gehört neben einer genügenden Ausdifferenzierung der Repräsentationen auch der Wille zur Kommunikation (☞ Kap. 3.6). Ist dieser nicht gegeben, wird der produktive Wortschatz therapeutisch schwer aufzubauen sein.

3.3.5 Kindliche Wortfindungsstörungen

Julia Siegmüller

Auch: Benennstörungen, Abrufstörungen, Speicherstörungen, Zugriffsstörungen; Abkürzung WFS

Unregelmäßige Störungen beim Versprachlichen der Äußerungsintention, d. h. die lexikalische Form im sprachlichen Output wird nicht gefunden oder nicht anhaltend bzw. altersentsprechend realisiert (Glück 1998).

Erklärungsansätze

Kindliche Wortfindungsstörungen treten parallel zu Sprachentwicklungsstörungen auf. Es ist noch nicht abschließend geklärt, ob sie ein Ausdruck bzw. Beiprodukt der Sprachentwicklungsstörung sind oder ob es sich um eine Störung der Sprachverarbeitung handelt, die in einer Altersphase auftritt, in welcher der Spracherwerb noch nicht abgeschlossen ist. Zwei Hypothesen kennzeichnen diese Diskussion:

Speicherhypothese

Wortfindungsstörung ist Teil der Sprachentwicklungsstörung. Ursache ist eine Kapazitätsbeschränkung im phonologischen Kurzzeitgedächtnis, die das ausdifferenzierte Abspeichern von Repräsentationen erschwert:

- Wortfindungsstörungen treten nicht isoliert auf, sondern als Beiprodukt der spezifischen SES
- Symptomatik: überwiegend semantische Paraphasien
- mentale Repräsentationen bleiben grob, pro semantischer Kategorie sind vergleichsweise wenige Vertreter vorhanden, pro gespeichertem Konzept sind nur wenige semantische Merkmale repräsentiert
- Speicher- und Abrufprozesse interagieren (Leonard 1998)
- Therapiegegenstand ist eine semantische Störung

Empirische Belege

- lineare Beziehung zwischen der Länge der Abrufzeit und der Frequenz eines Wortes
- jüngere ungestörte Kinder, die durch ihr Alter noch nicht so viel Erfahrung mit Wortabruf haben wie ältere Kinder, sind langsamer im Abruf

Abrufhypothese

Wortfindungsstörung ist eine entwicklungschronologisch früh auftretende Sprachverarbeitungsstörung:

- isoliertes Problem der Sprachverarbeitung
- semantische und phonologische Paraphasien
- Speicherung der mentalen semantischen und phonologischen Repräsentationen intakt; Qualität der Speicherprozesse hat keinen Einfluss auf den Abruf beim Benennen

Empirische Belege

- Fallstudie Michael (7;0): Kind mit SSES und WFS (Constable et al. 1997)
- Einflussnahme von lexikalisch-phonologischen Faktoren: Erwerbsalter, Frequenz, phonologische Nachbarschaft

Einfluss lexikalischer Faktoren

Der Einfluss lexikalischer Faktoren auf den Wortschatzerwerb ist im Entwicklungsverlauf unterschiedlich gewichtet:

- Erwerbsalter nimmt von Beginn des Wortschatzerwerbs an Einfluss und verliert diesen im Schulalter (German und Newman 2004)
- Frequenz gewinnt in der Schulzeit an Bedeutung (Siegmüller 2005)
- Ausdifferenzierung phonologischer Nachbarschaft entwickelt sich bis ins späte Grundschulalter und ist geprägt vom Verarbeitungswechsel von holistischen zu segmentalen Wortformen (Metsala 1997)

Besonderheit im Kindesalter: Frequenzeffekt in der Semantik

Beim Benennen muss die semantische Repräsentation die Aktivierung im phonologischen Outputlexikon auslösen (zu den Begrifflichkeiten der Module ☞ Modell in Kap. 7.1.4). Temple (1997) beschreibt einen Fall, bei dem es im semantischen System zu einem Frequenzeffekt kommt und sieht darin einen Zusammenhang zwischen semantischen Zugriffsmöglichkeiten, Kategorienaufbau (beeinflusst durch Frequenzbedingungen des Inputs) und Abgrenzung:

- hoch-frequente Repräsentationen sind so klar repräsentiert, dass eine Verbindung zum Zielwort hergestellt werden kann
- niedrig-frequente Wörter sind nicht semantisch repräsentiert und können keine Verbindung zum phonologischen Outputlexikon aufbauen
- mittlere Frequenzen lösen Wortfindungsstörungen aus. Deren Repräsentation ist bereits oberflächlich vorhanden, aber nicht präzise genug, um eine eindeutige Verbindung zum Zielwort herzustellen

Erscheinungsbild

Fluktuierende Symptomatik, d. h. der Wortabruf gelingt teilweise und teilweise nicht. Das Störungsbild ist anhaltend, so dass die Zugriffsprobleme zu häufig auftreten, um als Versprecher gelten können.

Symptome

- Umschreibungen, Kind gibt durch Gesten oder Mimik zu verstehen, dass es um die Semantik des Wortes weiß
- Herantasten an das Zielwort in Reihen mit oder ohne Zugriff auf das gewünschte Wort am Schluss der Reihe, z. B. Zebra, Esel, Pferd, Pony für *Pony*
- neologistische Wortformen mit und ohne Bezug zur Semantik des Wortes
- vollständige Blockaden (grobmotorische Löser von Blockaden, die das Kind selbständig einsetzt)
- semantische Paraphasien (Fallbeispiel bei McGregor und Appel 2002)

3

- phonologische Paraphasien (Fallbeispiel bei Constable et al. 1997)
- stereotype Phrasen, häufige Wiederholungen mit Pausenfüllern
- auf Satzebene pronominale Ersetzungen ohne Referenz
- Sprechunlust, Nuscheln
- Satzabbrüche

Diagnostik

Tab. 3.7: Abgrenzung der Wortfindungsstörungen von anderen Störungsausprägungen auf der lexikalisch-semantischen Ebene

Störungsbild	Störungsausprägung
Lexikalische Störungen	Speicherstörung oder Inventarbeschränkung
	Störung der Wortfindung
Semantische Störungen	Störung der semantischen Organisation

Für die Diagnostik einer Zugriffsstörung (☞ Tab. 3.7) im Vorschulalter steht im deutschen Sprachraum kein normiertes bzw. standardisiertes Verfahren zur Verfügung. Zur qualitativen Erfassung können folgende Verfahren benutzt werden (☞ Tab. 3.8):

- Nachsprechtests
- Benenntests
- Tests zur phonologischen Bewusstheit
- Tests zum automatisierten Schnellbenennen

Tab. 3.8: Untersuchung der diagnostischen Faktoren

Parameter	Diagnostische Faktoren	Diagnostische Verfahren
Benenn-tempo	Abruf ist langsamer als bei ungestörten gleichaltrigen Kindern	automatisiertes Schnell-benennen
Benenn-konsistenz	Kind benennt das Wort bei mehreren Gelegenheiten nicht immer gleich	Benenntest (min. 2x), automatisiertes Schnell-benennen
Benenn-genauigkeit	Kind benennt das Wort nicht zielgenau, z. B. Tier für Hund	Benenntest (einmalig), automatisiertes Schnell-benennen

Differenzialdiagnostik

- differenzierender Parameter zu lexikalisch-semantischen Entwicklungsstörungen (☞ Kap. 3.3.3, 3.3.4): Benennkonsistenz
- differenzierende Parameter innerhalb der Wortfindungsstörung: Benenngenauigkeit, Benenntempo

- differenzierender Parameter zur Entwicklungsdyspraxie (vgl. Kap. 4.3): Wortfindungsstörung nur bei lexikalischen Stimuli, nicht bei Lauten und Unsinnsilben
- differenzierender Parameter zu Stottern (vgl. Kap. 15.1): Wortfindungsstörung auch bei rhythmischem Material, z. B. Lieder, Reime

Therapie

Bedient sich v.a. Anteilen aus dem Bereich der phonologischen Bewusstheit, je nach Ansatz/Störungsausprägung werden auch semantische Anteile therapiert.

Elaborationstherapie nach Glück (2003)

In Deutschland wohl der bekannteste Ansatz. Umfasst metaphonologische und semantische Interventionsanteile (s.u.).

3

Interventionsfeld

- Verbesserung der Speicherqualität durch reicheres, besser organisiertes Wortwissen auf semantischer und/oder phonologischer Ebene: Ausdifferenzierung und Verknüpfung der Einträge
- Verbesserung des Abrufs: durch Abrufhinweise (auf der Basis des gespeicherten Wortwissens) und häufige Nutzung von Abrufprozessen
- Metawissen zur Speicherung und zum Abruf sowie eigenaktive strategische Nutzung dieses Wissens

Interventionsanteile

Ausarbeitung der lexikalischen Repräsentationen – semantische und phonologische Arbeit – zur Elaboration der Speicherfähigkeiten des Kindes.

- semantische Elaborationstherapie: Erweiterung/Ausdifferenzierung des semantisch-konzeptuellen Wissens hinsichtlich Wortbedeutungen sowie semantischer Verknüpfungen
- phonologische Elaborationstherapie: Ausdifferenzierung der phonologischen Form durch metaphonologische Arbeit und durch Herstellung von phonologischen Verknüpfungen; Verbesserung von Abrufgeschwindigkeit, -genauigkeit und -stabilität durch Erarbeitung des automatisierten und des kontrollierten Abrufs (Abrufhilfe)

Patholinguistischer Ansatz von Siegmüller und Kauschke (2005)

Beruht allein auf der Ausdifferenzierung phonologischer Formen. Eine semantische Therapie, wenn notwendig, findet nach dem Patholinguistischen Ansatz in einer eigenen vorgeschalteten Therapiephase statt.

Interventionsfeld

- Aufbau der eigenaktiven Mitarbeit des Kindes durch metasprachlich geprägte Arbeit, v.a. als Vorbereitung zur Überwindung der Wortfindungsstörung und zur Bewältigung einer akuten Zugriffsstörung

- Entwicklung der phonologischen Bewusstheit zur Ausdifferenzierung der phonologischen Wortformen
  - Konzentration des Kindes auf die phonologische Form
  - Differenzierung von prosodisch-phonologischen und semantischen Aspekten mit Fokussierung der prosodisch-phonologischen Aspekte
- Verbesserung der Leistung des phonologischen Kurzzeitgedächtnisses, um Ausdifferenzierung phonologischer Formen zu ermöglichen
- Verbesserung der Abrufmöglichkeiten durch verstärkte Aktivierung im Sprachverarbeitungsprozess

Gliederung der Patholinguistischen WFS-Therapie
Die Therapie gliedert sich in eine rezeptive und eine expressive Therapiephase. In der Therapie wird mit den Übungsbereichen der rezeptiven Phase begonnen. Vom dritten rezeptiven Übungsbereich aus erfolgt dann sukzessive der Übergang in die expressive Phase. Einbeziehung und Gewichtung der Übungsbereiche hängen von Störungsausprägung des Kindes ab.

- Übungsbereiche der rezeptiven Phase:
  - Identifikation von Wörtern (Konzentration auf die Wortform)
  - Wort/Nichtwort-Entscheidung
  - phonologische und prosodische Charakteristika von Wortformen wahrnehmen
- Übungsbereiche der expressiven Phase:
  - Analyse und Synthese
  - Merkfähigkeit für Wörter
  - Wortabruf von Einzelwörtern

3.4 Semantische Störungen bei Kindern

Julia Siegmüller

Auch: Störung der Bedeutungsentwicklung, Störung der Wortbedeutung.

Spezifische Störungsausprägungen in der Semantik sind Störungen im Aufbau der semantischen Struktur. Sie machen keine Aussage über ein quantitatives Wortschatzdefizit, sondern über die qualitative Vernetzung innerhalb des taxonomischen Systems. Störungen der Bedeutungsentwicklung bei Kindern werden in der Regel kaum als eigenständige Störungsausprägungen einer Sprachentwicklungsstörung betrachtet.

3.4.1 Erscheinungsbild

Auftreten ab dem Beginn der taxonomischen Strukturierung des semantischen Netzwerkes, etwa zum gleichen Zeitpunkt wie der Wortschatzspurt (ungestörter Entwicklungsbeginn bei ca. 18. Lm., ☞ Kap. 2.3), parallel im spontanen Spiel der Kinder Sortieraufgaben.
Generell sind Störungsausprägungen im Bereich der Semantik symptomatisch weniger auffällig als quantitative Wortschatzdefizite. Trotzdem liegen semantische Strukturierungsschwierigkeiten vielen Wortschatzbeeinträchtigungen zugrunde. Eine umfassende lexikalisch-semantische Diagnostik sollte daher immer eine spezifische Untersuchung der semantischen Organisation beinhalten.
Folgende Formen kann die semantische Störung annehmen (Siegmüller 2003):

Mangelnde Kategorisierung

- das Kind baut keine taxonomisch strukturierten semantischen Kategorien auf
- das Kind benutzt keine semantischen Merkmale zur Strukturierung der Semantik und verbleibt auf einer Stufe der allgemeinen Assoziation, um Verbindungen zwischen Konzepten herzustellen
- semantisches Netzwerk ist an konkreten Ereignissen orientiert, es findet keine Abstraktion statt, die durch die Verwendung semantischer Merkmale und den Aufbau einer taxonomischen Struktur entstehen würde
- symptomatisch ist die unsichere Zuordnung der Konzepte zu Kategorien
- unsystematische Fehlermuster
- Einbeziehung thematisch verwandter Ablenker in die entsprechende Zielkategorie (z. B. Hund und Knochen)

Mangelnde Abgrenzung semantischer Felder

- semantische Felder vorhanden
- Über- bzw. Untergeneralisierungen: das Kind ordnet die semantischen Merkmale den entsprechenden Feldern nicht ausreichend zu (vgl. Kap. 2.3.2)
- semantische Organisation des Kindes zu unflexibel, so dass zwischen Konzept und semantischem Merkmal 1:1-Beziehung besteht

Therapienotwendigkeit und typischer Verlauf

Semantische Organisation hat für Sprachverarbeitung zentrale Bedeutung. Durch ihren entwicklungschronologisch frühen Erscheinungszeitpunkt sollten semantische Störungen in der Therapie ebenfalls früh angegangen werden. Hierdurch entsteht in der Praxis häufig die Kombination mit einer lexikalischen Therapie, wobei wünschenswert wäre, dass sich die semantische Arbeit auf die Organisation der neu erlernten Repräsentationen konzentriert.

3.4.2 Diagnostik

Semantische Störungen können durch Benennaufgaben nur unzureichend untersucht werden, da diese mit einem produktiven Anspruch verknüpft sind. Fehler können neben semantischen Ursachen auf Defizite im phonalogischen Wissen oder auf Schwierigkeiten bei der Wortfindung zurückführbar sein. Für die spezifische Diagnostik semantischer Störungen steht im Kinderbereich die Methode der Begriffsklassifikation zur Verfügung.

Begriffsklassifikation

- Grundgedanke: Kind soll Kategorisierungen vornehmen, d. h. eine Reihe von Objekten einer bestimmten semantischen Kategorie zuordnen. Für das Kind besteht keine sprachlich produktive Anforderung
- Testverfahren mit semantischer Überprüfung in Form einer Begriffsklassifikation
  - Heidelberger Sprachentwicklungstest für Kinder (HSET; Grimm und Schöler 1991)
  - Marburger Sprachverständnistest für Kinder (MSVK; Elben und Lohaus 2000)
  - Patholinguistische Diagnostik bei Sprachentwicklungsstörungen (PDSS; Kauschke und Siegmüller 2002)

3.4.3 Therapie

Therapeutische Konzepte kombinieren traditionell die semantische Therapie mit dem Wortschatzaufbau. Durch die „Arbeit in semantischen Feldern" (☞ Kap. 3.3.2) liegt der Wortschatztherapie die semantisch orientierte Auswahl des ausgewählten Therapiematerials zugrunde (Füssenich 1994).

Als eigenständig zu fördernder Störungsanteil wird die Semantik begriffen, wenn sie als Störung der Organisation und damit als unabhängig vom Aufbau der Wortschatzmasse definiert wird. Hierfür wird vom Patholinguistischen Therapieansatz ein therapeutisches Vorgehen vorgeschlagen (Siegmüller und Kauschke 2005).

Patholinguistischer Ansatz

Therapie der Semantik Schlüsselrolle bei lexikalisch-semantischen Störungen. Einsatz an 3 Zeitpunkten:

- zum Aufbau semantischer Felder (therapiewürdig ab der 50-Wort-Phase, Late Talker)
- zur Abgrenzung semantischer Felder (therapiewürdig ab 4. Lj.)

- als vorgeschaltete Therapiephase einer Therapie der Wortfindung zur Sicherstellung von Aufbau und Flexibilität der semantischen Organisation. Anschließend Therapiephase des Wortabrufs mittels Arbeit an der phonologischen Bewusstheit (☞ Kap. 3.3.5)

Prinzip

Das Kind soll anhand eines exemplarisch aufgebauten Feldes lernen, wie sich semantische Vernetzung vollzieht. Dafür liegt der Schwerpunkt der Arbeit neben den Zuordnungsaufgaben zu Oberbegriffen auf der Beachtung verschiedener semantischer Merkmale, nach denen das Kind Items klassifizieren soll. Je nach Lagerung des kindlichen Störungsbildes werden die semantischen Merkmale nach und nach eingeführt, so dass das Kind diese entdecken und in sein System einordnen kann, oder die semantischen Merkmale werden voneinander abgegrenzt, um die Unterschiede einzelner semantischer Felder deutlich machen zu können.

3.5 Störungen der Grammatik

Julia Siegmüller

Auch: Dysgrammatismus, kindlicher Agrammatismus (veraltet), Entwicklungsdysphasie, spezifische Sprachentwicklungsstörung

Bei einer Störung der Grammatik ist im Rahmen einer Sprachentwicklungsstörung die grammatische Ebene leitsymptomatisch betroffen. Dies beinhaltet sowohl syntaktische als auch morphologische Anteile. Am meisten erforschtes Gebiet der Sprachentwicklungsstörungen. Zwei entgegengesetzte Grundannahmen (Leonard 1998):
- isolierte grammatische Sprachentwicklungsstörung
- Ausprägung der Sprachentwicklungsstörung typischerweise ab dem dritten Geburtstag und parallel zu phonologischen Störungen (☞ Kap. 3.2)

3.5.1 Ursachen

Weitgehend unklar (Übersicht zu Ursachen insgesamt bei Dannenbauer 2003).
- biologisch: *multikausaler Störungskomplex* mit wahrscheinlicher biologischer Ursache (Grimm 1999), wahrscheinlich angeborene Komponente. Familienhäufungen sind beschrieben, jedoch nicht für alle dysgrammatischen Kinder. Nativistisch orientierte Ansätze verweisen ebenfalls

häufig auf genetische Ursache mit Defizit beim Aufbau von Repräsentationen oder Erkennen von Abhängigkeiten zwischen syntaktischen Strukturen
- Stagnation (Plateaubildung) in der Phase der frühen Sprachwahrnehmung (☞ Kap. 2.2): aktuelle Hypothese; grammatische Störungen als späte Ausprägung eines sehr frühen, nicht optimalen Entwicklungsverlaufes (Penner 2000, 2004)
- auditives Verarbeitungsdefizit: Informationsverarbeitungsdefizit durch zu langsame und zu wenig segmental orientierte Verarbeitung auditiven Materials, Auftreten simultan zum Spracherwerb, nicht Teil des sprachlichen Lernprozesses. Symptom ist phonologisches, teilweise auch auditives Gedächtnisdefizit, welches sich als eigene Störung niederschlagen kann (☞ Kap. 6.2). Gedächtnisdefizite (gemessen an Nachsprechleistungen) sind bei Kindern mit Sprachentwicklungsstörungen ab fünf Jahre zu beobachten (Grimm 1999)
- Qualität des mütterlichen Inputs: v.a. in den 1970er-Jahren als Ursache für Dysgrammatismus angenommen, inzwischen weitgehend widerlegt, da keine überzeugenden Belege dafür, dass Mütter von dysgrammatischen Kindern schlechtere Sprachmodelle anbieten als Mütter ungestörter Kinder. Der mütterliche Input allein kann nicht kausal für einen Dysgrammatismus sein

3.5.2 Erscheinungsbild und Verlauf

Typischerweise als Störung der formalen Sprachaspekte, parallel mit phonologischen Störungen (☞ Kap. 3.2). Beide Störungsausprägungen ab drittem Geburtstag häufig leitsymptomatisch (vorher bestehende lexikalische Störungen treten häufig in den Hintergrund, sind jedoch ohne frühere Intervention nicht behoben!).
- grammatische Störungen zeigen sich bereits durch das Ausbleiben der ersten Wortkombinationen an (☞ Kap. 3.3.1):
  - verlängerte Einwortphase: erste Wortkombinationen häufig mehr als ein Jahr verspätet (Dannenbauer 2003)
  - betroffene Kinder fallen immer weiter zurück: je älter sie werden, desto stärker tritt die Störung in den Vordergrund (Grimm 1999)

Modalitätenunterschiede

Kindliche Störungen der Grammatik zeigen sich i.d.R. stärker in der Sprachproduktion als im Verstehen von Sprache:
- Sprachverständnis ist nicht unbetroffen, Grad der Betroffenheit der Sprachperzeption kann sich im Laufe der Entwicklung ändern (Dannenbauer 2003) und so ein uneinheitliches Bild ergeben

- Defizite in der Sprachproduktion sind konstant vorhanden
- rezeptive Anteile der grammatischen Störung können bis ins Jugendalter persistieren

Leitsymptome

- Verbendstellung (flektiert oder unflektiert), Ausbleiben der Verbzweitstellung. Flektierte Verbendstellung ist als stärkeres Symptom zu werten
- starre und verkürzt wirkende Satzstruktur mit festem Muster in der Abfolge Subjekt – Prädikat – Objekt: Kind produziert keine Fragen (außer evtl. sehr frequente Fragestrukturen mit *wo*, die nicht als grammatische Produktion gewertet werden), keine Nebensätze, keine Strukturen mit einer anderen Wortreihenfolge als S-O-V (Penner und Kölliker Funk 1998)
- morphologische Auffälligkeiten bei Kasus, Aspekt, Tempus und Plural und/oder in der Herstellung der Subjekt-Verb-Kongruenz

Weiterer Verlauf

Mit zunehmendem Alter treten morphologische Fehler in den Vordergrund, die ohne Therapie nicht bewältigt werden können (Grimm 1999). Die morphologischen Probleme treten typischerweise mit einer zunehmenden Gedächtnisproblematik gemeinsam auf, die das Erlernen von nicht regelgeleiteten Flexionsendungen (☞ Kap. 2.5) erschwert.
Dannenbauer (2003) beschreibt dysgrammatische Störungen auch bei Kindern im Grundschulalter teilweise als leitsymptomatisch.
In der Regel setzt sich die Grammatikstörung im weiteren Schulverlauf auf der textgrammatischen Ebene fort und wird häufig unter den Lese-Rechtschreib-Störungen subsumiert (☞ Kap. 5). Grimm (1999) geht davon aus, dass die Textstörungen der Kinder sich in der Unfähigkeit äußern, hierarchische Repräsentationen aufzubauen.

Spätsymptome

- mangelnder Einsatz von Kohärenz- und Kohäsionsmitteln wie Verbindung von Sätzen zu Texten
- fehlende bzw. falsche oder referenzlose Pronominalisierungen

Kompensierter Dysgrammatismus

Auch: erstarrtes Satzmuster, postdysgrammatisches Stadium

- syntaktisch scheinen die Kinder häufig aufzuholen: keine Verbendstellung mehr, sondern zielsprachliche Strukturen mit der typischen Abfolge S-V-O
- zu große Präferenz für SVO, keine Nebensätze oder Fragen → Erwerb der V2 bleibt eigentlich aus, statt der V2 wurde eine Satzstruktur „auswendig" gelernt, die zielsprachlich angenähert ist (Penner und Kölliker Funk 1998; Siegmüller 2003b)
- morphologische Störungen in der Markierung des Kasus

3.5.3 Diagnostik

Diagnostische Verfahren

- rezeptive Verfahren: Marburger Sprachverständnistest für Kinder (MSVK, ab 5 Jahre, Elben und Lohaus 2000), Patholinguistische Diagnostik bei Sprachentwicklungsstörungen (PDSS, Kauschke und Siegmüller 2002), Sprachentwicklungstest für drei- bis fünfjährige Kinder (SETK 3–5, Grimm 2001), Heidelberger Sprachentwicklungstest (HSET; Grimm und Schöler 1991), Psycholinguistischer Sprachverständnis- und Entwicklungstest (PSST, Wettstein 1995)
- produktive Verfahren: Patholinguistische Diagnostik bei Sprachentwicklungsstörungen (PDSS, Kauschke und Siegmüller 2002), Heidelberger Sprachentwicklungstest (HSET, Grimm und Schöler 1991), Psycholinguistischer Entwicklungstest (PET, Angermaier 1977)
- entwicklungschronologisch frühe Verfahren: Sprachentwicklungstest für zweijährige Kinder (SETK-2, Grimm 2000), Patholinguistische Diagnostik bei Sprachentwicklungsstörungen (PDSS, Kauschke und Siegmüller 2002)
- Spontansprachanalysen für die Überprüfung der Produktion: Evozierte Sprachdiagnose grammatischer Fähigkeiten (ESGRAF, Motsch 1999), Profilanalyse
- Morphologie: Patholinguistische Diagnostik bei Sprachentwicklungsstörungen (PDSS, Kauschke und Siegmüller 2002), Heidelberger Sprachentwicklungstest (HSET; Grimm und Schöler 1991), Sprachentwicklungstest für drei- bis fünfjährige Kinder (SETK 3–5, Grimm 2001), Sprachscreening für das Vorschulalter (SSV, Grimm 2003), Psycholinguistischer Entwicklungstest (PET, Angermaier 1977)

Testmethode

- Spontansprachanalyse: qualitative Verfahren, die Auskunft über den Sprachentwicklungsstand geben. Sind aufwändig, geben aber immer noch den detailliertesten Überblick über die Sprachproduktion (ESGRAF)
- rezeptive Verfahren für verschiedene Altersgruppen:
  - Satz-Bild-Zuordnung: Sprachentwicklungstest für zweijährige Kinder (SETK-2)
  - Ausagieren: Patholinguistische Diagnostik bei Sprachentwicklungsstörungen (PDSS), Heidelberger Sprachentwicklungstest (HSET), Sprachentwicklungstest für drei- bis fünfjährige Kinder (SETK 3-5)
  - Frage-Antwort-Situation: Patholinguistische Diagnostik bei Sprachentwicklungsstörungen (PDSS)
- produktive Testverfahren sind seltener:
  - Bildbeschreibungen: Patholinguistische Diagnostik bei Sprachentwicklungsstörungen (PDSS)
  - Vorgabe von Wörtern, die das Kind zu Sätzen zusammensetzen soll: Heidelberger Sprachentwicklungstest (HSET)

  - Vorgabe von Lückensätzen, die vervollständigt werden sollen: Psycholinguistischer Entwicklungstest (PET)
- morphologische Subtests: testen meistens Pluralbildung, außerdem:
  - Heidelberger Sprachentwicklungstest (HSET): Komparativ- und Superlativbildung (von Adjektiven)
  - Patholinguistische Diagnostik bei Sprachentwicklungsstörungen (PDSS): Akkusativ und Dativ
  - Psycholinguistischer Entwicklungstest (PET): auch Partizipien, Komparativbildungen von Adjektiven

3.5.4 Therapieansätze

Tab. 3.9: Aufstellung von Therapieansätzen zu bestimmten Störungsschwerpunkten, wenn diese als explizite Therapieziele im jeweiligen Ansatz benannt werden.

Störungsbereich	Therapieansatz
Erste Wortkombinationen	Patholinguistischer Therapieansatz
Erwerb der Verbzweitstellung	Strikt entwicklungsproximaler Ansatz
	Psycholinguistische Therapie nach Hansen
	Patholinguistischer Therapieansatz
	Entwicklungsproximaler Ansatz
	Konstruktivistischer Ansatz
Artikeleinsetzungsregel	Strikt entwicklungsproximaler Ansatz
	Patholinguistischer Therapieansatz
	Entwicklungsproximaler Ansatz (als allgemeinerer Abbau von Auslassungen bei der Artikelverwendung)
Aufbau der verschiedenen morphologischen Systeme	Psycholinguistische Therapie nach Hansen
	Konstruktivistischer Ansatz
	Handlungsorientierter Therapieansatz
	Patholinguistischer Therapieansatz
	Entwicklungsproximaler Ansatz
Textgrammatik	Handlungsorientierter Therapieansatz
	Patholinguistischer Therapieansatz

Veraltete Herangehensweise

Satzmustertraining (Pattern Drill)

Vorherrschende Therapieform in den 1970er-Jahren, Anwendung geht auf Autoren zu Beginn des 20. Jahrhunderts zurück. Keine Orientierung an sprachwissenschaftlichen Grundlagen des Spracherwerbs, pädagogischen oder sprachheiltherapeutischen Leitsätzen, bestenfalls behavioristischer Ansatz. Diese Therapieform wird von allen Vertretern aktueller Therapieansätze als veraltet bewertet und ist nicht zur Überwindung einer grammatischen Störung im Kindesalter geeignet. Trotzdem werden Satzmusterübungen immer noch durchgeführt und wurden bis in die 1990er-Jahre hinein empfohlen.

Prinzip

Fehlende grammatische Kompetenzen können durch langfristiges Üben von typischen Sätzen erworben und gefestigt werden.

Vorgehen

- durch Einüben Aufbau des einfachen deutschen Satzes mit der Struktur SPO, z. B. verschiedene Subjekte am Satzanfang werden mit gleichem Verb und Objekt kombiniert
- Nachsprech- und Satzkonstruktionsübungen mit fester Verteilung der Subjekt- und Objektposition

Probleme

Grundlegendes Problem der Satzmusterübungen ist der zumeist ausbleibende Transfer der erarbeiteten Sätze in die Spontansprache (Hansen 1996). Das alleinige Üben von Sätzen führt zu stereotypen Satzrahmen, die das Kind bestenfalls insgesamt abrufen kann. In der Regel können die aufgebauten Satzstrukturen nur bei andauernder Übung sicher abgerufen werden und zerfallen, sobald die Übungskomponente wegfällt (Dannenbauer 2003).

Folgende therapiemethodische Schwierigkeiten bestehen außerdem:

- mangelnde Anpassung der vorgegebenen Sätze an das Sprachniveau des Kindes
- keine Abstimmungsmöglichkeiten auf den individuellen Fall möglich, v.a. nicht auf die Lernweise des Kindes
- Verzicht auf Diagnostik
- Vernachlässigung der rezeptiven sprachlichen Dimension, Satzmusterübung ist eine rein produktiv orientierte Therapieform
- Vernachlässigung der sozial-kommunikativen Seite von Sprache (Anwendung der Sätze in „Zwangskommunikation")
- Verzicht auf grammatisches Regellernen zugunsten vom Memorieren ganzer Sätze in verzögerter Imitation

Ganzheitliche Ansätze

Kommunikationstherapeutische Ansätze: Kommunikationstherapie

Im Verlauf der letzten Jahre wurden mehrere Ansätze vorgeschlagen, die sich ihren Grundannahmen folgend auf allgemeine kommunikationsgeleitete Therapie zur Überwindung der grammatischen Störung konzentrieren.

Grundannahme
Grammatik ist ein Teil der Umsetzung von Kommunikation, grammatische Störungen entstehen durch Störungen der sozialen Interaktion und Kommunikation.

3

Vorgehen
- Kommunikation mit dem Kind soll erfreulich und positiv sein
- Therapeutenverhalten bezieht sich auf die Förderung positiv-kommunikativen Verhaltens beim Kind
- spezifische grammatische Störungen werden nicht therapiert
- oft wird keine ausreichende Diagnostik durchgeführt oder gefordert

Konstruktivistischer Ansatz: Therapie von Dezentrierung und Perspektivenwechsel (Kruse 2002)

Grundannahmen
Grammatik ist die formale Umsetzung von Distanz zu Raum und Zeit in der Kommunikationssituation. Der Erwerb der Grammatik basiert auf den außersprachlichen Erwerbsmustern *Dezentrierung* (Entwicklung der Eigenständigkeit) und *Fokussierung* (Entwicklung der Aufmerksamkeitslenkung auf äußere Reize).

Dezentrierung
Fähigkeit, von der eigenen Umgebung und dem aktuellen Geschehen zu abstrahieren.
- Abstraktion geschieht durch temporale (habe gemalt) und modale (kann malen) Sprachstrukturen
- kognitive, dem Spracherwerbsschritten vorausgehende Erkenntnisschritte:
  - Erkennen von Handlungsresultaten
  - referentieller Blickkontakt
  - Konzept von Planung und des Imaginären (Planung einer Spielidee)
  - alle drei Erkenntnisprozesse werden zwischen 1. und 2. Lj. durchlaufen und gehen dem Grammatikerwerb voraus, den Kruse als zentrales Thema des 3. Lj. ansieht

Fokussierung
- Entwicklung der Aufmerksamkeitslenkung auf der Basis der Reizselektion
- frühe Reizverarbeitung lässt keine gleichzeitige (bimodale) Verarbeitung zu, d. h. es wird nur ein Teil der Inputreize von der Wahrnehmungsverarbeitung weitergeleitet
- Ausbau der Aufmerksamkeitslenkung als längere Aufmerksamkeit pro Reiz
- Methode der Reizverarbeitung: Figur-Hintergrund-Kontrast. Stärkere Kontraste werden als Einzelreize früher verarbeitet/erkannt als weniger starke Kontraste

Fokussierung im Grammatikerwerb
- Entwicklungsebene 1: Kind fokussiert sich auf semantische und lexikalische Anteile des Wortes (symbolische Anteile des Sprachzeichens, ikonische Anteile des Sprachzeichens, z. B. Lautmalereien)
- Entwicklungsebene 2: erst nach ausreichendem Bedeutungserwerb kann die Aufmerksamkeit auf andere Elemente des Begriffs gelenkt werden
- Entwicklungsebene 3: handlungsbegleitende Sprache: Satzebene, einfache grammatische Grundformen der Sprache werden erworben
- Entwicklungsebene 4: Aufmerksamkeitslenkung auf formale Aspekte, Morphologie. Markiertere Anteile werden interessant für das Kind (Deiktika, bezeichnen zeitliche und räumliche Distanz, z. B. *ging* vs. *werde gehen* und identifizieren Gegenstände in der Grammatik eindeutig)

Vorgehen

Therapie grundsätzlich als dialogisches Setting und vornehmlich in Spielsituationen, in denen die Zielstruktur als begleitende Sprachhandlung von Kind und Therapeutin einfließt. Zielstellung ist Festigung der momentanen Entwicklungsphase und Anbieten der Strukturen aus der nächsten Entwicklungsphase. Therapieableitende Basis ist die Untersuchung der Deiktika. Feststellen der Zone der momentanen Entwicklung: der am wenigsten entwickelte Bereich wird durch Zuordnung der kindlichen Spontansprache zu den Entwicklungsphasen nach Clahsen (1986) abgeleitet.
- Zielformulierung 1: Zusammenstellen der notwendigen Fähigkeiten dieser Entwicklungsphase
- Zielformulierung 2: Zusammenstellen der Entwicklungsschritte in der nächstfolgenden Phase

Fortschritte werden erwartet in den Bereichen
- Perspektivenwechsel (im Spiel vor Sprache): Aspekt, Tempus, Modus (Dezentrierung), Verbflexion (Perspektivenwechsel im Personenparadigma)
- Fokussierung: Wortartenverwendung
- beide Aspekte: Satzbau, Fragestrukturen

HOT – Handlungsorientierter Therapieansatz (Weigl und Reddemann-Tschaikner 2002)

Grundannahmen

Sprachentwicklungsstörungen zentrieren sich selten auf einen Teilbereich der Sprache, beziehen häufig auch nichtsprachliche Aspekte mit ein. Daher wird davon ausgegangen, dass der Spracherwerb ein integrativer Prozess von Kognition (Handlungsvorstellung, -planung und Problemlösung), Wahrnehmung, Motorik (v.a. Handtätigkeiten), Emotionen, Motivation und Kreativität ist. Die Einbeziehung dieser Bereiche in die Sprachtherapie ist notwendig, um den Spracherwerb „inszeniert" fördern zu können.

Unterscheidung von Zielkomplexen

- Zielkomplex verbaler Bereich: Sprachverständnis, Dialog, Aussprache, Wortschatz, Wortfindung, Grammatik, Textgrammatik, Selbstvertrauen
- Zielkomplex Bereich der Handlungskompetenz: Serialität von Handlungen, Antizipationsfähigkeit, Problemlöseverhalten
- Zielkomplex nonverbaler Bereich: Aufmerksamkeit, intrinsische Motivation, Eigenaktivität, Kreativität, Freude, Selbstvertrauen

3

Vorgehen (☞ Tab. 3.10)

Im HOT wird Sprache insgesamt behandelt. Gewichtung in der Förderung entsteht allein durch die Auswahl der Handlung. Durch die verschiedenen Teile der Gesamthandlung wechselt der Therapiefokus während der Durchführung.

- Skripte: schematisierte Handlungsabläufe, Drehbücher
  - Bekanntheitsgrad, da bekannte alltägliche Handlungsinhalte (Teil der Umgebungskultur)
  - festgelegte Funktion und Reihenfolge von Teilhandlungen
  - Generalisierung: durch Übung in der Therapie kann Handlungssequenz im Alltag erfolgreicher durchgeführt werden
- Handlung: Strukturierung nach Gegenstandsbezug, Zielgerichtetheit, Ergebnisorientierung. Den verschiedenen Strukturebenen werden verschiedene sprachliche Störungsbilder und Funktionen zugeordnet

Tab. 3.10: Phasen des Handlungsorientierten Therapieansatzes

Strukturebene		Prinzip	Erläuterung
1	Planungsebene	Vorstellen der Zutaten/ Materialen und Geräte	Arbeit an Realgegenständen, Benennungen durch die Therapeutin und das Kind, Frage-Antwort-Situationen
2	Sprachebene	Übertragen der Begriffe auf die Bildebene	Kategorisierung des Materials in verschiedene Felder
3	Bild- und Planungsebene	Handlungsplanung	Festlegen der einzelnen Schritte, gemeinsame Planung
4	Handlungsebene	Durchführung der Handlung	möglichst selbständige Umsetzung der Handlungsplanung bis zur Erstellung des Ergebnisses
5	Bild- und Planungsebene	Versprachlichung der Handlung auf Bildebene	Kind soll Serialität der Handlung selbständig memorieren und anhand von Bildmaterial verinnerlichen

Ökolinguopädischer Ansatz (Homburg 1991)

Erster sprachtherapeutischer Ansatz, der als grundsätzliche Diagnostik bei grammatischen Störungen im Kindesalter eine sprachwissenschaftliche Detailanalyse fordert und standardmäßig durchführt.

Grundannahme

Für den Therapieerfolg ist es maßgeblich, die Therapie an sprach-formalen Anteilen in Form von Modellen des kindlichen Grammatikerwerbs und allgemeineren pädagogischen, lerntheoretischen und kommunikationswissenschaftlichen Konzepten auszurichten. Es soll ein sprachtherapeutischer Gesamtprozess entstehen, bei dem mit Berücksichtigung aller beteiligten Dimensionen eine möglichst günstige Lernsituation aufgebaut wird.

Vorgehen

Der Ansatz wird selten in seiner ursprünglichen Form ausgeführt, kann jedoch als Grundsatzmodell für viele jüngere Ansätze Pate stehen. So entwirft Homburg die Leitlinien:

- Entwicklungsnähe
- Strukturzentrierung
- Wissensaufbau
- Kommunikationszentrierung

Entwicklungsproximaler Ansatz (Dannenbauer 2002, 2003)

Grundannahme

Sprache ist eine wichtige Dimension in der menschlichen Kommunikation, d. h. sprachtherapeutisches Handeln muss in bedeutsame Kommunikations- und Handlungskontexte eingebettet werden.

„Entwicklungsproximales Prinzip"

Therapieziele werden aufgrund einer linguistischen Detailanalyse dem kindlichen Entwicklungsalter angemessen aufgestellt. Zur Auswahl der Zielstrukturen werden Annahmen über ihre Relevanz für den Grammatikerwerb und über entwicklungsauslösende Faktoren der Spracherwerbstheorie herangezogen. Die verwendete Diagnostik ist zumeist die Spontansprachanalyse.

- ausschlaggebend ist der momentane Entwicklungsstand des Kindes; Größe der Sprachstörung und Ausmaß der Verzögerung treten in den Hintergrund
- nicht Erwachsenensprache ist die Vergleichsdimension für die Therapie, sondern die ungestörte Kindersprache auf dem jeweilige Entwicklungsniveau bzw. der nächsthöheren Entwicklungsphase
- das dysgrammatische Kind verfügt prinzipiell über alle und die gleichen grammatischen Entwicklungsparameter wie das ungestörte Kind
- grammatische Störung ist definiert als Verzögerung des Lerntempos, Verlangsamung des Lerntempos kann bis zum Stillstand gehen
- Therapie wird von den bereits erworbenen Kompetenzen abgeleitet, die als Auslöser für die nächste Entwicklungsphase genutzt werden sollen
- auf direktiv ausgerichtetes Vorgehen wird verzichtet, um Kompensationsreaktionen beim Kind durch die Wahrnehmung einer Störung zu verhindern
- mit „minimaler Druckanwendung" wird direkt in der spontanen Sprachverwendung des Kindes in der Spielsituation interveniert

Vorgehen: Steuerung des Inputs und des Feedbacks

- Konzentration auf das sprachliche Interaktionsgeschehen, wobei die Therapeutin eine eher reagierende und nicht stark stimulierende Haltung einnehmen soll
- Formulierung von 12 Handlungsleitlinien, die die Vorbereitung der Therapie und Interaktion in der Therapie umrahmen
  - auf Lebenswirklichkeit und Kommunikationsfähigkeit des Kindes einlassen und die Beziehungsbasis mit dem Kind so etablieren, dass es sich als anerkannten Kommunikationspartner empfindet
  - optimale Rolle des Erwachsenen ist die eines Modells, wobei sich der Modellcharakter in sprachlicher Hinsicht, aber auch in Form von zunehmend gemeinsamer Kommunikation und Handlungsausrichtung zeigen soll

  - therapeutische Intervention bezieht auch andere Anteile der sprachlichen und nicht sprachlichen Entwicklung ein
- Interventionsmethode ist die Modellierung, die durch verschiedene Techniken angewandt wird
  - Zielstruktur soll frequent und als einzige Konstante in der Modelläußerung erscheinen
  - umrahmende Anteile der Äußerungen sind in ihrer Struktur variabel, der Situation angemessen und relevant
  - Modelläußerung als Input-gebende Maßnahme und Feedbackäußerungen als modellierende Maßnahme sollen gleichermaßen genutzt werden und sich durch den Dialog zwischen Kind und Therapeutin auf natürliche Weise abwechseln

Generativ ausgerichtete Ansätze

Psycholinguistisch begründete Therapie anhand von Inputspezifizierungen (Hansen 1996)

Ältester generativ ausgerichteter Therapieansatz für Störungen der Grammatik von Hansen (1996). Hansen übernimmt als allgemeines Interventionsvorgehen den Entwicklungsproximalen Ansatz von Dannenbauer und eine grundlegende dialogische Handlungsstruktur, legt der Auswahl der Therapieziele jedoch ein spezifisches psycholinguistisches Modell zugrunde (Clahsen et al. 1988; ☞ Kap. 2.5 und 2.6). Anders als Dannenbauer legt er mehr Wert auf vorstrukturierte Inputstrukturen, Modellierung im Feedback ist sekundär.

Grundannahmen

- Sprache ist ein zumindest zum Teil angeborener Mechanismus, der von psycholinguistischen Erwerbsmodellen beschrieben wird
- linguistische Detailanalysen ermöglichen vor dem Hintergrund der psycholinguistischen Erwerbsmodelle eine präzise symptomorientierte Lernzielbestimmung
- Therapieziel ist die Beseitigung der spezifischen dysgrammatischen Symptomatik
- Unterstützung von Lernstrategien, die im ungestörten Grammatikerwerb wirken. Diese helfen dem dysgrammatischen Kind, notwendige Prinzipien zur Identifizierung und Kategorisierung grammatisch relevanter Informationen aus dem Input zu entschlüsseln

Vorgehen

„In einer vorstrukturierten und bewusst gestalteten Situation kann das dem Kind dargebotene sprachliche Angebot so aufbereitet werden, dass aufgrund seiner Prägnanz ein Auslösen oder Forcieren der angezielten Verarbeitungs- und Lernprozesse wahrscheinlich wird.“ (Hansen 1996, 103).

- Therapieziele orientieren sich an der spontansprachlichen Symptomatik der Kinder, wobei durch die linguistische Detailanalyse die gesamte Breite der Grammatik als möglicher Therapieinhalt in Betracht gezogen wird
- beispielhaft aufgeführte Therapieinhalte fokussieren die morphologischen Bereiche der Grammatikentwicklung

Strikt entwicklungsproximaler Ansatz (Penner und Kölliker Funk 1998)

Grundannahmen

Dysgrammatismus ist eine Stagnation, das Lerntempo des Kindes kommt durch die Unfähigkeit, die fragliche grammatische Regel abzuleiten, zum Erliegen. Das Kind kann nach dem Eintritt der Stagnation diese nicht mehr selbständig überwinden. Generell zeigen dysgrammatische Kinder Defizite bei der Ableitung grammatischer Regeln, wenn diese auf mehrere sprachliche Schnittstellen Bezug nehmen (mehr-modulares Bootstrapping). Dadurch zeigen sich Symptome eher bei komplexeren Regelableitungen, während einfachere Regeln erworben werden können (bi-modulares Bootstrapping).

Prinzip

Das zugrunde liegende Prinzipien-Parameter-Modell (☞ Kap. 2.6) stellt eine Entwicklungsreihenfolge beim Aufbau der kindlichen Grammatik auf. Dabei haben niedrigere Ebenen entwicklungsauslösenden Charakter für komplexere. Therapie findet daher genau nach Einhaltung dieser Entwicklungsreihenfolge statt.

Basis jeder Therapie ist die exakte Feststellung des Stagnationspunktes durch eine detaillierte Psycholinguistische Diagnostik. Im Gegensatz zu älteren Ansätzen wird die Verständnisseite in die Diagnostik mit einbezogen: Autoren schlagen als erste Elizitierungsverfahren vor (Kinder müssen zur Lösung der sprachlichen Aufgabe spezifische Strukturen verstehen bzw. produzieren oder zeigen offenkundige Fehlleistungen).

Vorgehen

Der strikt entwicklungsproximale Ansatz benutzt als einzige Methode die Inputspezifizierung, die als *Inputsequenz* eingesetzt wird. Inputsequenzen sind vor Beginn der Therapie konstruierte Texte oder Dialoge (z. B. Bilderbuchuntertexte), in denen die spezifischen *Trigger* extrem frequent vorhanden sind, die zur Bewältigung des nächsten Entwicklungsschrittes benötigt werden.

- durch Erhöhung der relevanten Strukturen in dem an das Kind gerichtete Input Ausgleich der defizitären grammatischen Kapazitäten. Dem Kind wird so die Möglichkeit zur Überwindung der Stagnation gegeben
- Fokus liegt auf der Bereitstellung der relevanten Zielstruktur, diese muss nicht in dialogisches Wechselspiel eingebettet sein, um die eigenaktiven Kapazitäten des Kindes zu stimulieren
- relevante Sprachstrukturen (*Trigger*) sind durch empirische und theoretische Grundlagenforschung festgelegt und entsprechen nicht in jedem Fall dem spontansprachlichen Symptom

Patholinguistischer Ansatz (Siegmüller und Kauschke 2005)

Grundannahmen

- Das dysgrammatische Kind besitzt zu wenig eigenaktive Kompetenzen, um grammatische Regeln ableiten zu können. Dadurch verzögerter Grammatikerwerb mit Verlangsamung oder Stagnation
- Grammatikerwerb ist eine weitgehend eigenständige Entwicklung, wobei es an bestimmten Schnittstellen zu Interaktion mit anderen sprachlichen Ebenen kommt
- Spracherwerb ist ein kontinuierlicher Verlauf auf den verschiedenen sprachlichen Ebenen, Entwicklungstempo kann von Ebene zu Ebene variieren
- grammatische Ebene als regelbasierter Erwerb wird früh abgeschlossen, lexikalisch basierte Erwerbsbereiche dauern länger

Prinzip

- diagnostische Vergleichsdimension ist das Niveau des ungestörten Spracherwerbs von ungestörten Kindern im gleichen Alter
- Diagnostik kombiniert spontansprachliche Daten, rezeptive und produktive Elizitierungsverfahren, die in jedem Fall psycholinguistisch basiert sind und die notwendige Detailinformation zur Verfügung stellen
- Ziel: Aktivierung und Umorientierung des eigenen Lernpotentials des Kindes. Das Kind soll wahrgenommene Sprachreize aus dem Input neu oder anders analysieren
- Zielstrukturen entsprechen, ausgehend vom Entwicklungsstand des dysgrammatischen Kindes, der nächsten Stufe des ungestörten Spracherwerbs
- Flexibilisierung eines vereinfachten bzw. starren Sprachsystems steht neben dem systematischen Nachholen von Entwicklungsschritten im Zentrum. Dies richtet sich vor allem an ältere Kinder, die aufgrund von kommunikativen Misserfolgen Kompensationsstrategien anwenden (*Auswendiglernen* von sprachlichen Strukturen). Die kompensierten Defizite können spontansprachlich (annähernd) zielsprachlich wirken

- deutliche Abwendung von programmatischer Therapie. Aus der Diagnose folgt nicht automatisch eine bestimmte Therapie, stattdessen Baukastensystem aus Therapiebereichen und Therapiemethoden, aus der die individuelle Therapie für das jeweilige Kind zusammengestellt wird

Methoden

Der Patholinguistische Ansatz verfolgt das *Prinzip der Methodenkombination*. Es wird nicht nur eine Therapiemethode in den Vordergrund gestellt, stattdessen steht eine Auswahl von Therapiemethoden zur Verfügung, die für das jeweilige Kind und passend zum Therapieziel zusammengestellt werden. Die Therapeutin entscheidet pro Kind, ob unbewusste oder bewusste Therapiemethoden zur Anwendung kommen.

- unbewusste Therapiemethoden: Inputspezifierungen (als Inputsequenz oder im Freispiel), Modellierung, Übungen
- bewusste Therapiemethoden: metasprachliche Übungen, Kontrastierungen, Metasprache

3.6 Störungen der Kommunikation

Meja Kölliker Funk

Auch: Diskursstörungen, gestörtes Gesprächsverhalten, gestörte Pragmatik

Kommunikation

Die zum Verstehen benötigte relevante Information wird durch Anteile neuer und gegebener Information bestimmt. Spezifisch organisiert jede Einzelsprache das sprachliche Kennzeichnen der relevanten Information:

- das Einsetzen des bestimmten Artikels und der Pronomen, z. B. „Kevin sucht seinen Hund. Er sieht den Hund im Garten"
- das Verwenden räumlicher Ausdrücke, z. B. „Dort bellt er die Katze auf dem Baum an"
- das Herstellen der zeitlichen Abläufe, z. B. „Dann läuft er schnell zu Kevin, um zu fressen"

Die in Sprache umgesetzte Information wird im Rahmen der Gesprächsregeln geäußert und im Stil den Gesprächsteilnehmern angepasst. Kommunikation erfordert ein Vernetzen der versprachlichten relevanten Information mit wichtigen Kontextanteilen sowie der sprachlichen Umsetzung kommunikativer Akte in sozialen Beziehungen.

3.6.1 Kommunikative Entwicklung

Austauschprozess zwischen Kind und Umwelt, beginnt nach Bruner (1987) als vorsprachliche Kommunikation vor der Sprachentwicklung. Kommunikative Entwicklung verbindet von Anfang an das kindliche Wissen um den Sprachgebrauch und das kindliche grammatische Wissen.

- Voraussetzung für effizientes, kommunikatives und sprachliches Lernen: sichere Bindung von Bezugsperson und Kind durch gemeinsamen Aufmerksamkeitsfokus sowie zuverlässige, konstante und zeitlich abgestimmte Rückmeldung der Bezugsperson. Bindung entsteht in wechselseitiger, feinfühliger, dialogischer Passung vom Säugling mit seiner Umwelt, auf phylogenetische Voraussetzungen des Säuglings abgestimmte Interaktion der Umwelt (Klann-Delius 1999)
- Entwicklungsprozesse: multikausal, nicht linear und komplex
- Entwicklungsbereiche: sprachliche Entwicklung, kognitive Entwicklung, soziale Entwicklung, persönliche Entwicklung; beeinflussen sich im Rahmen der kommunikativen Entwicklung gegenseitig

Die relevante Information und die Verankerung der Information im jeweiligen Gesprächskontext basieren auf Verbindung satzinterner und diskursinterner Elemente. Satzinterne Organisation von Zeitaspekten mit der Verbsemantik (z. B. Zeitform des Verbs), Verbindung im Gespräch mit dem Zeitpunkt des Auftretens dieser Information (z. B. „Kevin sagte dir gestern Abend, dass er seinen Hund vermisst.")

Diskursfaktoren

Verweise auf Gegebenes, Bezeichnen des Neuen, Linearisieren der Ereignisse, Einhalten des Sprecherwechsels. Werden mit zunehmender grammatischer Entwicklung differenzierter und präziser realisiert. Formen von Diskursen sind Gespräch, Erzählung, Geschichte, Antworten auf Fragen und Bildbeschreibung.

3 Phasen des Erwerbs

- erste Phase: Aufmerksamkeit wird auf Aspekte der augenblicklichen Situation gelenkt, Referenz ist deiktisch (= hinweisend: da, der, diese), Erzählungen haben kognitive Struktur (inneren Zusammenhang und Abfolge). Beispiel: „da Flecki suchen; der (Flecki) hat Geburtstag; juhui da ist Mutter"
- zweite Phase: Organisation des Diskurses. Thema/neue Information wird an den Anfang gestellt (rigides Muster: Thema dann Handlung oder Subjekt). Beispiel: „Hinter dem Sofa sucht Flecki seine Mutter; Geburtstag hat Flecki; im Hundehaus ist die Mutter, juhui."
- dritte Phase: flexibles, diskursorganisierendes Verwenden von Pronomen, Artikeln, Adverbien und Zeitmarkierungen um ein Thema. Darstellung der neuen Information in Beziehung zum Gegebenen und dem Ablauf der Ereignisse. Beispiel: „Flecki sucht seine Mutter zuerst hinter dem Sofa, dann in der Küche und zuletzt im Hundehaus. Da findet er sein größtes Geburtstagsgeschenk und freut sich sehr."

Kommunikative Entwicklung nach Grimm (1999)

Kommunikative Kompetenz eines Kindes ist je nach Vertrautheit des Kontexts verschieden. Entwicklungsschritte:

- ca. 8 Mon.: intentionale Gesten
- ca. 16 Mon.: sprachlicher Ausdruck dieser Intention
- ca. 36 Mon.: sprachliches Anpassen an Alter und Status der Gesprächspartner in längeren Gesprächen von ca. 20 Äußerungen

Entwicklungsprofil von Zollinger (1999)

Entwicklungsstand von Kommunikation, Denken, Handeln und Sozialverhalten wird miteinander verglichen. Folgende kommunikative Fähigkeiten werden beobachtet und auf das Alter des Kindes bezogen:

- 9 Mon.: referentieller Blickkontakt
- 15 Mon.: geben, zeigen; handlungsbegleitende Äußerungen
- 18 Mon.: Gegenstand austauschen; Absichten und Gefühle ausdrücken
- 24 Mon.: um Hilfe bitten; Ereignisse beschreiben, Fragen stellen
- 30 Mon.: Informationen geben
- 36 Mon.: Gespräche führen

Entwicklungsprofil nach Bürki (1998) und Peter (1998)

☞ Tab. 3.11

Entwicklungsraster für 2- bis 6-Jährige (ausgehend vom Entwicklungsprofil von Zollinger 1999) für:

- kognitiv-kommunikative Entwicklung: Gegenstandsbezug und Metakommunikation
- sozial-kommunikative Entwicklung: Gespräch und Rollenbewusstheit

Tab. 3.11: Sozial-kommunikative Entwicklung nach Bürki (1998) und Peter (1998)

Alter	Gegenstandsbezug	Metakommunikation	Gespräch	Rollenbewusstheit
2–4 J.	vorhandene Gegenstände bestimmen die Handlung	nicht vorhanden	an reales Du gerichtet	nicht vorhanden
	Kind gibt den Handlungen Bedeutung		Kind erfragt Informationen zum Gegenstand: was? wo? wie?	Kind schaut von außen auf die Rolle

Tab. 3.11: Sozial-kommunikative Entwicklung nach Bürki (1998) und Peter (1998)

Alter	Gegenstandsbezug	Metakommunikation	Gespräch	Rollenbewusstheit
4–6 J.	Präsenz der Gegenstände ist wichtig, nicht mehr handlungsbestimmend	Informationen erfragen	Rollensprache	vorhanden
	Kind verknüpft Sequenzen zu Geschichten		Kind hört ernsthaft zu, kann gleichzeitig Handeln und Sprechen	Kind erzählt eigene Erlebnisse
ab 6/7 J.	Spiel ist ohne Gegenstand möglich und führt zu Wissen	Vereinbarungen treffen	initiiert Rollengespräch	mehrere Rollen gleichzeitig
	Kind hat Vorstellung und Plan vom Gesamtablauf einer Handlung, einer Geschichte oder eines Ereignisses		Kind geht ein auf das, was der Andere sagt (Empathie)	Kind unterbricht Spiel um Vereinbarungen zu treffen

Entwicklung der Fähigkeit zur Kodierung sprachlicher Information

- ca. 3 J.: neue Information wird an den Anfang der Äußerung gestellt, kein Bezug auf satzexterne Ereignisse. Beispiel: „Mit dem Ball spielt die kleine Ingrid. Wegnehmen tut Kevin den Ball. Weit weg wirft Kevin den Ball. Ins Wasser fällt der Ball und weinen tut Ingrid." (neue Information zuerst)
- > 3 J.: neue sowie gegebene Information wird an der für die Zielsprache vorgesehenen Satzstelle geäußert. Beispiel: „Die kleine Ingrid spielt mit dem Ball, den Kevin wegnimmt. Er wirft ihn weit weg. Sie weint nun, weil der Ball ins Wasser gefallen ist." (neue Information an vorgesehener Satzstelle)
- < 6 J.: Pronomen, bestimmter und unbestimmter Artikel, Orts- und Zeitadverbien, Zeitpunkt der Information, Verbindung von Verbsemantik, Konjunktion, Nebensätze und indirekte Fragen werden von der Diskursorganisation bestimmt
- > 6. Lj.: Diskurse oder Erzählungen werden vom Standpunkt eines Dritten aus gesehen sprachlich adäquat markiert

3.6.2 Störungen der Kommunikation bei SSES

Kommunikative Sprachschwierigkeiten sind sozio-emotionale Störungen, Folge einer Spracherwerbsstörung oder Ausdruck der Wechselwirkung von beidem.

Erscheinungsbild

- kommunikative Situationen können sprachlich nicht adäquat geregelt werden, da sprachliche Kompetenz zur satzinternen Organisation sowie zum sprachlichen Markieren der relevanten Information diskursintern fehlt
- mangelnde Akzeptanz der Betroffenen, werden von Bezugspersonen, Kindergärtnerinnen und Lehrern als pragmatisch unreifer eingeschätzt und auch von *Peers* negativer beurteilt als sprachunauffällige Kinder
- Entwicklung eines niedrigen Selbstwertgefühls, negative Eigenbeurteilung, Rückzug auf Außenseiterposition (Rice et al. 1993; Grimm 1999)

3

Verlauf

Eine Sprachentwicklungsstörung ist persistent und wächst sich nicht aus:
- Sprachdefizite mit Plateaubildung, d. h. längere Stillstandsphasen im Spracherwerb (vgl. Kap. 3.1)
- allgemeine schulische Probleme durch bruchstückhafte Wissensaufnahme und dadurch reduzierte Wissensbasis
- Leseprobleme (vgl. Kap. 5)
- psychosoziale Probleme

Wichtige statistische Fakten
- bleibende sprachliche Defizite bei 40 – 100 % der SES-Kinder (Aram und Hall 1989)
- emotionale Störung bei 58 % der 3-jährigen SES-Kinder im Vergleich zu 7 % der Kinder ohne SES (Shapiro 1982)

Diagnostik

- Spontansprachaufnahmen verbaler Interaktionen mit unterschiedlichen Bezugspersonen, z. B. *Peers*, Eltern; Analyse erfolgt nach Initiative, Frage-Antwort-Verhalten, Reaktion auf Verständigungsprobleme
- direkte Verhaltensbeobachtung bei Kontaktaufnahme, Aufrechterhaltung sozialer Interaktion, Gebrauch verbaler und nonverbaler Mittel, Kooperation bei Gruppenaktivitäten, Anzeichen von Rückzug und Isolationsverhalten
- Verhaltens-Rating
- Testverfahren zur sozialen Entwicklung
- Exploration durch Befragung der Bezugspersonen
- soziometrische Verfahren

Prävention

Gefordert ist eine Frühintervention zur Prävention sekundärer kommunikativer und sozialer Störungen (Rice et al.1993), da SES-Kinder ein abweichendes Sozialverhalten entwickeln und sozial unreif diagnostizierte Kinder in einer Sprachdiagnostik eine verdeckte SES aufweisen:

- Überprüfung linguistischer und pragmatischer Fähigkeiten
- Einbeziehung der Eltern, um sprachliche Auswirkung im Alltag zu kennen und zu beeinflussen

Therapie

3

Interventionskonzepte

Die Interventionskonzepte (detaillierte Übersicht bei Hartmann 2003) zur Förderung der sozialen und kommunikativen Kompetenzen spracherwerbsgestörter Kinder können in fünf Gruppen eingeteilt werden:

- direkte Förderung von sozialen Kompetenzen: Konversationstraining in sozialen Rollenspielen, wie bestellen, einkaufen, Information erfragen
- kooperative Gruppenaktivitäten: gemeinsames Basteln, Spielen in Gruppen, problemlösende Rollenspiele
- *Peer Mediated Intervention*: soziale Interaktionstrainings, die *Peers* befähigen, Kommunikationen für Kinder mit Kommunikationsstörungen zu erleichtern
- Lehrer- und Elternberatungstraining: strukturierte Kommunikationstrainings zur Befähigung, kompetent mit Kindern mit Kommunikationsstörungen zu interagieren
- Erhöhung von Motivation und Selbstkompetenz: Interventionen zur Motivationserhöhung und aufbauen eines Selbstwertgefühls

Überprüfung der Interventionserfolge

Kurzfristig werden soziale Verhaltensweisen im behandelten Kontext verbessert, wobei sich die Auswirkung wieder verliert. Eine optimale Intervention, die das neue soziale Verhalten generalisiert, muss noch gefunden werden. Ob eine Frühintervention zur langfristigen Verbesserung sozialer und später schulischer Verhaltensweisen führt, wurde noch nicht überprüft.

3.7 Frühintervention bei Sprachentwicklungsstörungen

Christina Kauschke

Dynamisierung des kindlichen Sprachsystems und Aktivierung sprachspezifischer Entwicklungsprozesse, bevor Stagnationen und/oder Kompensationsmechanismen sprachlicher oder neuronaler Art einsetzen.
„Frühförderung heißt nicht mehr, dass wir erst im Vorschulalter erkannte Sprachauffälligkeiten behandeln, sondern bereits wesentlich früher auf der Basis präziser Indikatoren für eine problematische Sprachentwicklung intervenieren“ (De Langen-Müller et al. 2003, 13).

3.7.1 Kontroverse um den richtigen Zeitpunkt

Befürworter einer „Abwartehaltung“

- frühe Sprachentwicklungsdefizite verbessern sich im Laufe des Vorschulalters oft auch ohne Therapie so weit, dass ein zufrieden stellendes sprachliches Leistungsniveau erreicht werden kann
- Kosten- und Zeitfaktor einer Therapie ist zu beachten
- Erfolge einer frühen Therapie nicht gesichert

Befürworter einer frühen Intervention

- trägt zur Vermeidung sozial-emotionaler Probleme als mögliche Folge eingeschränkter Kommunikationsfähigkeiten bei (Grimm 1999)
- Entwicklungsorientierung: verzögerte oder stagnierte Sprachentwicklung soll möglichst früh aktiviert und vorangetrieben werden. Ohne sprachliches Basiswissen können sich sprachliche Fähigkeiten nur unzureichend entwickeln, die Mechanismen des *Bootstrappings* können nicht effektiv ablaufen
- dem Kind wird sprachliches Wissen zugänglich gemacht, bevor es zu Kompensationsstrategien kommt (Lockes Theorie der neurolinguistischen Entwicklung, Locke 1997). Dabei werden dieselben Mechanismen genutzt, die im normalen Spracherwerb wirken
- neuere Erfahrungen mit der Wirksamkeit früher Therapie (Siegmüller und Fröhling 2003) steigerten die Akzeptanz einer frühen Intervention

Neurolinguistische Entwicklung nach J. Locke (1997)

- enge Wechselwirkung von sprachlichen Entwicklungs- und neuronalen Organisationsprozessen
- Sprachentwicklung verläuft in aufeinander aufbauenden Entwicklungsphasen
- Lernschritte verlaufen optimal in kritischen Zeiträumen (Zeitfenstern)
- der wesentliche Schritt der Entwicklungsfolge ist das Erreichen der analytischen Phase. Für die Auslösung der sprachspezifischen Analyseprozesse in der 3. Phase ist eine ausreichende Menge an gespeichertem Wortmaterial notwendig. Wird diese kritische Größe des frühen Wortschatzes nicht erreicht, ist der optimale Zeitpunkt für die Aktivierung analytischer Prozesse möglicherweise verpasst. Eine spätere und verzögert verlaufende Sprachentwicklung ist nur noch auf Kosten der Effektivität und Geschwindigkeit der Verarbeitung möglich

Die Prognose für ein sprachauffälliges Kind hängt davon ab, ob die Intervention im Rahmen des günstigen Zeitfensters liegt.

Neurolinguistische Entwicklungsphasen

- 1. Phase (pränatal – erste Mon.): affektiv und sozial gesteuertes Lernen, Prosodie- und Vokalisationsentwicklung, gesteuert durch rechte Hemisphäre
- 2. Phase (6 – 20 Mon.): ganzheitliche, unanalysierte Speicherung von Wörtern, Wortproduktion und erstes lexikalisches Wachstum, gesteuert durch rechte Hemisphäre
- 3. Phase (20 – 36 Mon.): Aufbau sprachspezifischer Regularitäten, formalsprachliche Analyse, Aufbau linguistischer Regelsysteme, Umschwung zur linken Hemisphäre
- 4. Phase (ab 36 Mon.): Elaboration lexikalischer und grammatischer Fähigkeiten, Automatisierung syntaktischer Prozesse, integrative Aktivität beider Hemisphären

3.7.2 Therapieansätze

Ganzheitliche Ansätze

Sprache ist eingebunden in nicht sprachliche, d. h. kognitive, soziale, motorische, emotionale und perzeptuelle Entwicklungsbereiche (z. B. Zollinger 1999). Die Behandlung nicht sprachlicher Entwicklungsbereiche erfolgt oft zeitlich vor der gezielten sprachlichen Förderung. Die Erwartung positiver Effekte auf die Sprachleistungen durch Verbesserung nicht sprachlicher Fähigkeiten ist nicht uneingeschränkt berechtigt, denn der Aufbau sprachstrukturellen Wissens ist z. T. unabhängig von anderen Entwicklungsbereichen und kann auch bei ausreichend entwickelten, nicht sprachlichen Fähigkeiten störanfällig bleiben. Durch Fokussierung nicht sprachlicher Bereiche besteht Gefahr, dass zu lange mit der Aktivierung sprachlicher Prozesse gewartet wird.

Kommunikationsorientierte Ansätze

Schwerpunkt liegt auf pragmatischen und kommunikativen Sprachfunktionen. Sprache soll als Mittel der Interaktion und der gemeinsamen Problemlösung erkannt und verwendet werden (Kölliker Funk 2003).

Sprachspezifische Ansätze

Grundannahme

Sprache ist ein eigenständiges System, das trotz Interaktion mit nicht sprachlichen Entwicklungsbereichen spezifisch gefördert werden sollte. Sprachentwicklungsgestörte Kinder nutzen den sprachlichen Input nur unzureichend, daher erfolgt in der Therapie eine Verbesserung der Lernbedingungen durch Inputoptimierung.

Prinzip

- Aktivierung sprachsystematischen Wissens
- allgemeine Kommunikationsförderung ist nicht primäres Ziel, der kommunikative Kontext bildet jedoch den Rahmen der Therapie
- evtl. parallele Förderung nicht sprachlicher Bereiche, diese sind aber nicht Gegenstand der Sprachtherapie

Vorgehen

- Entwicklungsorientierung: anhand des ungestörten Spracherwerbs Festlegung, welcher Lerngegenstand in der Zone der nächsten Entwicklung liegt und damit sinnvoller Ansatzpunkt der Therapie ist
- Angebot eines besonders aufbereiteten Inputs, den das Kind gewinnbringend verarbeiten kann

3.7.3 Aufbau einer sprachspezifischen Therapie

Jede Therapie wird individuell und störungsspezifisch konzipiert.

Therapieziele bei sprachauffälligen Kindern ab 2 J.

- Aufbau grundlegender kommunikativer Fähigkeiten (vorbereitend)
- Aufbau prosodischer Strukturen und Muster der Muttersprache; ist bei Kindern, die kaum expressive Sprache produzieren, der erste Schritt zur Wortproduktion (☞ Kap. 2.4.3 und Kap. 2.2)
- Aufbau eines ausreichenden und differenzierten Vokabulars für verschiedene Wortarten (Wortverständnis und -produktion, vgl. Kap. 2.3)
- Aufbau von sprachlichen Kategorien und von Wörtern als Gattungsbegriffe zum Einstieg in die Semantik
- Aufbau von Wortkombinationen als Einstieg in die Syntax

- Aufbau und Erweiterung syntaktischer Strukturen (Satzverständnis und Satzproduktion)

Wortschatzaufbau und Erwerbsfolge der Wortarten

Wichtiger Förderbereich der Frühintervention. Zunächst wird das Verstehen, dann die Produktion von Wörtern erarbeitet.

- Grundlage ist die Konzeptbildung: ältere Kinder haben mehr Erfahrungen mit Gegenständen und Ereignissen in ihrer Umwelt gemacht, bei jüngeren Kindern ist Begriffsbildung besonders wichtig
- Wortschatzarbeit: unbedingt verschiedene Wortarten einbeziehen, Auswahl orientiert sich am ungestörten Lexikonerwerb (☞ Kap. 2.3). Therapieaufbau sollte die Dynamik der kindlichen Wortartenentwicklung reflektieren

3

Angebot von Wortarten in der Frühintervention

Bei Kindern mit einem produktiven Vokabular unter 50 Wörtern Einstieg über *typische Wortarten* des frühkindlichen Lexikons:

- personal-soziale Wörter (Grüße, Floskeln, Interjektionen) und Lautmalereien: greifen die expressive Funktion der Sprache auf und motivieren zum unmittelbaren Gebrauch, ohne bereits eine symbolische Verwendung zu erfordern
- relationale Wörter: einfache relationale Wörter wie „da", „auch" und „auf" sind häufig Bestandteil früher Mehrwortäußerungen und eignen sich gut für die Anbahnung von Wortkombinationen
  - mit „da" Hinweis auf das Auftauchen und Verschwinden von Objekten, ohne dass Benennung erforderlich ist
  - mit Verbpartikeln, wie „auf", Ausdruck gewünschter oder erfolgter Handlungen (z. B. Dose aufmachen)

Nach Erreichen der 1. Stufe der Lexikonkomposition Angebot von Inhaltswörtern mit stärkerer Symbolfunktion, insbesondere *Nomen und Verben.* Da Nomen im Deutschen vor Verben erworben werden, ist diese Reihenfolge für die Therapie sinnvoll. Nach dem Aufbau eines ersten Nomenrepertoires sollten bald Verben hinzukommen.

Wortarten, die für spätere Phasen der Lexikonentwicklung typisch sind (Funktionswörter wie Präpositionen, Artikel, Fragewörter), sowie semantisch komplexere Adjektive sind für frühe Therapiephasen ungeeignet.

Semantische Arbeit

Neben der quantitativen Erweiterung des Lexikons für verschiedene Wortarten ist die semantische Arbeit wesentlich. Der rasche Ausbau des Lexikons erfordert eine effektive Organisation der erworbenen Wörter. Daher ist die Anbahnung der sprachlichen Kategorisierung bereits in einem frühen Therapiestadium sinnvoll.

Ein deutliches oder gar sprunghaftes Wortschatzwachstum ist nur möglich, wenn das Kind versteht, dass Wörter Gattungsbegriffe sind. Es muss erkennen, dass man sich mit einem Wort auf unterschiedliche, hinsichtlich bestimmter Merkmale ähnliche Exemplare einer Gattung beziehen kann.
Das Erkennen semantischer Merkmale ist ein wichtiges Kriterium für die Entscheidung, welche Exemplare unter einen Gattungsbegriff und welche Wörter unter einen Oberbegriff fallen. Mit dem Aufbau eines hierarchischen Systems mit Ober- und Unterbegriffen erfolgt ein wichtiger Schritt zur Verfügbarkeit sprachstruktureller Gliederungsprinzipien (vgl. Kap. 3.4).

Bedeutung von Verben in der Frühintervention

Verfügbarkeit von Verben ist Grundbaustein der Frühintervention, da das Verblexikon die Basis für die Grammatikentwicklung ist (☞ Kap. 2.6 und 3.5).

Kriterien zur Auswahl von Verben in der Frühintervention:

- Auswahl der Zielitems nach Familiarität, Frequenz, Alltagsrelevanz, Vertrautheitsgrad, Interessen des Kindes
- Orientierung am ungestörten Verberwerb: hochfrequente Allzweckverben (wie machen, kommen, gehen, haben) zu Beginn der Therapie, dann spezifische Verben
- Auswahl der Nomen nach den semantischen und syntaktischen Erfordernissen der ausgewählten Verben (z. B. zum Verb „schneiden" verschiedene Lebensmittel, die geschnitten werden können)

Einstieg in die Syntax

Lexikonerweiterung und Syntaxentwicklung können parallel erfolgen. Die in den Phasen des Lexikonaufbaus verwendeten Wörter werden in Kombinationen eingebettet, die für frühe Phasen des ungestörten Spracherwerbs typisch sind.
Beim Einstieg in die Syntax sind weder korrekte Verbstellung noch adäquate Verbflexion erforderlich. Die Therapeutin gibt immer ein sprachliches Angebot mit vollständigen und korrekten Sätzen vor, dies wird aber noch nicht vom Kind erwartet. Bei der Frühintervention steht nicht das Einüben von Zielstrukturen, sondern die Anregung zum Durchlaufen typischer Entwicklungssequenzen im Vordergrund.
Der weitere Ausbau syntaktischer Strukturen und ggf. die Korrektur von Wortstellungsproblemen sind Gegenstand späterer Therapiephasen (☞ Kap. 3.5.4).

Wortkombinationen in der Frühintervention

- zu Beginn Kombination relationaler Wörter mit Nomen („da Ball", „Kiste auf")
- Verbindungen von Verben mit relationalen Wörtern oder Pronomen („auch malen", „der rennt")
- Kombination von Nomen und Verben: Kombinationen von Verben mit Objekten („Käse essen", „Bus haben") sind anfangs oft leichter als Kombinationen von Verben mit Subjekten („Oma lacht")

3.7.4 Therapiemethoden

In der Therapie mit jungen Kindern sind dieselben Methoden einsetzbar wie in der sprachspezifischen Therapie allgemein (Kauschke 2003). Von Anfang an ist ein transparentes und symptomorientiertes Arbeiten möglich. Die Auswahl und Gewichtung der Methoden richtet sich nach Aufmerksamkeitsspanne, Kooperationsbereitschaft und kognitiver Kapazität des Kindes.

Bei Kindern mit geringer Sprachproduktion liegt der Schwerpunkt auf intensiver Inputspezifizierung ohne explizite Anforderung:

- optimiertes Sprachangebot, das sprachliche Lernprozesse in Gang setzt und zum internen Aufbau von Strukturen beiträgt
- Reduktion der Komplexität des Modellangebots ist nicht sinnvoll, da Kinder mit ausreichenden Informationen über die Strukturen der Zielsprache konfrontiert werden müssen. Dies erfordert ein flexibles und informationshaltiges Sprachangebot
- für Kinder mit geringer expressiver Sprache sind zusätzlich rezeptive Übungen geeignet
- Unterstützung durch Elternberatung und Arbeit am elterlichen Sprachangebot und -modell

4 Phonetische Störungen

4.1 Erwerb der Phone

Jeannine Gies

Produktion verschiedener Laute bereits in den Lallphasen (☞ Kap. 2.2) sowie in der Phase der ersten 50 Wörter. Mit Erwerb des phonologischen Regelsystems (☞ Kap. 2.4) Differenzierung der artikulatorischen Fähigkeiten und Phonerwerb.

Theorien zum Phonerwerb

Unterschiedlichste Theorien mit wenig Übereinstimmung. Lediglich die Tatsache, dass der phonetische Erwerb durch bestimmte strukturelle Abfolgen gekennzeichnet ist, scheint eindeutig:

- Kinder erwerben Laute, die vorne im Mundraum gebildet werden, vor Lauten, die im hinteren Mundraum gebildet werden
- Erwerbsreihenfolge Vokale → Plosive → Nasale → Frikative → Affrikaten, vereinzelte Laute können früher als erwartet auftreten

Phonerwerb abhängig vom Alter

Im Folgenden werden die jüngsten in der Literatur zur Verfügung stehenden Angaben zum Phonerwerb zusammengefasst. Sie wurden an einer Gruppe ungestört entwickelter Kinder gewonnen:

- 90% der untersuchten Kinder einer Altersgruppe produzierten den in Tabelle 4.1 aufgeführten Laut mindestens einmal (Alter 1;6–1;11) bzw. zweimal (ab Alter 2;0) korrekt
- zum Erwerb der Phone /s/, /z/ und /t/ wird diskutiert, ob es sich bei noch nicht vollzogenem Erwerb um Fehlbildungen oder um Normvariationen handelt. Nach Fox und Dodd (1999) zeigten noch 35% der 6-jährigen und 25% der 8- bis 10-jährigen untersuchten Kinder eine Fehlbildung dieser s-Laute

Tab. 4.1: Übersicht über den Phonerwerb (Fox 2003)

Alter	Erworbene Phoneme
bis 1;11 J.	/m/, /b/, /d/, /t/, /n/
bis 2;5 J.	/p/, /f/, /v/, /l/
bis 2;11 J.	/x/, /g/, /k/, /h/, /ʀ/, /pf/
bis 3;5 J.	/j/, /ŋ/
bis 4;5 J.	/ç/
bis 4;11 J.	/ʃ/

4.2 Fehlbildungen und Ersetzungen

Jeannine Gies

Auch: Artikulationsstörung, Sprechstörung, Lautbildungsstörung, funktionelle Aussprachestörung, Dyslalie, Stammeln (veraltet)
Unfähigkeit, Phone (einzelne Sprachlaute), die isoliert und unabhängig von sprachlicher Umgebung gebildet werden können, altersgemäß peripher sprechmotorisch richtig zu bilden. Es entstehen Fehlbildungen (Substitution durch nicht muttersprachlichen Laut) oder Ersetzungen (Substitution durch einen anderen muttersprachlichen Laut).
Die traditionelle Zuordnung von Ersetzungen zu den phonetischen Störungen ist inzwischen umstritten. Die neuere Forschung (Fox 2003) ordnet Ersetzungen den phonologischen Störungen (☞ Kap. 3.2) zu. Dennoch werden hier der Vollständigkeit halber Fehlbildungen und Ersetzungen einbezogen.

Mögliche Ursachen

- peripher motorische Problematik bei gleichzeitigen orofazialen Dysfunktionen (☞ Kap. 14)
- unzureichende Entwicklung des peripheren Hörvermögens (☞ Kap. 6.1), der zentral-auditiven Verarbeitung (☞ Kap. 6.2) und der oralen taktil-kinästhetischen Wahrnehmungsfähigkeit (Weinrich und Zehner 2003)
- falsch erworbene Artikulationsmuster (Fox 2003)
- häufig Familienmitglieder mit Artikulationsstörungen (Fox 2003), auch Weinrich und Zehner (2003) führen Umwelteinflüsse wie mangelhaftes Sprachvorbild und familiäre Konstellationen als begünstigende Faktoren auf
- meist liegt ein Ursachenkomplex aus organischen, zentralen und habituell bedingten Störungen innerhalb verschiedener Ebenen der Sprachverarbeitung vor

4.2.1 Erscheinungsbild

Fehlbildungen und Ersetzungen zeichnen sich durch Abweichungen in der Aussprache aus:
- konstante Fehlbildung oder Ersetzung eines Lautes
- inkonstante Fehlbildung oder Ersetzung eines Lautes, zeigt sich nur bei hoher motorisch-koordinatorischer Anforderung
- **keine** Auswirkung auf die Bedeutungsunterscheidung von Wörtern

Fehlbildungen und Ersetzungen müssen immer unter Berücksichtigung des phonetischen Erwerbsalters eines Lautes betrachtet werden.

Häufigste Fehlbildungen im Deutschen

Abhängig von den artikulatorischen Fähigkeiten sind verschiedenste Fehlbildungen möglich, die häufigsten in der Literatur beschriebenen sind:

- Sigmatismus: Fehlbildung von /s/ oder /z/
  - Sigmatismus addentalis: Zunge liegt an den oberen Schneidezähnen, Luft tritt fächerförmig aus, unscharfer, dumpfer Klang
  - Sigmatismus interdentalis: Zunge liegt zwischen unteren und oberen Schneidezähnen, unscharfer, stumpfer Klang
  - Sigmatismus lateralis: Luft entweicht mit schlürfendem Klang links (Sigmatismus lateralis sinister), rechts (Sigmatismus lateralis dexter) oder beidseitig (Sigmatismus bilateralis) aus den Zahnreihen
- Schetismus: Fehlbildung von /ʃ/
- Kombination von Sigmatismus und Schetismus
- multiple Interdentalität: interdentale Bildung mehrerer, meist alveolarer Laute

4

Bei folgenden Fehlbildungen ist darauf zu achten, dass wirklich alle phonemischen Kontraste erhalten sind, da diese Fehlbildungen häufig in Verbindung mit der konsequenten phonologischen Störung (☞ Kap. 3.2) zu finden sind:

- Chitismus: Fehlbildung von /ç/
- Gammazismus: Fehlbildung von /g/
- Kappazismus: Fehlbildung von /k/
- Rhotazismus: Fehlbildung von /ʀ/

Kombination mit anderen Störungen

Die Einordnung von Kindern mit phonologischen Prozessen und gleichzeitig nicht stimulierbaren Phonen wird derzeit noch diskutiert.

- wichtig ist die differenzialdiagnostische Bestimmung des Störungsschwerpunktes (☞ Kap. 3.2.2), da dieser von großer Relevanz für die Therapieableitung ist
- mögliche Begleitsymptome von Fehlbildungen: phonologische Störungen, orofaziale Auffälligkeiten (☞ Kap. 14) und auditive Wahrnehmungsprobleme (☞ Kap. 6.2)

Prognose

- nach Dodd (1995) konnte keine Spontanremission beobachtet werden
- bei isoliert auftretenden Fehlbildungen später kaum LRS-Risiko (vgl. Fox 2003)

4.2.2 Diagnostik

Eine individuelle diagnostische Befunderhebung ist von großer Relevanz für die genaue Ableitung therapeutischer Ziele. Neben standardisierten oder informellen Prüfverfahren häufig auch aus langjähriger Erfahrung eigens zusammengestellte Prüfbögen.

Diagnostische Verfahren

- neuere Verfahren überprüfen Lautinventar und phonologisches System
  - LOGO-Ausspracheprüfung (Logo-Ausspracheprüfung zur differenzierten Analyse von Dyslalien, Wagner 1994)
  - Analyse zu Aussprachestörungen bei Kindern (AVAK, Hacker und Wilgermein 1998)
  - Psycholinguistische Analyse kindlicher Sprechstörungen (PLAKSS, Fox 2002)
  - Patholinguistische Diagnostik bei Sprachentwicklungsstörungen (PDSS, Kauschke und Siegmüller 2002)
  - Lautbefund in Weinrich und Zehner 2003
- ältere Verfahren überprüfen nur das Lautinventar, da sie aus einer Zeit stammen, in der noch keine Unterscheidung zwischen phonetischen und phonologischen Störungen getroffen wurde, z. B. Lautbildungstest für Vorschulkinder (LBT, Fried 1980)

4

Diagnostische Vorgehensweise

Prinzip

- Abprüfung sämtlicher Laute des deutschen Phoninventars in den verschiedenen möglichen Wortpositionen, Überprüfung der Stimulierbarkeit der fehlgebildeten Laute. Lautbefund gibt Aufschluss über die Vollständigkeit des Lautinventars (Phone) sowie über Verwendungsfähigkeit der Laute
- Überprüfung von auditiver Wahrnehmung und orofazialen Funktionen zur umfassenden Beurteilung der phonetisch-phonologischen Ebene
- ergänzende Diagnostik evtl. durch andere Berufsgruppen notwendig (z. B. Fachärzte für HNO, Kieferorthopädie) bei Verdacht auf begleitende Störungen

Verfahren

- spontanes Bildbenennen zur Überprüfung von Artikulationsfähigkeiten, gibt die Fähigkeiten eines Kindes nach Franke (1996a) am besten wieder
- Nachsprechen, falls Benennen nicht möglich, um kindliche Äußerung zu elizitieren
- Spontanspracherhebung laut Hacker (1994) weitere Möglichkeit der Befunderhebung (Cave Zeitaufwand)

- kindliche Äußerungen möglichst in IPA *(International Phonetic Alphabet)* transkribieren

Differenzialdiagnostik

- phonologische Störungen (☞ Kap. 3.2), Differenzierungskriterien ☞ Kap. 3.2.2
- orofaziale Dysfunktion (☞ Kap. 14)
- auditive Wahrnehmungsstörung (☞ Kap. 6.2)
- verbale Entwicklungsdyspraxie (☞ Kap. 4.3), Differenzierungskriterien ☞ Kap. 3.2.2

4.2.3 Therapie

Therapieplanung

Therapiebeginn nach genauer Planung von relevanten und individuellen Zielen, ggf. notwendige Veränderung dieser ersten Ziele sollte v.a. hinsichtlich kombinierter Störungen mit phonologischen Anteilen im Therapieverlauf bedacht werden.

- Auswahl des ersten zu übenden Lautes abhängig vom Störungsprofil und u.a. folgenden Kriterien: ungestörte Erwerbsreihenfolge des Lauterwerbs, Häufigkeit und Konstanz, Stimulierbarkeit, Ableitungsmöglichkeit von einem bereits vorhandenen korrekten Laut
- Therapie nicht sprachlicher Auffälligkeiten: Klärung der Behandlungsnotwendigkeit begleitender, nicht sprachlicher Auffälligkeiten, wie orofazialer Dysfunktion (☞ Kap. 14) bzw. auditiver Wahrnehmungsstörung (☞ Kap. 6.2), bei Therapieplanung
- Wahl des Therapieansatzes nach Schwere der Störung, Alter und Persönlichkeit des Kindes

Therapieansätze

Im Folgenden werden die gebräuchlichsten Ansätze zur Therapie von Fehlbildungen und Ersetzungen vorgestellt. Sie sind meist als in sich geschlossene Vorgehensweisen konzipiert, können aber in einzelnen Elementen kombiniert und individuell angepasst werden.

Therapie von Artikulationsstörungen nach Van Riper

Basis des Ansatzes ist Erkenntnis von Störung und Therapiebedürftigkeit durch den Patienten. Variation: Patholinguistische Therapie bei Sprachentwicklungsstörungen (Siegmüller und Kauschke 2006).

Ziel

Korrekte Lautbildung in allen Sprechsituationen.

Prinzip

Auswahl des therapierelevanten Lautes anhand des Vorliegens der meisten Schlüsselwörter (Wörter, in denen ein inkonstanter Laut bereits korrekt artikuliert und somit gefestigt wird).

Vorgehen

- korrekte auditive Wahrnehmung des Lautes in Fremdwahrnehmung (Fähigkeit, fremde Lautbildungen wahrzunehmen und gegen andere Lautbildungen abzugrenzen) sowie Eigenwahrnehmung (Fähigkeit, eigene Lautbildung wahrzunehmen und mit fremden Lautbildungen zu vergleichen) mittels auditivem Diskriminieren bzw. auditivem Identifizieren
- nach Verbesserung der auditiven Wahrnehmungsleistung:
  - Lautanbahnung: neues Erlernen des korrekten Lautbildungsmusters durch sog. Zielsuchen (Annäherung an korrektes Lautbildungsmuster durch Ausprobieren verschiedener Lautbildungsmöglichkeiten) bzw. mehrfach wiederholtes Betonen und Verlängern des Lautes in bereits korrekten Schlüsselwörtern, um unbewusst korrekt gebildetes Lautmuster bewusst werden zu lassen
  - Lautstabilisierung über Laut-, Silben-, Wort- und Satzebene
- Festigungsphase mit Zeit- und Emotionsdruck, d. h. von langsamer zu schnellerer Produktion sowie Produktion unter Anspannung
- Transfer in alle Sprechsituationen

Erlanger Konzept der bewegungsgestützten Lautanbahnung

Genaue Beschreibungen für die einzelnen Laute finden sich in Weinrich und Zehner (2003).

Ziel

Unterstützung der korrekten Ziellautbildung durch gleichzeitige Ausführung einer zum Ziellaut passenden Bewegung.

Indirekte Methode

- Annahme des Zusammenhangs von Artikulations- und Bewegungsart
- Annahme des Zusammenhangs von Artikulationsort und eingesetzten Körperteilen
- Annahme des Zusammenhangs von Bewegungsrichtung der Zunge bei Ziellautbildung und Bewegungsrichtung von Händen und Füßen
- Behandlung nur auf Lautebene

Beispiel: Bewegungsgestützte Lautanbahnung des Lautes /s/
Da der Laut /s/ ein Strömungslaut ist, sollten auch die ausgeführten Bewegungen fein strömend ausgeführt werden. Vorgeschlagen wird eine Bewegung der Fingerspitzen in Anlehnung an die Lautbildung mit der Zungenspitze. Die Bewegungsrichtung kann in Anlehnung an die Bewegungsrichtung der Zunge bei der Lautbildung nach oben oder nach unten (bei Sigmatismus interdentalis dagegen zum Körper hin) erfolgen. Spielvorschlag: Ziehen von Gegenständen an Schnüren mittels Zangengriff in bestimmter Richtung.

Lautassoziationsmethode nach McGinnis (1963)

Ziel

Strukturierung des sprachlichen Inputs zur Herstellung einer Verbindung und zur Optimierung von Aufnahme-, Verarbeitungs-, Speicher- und Abrufleistungen. Dadurch Verdeutlichung von formalen sprachlichen Aspekten und Bewegungsabläufen beim Sprechvorgang.

Indikationen

Primär zur Behandlung sehr schwerer Störungen mit Wahrnehmungs- und Konzentrationsstörungen als Begleitsymptome.

Vorgehen

- Erarbeitung einzelner Laute mit Verbindung von (Schrift-)Symbolen als Assoziationshilfen
- Kombination der erarbeiteten Laute zu Wörtern
- visuelle Verdeutlichung der Lautabfolge im Wort durch (Schrift-)Symbolabfolge sowie durch Präsentation eines den Begriff repräsentierenden Bildes, dadurch Förderung einer systematischen Assoziation
- Aufbau eines Vokabulars von ca. 50 Wörtern, die spontan ohne Schriftbild abgerufen werden können
- nach sicherer Wortproduktion Erweiterung auf Satz- und Textebene
- stark strukturierte und bewusst sprachliche Therapie für Vorschulalter ohne spielerisches Angebot

4.3 Verbale Entwicklungsdyspraxie

Anne Schulte-Mäter

Auch: kindliche Sprechapraxie, Childhood Apraxia of Speech (CAS), Developmental Apraxia of Speech (DAS), Developmental Verbal Dyspraxia (DVD). Abkürzung VED

Relativ seltene expressive Sprach- bzw. Sprechstörung bei Kindern. Zentrale Störung wie bei der erworbenen Form der Sprechapraxie (☞ Kap. 9.2) auf der Ebene der Planung und Programmierung von Sprechbewegungen mit Beeinträchtigung des gesamten sich gerade entfaltenden Sprachsystems (Wortschatzaufbau, Grammatikerwerb).

Ursachen

Nach bisherigen Erkenntnissen Störung zentraler Instanzen, die für die Steuerung von Sprechbewegungen zuständig sind.
- hirnorganische Läsionen wurden bisher nicht lokalisiert
- gesicherte Erkenntnisse über genetische Ursachen liegen nicht vor
- am Sprechvorgang beteiligte Muskeln und deren Innervierung sind unbeschädigt

4.3.1 Erscheinungsbild

Kinder mit einer VED sind in ihrem expressiven Sprachvermögen extrem eingeschränkt, bei altersadäquaten – dem kognitiven Entwicklungsstand entsprechenden – rezeptiven Sprachleistungen.
Je mehr der nachfolgend genannten Merkmale vorliegen, umso wahrscheinlicher wird die Diagnose einer Verbalen Entwicklungsdyspraxie.

Frühe Merkmale

- Probleme bei der Nahrungsaufnahme als Säugling und Kleinkind
- Auffälligkeiten in der motorischen Entwicklung („Stolperkinder“)
- „stille Babys“ (keine oder nur sehr reduzierte Lallproduktionen)
- extrem später Sprechbeginn
- alternative Kommunikationsversuche über Gestik, Mimik und Stoßlaute
- kaum Konsonanten in den ersten Lautproduktionen (Vokalsprache)
- Verlust bereits erworbener Laute oder Wörter

Allgemeine sprachliche Merkmale

- Suchbewegungen und/oder stilles Positionieren der Artikulatoren vor und während einer Äußerung (starker Hinweis auf eine VED)
- Anstieg der Fehlerquote mit steigender Äußerungslänge (starker Hinweis auf eine VED)
- Silbenstrukturen der Wörter werden gekürzt wiedergegeben
- kaum verständliche Sprache
- Stottersymptomatik (tritt nicht selten nach intensiver sprachtherapeutischer Behandlung in Verbindung mit der Steigerung sprechmotorischer und sprachlicher Kompetenz auf)

Typische Auffälligkeiten der Lautbildung

- Lautbildungsfehler sind variabel, daher nicht vorhersagbar (starker Hinweis auf eine VED)
- Schwierigkeiten Lautsequenzen zu produzieren
- Laut- und Silbenwiederholungen
- Vokalveränderungen (Substitutionen oder Distorsionen)
- Lautauslassungen am Wortende oder – noch häufiger – am Wortanfang
- Lautersetzung durch /h/-Laut am Wortanfang
- Lauteinschübe (häufig Schwa-Laut)

Mögliche Begleitsymptome

- orale Dyspraxie (Synonyme: buccofaciale oder glossolabiale Apraxie): bei sprechdyspraktischen Kindern sehr oft auch Willkürmotorik von Lippen-, Zungen- und Wangenmuskulatur für nicht sprachliche Bewegungen betroffen. Auch Dysfunktion des Gaumensegels möglich, was zu nasalen Anteilen beim Sprechen führt
- ausgeprägte generelle Dyspraxie der Gliedmaßen (seltener als orale Dyspraxie)
- gestörte Sprechatmung, Phonation und Prosodie: Schwere der Sprechbehinderung kann als Sekundärsymptomatik Beeinträchtigungen in den Funktionskreisen Atmung und Phonation bedingen, z. B. Schnappatmung, Lautstärke- und Tonhöheschwankungen, raue und heisere Stimme. Ebenso können Prosodie, Intonation und Sprechgeschwindigkeit betroffen sein

4.3.2 Diagnostik

Verlässliche Untersuchungsverfahren liegen nicht vor. Bei Kindern, die nur über wenige Lautierungen oder Silbenkombinationen verfügen, lässt sich die diagnostische Einstufung noch nicht vornehmen. Bei Kindern, die schon einige, wenn auch nicht unbedingt verständliche Wörter erworben haben, werden folgende Leistungen abgeprüft:

- wiederholtes Nachsprechen gleicher Wörter (sinnvolles und sinnloses Wortmaterial) → bei Kindern mit einer VED ergeben sich variable Produktionen
- diadochokinetische Silbenfolgen (z. B. „badabadabada", „patakapataka") → Kinder mit einer VED scheitern bei diesen Aufgaben

Häufig entsteht der Verdacht auf VED erst aufgrund mangelnder oder minimaler Fortschritte trotz sprachtherapeutischer Behandlung (Therapieresistenz).

Differenzialdiagnostik

- kindliche Dysarthrie: neuromuskuläre Störung der Sprechmuskulatur; Abweichungen in der Lautbildung kaum variabel
- phonologische Störung: phonologische Prozesse, d. h. Regelmäßigkeiten innerhalb des abweichenden phonologischen Systems; Vorhersagbarkeit der Lautbildungfehler (☞ Kap. 3.2)
- Wortfindungsstörung: entsprechend anderer Verlauf der Sprachentwicklung (☞ Kap. 3.3.5)

4

4.3.3 Therapie

Zahlreiche Therapiemethoden zur Behandlung von phonetisch-phonologischen Störungen sind fast wirkungslos.

Ziel

Therapie des grundlegenden Problems der eingeschränkten Fähigkeit, Sprechbewegungen in ihrer zeitlich-räumlichen Sequenz zu programmieren.

Prinzip

Intensives, stark strukturiertes Therapieprogramm, da zur Automatisierung von Sprechbewegungsabläufen eine hohe Wiederholungsrate der Übungseinheiten notwendig ist. Eine solche Therapieform kann nur mit zusätzlichen häuslichen Sprechübungen Erfolg haben. Die Einbindung der Bezugspersonen in die therapeutische Arbeit ist daher unbedingt erforderlich.

Therapieansätze

- Phonembestimmtes Manualsystem (PMS nach K. Schulte), meist gekoppelt mit dem Erkennen von Buchstaben, und Assoziationsmethode nach McGinnes haben sich auch schon bei Vorschulkindern als sehr hilfreich erwiesen. Bei diesen Therapiemethoden werden visuelle und taktile Zeichen mit jedem einzelnen Laut verknüpft und somit Lautfolgen sichtbar und spürbar gemacht
- PROMPT (*Prompts for restructuring oral muscular phonetic targets*, deutsche Version: Taktkin), v.a. taktil-kinästhetische Stimuli zur Verdeutlichung und Anbahnung von Sprechbewegungsabläufen. Nicht immer gegebene Voraussetzung ist die Bereitschaft der betroffenen Kinder, manuelle Manipulationen in ihrem Gesicht- und Halsbereich zuzulassen

5 Störungen des Schriftspracherwerbs bei Kindern

5.1 Vom Stufenmodell zur modellorientierten Therapie

Carola D. Schnitzler

5.1.1 Stufenmodell des Schriftspracherwerbs

Darstellung der Entwicklung von Lesen und Schreiben meist durch das Stufenmodell (☞ Abb. 5.1) von Frith (1985). Es stammt aus dem Englischen und wurde für das Deutsche bestätigt und spezifiziert (Scheerer-Neumann 1997).

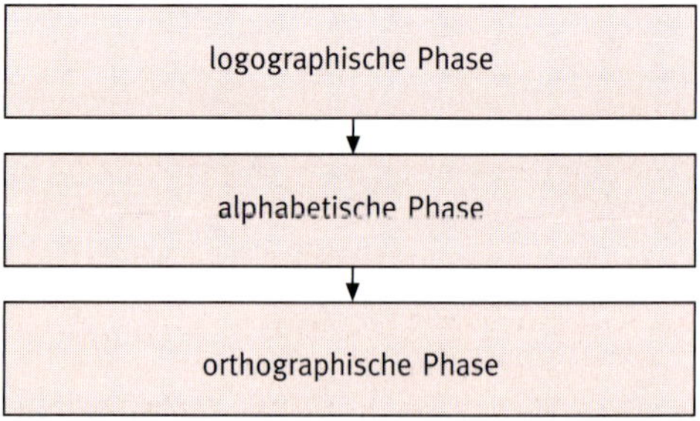

Abb. 5.1 Stufenmodell des Schriftspracherwerbs.

Schriftsprachstrategien

Erfolgreiche Lerner alphabetischer Orthographien mit einzelsprachspezifischen Ausprägungen durchlaufen Phasen des Schriftspracherwerbs, die durch vorherrschende Schriftsprachstrategien gekennzeichnet sind. Die logographische Strategie ist dabei im Normalfall maximal ein Durchgangsstadium; die alphabetische und die orthographische Strategie liegen nach dem erfolgreich abgeschlossenen Erwerb in automatisierter Form als integrativ operierende Schriftsprachstrategien vor.

- logographische Strategie: Wiedererkennen von Wörtern anhand von hervorstechenden visuellen Merkmalen (z. B. das <x> in Taxi); Malen von buchstabenähnlichen Formen, Buchstaben und geübten Wörtern (z. B. dem eigenen Namen)
- alphabetische Strategie: Entdeckung des „alphabetischen Prinzips", d. h. Buchstaben repräsentieren systematisch die Laute der gesprochenen

Sprache (Liberman et al. 1989); Anwendung der Regeln zu Buchstaben-Laut-Verknüpfungen führt zum phonematischen Rekodieren, d. h. dem synthetisierenden Lesen und lautgetreuen Schreiben
- orthographische Strategie: Wörter und Wortteile werden direkt gelesen oder geschrieben und müssen nicht mehr über einzelne Buchstaben-Laut-Verknüpfungen konstruiert werden; flüssiges Lesen und orthographisch korrektes Schreiben

5.1.2 Komponentenmodell zur Schriftsprachverarbeitung

Fast alle Modelle zur Schriftsprachverarbeitung operieren ausschließlich auf Wortebene. Man unterscheidet Netzwerkmodelle mit paralleler Arbeitsweise und hierarchische Komponentenmodelle mit seriellem Ablauf.

Zweiwegemodell

Alphabetische und orthographische Strategie finden im Zweiwegemodell (*Dual-Route-Model*, ☞ Abb. 5.2), das für das Lesen von Wörtern konstruiert wurde (Coltheart et al. 1993), sowie im Logogenmodell (☞ Kap. 7.1.4) ihre Entsprechung in unterschiedlichen Verarbeitungsrouten:
- alphabetische Strategie: Vollzug über die nicht lexikalische bzw. segmentale Route (☞ Abb. 5.2, gepunktete Linie)
- orthographische Strategie: Vollzug über die lexikalischen bzw. „ganzheitlichen" Routen (☞ Abb. 5.2, durchgezogene Linien)

5

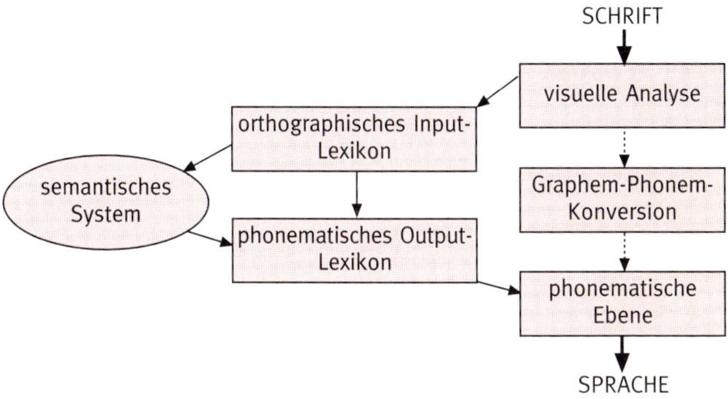

Abb. 5.2 Vereinfachtes Zweiwegemodell des Lesens (nach Ellis 1993).

Die im Analysesystem vorbereiteten Informationen durchlaufen die Verarbeitungsrouten parallel. Es wird das Output der Verarbeitungsroute realisiert, mit der am schnellsten ein eindeutiges Ergebnis erzielt werden konnte. Tab. 5.1 stellt am Beispiel des Wortes <UND> das Lesen mittels alphabetischer und orthographischer Strategie gegenüber.

Tab. 5.1: Lesen mittels alphabetischer und orthographischer Strategie: Lesen des Wortes <UND>

Alphabetische Strategie		Orthographische Strategie	
Input zur visuellen Analyse	<UND> → <U> <N> <D>	Input zur visuellen Analyse	<UND>
Phonematischer Output über die Graphem-Phonem-Konversion	/uː/ /n/ /d/	orthographisches Input-Lexikon	<UND>
Phonematischer Input zur sekundären Verarbeitung und Korrektur über das phonematische Input-Lexikon (gestrichelte Linie)	/uːnd/ → /unt/	phonematisches Output-Lexikon	/unt/
Phonematischer Output	/unt/	phonematischer Output	/unt/

Erwerb der lexikalischen Routen

Die lexikalische Route basiert auf der zuvor dominierenden alphabetischen Strategie, die über die segmentale Route realisiert wird.
Schlüsselkompetenz für den erfolgreichen Schriftspracherwerb sind das Wissen um das alphabetische Prinzip und seine Anwendung über die alphabetische Strategie bzw. die segmentale Route. Auf dieser Basis kann die orthographische Strategie entwickelt werden.

Paired-associate Learning nach Ehri (1992)

- Automatisierung des phonologischen Rekodierens, Übersetzen des Inputs in abstrakte phonologische Einheiten. Sukzessiver Aufbau, Erweiterung und Spezifikation komplexer, über das einzelne Segment hinausgehender Verbindungen zwischen orthographischen Zeichen (Buchstabengruppen) und ihren korrespondierenden phonologischen Einheiten
- Ableitung von Regelmäßigkeiten komplexer Buchstaben-Laut-Verbindungen (*Mappings*, Verbindungen) während des bewussten segmentalen phonologischen Rekodierens ausgehend von erlernten, einfachen Graphem-Phonem-Konversionsregeln. Mappings können nach und nach unbewusst vollzogen werden

Orthographische Lexika

Orthographische Lexika und direkte, „ganzheitliche" Routen sind Produkte des wiederholten Durchlaufens gleichartiger *Mappings* zwischen Graphemgruppen und den entsprechenden phonematischen Outputs und umgekehrt. Bei den im orthographischen Input-Lexikon enthaltenen Einträgen kann es sich deshalb konsequenterweise nicht um rein visuelle „Wortbilder" handeln, sondern um phonologisch strukturierte Gedächtniseinträge.

5.1.3 Modellorientierte Diagnostik und Intervention

Die modellorientierte Diagnostik geht über die Beschreibung einer Störung hinaus. Das Modell (☞ Abb. 5.2) ist der theoretische Bezugsrahmen, um Symptome einer Schriftspracherwerbsstörung zu erklären.
Die unterschiedlichen Routen und ihre Komponenten werden gezielt untersucht, um die individuelle Schriftsprachverarbeitung darzustellen sowie individuelle Ressourcen und Defizite zu identifizieren (Stackhouse und Wells 1997).
Hierbei werden zumindest drei Hauptaspekte der Sprachverarbeitung berücksichtigt:

- die Input- oder rezeptive Seite
- die Speicherung oder der Aspekt der zugrunde liegenden abstrakten Repräsentationen
- die Output- oder expressive Seite

Bei der Schriftsprachverarbeitung sind zudem die Schnittstellen zwischen der Verarbeitung gesprochener und geschriebener Sprache zu berücksichtigen. Ein derartiges diagnostisches Vorgehen ist die Voraussetzung zur Konzipierung einer spezifischen psycholinguistischen Intervention.

Fallbeispiel K., 5. Schuljahr

K. leidet unter einer massiven Schriftspracherwerbsstörung:

- beim Lesen und Schreiben von real existierenden Wörtern sind deutliche Leistungsdifferenzen zwischen geübten und ungeübten Wörtern zu beobachten
- beim Lesen und Schreiben von Pseudowörtern kommt es zu Abweichungen der Lautstruktur

Offensichtlich versucht K., ihre basalen Lese- und Rechtschreibprobleme durch das Auswendiglernen von Schriftwörtern zu kompensieren.

Diagnostik

- Überprüfung der Inputseite: phonologische Diskrimination (Hören sich /vako/ und /fako/ gleich an?); phonologische Bewusstheit/Identifikation (Hörst du ein /k/ in /huki/?) → ☺
- Überprüfung der Speicherung: lexikalisches Entscheiden (Gibt es /saken/?; Gibt es /laken/?) → ☺

- Überprüfung der Outputseite: Pseudowörter Nachsprechen (/kalimo/, /boRu-ki/); phonologische Bewusstheit/Manipulation (Was wird aus /nest/ ohne /s/ ?) → ☹

K. hatte nur Schwierigkeiten bei Aufgaben, mit denen die Outputseite überprüft wird → Outputproblem.

Therapie

K. soll durch entsprechende Übungen lernen, ihre Ressourcen auf der Inputseite zu nutzen, um ihre Defizite auf der Outputseite auszugleichen. Sie soll z. B. nach dem Schreiben eines (Pseudo-)Wortes das Geschriebene laut lesen und mit der auditiven Vorgabe bzw. intendierten Wortform vergleichen.

Einsatz der diagnostischen Modelle

Entwicklungsproximales Vorgehen: Das Stufenmodell (☞ Abb. 5.1) ist für ein psycholinguistisches Vorgehen unzureichend, da es nicht über die allgemeine Verhaltensbeschreibung einer Norm hinausgeht. Dabei Beobachtungen aus dem Stufenmodell jedoch als Ergänzung nutzen. Komponenten der alphabetischen bzw. der segmentalen Strategie sollten demnach immer zuerst behandelt werden, da sie die Grundlage für die Entwicklung der Komponenten der orthographischen bzw. „ganzheitlichen" Strategie bilden.

Die oben dargestellten Komponentenmodelle werden primär der Diagnostik und Therapie bei erworbenen Schriftsprachstörungen zugrunde gelegt. Ihr Einsatz bei entwicklungsbedingten Schriftsprachstörungen (☞ Kap. 5.3) ist nicht unumstritten, da diese Modelle die kognitive Verarbeitung nach dem erfolgreich abgeschlossenen Schriftspracherwerb modellieren.

5

Bei der modellorientierten Diagnostik von unterdurchschnittlichen Schriftsprachleistungen sowie der Identifikation von Risikofaktoren kommt den phonologischen Fähigkeiten ein besonderer Stellenwert zu.

5.1.4 Kernproblem phonologisches Defizit

Nicht mit dem Terminus „phonologische Störung" verwechseln, ☞ Kap. 3.2.

Entstehung von Lese-Rechtschreib-Schwierigkeiten

Das Phonologische Defizit (Stanovich 1988) ist die derzeit empirisch am besten belegte Hypothese zur Verursachung von Lese-Rechtschreib-Schwierigkeiten (Landerl 1999):

- behindert das Rekodieren und Dekodieren geschriebener Sprache mittels der alphabetischen Strategie und somit den erfolgreichen Schriftspracherwerb

- phonologische Wortformen liegen im mentalen Lexikon nur grob strukturiert und unterspezifiziert abstrakt vor (Hypothese der phonologischen Repräsentationen, vgl. Goswami 1999)
- kann zu Störungen der Sprachentwicklung, z. B. phonologischen Aussprachestörungen (☞ Kap. 3.2), führen, die mit erhöhtem Risiko für Lese-Rechtschreib-Schwierigkeiten verbunden sind. (Aber nicht jedes Kind mit Lese-Rechtschreib-Schwierigkeiten bei phonologischem Verarbeitungsdefizit zeigt Auffälligkeiten in seiner Sprachentwicklung!)

Diagnostik und Therapie

- phonologische Verarbeitung: Aufgaben, die ein phonologisches Enkodieren erfordern. Können mittels Sprachverarbeitungsmodellen den drei Bereichen der Sprachverarbeitung zugeordnet werden (☞ Tab. 5.2). Bei Aufgaben, die dem Bereich 3 zugeordnet werden, ist meist auch eine Inputverarbeitung notwendig. Daher Ermittlung von Leistungsdissoziationen zwischen den Bereichen 1 und 3 (☞ Fallbeispiel K., Kap. 5.1.3)
- phonologische Bewusstheit (☞ Kap. 5.2): z. B. Identifizieren und Manipulieren von Phonemen in Aufgabenbeispielen. Hohe Anforderungen an phonologische Sprachverarbeitung. Diese metalinguistischen Fähigkeiten stehen in engem Zusammenhang mit dem erfolgreichen Erwerb der Schriftsprache. Daher hat ihr Stellenwert in Forschung und Praxis in den letzten Jahren zugenommen.

Tab. 5.2: Aufgabenbeispiele für die drei Bereiche der Sprachverarbeitung (Stackhouse und Wells, 1997)

Bereiche		Übungsinhalte	Aufgabenbeispiele
1	Inputseite (phonologisches Enkodieren), *rezeptiv*	phonematisches Diskriminieren	Minimalpaare: Klingen /bune/ und /pune/ gleich?
		Identifizieren von phonologischen Einheiten	Hörst du ein /f/ in /sifa/?
2	phonologisches Lexikon	Qualität und Zugriff auf phonologische Wortformen	schnelles Benennen *(Rapid Naming)* einer Anzahl von Ziffern oder bildlich dargestellter Objekte
			verbale Flüssigkeitstests *(Verbal Fluency):* Aufzählen von Wörtern, die ein bestimmtes phonematisches Kriterium erfüllen, z. B. den gleichen Anlaut haben lexikalisches Entscheiden: Ist /mota/ ein richtiges Wort?

Tab. 5.2: Aufgabenbeispiele für die drei Bereiche der Sprachverarbeitung (Stackhouse und Wells, 1997)

Bereiche		Übungsinhalte	Aufgabenbeispiele
3	Outputseite, *expressiv*	Generieren eines phonologischen Outputs	Nachsprechen von Pseudowörtern: /manipuʀa/
			Manipulieren von Phonemen: Rückwärtssprechen von /folat/

5.2 Störungen der phonologischen Bewusstheit

Carola D. Schnitzler

Unfähigkeit, die lautliche Struktur gesprochener Sprache zu analysieren und zu verändern, ohne auf die Bedeutung des zu analysierenden sprachlichen Materials einzugehen.
Phonologische Bewusstheit ist eine notwendige, aber nicht hinreichende Bedingung für den erfolgreichen Schriftspracherwerb. Sie spielt eine Rolle bei der Identifikation und Förderung von Kindern mit vorhandenen oder einem Risiko für Lese-Rechtschreib-Schwierigkeiten (Schulalter).

5.2.1 Definitionen

Phonologische Bewusstheit im weiteren Sinne

Schon bei 3- bis 5-Jährigen bestehen Fähigkeiten zur impliziten phonologischen Bewusstheit für die größeren und akustisch besonders hervorstechenden Silben und Onset-Reim-Einheiten (☞ Abb. 5.3). Diese knüpfen an Sprachleistungen an, die in konkrete Spielhandlungen eingebettet sind (Jansen et al. 1999), z. B.:

- Abzählreime (E-ne, me-ne, mis-te, was rap-pelt in der Kis-te ...)
- Klatschspiele (Bei Mül-lers hat's ge-brannt, brannt, brannt ...)
- Kinderreime (Muh, muh, muh; so ruft im Stall die Kuh ...)

In der deutschsprachigen Literatur meist als „phonologische Bewusstheit im weiteren Sinne" bezeichnet, weil sie nicht direkt mit den Schriftsprachfähigkeiten am Schulanfang in Zusammenhang stehen, sondern als *Vorläuferfertigkeiten* zu verstehen sind (☞ Abb. 5.4).

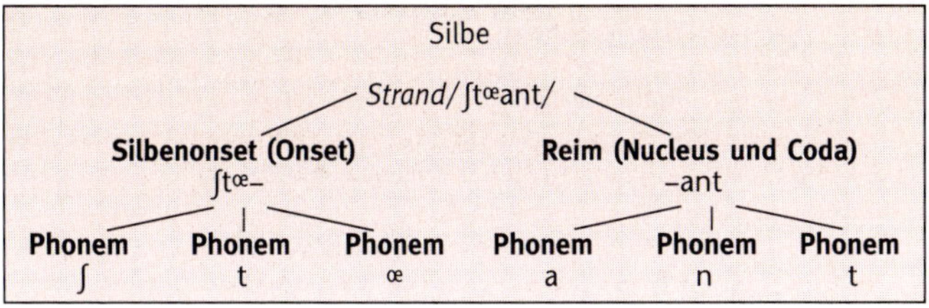

Abb. 5.3 Phonologische Einheiten.

Phonologische Bewusstheit im engeren Sinne

Bei 5-Jährigen ist die Hirnreifung so weit fortgeschritten, dass grundsätzlich bewusstere Sprachverarbeitungsprozesse, also auch Aufgaben zur expliziten phonologischen Bewusstheit, möglich sind:

- was wird aus Maus ohne /m/? – aus
- wie viele Laute hörst du in Schaf? – drei

In der deutschsprachigen Literatur häufig Bezeichnung als „phonologische Bewusstheit im engeren Sinne“, weil sie direkt mit den Schriftsprachfähigkeiten am Schulanfang in Zusammenhang stehen (☞ Abb. 5.4).

Phonologische Bewusstheit und Schriftspracherwerb

Phonologische Bewusstheit auf der Phonemebene wird häufig auch als *Phonembewusstheit* bezeichnet.

Fähigkeiten zur phonologischen Bewusstheit auf Phonemebene erfordern ein hohes Maß an Abstraktion und ein differenziertes Wissen um den Aufbau der Sprache (☞ Kap. 5.1.4). Phoneme müssen aus dem kontinuierlichen Sprachsignal konstruiert werden. Eine explizite Analyse auf der Phonemebene ist zum erfolgreichen Lesen- und Schreibenlernen erforderlich.

Wechselseitiger Zusammenhang zwischen phonologischer Bewusstheit und Schriftspracherwerb:

- aktive Auseinandersetzung mit alphabetischer Orthographie zur Entwicklung von Fähigkeiten zur phonologischen Bewusstheit auf der Phonemebene erforderlich. Meist im Rahmen der schulischen Instruktion am Schulanfang (*analytischer Ansatz*). Liegen bei Kindern zum Zeitpunkt des Schuleintritts Fähigkeiten zur phonologischen Bewusstheit für Phoneme vor, begünstigen diese den erfolgreichen Erwerb der alphabetischen Schriftsprachstrategie (☞ Kap. 5.1)
- wachsende Schriftspracherfahrung beeinflusst die Entwicklung komplexer Fähigkeiten zur phonologischen Bewusstheit. Wechselwirkung zwischen expliziter phonologischer Bewusstheit auf Silben- und Onset-Reim-Ebene und orthographischer Schriftsprachstrategie (☞ Kap. 5.1)

5.2.2 Zweidimensionales Konstrukt der phonologischen Bewusstheit

Überprüfung der phonologischen Bewusstheit durch Aufgaben auf Wort- bzw. Pseudowortebene, die immer auch ein gewisses Maß an Aufmerksamkeit, Konzentration und auditives Kurzzeitgedächtnis erfordern. Das zweidimensionale Konstrukt ermöglicht die systematische Unterscheidung der Aufgaben zur phonologischen Bewusstheit nach ihrem Schwierigkeitsgrad (vgl. Schnitzler, im Druck).

- Dimension der Größe der phonologischen Einheit: Silbenebene, Silbenonset, d. h. der (die) Konsonant(en) vor dem Vokal einer Silbe, und Reimebene, Phonemebene
- Dimension der Explizitheit der Operation: Identifizieren, Segmentieren, Synthetisieren, Manipulieren: Elision, Addition, Substitution, Metathese

Größe der phonologischen Einheit

- bezieht sich auf silbische und subsilbische Konstituenten (☞ Abb. 5.3), die akustisch in unterschiedlichem Ausmaß hervortreten: je größer umso mehr
- Operationen mit größeren Einheiten lassen sich generell leichter durchführen als solche mit kleinen Einheiten

Explizitheit der Operation

5

- spiegelt sich in Aufgaben wider, die immer explizitere und somit komplexere mentale Verarbeitungsschritte erfordern
- Operationen, bei denen auf implizites Sprachwissen zurückgegriffen werden kann, z. B. den Gleichklang heraushören bei einer Aufgabe zum Identifizieren (beginnen *Haus* und *Hand* mit dem gleichen Laut? – Ja.), lassen sich generell leichter durchführen als solche, bei denen explizites Sprachwissen aktiviert werden muss, z. B. den ersten Laut (Onset) bei der gleichen Aufgabe zu isolieren (segmentieren, womit beginnen *Haus* und *Hand*? – Mit /h/)

5.2.3 Entwicklung der phonologischen Bewusstheit

Entwicklung der phonologischen Bewusstheit (Stackhouse und Wells 1997):

- Größe der phonologischen Einheit: von den großen silbischen Einheiten über die subsilbischen Onset-Reim-Einheiten zu den kleinsten Einheiten, den Phonemen
- Explizitheit der Operation: von der impliziten zur expliziten phonologischen Bewusstheit

Entwicklungsschritte der phonologischen Bewusstheit

Vorschulalter

- implizite Silbenebene: Silben erkennen und lokalisieren, Silben segmentieren mit sprechbegleitendem Klatschen o.Ä., z. B. sage *Lampenschirm* und klatsche dabei: Lam(klatsch)-pen(klatsch)-schirm(klatsch)
- implizite Reimebene: Reime erkennen, Reime bilden, z. B. reimen sich *Hapf* und *Mapf*? – ja
- implizite Onsetebene: Silbenonsets erkennen, Alliterationen bilden, z. B. welches Wort hört sich am Anfang anders an als die anderen: *Mohn*, *Bus*, *Maus*? – Bus

Schulbeginn

- implizite Phonemebene: Phoneme erkennen und lokalisieren, z. B. hörst du ein /s/ in *Wasser*? – ja, in der Mitte
- explizite Phonemebene: Phoneme segmentieren, synthetisieren und manipulieren, z. B. was wird aus *Post* ohne /s/ ?- Pott

Späteres Grundschulalter

- explizite Silbenebene: Silben segmentieren, synthetisieren und manipulieren, z. B. was ist das für ein Tier: *Alako*? – Koala
- explizite Onset-Reim-Ebene: Onset-Reim-Einheitensegmentieren, synthetisieren und manipulieren, z. B. *Tina Schmitz* wird Schmina Titz

Relevanz für den erfolgreichen Schriftspracherwerb

Der phonologischen Bewusstheit kommt als Vorläuferfertigkeit im Vorschulalter und für die Initiierung der alphabetischen Phase am Schulanfang eine Schlüsselrolle für den erfolgreichen Schriftspracherwerb zu:

5

- Zusammenhänge zwischen phonologischer Bewusstheit und Schriftspracherwerb
  - bestehen unterschiedlich ausgeprägt in alphabetischen Orthographien unabhängig von der Einzelsprache. Dies zeigen z. B. sprachvergleichende Studien Englisch/Deutsch
  - sind unabhängig, d. h. lassen sich auch nachweisen, wenn andere einflussreiche Faktoren wie Alter, sozioökonomischer Hintergrund, Intelligenz und frühe Buchstabenkenntnis kontrolliert wurden
- prädikative und parallele Zusammenhänge zwischen spezifischen Fähigkeiten zur phonologischen Bewusstheit und Schriftsprachfähigkeiten bzw. -strategien bestehen, so dass Schriftsprachfähigkeiten vorhergesagt werden konnten
- Trainingsstudien belegen die Effektivität von Präventionsmaßnahmen, in denen phonologische Bewusstheit gefördert wurde
- Relevanz der Fähigkeiten zur phonologischen Bewusstheit bleibt im Laufe des Schriftspracherwerbs (orthographische Phase) bestehen, nimmt aber zugunsten semantisch-lexikalischer und morphologisch-syntaktischer Fähigkeiten ab

5.2.4 Phonologische Bewusstheit im Vorschulalter

Diagnostik

Beispiel für ein standardisiertes Grobsiebverfahren zur Früherkennung von Lese-Rechtschreib-Schwierigkeiten durch Aufgaben zur phonologischen Bewusstheit (☞ Abb. 5.4) ist das Bielefelder Screening (BISC, Jansen et al. 1999):

- Aufgaben auf der impliziten Silben- und Reimebene
- zwei Testzeitpunkte im letzten Vorschuljahr
- Kinder, die bei den einfachen Aufgaben des BISC Schwierigkeiten zeigen, werden als LRS-Risikokinder identifiziert

Trotz der relativ hohen Vorhersagekraft des Screenings ist die Zuverlässigkeit bzgl. der Vorhersage der Schriftsprachfähigkeiten am Ende des 2. Schuljahres nicht eindeutig (Martschinke et al. 2001; Marx et al. 2000).

Diagnostikinstrumente, mit denen differenziertere Aussagen über die Leistungen von Vorschulkindern gemacht werden können, liegen bislang noch nicht für das Deutsche vor.

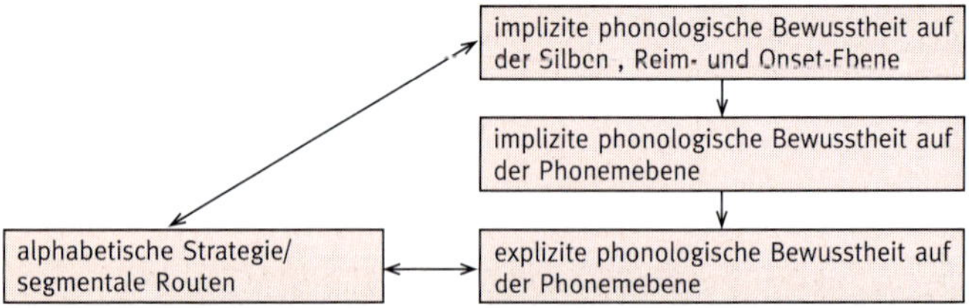

Abb. 5.4 Zusammenhänge zwischen Vorläuferfähigkeiten zur phonologischen Bewusstheit und dem Schriftspracherwerb am Schulanfang.

Prävention von Schriftspracherwerbsstörungen

Kinder mit auffälliger phonologischer Bewusstheit profitieren von Präventionsmaßnahmen im letzten Vorschuljahr:

- Gruppenprogramme, wie das Würzburger Trainingsprogramm (Küspert und Schneider 2001), sind spielerische Übungen zur Verbesserung der phonologischen Bewusstheit
- trainierte Risikokinder erreichen im Durchschnitt normale Schriftsprachfähigkeiten am Ende des 2. Schuljahres (Schneider und Küspert 2003)
- da bei Schulbeginn zunächst überwiegend die alphabetische Strategie erlernt wird, sollte der Schwerpunkt der Verbesserung der phonologischen Bewusstheit auf der Phonemebene liegen

Evaluationsstudien zu Einzelpräventionsmaßnahmen liegen im deutschsprachigen Bereich bislang noch nicht vor.

Übungen zur phonologischen Bewusstheit im Rahmen vorschulischer Präventionsmaßnahmen:

- Silben: sprechbegleitend zu Silben klatschen, Wörter in Silben unterteilen („Roboter-Sprache"), Silben zu Wörtern zusammenziehen
- Reime: Reime erkennen, in Gedichten Reime ergänzen, Reime zu einem vorgegebenen Wort selbst produzieren, Reime aufgrund von Bildvorlagen erkennen
- Silbenonsets: Silbenonsets erkennen, Silbenonset und Reim zu einem Wort zusammen ziehen, Wort ohne Silbenonset sprechen
- Phoneme: Phoneme erkennen, Phoneme im Wort lokalisieren, Wörter in Phoneme unterteilen, Phoneme zu einem Wort zusammen ziehen

Phonologische Verknüpfungstheorie

Durch Kombination von phonologischem Bewusstheitstraining und Übungen zu Buchstaben-Laut-Verknüpfungen größere Effekte auf die Entwicklung von schriftsprachlichen Fähigkeiten als bei alleinigem Training der phonologischen Bewusstheit oder der Buchstaben-Laut-Verknüpfungen. Dies konnte auch bei Trainingsstudien mit deutschsprachigen Vorschulkindern nachgewiesen werden (Schneider et al. 2000).

5.2.5 Phonologische Bewusstheit im Schulalter

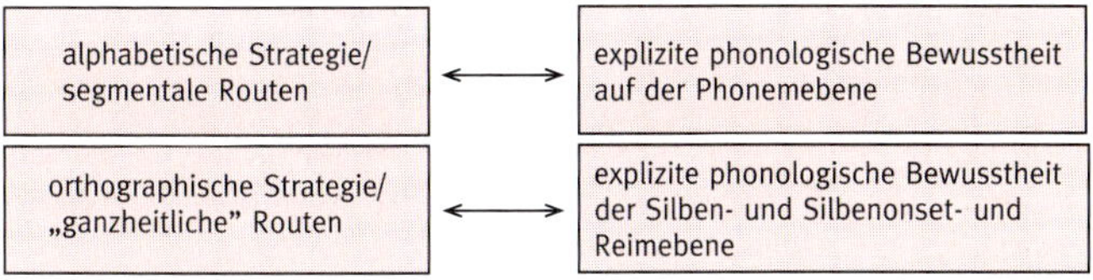

Abb. 5.5 Spezifische Zusammenhänge zwischen Fähigkeiten zur phonologischen Bewusstheit und den einzelnen Schriftsprachstrategien bzw. -routen.

Diagnostik

Derzeit eingesetzte Testverfahren sind v.a. für den Schulbeginn aussagekräftig. Sie beziehen sich auf die zuerst zu erwerbende und für den weiteren Schriftspracherwerb kritische alphabetische Strategie.

Verfahren mit Aussagekraft für das gesamte Grundschulalter müssen folgende Aspekte erfassen (☞ Abb. 5.5):
- Fähigkeiten auf der impliziten und expliziten Phonemebene (s.o. Schulbeginn)
- Fähigkeiten zur phonologischen Bewusstheit auf der impliziten Silben- und Onset-Reim-Ebene (☞ Kap. 5.2.4)
- Fähigkeiten zur phonologischen Bewusstheit auf der expliziten Silben- und Onset-Reim-Ebene

Dadurch ist eine individuelle Profilerstellung der Fähigkeiten zur phonologischen Bewusstheit auf allen Ebenen möglich. Derartige Verfahren liegen bisher nur in experimentellen Versionen vor (vgl. Schnitzler, im Druck).

Rundgang durch Hörhausen (Martschinke et al. 2001)
Wurde speziell für den Schulbeginn konzipiert.
- Berücksichtigung der impliziten und expliziten Phonemebene, die mit der alphabetischen Strategie im direkten Zusammenhang steht
- Berücksichtigung der Ebenen der phonologischen Bewusstheit, die für das Vorschulalter typisch sind: implizite Silbenebene, implizite Onset-Reim-Ebene als Basis für die Entwicklung der phonologischen Bewusstheit auf Phonemebene, welche für die Entwicklung der alphabetischen Strategie maßgeblich ist

Die Vorhersagekraft des Verfahrens bezüglich des Risikos für Schriftspracherwerbsstörungen in der weiteren Schullaufbahn ist nach Aussage der Autorinnen nicht optimal. Es kann dennoch als Förderdiagnostikum empfohlen werden.

5

Test zur Erfassung von Basiskompetenzen für Lese-Rechtschreib-Leistungen (BAKO 1–4; Stock et al. 2004)
Wurde für das 1.–4. Grundschuljahr konzipiert. Aufgaben zur phonologischen Bewusstheit einzig auf Phonemebene, dadurch Aussagen zu der Ebene möglich, die im Zusammenhang mit der alphabetischen Strategie steht.
Folgende Erkenntnisse wurden im deutschsprachigen Raum bislang noch nicht in standardisierten Diagnostikinstrumenten umgesetzt:
- Vorhersage der Schriftsprachkompetenzen im 3. und 4. Schuljahr (orthographische Strategie) durch vorschulische Fähigkeiten zur phonologischen Bewusstheit auf der Silben-, Onset- und Reimebene (vgl. Wimmer et al. 1994)
- Erklärung der Varianz der Schriftsprachfähigkeiten am Ende des 2. und 4. Schuljahres (orthografische Strategie) durch Fähigkeiten auf der expliziten Silbenebene (z. B. Silben segmentieren) und insbesondere der Onset-Reim-Ebene (z. B. die Schüttelreim-Aufgabe *Hans Peter* wird *Pans Heter)* (vgl. Scheerer-Neumann und Hofmann 2002)

Prävention und Therapie von Schriftspracherwerbsstörungen

Alphabetische Strategie (segmentale Route)

- Ziel: Prävention von LRS
- Prinzip: Förderung der phonologischen Bewusstheit in Kombination mit der Vermittlung von Buchstaben-Laut-Verknüpfungen
- Therapiezeitpunkt: bei Schulbeginn, auch im Rahmen einer Therapie von Kindern im fortgeschrittenen Grundschulalter, deren Schriftsprachprobleme schwerpunktmäßig im Bereich der alphabetischen Strategie liegen
- Inhalte: entsprechen im Wesentlichen denen im Vorschulalter (☞ Kap. 5.2.4), wobei die explizite Phonemebene den Schwerpunkt bildet

Beispiel: Leichter Lesen und Schreiben lernen mit der Hexe Susi (Forster und Martschinke 2001)

Vorbereitende Übungen auf Reim- und Silbenebene:
- Reime erkennen und bilden
- Silben segmentieren und synthetisieren

Schwerpunktübungen auf Phonemebene:
- Phoneme identifizieren, segmentieren und synthetisieren
- Anwendung der Übungen auf Phonemebene auf die Schriftsprache

Die Effizienz dieses Programms als didaktische Methode für den Schulanfang konnte in einer Studie nachgewiesen werden. Evaluationsstudien für die individuelle Einzelintervention fehlen.

Orthographische Strategie („ganzheitliche“ Route; ☞ Tab. 5.3)

Ziel: Förderung der expliziten phonologischen Bewusstheit für Silben- und Onset-Reim-Einheiten (theoretisch sinnvoll, wenn man die phonematische Struktur der deutschen Sprache und die Ergebnisse von den im Diagnostikteil erwähnten korrelativen Studien berücksichtigt).

5

Tab. 5.3: Beispiele für Bezugspunkte der orthographischen Strategie

	Bezugspunkt	Beispiel
Schreiben	Buchstabengruppen im Onset, für deren Verschriftung spezielle Rechtschreibregeln gelten	/ʃ/ + /p, t/ in *Sp-atz*, *St-ein*
	Reime werden häufig gleich geschrieben	*-ack* in *Fr-ack*, *L-ack*, *P-ack*, *S-ack*, *Schn-ack*, *Wr-ack*
	Silbensegmentieren als Hilfe bei Konsonantendoppelungen nutzen (*Pilotensprache*)	*Af-fen*, *Son-ne*, *Ham-mer*

Tab. 5.3: Beispiele für Bezugspunkte der orthographischen Strategie

	Bezugspunkt	Beispiel
Lesen	Silben (statt einzelne Buchstaben) als Struktureinheit beim Lesen nutzen	Silbenbögen einzeichnen
	häufig wiederkehrende Silben direkt erfassen	-ben, -sen, -fen in he-ben, le-sen, kau-fen
	häufig wiederkehrende silbische Morpheme direkt erfassen	Verbpräfixe *ver-*, *ab-*, *an-*, *auf-* , *ein-* in *ver-kaufen, ab-kaufen, an-kaufen, auf-kaufen, ein-kaufen*

Es existieren im deutschsprachigen Raum nur wenige Trainingsstudien zur Überprüfung der Wirksamkeit von Übungen zur phonologischen Bewusstheit auf Ebenen, die mit der orthographischen Strategie im Zusammenhang stehen:

- Wimmer und Hartl (1991) führten eine Studie mit zehn lese-rechtschreibschwachen Zweitklässlern durch. Das Programm bestand im Wesentlichen aus Übungen zur Verbesserung der phonologischen und orthographischen Bewusstheit auf der Onset- und Reim-Ebene. Die nicht signifikante Verbesserung der Schriftsprachfähigkeiten kann dadurch erklärt werden, dass die Kinder ggf. eher eine Intervention zur Verbesserung der alphabetischen Strategie benötigt hätten. Entsprechend wären Übungen zur phonologischen Bewusstheit auf Phonemebene angezeigt gewesen
- Scheerer-Neumann (1981) konnte in ihrer Studie davon ausgehen, dass die Drittklässler in der experimentellen Gruppe die alphabetische Strategie bereits beherrschten. In dem überprüften Programm war die explizite Silbensegmentierung gesprochener und geschriebener Sprache zentraler Aspekt. Hierdurch konnten signifikante Verbesserungen bei den trainierten Kindern bezüglich ihrer Lesefähigkeit, insbesondere bei langen Wörtern nachgewiesen werden

Aufgrund der geringen Anzahl von Studien und der unklaren Befundlage herrscht hier noch großer Forschungsbedarf.

5.3 Störungen des Lesens und Schreibens bei Kindern

Julia Siegmüller und Bente von der Heide

Auch: Lese-Rechtschreib-Störung (LRS), Lese-Rechtschreib-Schwäche, Legasthenie; Entwicklungsdyslexie (Lesen), Entwicklungsdysgraphie (Schreiben)

Umschriebene Entwicklungsstörung, bei der das Niveau des Lesens und Schreibens kombiniert oder einzeln hinter gleichaltrigen Kindern zurückbleiben. Die Störung wirkt sich nachhaltig auf die schulischen Leistungen aus.

Nach der ICD-10-Definition darf die Störung nicht allein durch das Entwicklungsalter, Sehprobleme oder unzureichende Beschulung erklärbar sein. Kognitive Defizite, erworbene Hirnschädigungen oder -krankheiten werden als Ursache ausgeschlossen. Der LRS gehen häufig Sprachentwicklungsstörungen (☞ Kap. 3) voraus.

Maßgebliche statistische Fakten

Isolierte Schreibstörung ist häufiger als isolierte Lesestörung (Gasteiger-Klicpera und Klicpera 2004).

- 2–4 % aller Schüler in den industrialisierten Ländern
- Jugendliche bzw. Erwachsene: 5–10 %
- Jungen sind häufiger betroffen als Mädchen (3:2)
- Rechtschreiben: Jungen noch häufiger betroffen

5

5.3.1 Ursachen

Die Ursache der LRS ist ungeklärt. Erklärungsmodelle stellen verschiedene Faktoren in den Vordergrund, z. B. Störung in der phonologischen Bewusstheit (☞ Kap. 5.2)

Einfluss von Sprachstörungen auf den Einstieg in den Leselehrgang

Schriftspracherwerb bedeutet Anknüpfen und Erweitern an bestehende sprachliche Fähigkeiten. Schrift ist eine höhere Komplexitätsebene der Auseinandersetzung mit Sprache. Einflüsse von Sprachentwicklungsstörungen (☞ Kap. 3) sind daher offensichtlich.

- Einstieg in Schriftspracherwerb wird negativ beeinflusst durch Störungen der verschiedenen sprachlichen Ebenen (Phonologie, Semantik, Lexikon, Grammatik, Pragmatik) sowie Sprachstörungen im metasprachlichen Bereich (Crämer und Schumann 2002)
- bei Sprachentwicklungsstörung ist diese als primär zu betrachten

Biologische/genetische Ursachen

Verschiedene Untersuchungen weisen auf genetische Einflüsse hin (Klicpera und Gasteiger-Klicpera 1995). Längsschnittstudien haben gezeigt, dass die Auftretenswahrscheinlichkeit von Lese-Rechtschreib-Störungen in Familien, in denen ein Familienmitglied in der Kindheit eine schwere Lesestörung hatte, deutlich erhöht ist. Erbgang jedoch bislang unbekannt.

Störung beim phonologischen Rekodieren

Phonologisches Defizit ☞ Kap. 5.1.4

Zugriffstörung auf das phonologische Lexikon

- Defizite bei serieller Benenngeschwindigkeit
- Zugriffstörungen auf das phonologische Lexikon behindern den lexikalischen/ganzheitlichen Leseprozess
- Speicherdefizite bei Schriftbildern, dazu kommt fehlerhaftes, verlangsamtes Lesen
- häufig Fehler beim Schreiben von unregelmäßigen Wörtern
- differenzialdiagnostische Abgrenzung von Wortfindungsstörungen als Ursache der LRS (vgl. Kap. 3.3.5)

5

Visuelle Verarbeitungsstörung

- Defizite bei der Verarbeitung schnell wechselnder visueller Reize durch unzureichende Steuerung der Blickbewegungen beim Lesen. Augenbewegungen leseschwacher Kinder beim Lesen unterscheiden sich deutlich von denen guter Leser. In der Regel treten längere Fixierungen und häufigeres Zurückfahren mit dem Auge auf
- Auffälligkeiten als Folge und nicht als Ursache der Leseschwierigkeiten

Beeinträchtigung des Kurzzeitgedächtnisses

- Beeinträchtigungen im visuellen Kurzzeitgedächtnis können Ursache für ein Defizit im Aufbau der rezeptiv-visuellen Wortformen im graphematischen Input-Lexikon sein (Castles und Coltheart 1996)
- Beeinträchtigungen im Aufbau des graphematischen Input-Lexikons wirken sich auf das Sinnverständnis beim Lesen sowie auf die korrekte Realisierung GPK-irregulärer Wörter beim lauten Lesen aus.

- Beeinträchtigungen des auditiven Kurzzeitgedächtnisses: verschiedene Autoren nehmen Zusammenhang mit Defiziten im Aufbau einer nicht lexikalischen Lesestrategie an. Das Zusammenfügen der Wortsegmente im nicht lexikalischen Leseprozess beansprucht besonders das auditive Kurzzeitgedächtnis (u.a. Baddeley 1990)

Defizite im Lernverhalten

- häufig gleichzeitig Aufmerksamkeitsstörungen: Schwierigkeiten bei der Bewältigung von Hausaufgaben und selbstständig zu leistenden schulischen Anforderungen
- können auch als Verzögerung in der Entwicklung des Lernverhaltens auftreten (Crämer und Schumann 2002)
- dabei ist zu unterscheiden:
  - das Lernverhalten entwickelt sich langsamer und gleicht sich langsam an
  - Stillstand in der Lernentwicklung (= Lernstörung)

5.3.2 Erscheinungsbild und Prognose

Symptome

5

Frühe Grundschulzeit

- fehlerhaftes Lesen auf Wortebene: Auslassungen, Hinzufügungen, Ersetzungen oder Vertauschungen von Lauten. Semantische Paralexien, Regularisierungen unregelmäßiger Wörter, morphologische Fehler
- fehlerhaftes Schreiben auf Wortebene: Regularisierungen von unregelmäßigen Wörtern, Vertauschungen, Auslassungen und Hinzufügungen von Graphemen

Spätere Schulzeit

- langsames stockendes Lesen (niedrige Lesegeschwindigkeit)
- schlechte Rechtschreibung, Regularisierungen von unregelmäßigen Wörtern
- Beeinträchtigung im Lese-Sinn-Verständnis (Kind versteht nicht, was es gerade gelesen hat)

Häufige Parallelstörungen

- Rechenschwäche (Dyskalkulie, in kombinierter Form dann auch *Kombinierte Schulleistungsschwäche*) bei bis zu 75 % der betroffenen Kinder
- emotionale Probleme, verbunden mit einem geringeren Selbstwertgefühl
- Aufmerksamkeitsschwierigkeiten
- Hyperaktivität bei bis zu 30 % der betroffenen Kinder

Prognose

- bei einer LRS ist in keinem Alter von einer Möglichkeit zu einer spontanen Überwindung (ohne therapeutische Intervention) auszugehen
- bei Schülern mit einem mühevollen Leseeinstieg kann sich die Spirale der Schwierigkeiten im Laufe der ersten Schuljahre bedenklich hochschaukeln. Diese Schüler
  - lesen außerhalb der Schule meist weniger als andere Schüler: Übungseffekte werden langsamer erzielt
  - lesen in der Schule durch ihr langsameres Lesetempo in der zur Verfügung stehenden Zeit weniger als andere Schüler: Vergrößerung des Abstands zu Kindern der gleichen Klassenstufe
  - tragen ein größeres Risiko durch mangelnde Übung das Gelernte wieder zu vergessen
  - können in anderen schulischen Fächern ihr Weltwissen nur bedingt weiterentwickeln, da dieses in der Schule in der Regel durch Lesen vermittelt wird

5.3.3 Erklärungsansätze

Entwicklungsorientierter Ansatz (Frith 1985)

Grundannahme

Die Leistungsprofile von Kindern mit Störungen der Schriftsprache werden auf ein Modell zum normalen Schriftspracherwerb bezogen. Der Leseerwerb verläuft in drei Stadien, die auf unterschiedlichen Verarbeitungsstrategien basieren. Die Kinder durchlaufen die logographische, alphabetische und orthographische Phase (☞ Kap. 5.1).

Schädigungsprinzip

Die Ausprägungen von Störungen der Schriftsprache werden mit einer Entwicklungsstagnation auf den verschiedenen Entwicklungsebenen beschrieben. Frith (1985) geht davon aus, dass der Erwerb der alphabetischen Phase bei den meisten Lesestörungen das Problem darstellt. Asymmetrische Entwicklungsprofile im Schriftspracherwerb können nicht mit dem Stufenmodell beschrieben werden.

Kognitiv-neuropsychologischer Ansatz

Grundannahme

Analoge Betrachtung von erworbenen Störungen der Schriftsprache und Entwicklungsstörungen. Die Verarbeitungssysteme für den Lese- und Schreibprozess werden als modular organisiert angenommen, einzelne Module können selektiv beeinträchtigt sein. Untersuchung und Interpretation von entwicklungsbedingten Lese- und Schreibstörungen anhand von Sprachverarbeitungsmodellen (☞ Kap. 5.1).

Schädigungsprinzip

Für den Schriftspracherwerb nimmt Temple (1997) eine abgeschwächte Form der Modularitätsannahme an, indem zwischen den sich unabhängig entwickelnden Modulen Interaktionen bestehen.

Lese- und Schreibprozess bestehen aus der lexikalischen und nicht lexikalischen Verarbeitung (☞ Kap. 5.1.1):

- bekannte Wörter können über beide Wege verarbeitet werden
- unbekannte Wörter und Neologismen werden über den nicht lexikalischen Weg verarbeitet
- Irregularitäten bei der Lesung und Schreibung von Wörtern sind in den modalitätsspezifischen Lexika gespeichert

Beide Verarbeitungsprozesse entwickeln sich unabhängig voneinander, Störungen im Entwicklungsprozess wirken sich auf einen der beiden Verarbeitungswege aus.

Ansatz

- Diagnostik: detaillierte Untersuchung der am Schreib- und Leseprozess beteiligten Verarbeitungsprozesse
- Therapie (☞ Kap. 5.3.5): gezielte Behandlung der lokalisierten Störungen im Verarbeitungsprozess, bezieht die bereits erworbenen schriftsprachlichen Fähigkeiten in die Therapiegestaltung ein

5.3.4 Diagnostik

Die Erfassung einer bestehenden LRS anhand von standardisierten Testverfahren ist momentan erst am Ende der ersten Klasse möglich! In der Vorschulzeit und während der ersten Klasse werden Risikofaktoren ermittelt.

Ziele

- Vorschulzeit: Erfassung der Kinder, die ein Risiko für die Entwicklung einer LRS tragen. Dies sind vor allem Kinder mit Auffälligkeiten in der phonologischen Bewusstheit (☞ Kap. 5.2)
- Schulzeit:
  - frühe Erfassung der betroffenen Kinder und genaue Beschreibung ihrer Leistungsdefizite
  - Lokalisation der Entwicklungsstagnationen im Schriftsprachprozess

Allgemeine diagnostische Maßnahmen (Gasteiger-Klicpera und Klicpera 2004)

- Untersuchung des phonologischen Wissens:
  - auditives Diskriminieren
  - Detektieren von Silben und Phonemen in Wörtern
  - Zusammenfügen von Phonemen und Silben
- Lesen:
  - Erfassung der Lesefähigkeiten (lautes Lesen), besondere Beachtung von Lesesicherheit und Lesetempo
  - Vergleich des Lesesinnverständnisses mit auditiv präsentiertem Textverständnis
  - Erfassung der Lesefähigkeiten von unbekannten Wörtern bzw. Pseudowörtern sowie langen Wörtern
- Schreiben:
  - junge Schulkinder: Erfassung des lautgetreuen Schreibens und des orthographischen regelgeleiteten Schreibens
  - ältere Kinder: Erfassung der schriftlichen Ausdrucksfähigkeit im Aufsatz
- spezifisch schriftsprachliche anamnestische Informationen: Leseverhalten des Kindes zu Hause und in der Schule
- Einholen anderweitiger Befunde:
  - Ausschluss von Störungen im Hör- und Sehvermögen
  - Ausschluss von Sprachentwicklungsstörungen
  - Ausschluss von Verhaltensstörungen

5.3.5 Therapie

Therapiezeitpunkt nach Gasteiger-Klicpera und Klicpera (2004)

Eine Intervention bei verfestigter LRS ist sehr zeitaufwändig und mühsam. Daher sollten Kinder mit LRS frühzeitig, d. h. während der Phase des Leselehrgangs, erfasst und entsprechend aufgefangen werden, um ein Zurückbleiben in späteren Schuljahren möglichst zu verhindern.

Therapeutische Ziele nach Gasteiger-Klicpera und Klicpera (2004)

- Vorschulalter: Förderung der phonologische Bewusstheit (☞ Kap. 5.2)
- Erstleseunterricht: Förderung der Buchstabenkenntnis, Aufbau Phonem-Graphem-Zuordnung, phonologische Rekodierung
- spätere Grundschulphase: Erhöhung der Lesegeschwindigkeit, Aufbau Lesesinnverständnis, Leseförderung vor Schreiben (vgl. Tab. 5.4)

Kognitiv-neuropsychologischer Therapieansatz

Basiert auf modellorientierter Diagnostik, in der defizitäre und funktionable Module und Routen differenziert werden können (☞ Kap. 5.3.3).

- individuelle Ausrichtung der Therapie anhand des Patientenprofils
- größtmögliche Spezifizierung der Therapie auf die beeinträchtigten Module bzw. Komponenten
- Kontrolle des Übungs- und Therapiematerials hinsichtlich der kritischen Parameter des Zielmoduls
- anwendbar für Kinder verschiedenster Altersgruppen
- Therapieziele: Aufbau nicht ausgebildeter Routen und Module bzw. Kompensation durch andere Verarbeitungsprozesse

Tab. 5.4: Therapieprogramme bei Lese-Rechtschreib-Störung

Lesen lernen durch lauttreue Leseübungen (Findeisen et al. 2000)	• Training der Phonem-Graphem-Zuordnung • lautgetreues Lesen vom Zusammenziehen von Einzellauten bis Lesen von Sätzen • lautgetreues Schreiben • parallel angelegtes Artikulationstraining und Übungen zur Lautdifferenzierung
Lautgetreue Lese-Rechtschreibförderung (Reuter-Liehr 2001)	• einsetzbar ab der 3. Klasse • Einüben des silbenweisen Lesens und Schreibens • Analyse von lautgetreuen Wörtern • Einsatz von Buchstabenhandzeichen
Kieler Lese-Rechtschreibaufbau (Dummer-Smoch und Hackethal 1993)	• richtet sich an schwerer gestörte bzw. ältere Kinder • vollständiger kleinschrittig aufgebauter Leseerwerb • Unterstützung der Phonem-Graphem-Zuordnung durch Gebärden • Schreibtraining parallel zu Leselehrgang
Marburger Rechtschreibtraining (Schulte-Körne und Mathwig 2001)	• Einsatz bei Kindern, die lautgetreu lesen können, aber keine regelgeleiteten Leseroutinen entwickeln • Vermittlung der Rechtschreibregeln

5

6 Eingebettete Sprachentwicklungsstörungen

6.1 Hörstörungen

Johannes Fellinger

Störungen im Hörvermögen sind äußerst vielgestaltig und beeinflussen in unterschiedlichem Ausmaß die soziale, emotionale und kognitive Dimension (Entwicklung und Befinden). Prävalenz in der Gesamtbevölkerung 5–20% je nach Definition. Zielführend ist eine altersbezogene Beschreibung der Prävalenz: angeborene Hörstörungen 1% (hochgradige 1%), Prävalenz im Jugendalter ca. 2%, Prävalenz in der Altersgruppe über 75 Jahren über 50%.

6.1.1 Hörvorgang

Physiologisches Hören

- Trommelfell: gerät durch Schallwellen aus dem äußeren Gehörgang in Schwingung
- Mittelohr: leitet die Schallimpulse vom Trommelfell durch die am Trommelfell befestigte Kette aus Hörknöchelchen (Hammer, Amboss, Steigbügel) zum runden Fenster des Innenohrs
- Innenohr: Stimulation des Sinneszellsystems (innere und äußere Haarzellen) durch Bewegung der Basalmembran
- Schnecke (Cochlea): Umwandlung von mechanischer Energie in elektrische Information durch die Sinneszellen in der Schnecke
- Hörbahn: die Fasern des Hörnervs (N. statoacusticus oder vestibulocochlearis; VIII. Hirnnerv) nehmen die Information in der Schnecke auf und leiten sie über die Kerngebiete im Hirnstamm und nach Kreuzung beider Seiten in den Schläfenlappen (primäre, sekundäre und tertiäre Hörrinde)
- Hörrinde: Dekodierung der Sprache und Verknüpfung mit Informationen aus anderen Sinnessystemen

6

Frühkindliche Hörentwicklung (☛ Tab. 6.1)

Tab. 6.1: Mindestanforderungen an die frühkindliche Hörentwicklung

Alter	Entwicklungsschritt
0–3 Lm.	• Erkennen der elterlichen Stimme und Beruhigung • Erschrecken bei lauten Geräuschen
3–6 Lm.	• Aufwachen bei Geräuschen oder Sprache • interessante Lauten wecken Interesse
6–12 Lm.	• Verstehen erster Wörter (z. B. Mama, Papa, Wauwau) • Reaktion auf eigenen Namen • Freude an Geräuschen und Musik
12–18 Lm.	• bei Aufforderung zeigen auf Gegenstände • Reaktion auf entfernte Geräusche
18–24 Lm.	• Verstehen einfacher Entscheidungsfragen • Bezug auf eigenen Namen • Befolgen einfacher Anweisungen

6.1.2 Audiologische Grundbegriffe

Schall

Schall wird durch Tonhöhe und Lautstärke definiert.

Tonhöhe

Die Tonhöhe ist abhängig von der Frequenz (f), mit der eine Schallquelle schwingt und wird in Hertz (Hz) gemessen. Ein Hz ist 1 Schwingung pro Sekunde, ein kHz sind 1.000 Schwingungen pro Sekunde.

Lautstärke

Die Lautstärke ist abhängig von der Schalldruckamplitude, welche nur indirekt mit der empfundenen Lautstärke zusammenhängt. Der Schallpegel wird in Bel angegeben und drückt die empfundene Lautstärke aus. Für eine Verdopplung der Lautstärke ist ein zehnfacher Schalldruck erforderlich. Es hat sich eingebürgert, den zehnten Teil eines Bels anzugeben, das Dezibel.

Hörfeld – Sprachfeld

- Schmerzschwelle: verläuft relativ geradlinig unterhalb 130 dB Schallpegel
- Hörschwelle ist stark frequenzabhängig: zwischen 250 Hz und 5000 Hz ist das Ohr besonders empfindlich. Hauptsprachbereich liegt in diesen Frequenzen bei Lautstärken von 40–70 dB

6.1.3 Einteilung der Hörstörungen

Nach Lokalisation der Schädigung

Schallleitungsstörungen
- Dämpfung der Schallwellen im äußeren Gehörgang oder Mittelohr
- Ursachen: z. B. Ergüsse im Mittelohr, Veränderungen am Trommelfell, Veränderungen der Gehörknöchelchenkette

Schallempfindungsstörungen
- mechanische Schallwellen gelangen bis in die Schnecke, das Cortiorgan kann sie nicht oder nicht ausreichend in elektrische Signale umwandeln
- Ursachen: angeborene oder erworbene Schädigung des Innenohrs

Schallwahrnehmungsstörungen
- Informationsverarbeitung in nachgeschalteten Teilen der Hörbahn oder in den entsprechenden Großhirnregionen beeinträchtigt
- Ursache: schwere Hirnschädigungen, z. B. Infektionen oder Entwicklungsstörungen

Nach dem Schweregrad der Hörstörung

- leichtgradig: Hörverlust $\leq$ 40 dB
- mittelgradig: Hörverlust 40–60 dB
- hochgradig: Hörverlust 60–90 dB
- an Taubheit grenzende Schwerhörigkeit: Hörverlust $\geq$ 90 dB
- Taubheit: keinerlei Hörwahrnehmung

Nach Zeitpunkt des Eintritts der Hörschädigung

- prälingual: Eintritt der Hörstörung vor Spracherwerb
- perilingual: Eintritt der Hörstörung bei noch nicht abgeschlossenem Spracherwerb
- postlingual: Eintritt der Hörstörung nach Abschluss des Spracherwerbs

6

Einteilung nach Ursachen der Hörschädigung

- hereditär bedingte Hörstörungen (dominanter oder rezessiver Erbgang): im Rahmen von Syndromen oder isoliert (> 50 %)
- postinfektiöse Hörstörungen: z. B. nach Röteln, Masern, Zytomegalie, Meningokokken
- posttraumatische Hörstörungen: z. B. Knalltrauma, chronischer Lärm, Schädelbasisbruch
- toxische Hörstörungen: z. B. nach Chemotherapien, Antibiotika
- degenerative Hörstörungen (Alter)

Gehörlosigkeit
Mit dem Wort „gehörlos“ wird meist nicht die audiologische Situation, sondern die kulturelle Zugehörigkeit zur Gehörlosengemeinschaft beschrieben. Diese definiert sich über den Gebrauch der Gebärdensprache und gemeinsame Erfahrungen (meist in Spezialschulen) sowie kulturelle und sportliche Aktivitäten. 90 % der Gehörlosen haben gehörlose Partner, 10 % haben auch gehörlose Kinder.

6.1.4 Diagnostik

Neugeborenen-Hörscreening

Ohne Hörscreening werden kindliche Hörstörungen oft erst durch das Ausbleiben des Spracherwerbs entdeckt. Durch das Neugeborenen-Hörscreening werden hörgeschädigte Kinder frühestmöglich erfasst und mit Hörgeräten versorgt. Allerdings entgehen mehrere progredient verlaufende Hörstörungen diesem Frühscreening.

Objektive Verfahren

Otoakustische Emissionen (OAE)

Gute Eignung als Screening-Verfahren.

Vorgehen
Beim ruhigen Patienten wird aus einer Sonde im Gehörgang ein Klicklaut abgegeben, der über das Mittelohr das Innenohr erreicht. Die äußeren Haarzellen ziehen sich kurz zusammen und erzeugen einen leisen Laut (ähnlich wie ein schwaches Echo), der den umgekehrten Weg vom Innenohr durch das Mittelohr in den äußeren Gehörgang wandert und vom Mikrofon der Sonde aufgenommen und elektronisch aufgezeichnet wird.

Auswertung
Die Antworten werden summiert und ein Mittelwert gebildet. Bei einem Hörverlust > 30 dB bleiben die Antworten aus.

Tympanometrie

Verfahren zur Prüfung der Mittelohrfunktion und damit der Schallleitung. Der Widerstand des Trommelfells wird bei Über- und Unterdruck am Echo eines in den Gehörgang abgegebenen Tons gemessen. Druckunterschiede zwischen Mittelohr und äußerem Gehörgang werden so erfassbar.

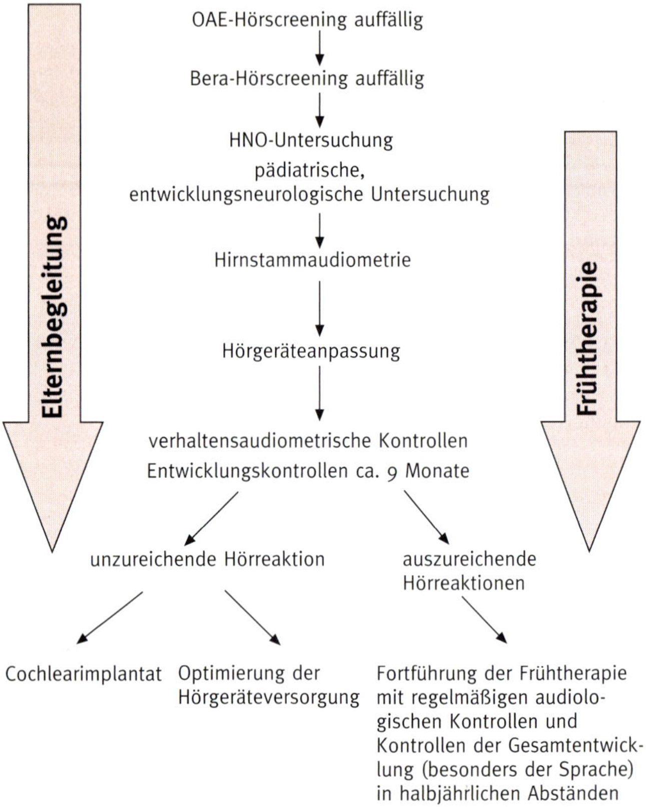

6

Abb. 6.1 Vorgehen beim Neugeborenen-Hörscreening.

Hirnstammaudiometrie (BERA; Brainstem Electric Response Audiometry)

Vorgehen

Die Potentialschwankungen der Hirnnervenkerne entlang der Hörbahn werden nach akustischer Reizung beim ruhigen Patienten von der Kopfhaut abgeleitet und elektronisch gemittelt.

Auswertung

Am wichtigsten sind die Wellen, die in den ersten etwa 12 ms auftreten. Diese frühen akustisch evozierten Potentiale (FAEP) werden mit den römischen Zahlen I–VI durchnummeriert. Die Welle V ist am eindeutigsten zu erkennen. Ihr Fehlen zeigt an, dass der Patient den Ton in der getesteten Lautstärke nicht hören kann.

Subjektive Verfahren

Stimmgabelprobe

Differenzierung zwischen Mittelohr- und Innenohrschwerhörigkeit.

- Weber-Versuch: Vergleich beider Ohren über Knochenleitung. Dazu wird die schwingende Stimmgabel in Schädelmitte am Scheitel aufgesetzt und abgewartet, wie lange in welchem Ohr der Ton wahrgenommen wird
- Rinne-Versuch: Vergleich von Knochenleitung und Luftleitung des einzelnen Ohres, indem die Stimmgabel zunächst am knöchernen Schädel aufgesetzt und nach Abklingen des Tones vor das Ohr gehalten wird

Sprachabstandsprüfung

Quantitative Prüfung des Gehörs und des Verstehens, außerdem Hinweis auf Art der Hörstörung:

- Innenohrschwerhörigkeit: großer Unterschied in der Hörweite für Flüstersprache und Umgangssprache
- Mittelohrschwerhörigkeit: annähernd gleiche Einschränkung des Flüster- und Umgangsspracheverstehens

Verhaltensbeobachtungsaudiometrie

Auf einen akustischen Reiz hin kommt es beim Patienten zu beobachtbaren Verhaltensänderungen (Innehalten, Zuwendung zur Geräuschquelle etc.).

6

Spielaudiometrie (ab 2–4 Jahren)

Das Kind wird auf Töne konditioniert („Belohnung" für richtige Reaktion auf gehörten Ton). Damit kann in eingeschränktem Maße eine Hörkurve erstellt werden.

Tonaudiometrie (ab 3–4 Jahren)

Anbieten verschiedener Töne in steigender Lautstärke. Sobald der Patient den Ton hört, bestätigt er dies. So wird die Hörschwelle für die verschiedenen Frequenzen aufgezeichnet. Grundsätzlich werden die Töne links und rechts getrennt mittels Kopfhörer angeboten. Die Prüfung über Lautsprecher dient vorwiegend der Hörgeräteanpassung (Aufblähkurve).

Sprachaudiometrie

Im Verlauf der Messung werden über Kopfhörer oder Lautsprecher mehrsilbige Zahlen in steigender Lautstärke vorgespielt. Anschließend wird der gleiche Test mit einsilbigen Wörtern durchgeführt. Für jede Lautstärke trägt der Prüfer in ein Sprachaudiogramm ein, wie viel Prozent der Zahlen der Patient richtig wiederholt hat.

6.1.5 Allgemeine Therapiemaßnahmen

Um einem Menschen mit Hörbeeinträchtigung gerecht zu werden, muss man ihn „bevorzugen".

Elternberatung

Durch die frühe Diagnosemöglichkeit trifft Eltern die Nachricht einer möglichen Hörstörung ihres Kindes vollkommen unvorbereitet und wird als schwerer Schock erlebt. Daher:

- sensible Diagnoseeröffnung mit anschließender Verfügbarkeit für Fragen und Begleitung zu einer positiven Sicht der neuen Herausforderung - Trauerarbeit
- ausreichende Information und Kontakte zu Gleichbetroffenen
- neben audiologisch rehabilitativen Bemühungen Unterweisungen in nonverbaler Kommunikation und klarer Körpersprache, damit die Eltern von Anfang an kompetente Kommunikationspartner ihres Kindes sind
- gute Bindungsentwicklung (stabile Bezugsperson, ausreichend Körperkontakt) ist Grundvoraussetzung für spätere pychosoziale Gesundheit
- Weiterbildung: elterliche Fähigkeit auf kindliche Signale feinfühlig und angemessen zu reagieren ist ständig weiterzuentwickeln (Responsivität). Dem heranwachsenden Kind wird so die Chance gegeben, selbst zu erleben, wie es kommunikativ seine Umwelt beeinflussen kann. Unter anderem können auch Videoanalysen dabei hilfreich sein. In der Förderdiagnostik sind Entwicklungshorizonte regelmäßig und offen mit den Eltern zu erörtern

Frühtherapie

Meist in den Fachbereichen Logopädie, Audiopädagogik und verwandten Berufsgruppen. Erforderlich ist ganzheitliche Sichtweise und rechtzeitige Hinzuziehung von Fachleuten anderer Disziplinen.

Ziel

Hinführung des Kindes zu einer möglichst hohen Gesprächskompetenz.

Vorgehen

Aktivitäten zur Anbahnung erster Hörerlebnisse und differenzierter Lautwahrnehmung, Förderansätze zum funktionalen Spracheinsatz mit optimaler Artikulation. Bewährt hat sich ein spezifisch auf die Bedürfnisse des Kindes zugeschnittener methodenpluraler Therapieansatz, bei dem gesicherter Kommunikation höchste Priorität eingeräumt wird (technologisch höchstwertige Versorgung und Gebärdensprachansatz schließen sich nicht aus). Dabei ist das Kind nicht isoliert, sondern mit seinem gesamten Umfeld Mittelpunkt der therapeutischen Bemühungen. Leider limitieren in vielen Fällen begrenzte familiäre Ressourcen (wie Alleinerziehungssituation, Verhältnisse nach Migration) den Therapieerfolg.

Kinder mit Hörstörungen und Mehrfachbeeinträchtigungen

Bei ca. 40 % der Kinder mit Hörstörung liegen weitere Beeinträchtigungen vor (z. B. unterschiedliche Syndrome ☞ Kap. 6.5, Frühgeburtlichkeit), deren Auswirkungen sich potenzieren. Auf Beeinträchtigung des Sehsinnes ist besonders zu achten.

Vorgehen: frühestmöglich breites heilpädagogisches Therapieangebot machen, das sehr stark Handeln mit Sprache verbindet.

Schule und Ausbildung von Kindern mit Hörstörungen

- Kinder mit Hörschädigungen sollten in ihrer gewohnten Umgebung und in ihrem natürlichen Umfeld aufwachsen. Soziale Integration (im Kindergarten und der ersten Grundschulzeit meist kein Problem) hat Indikatorfunktion für weitere Entscheidungen. Bei Störungen der Gesamtentwicklung und bedeutungsvollen sprachlichen Rückständen Beschulung in Spezialeinrichtungen für Hörgeschädigte
- beiläufiger Wissenserwerb ist oft erschwert (Gespräche anderer können oft nicht verfolgt werden), dadurch Wortschatzentwicklung und Ausmaß des erworbenen Weltwissens stark zuwendungsabhängig. Für eine adäquate Berufsausbildung oft Assistenz (Dolmetscher) vonnöten

Hörbeeinträchtigung und seelische Gesundheit

Bei ausgeprägter Hörbeeinträchtigung höhere Stressbelastung als Durchschnittsbevölkerung mit erhöhter Rate körperlicher und seelischer Beschwerden. Ursache v.a. frustrierende Kommunikationserlebnisse (Missverständnisse) und ständige Anspannung, um ausreichend Information zu bekommen. Für eine gesunde Identitätsentwicklung ist nicht nur bei Jugendlichen die Gruppe der Gleichbetroffenen von Bedeutung, um Mut zu gewinnen, sich zur Hörbeeinträchtigung zu bekennen (selbstbewusstes Nachfragen, Einhaltung von nötigen Erholungspausen etc.).

Kommunikation mit Menschen mit Hörbeeinträchtigungen

- Aufmerksamkeit gewinnen
- Blickkontakt halten
- auf gute Lichtverhältnisse achten (Lichtquelle hinter dem Betroffenen)
- Hintergrundgeräusche vermeiden
- klare, kurze Sätze verwenden
- deutlich artikulieren
- nicht schreien

Gebärdensprache

Gebärdensprachen sind vollwertige Sprachsysteme mit eigener Grammatik, die vor allem durch die Nutzung räumlicher Beziehungen geprägt sind. Es existieren zahlreiche lokale Gebärdensprachdialekte, wobei sich Gehörlose aus unterschiedlichen Regionen dennoch gut verständigen können. Dolmetscher können fast alle Inhalte in Gebärdensprache übersetzen. Lautsprachbegleitende Gebärden orientieren sich an der Grammatik der jeweils gesprochenen Sprache. In Deutschland ist die Gebärdensprache als eigenständige Sprache anerkannt und das Recht, sie bei Behörden zu benutzen, festgeschrieben.

6.1.6 Technische Hilfsmittel

Hörgeräte

Anpassung sobald durch eine zuverlässige Schwellenbestimmung die Diagnose einer Hörbeeinträchtigung gesichert ist. Die Kompensation einer Innenschwerhörigkeit durch ein Hörgerät ist nur eingeschränkt möglich.

- unterschiedliche Gerätetypen
- Aufbau: Ohrpassstück (Otoplastik), Mikrophon zur Aufnahme des Schalls, elektronische Bauteile zur Bearbeitung des Signals, Verstärker und Lautsprecher
- Bauart: Hinter-dem-Ohr-Geräte (HdO) und Im-Ohr-Geräte (IO)
- Art der Schallbearbeitung: analog, digital programmierbar und voll digital
- für kindgerechte Hörgerätversorgungen sind spezielle Kenntnisse erforderlich

6

Cochlea-Implantat (CI)

Elektronische Hörprothese bei ertaubten Kindern und Erwachsenen sowie bei hochgradig hörbeeinträchtigt geborenen Kleinkindern. Mit Cochlea-Implantaten sind Hörschwellen um 30 dB erreichbar.

- bei taub geborenen Kindern liegt das optimale Implantationsalter im 1. Lj.
- normale Sprachentwicklung bei Implantation vor dem 4. Lj. in etwa 50 % der Fälle

- Aufbau: aus zwei Teilen, dem eigentlichen Implantat und dem außen getragenen Sprachprozessor. Dieser wandelt die akustischen Signale in elektrische Impulse um, die über die Sendespule mittels Funkwellen an den implantierten Empfänger/Stimulator übertragen werden. Von dort gelangen sie an die in die Cochlea platzierten Elektroden, die je nach Gerätetyp nach unterschiedlichen Strategien direkt den Hörnerv stimulieren
- in der ersten Zeit nach der Operation und der zeitlich versetzten Anpassung der Sprachprozessoren muss der Patient die neuen Höreindrücke richtig erkennen lernen

FM-Anlagen

FM-Anlagen sind drahtlose Hochfrequenzverstärker. Durch Ausschaltung von Umgebungsgeräuschen erfolgt eine Diskriminationssteigerung. FM-Anlagen sind besonders im schulischen Bereich unerlässlich.

Weitere Möglichkeiten zur Störschallreduktion

IR-Übertragung(Infrarot), Induktionsschleifen und Spulen.

Alltagserleichternde Hilfsmittel

Blitzanlagen, Licht und Vibrationswecker, Videotelefonie etc.

6.2 Zentral-auditive Verarbeitungsstörungen

Norina Lauer

6

Auch: Auditive Verarbeitungs- und Wahrnehmungsstörung (AVWS), auditive Wahrnehmungsstörung, auditive Perzeptionsstörung, Abkürzung ZAVS

Störungen der zentralen Verarbeitung auditiver Stimuli bei intaktem peripherem Hören und normaler Intelligenz.

6.2.1 Theoretische Aspekte der zentral-auditiven Verarbeitung

Die zentral-auditive Verarbeitung (ZAV) ist die nach der peripheren Reizaufnahme stattfindende zentral-zerebrale Verarbeitung auditiver Reize. Der Terminus „Verarbeitung" bezieht sich auf den gesamten Prozess der Informationsweiterleitung. Eine Unterteilung in „Verarbeitung" und „Wahrnehmung" ist aus wahrnehmungspsychologischer Sicht nicht sinnvoll. Daher ist der Begriff der zentral-auditiven Verarbeitungsstörung (ZAVS) dem der auditiven Verarbeitungs- und Wahrnehmungsstörung (AVWS) zu bevorzugen.

Die zentral-auditive Verarbeitung beginnt ab dem Eintritt des Nervus vestibulocochlearis in den Hirnstamm und führt über die zentrale Hörbahn bis zum Cortex. Auf Ebene der zentralen Hörbahn werden die akustischen Signale mehrfach umcodiert:

- je höher die Verarbeitungsebene, umso komplexer die Verarbeitung. Die komplexeste Verarbeitung findet in den primären akustischen Projektionsfeldern sowie in den sekundären und tertiären akustischen Rindenfeldern des Großhirns statt
- je analytischer die Verarbeitung, desto mehr linkshemisphärische Aktivität ist zu beobachten

Leistungen des auditiven Systems

- Verarbeitung von Lautstärke
- Verarbeitung von Tonhöhe und Dauer akustischer Reize
- Lokalisation von Schallquellen
- Verarbeitung von Musik
- Sprachverarbeitung
- Verarbeitung außersprachlicher und sprachliche Stimuli in unterschiedlichen Hirnregionen

6

Modell der zentral-auditiven Verarbeitung

Unterteilung in auditive Teilfunktionen (Lauer 2001):

- Aufmerksamkeit: bewusstes Wahrnehmen auditiver Stimuli generell (tonische und phasische Wachheit), selektiv (auf bestimmte Ereignisse gerichtet) oder geteilt (auf parallele Reize gerichtet). Vigilanz = längerfristige Beanspruchung der Aufmerksamkeit, bei der relevante Stimuli in unregelmäßigen Intervallen oder selten vorkommen
- Speicherung/Sequenz (auch: auditive Merkspanne bzw. Merkfähigkeit, Hörmerkspanne): kurzfristige Speicherung auditiver Stimuli im Arbeitsgedächtnis (Speicherung) unter Berücksichtigung der Reihenfolge (Sequenz)
- Lokalisation: Erkennen von Richtung und Entfernung auditiver Reize

- Diskrimination (auch: Differenzierung): Ähnlichkeiten und Unterschiede zwischen auditiven Reizen erkennen (z. B. „ta – ta" gleich, „ka – ta" verschieden)
- Selektion (auch Figur-Hintergrund-Unterscheidung): Unterscheidung bedeutungsvoller Informationen von Umgebungsgeräuschen
- Analyse: Herauslösen eines einzelnen Elementes aus einer akustisch komplexen Gestalt. Sprachspezifisch bedeutet dies Fähigkeit zur Identifikation (z. B. „Ist ein /t/ in Tasse?") und Positionsbestimmung von Lauten (z. B. „Ist das /t/ in Tasse vorne oder hinten?")
- Synthese: Zusammensetzen einer akustisch komplexen Gestalt aus Einzelelementen (z. B. „t – a – l" = Tal)
- Ergänzung: Vervollständigung fragmentarischer akustischer Gebilde zu sinnvollen Informationen (z. B. „Re-enschirm" = Regenschirm)

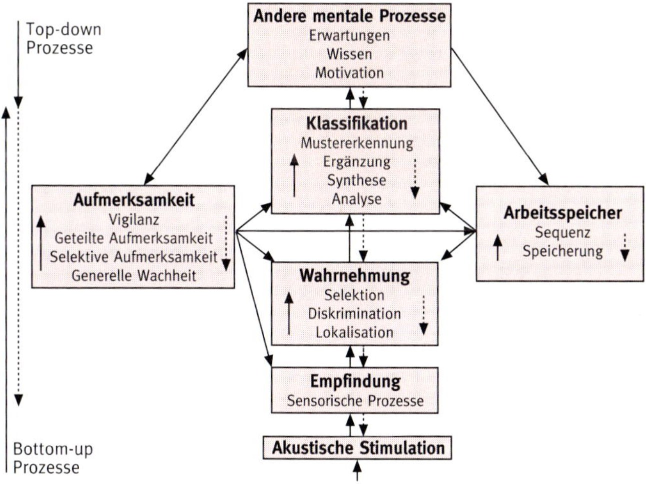

Abb. 6.2 Modell der zentral-auditiven Verarbeitung nach Lauer (2001).

Die Teilfunktionen Aufmerksamkeit und Speicherung/Sequenz sind die Basisfunktionen, auf denen die anderen Teilfunktionen aufbauen. Je höher die Anordnung der Teilfunktionen im Modell, desto komplexer und sprachspezifischer die Verarbeitungsprozesse. Die einzelnen Teilfunktionen interagieren miteinander und sind nicht klar voneinander zu trennen. Der Prozess der auditiven Verarbeitung kann in zwei Richtungen verlaufen:

- „bottom-up“: von der akustischen Stimulation über Wahrnehmungs- und Klassifikationsprozesse bis hin zu mentalen Prozessen
- „top-down“: mentale Prozesse wie Erwartungen, Wissen oder Motivation beeinflussen Reizaufnahme und Reizverarbeitung

Das Zusammenwirken auditiver Teilfunktionen wird als intramodale Integration bezeichnet. Die intermodale Integration ist die Verbindung der auditiven Verarbeitung mit anderen Verarbeitungsprozessen wie der visuellen oder taktil-kinästhetischen Wahrnehmung.

6.2.2 Entwicklung der zentral-auditiven Verarbeitung

Während der kindlichen Entwicklung kommt es zur Ausdifferenzierung der auditiven Teilfunktionen. Die Leistungen werden mit zunehmendem Alter immer komplexer (☞ Tab. 6.2 und 6.3).
Die zentral-auditive Verarbeitung beeinflusst maßgeblich die Entwicklung der phonematischen Bewusstheit und bildet somit eine wesentliche Grundlage für Sprachentwicklung und Schriftspracherwerb.

Tab. 6.2: Entwicklungsschritte der zentral-auditiven Verarbeitung

Alter	Entwicklungsschritte
20. SSW	• Hörorgan ausgeformt und funktionstüchtig
22. SSW	• erste Reaktionen des Fötus auf akustische Reize
kurz nach der Geburt	• Tonhöhenunterschiede werden grob erkannt • Stimme der Mutter wird schnell erkannt
2. Mon.	• erste erworbene Anpassungsprozesse des Gehörs • lauschen, zielgerichtetere Reaktionen auf auditive Reize
4. Mon.	• erste Unterscheidung von stimmhaften und stimmlosen Lauten • Beginn der serialen Integration, z. B. auditive Lokalisation
bis 9. Mon.	• erste Ausbildung eines phonematischen Gehörs durch verbesserte Diskrimination auditiver Reize
bis ca. 6. Lj.	• weitere Ausdifferenzierung der auditiven Verarbeitung • Zunahme analytischer Leistungen • Entwicklung der phonematischen Bewusstheit
Grundschulalter	• Weiterentwicklung der Teilfunktionen Analyse und Synthese in engem Zusammenhang mit dem Schriftspracherwerb

6

Tab. 6.3: Entwicklung auditiver Teilfunktionen

Auditive Teilfunktionen	Entwicklungsschritte
Aufmerksamkeit	• 3 Entwicklungsstufen: über-selektiv/zu grob (bis Schuleintritt) über-inklusiv/zu feingliedrig (bis 12. Lj.) selektiv (ab 12. Lj.) • Zunahme der Vigilanzfähigkeit
Speicherung/Sequenz	• größter Leistungszuwachs im Kindergarten- und Grundschulalter • mit ca. 4–7 J.: Lebensalter minus 1–2 = Speicherkapazität von Silben/Zahlen • bis zum 14. Lj. weitgehend abgeschlossen (7±2 Items)
Lokalisation	• 4.–7. Lm.: Lokalisation seitlich platzierter Signale • 16.–21. Lm.: Lokalisation unter- und oberhalb platzierter Signale • innerhalb des 1. Lj.: zunehmende Genauigkeit der Richtungsbestimmung der Schallquelle • Erkennen der räumlichen Entwicklung von Geräuschen (sich bewegende Signale) bleibt bis ins Vorschulalter problematisch
Diskrimination	• beginnt direkt nach der Geburt, zunächst unbewusst • von einer ersten groben außersprachlichen Diskrimination bis hin zur Diskrimination von Sprachlauten
Selektion	• Ausdifferenzierung auf der Basis von Diskrimination und selektiver Aufmerksamkeit • 5.–6. Lj.: mindestens 70 %-Leistung beim Verstehen von Wörtern (65 dB) im Störgeräusch (60 dB)
Analyse	• Lautidentifikation ab ca. 5. Lj. • Positionsbestimmung von Lauten in Wörtern ab ca. 7. Lj. möglich
Synthese	• entwickelt sich v.a. im Rahmen des Schriftspracherwerbs, ab ca. 7. Lj.
Ergänzung	• Aus- und Inlautergänzung im Vorschulalter z. T. möglich, im frühen Grundschulalter auch Anlautergänzung • Basis: gut entwickelter Wortschatz

6.2.3 Diagnostik

Eine zentral-auditive Verarbeitungsstörung liegt vor, wenn in mindestens drei Teilfunktionen in spezifischen Testverfahren signifikante und modalitätsspezifische Auffälligkeiten nachweisbar sind. In der Diagnostik kommen audiologische und psychometrische Testverfahren zum Einsatz. Anamnestische Angaben allein geben keine zuverlässigen Hinweise auf das Vorliegen einer zentral-auditiven Verarbeitungsstörung (von Suchodoletz 2002).

- aus phoniatrisch-pädaudiologischer Sicht liegen audiologisch messbare Auffälligkeiten auf Ebene der zentralen Hörbahn vor
- die Störung ist von allgemeinen Aufmerksamkeits- und Konzentrationsstörungen sowie von kognitiven Defiziten abzugrenzen

Screeningverfahren (Lauer 2001) können erste Hinweise auf das Vorliegen einer zentral-auditiven Verarbeitungsstörung geben. Verifizierung mit standardisierten psychometrischen Testverfahren. Differenzierte Diagnosestellung nur durch Kombination von audiologischen und psychometrischen Testverfahren.

Audiologische Testverfahren (☛ Tab. 6.4)

Werden von Phoniatern, Pädaudiologen oder spezifisch geschulten Hals-, Nasen-, Ohrenärzten durchgeführt.

- ein audiologisches Verfahren allein kann keine Diagnosestellung gewährleisten. Es muss immer eine Testbatterie von mindestens drei Verfahren eingesetzt werden, um zuverlässige Ergebnisse zu erhalten
- objektive Verfahren erfordern im Gegensatz zu subjektiven Verfahren keine aktive Mitarbeit des Patienten, liefern aber unsichere Ergebnisse

Tab. 6.4: Audiometrische Testverfahren (Nickisch et al. 2001)

Audiometrische Verfahren	Getestete auditive Leistung
Objektive Verfahren	
Stapediusreflexschwellenmessung	Schutzfunktion
kortikale evozierte Potentiale (CERA)	Potentiale N1, P2, P3; mismatch negativity
Subjektive Verfahren	
Richtungshörmessung	Lokalisation
Sprachaudiometrie im Störgeräusch (Nickisch 1988)	Selektion
Binauraler Summationstest	binaurale Summation
Dichotische Diskriminationstests (Feldmann 1965, Uttenweiler 1980)	Separation

Tab. 6.4: Audiometrische Testverfahren (Nickisch et al. 2001)	
Audiometrische Verfahren	**Getestete auditive Leistung**
Test mit zeitkomprimierter Sprache (Nickisch et al. 2001)	Zeitauflösung
Hörfeldskalierung Unbehaglichkeitsschwelle	Hördynamik
Gap-Detection-Test (Matulat et al. 1999) Ordnungsschwellenmessung	Musteranalyse

Psychometrische Testverfahren

- werden von Logopäden bzw. Sprachtherapeuten eingesetzt
- dienen der differenzierten Untersuchung einzelner auditiver Teilfunktionen

Tab. 6.5: Psychometrische Testverfahren		
Psychometrische Testverfahren	**Teilfunktion**	**Alter**
Beobachtungsdiagnostik zur selektiven Aufmerksamkeit und Vigilanz Beobachtung des Leistungsverlaufs bei der Durchführung anderer Testverfahren	Aufmerksamkeit	
Silben: Mottier-Test	Speicherung und Sequenz	4–16 J.
Zahlen: „Zahlenfolgengedächtnis“ (PET)		3–10 J.
Wörter: „Wortreihe“ (K-ABC)		3–12 J.
Sätze: „Imitation grammatischer Strukturen“ (HSET)		3–9 J.
Texte: „Textgedächtnis“ (HSET)		3–9 J.
Beobachtungsdiagnostik, z. B. geräuscherzeugende Gegenstände im Raum suchen lassen; audiologische Verfahren aussagefähiger	Lokalisation	
Schäfer-Schilling-Test (Minimalpaare)	Diskrimination	ab 4 J.
Bremer-Lautdiskriminationstest (Minimalpaare)		2. Klasse
Differenzierungsproben nach Breuer/Weuffen		5–7 J.
„Differenzierung“ (Heidelberger Lautdifferenzierungstest)		2./4. Klasse

Tab. 6.5: Psychometrische Testverfahren

Psychometrische Testverfahren	Teilfunktion	Alter
Beobachtungsdiagnostik über das Heraushören von Wörtern bei Störgeräusch; audiologische Verfahren oder computerunterstützte Testung aussagefähiger	Selektion	
„Silbensegmentierung“ (BISC) „Lautanalyse“ (BISC)	Analyse	Vorschulalter
„Laute verbinden“ (PET)	Synthese	3–10 J.
„Wörter ergänzen“ (PET)	Ergänzung	3–10 J.

BISC = Bielefelder Screening; HSET = Heidelberger Sprachentwicklungstest; K-ABC = Kaufman Assessment Battery for Children; PET = psycholinguistischer Entwicklungstest

Zusammenhänge mit anderen Störungsbildern

- zentral-auditive Verarbeitungsstörungen werden häufig in Zusammenhang mit Sprachentwicklungsstörungen beobachtet. Umstritten ist, ob sie ein Symptom oder eine Ursache von Sprachentwicklungsstörungen sind
- Teilfunktionen: Analyse und Synthese bilden die Basis für die Entwicklung der metasprachlichen Fähigkeit der phonologischen Bewusstheit. Diese wiederum ist eine Grundlage des Schriftspracherwerbs. Eine gut ausgeprägte phonologische Bewusstheit reduziert die Auftretenswahrscheinlichkeit einer Lese-Rechtschreibschwäche
- eine im Rahmen einer zentral-auditiven Verarbeitungsstörung bestehende auditive Aufmerksamkeitsstörung ist von einem generellen, modalitätsübergreifenden Aufmerksamkeitsdefizit abzugrenzen

6.2.4 Therapie

Teilfunktionsorientierte Therapie

Am weitesten verbreiteter Ansatz. Effektivität wurde bereits in einigen Studien nachgewiesen (Lauer 2001; Hesse et al. 2001). Die Effektivität auditiver Übungen konnte bislang in Einzelfallstudien für einzelne Teilfunktionen (Lauer 2001) und im Rahmen einer Langzeitstudie bezogen auf das bei Vorschulkindern eingesetzte Würzburger Trainingsprogramm (Küspert und Schneider 2001) nachgewiesen werden.

- als Einzel- oder Gruppentherapie möglich. In der Einzeltherapie kann am besten auf die individuellen Schwierigkeiten des Kindes eingegangen wer-

den. Je spezifischer in einer Gruppe gearbeitet werden soll, umso homogener muss deren Zusammensetzung sein
- unterstützend computerunterstützte Verfahren
- Arbeit an den als auffällig diagnostizierten Teilfunktionen, unspezifische Arbeit an allen Teilfunktionen mit unspezifischen Reizen ist zu vermeiden

Prinzip

Übungen auf außersprachlicher oder sprachlicher Ebene mit entsprechender Auswahl auditiver Stimuli möglich:
- außersprachliche Ebene: Geräusche, Töne, Klänge, Stimme
- sprachliche Ebene: Laute, Silben, Wörter, Sätze, Texte

Da außersprachliche und sprachliche Reize in unterschiedlichen Hirnarealen verarbeitet werden, können keine Übertragungseffekte von außersprachlichen Leistungen auf sprachliche Leistungen erwartet werden. Übungen auf außersprachlicher Ebene dienen der Vorbereitung sprachlicher Übungen. Der Schwerpunkt der Therapie liegt auf der Arbeit mit sprachlichen Stimuli (Lauer 2001).

Vorgehen

Anbieten hierarchisch gegliederter Übungen, die am Entwicklungsstand des Kindes ansetzen. Schwierigkeitsgrad wird an die Leistung des Kindes angepasst und sukzessive erhöht. Schwerpunkt der Übungen liegt möglichst auf *einer* auditiven Teilfunktion, auch wenn eine Interaktion auditiver Teilfunktionen nicht vermeidbar ist.
- Therapieprogramme gibt es für Kinder im Vorschul- und Grundschulalter (Lauer 2001; Nickisch et al. 2001; Burger-Gartner und Heber 2003). Je älter die zu behandelnden Kinder sind, umso mehr sind höhere Teilfunktionen wie Analyse, Synthese und Ergänzung zu berücksichtigen. Die Teilfunktionen Speicherung und Sequenz sind für Kinder aller Altersstufen relevant
- Computerprogramme können unterstützend eingesetzt werden, sollten aber nicht als alleinige Behandlungsmethode gewählt werden. Gerade bei der Teilfunktion Selektion bietet sich der PC-Einsatz an, um Signal und Störgeräusch kontrolliert anzubieten

6

Beispiele für einsetzbare Computerprogramme

- AudioLog (Flexoft): umfassendes Übungsprogramm zu allen auditiven Teilfunktionen auf Geräusch-, Laut-, Silben- und Wortebene; individuelle Übungskonzeption möglich
- MiniLÜK Hörspaß: Übungsprogramm mit außersprachlichen und sprachlichen Stimuli
- Detektiv Langohr (Trialogo): begrenztes Repertoire an ansprechenden Übungen auf außersprachlicher Ebene
- Multimediaspiele aus dem Würzburger Trainingsprogramm (S-Tec): Übungsprogramm mit außersprachlichen und sprachlichen Stimuli zur Vorbereitung auf den Schriftspracherwerb

Psychometrische Therapieansätze

Gruppenübungen, die rhythmisch-melodische Elemente mit Motorik verbinden. Vielfach Kombination mehrerer auditiver Teilfunktionen. Übungsmaterialien stellen den spielerischen Aspekt in den Vordergrund und sind oft wenig hierarchisch gegliedert. Sie fördern die Freude der Kinder an der Auseinandersetzung mit auditiven Reizen und die auditive Aufmerksamkeit, können ein gezieltes zentral-auditives Training aber nicht ersetzen.

Technische Therapieansätze

Einsatz elektronischer Geräte zur Behandlung zentral-auditiver Verarbeitungsstörungen. Übungsreize vielfach nicht sprachlich. Übertragungseffekt auf sprachliche Stimuli nicht nachgewiesen. Generelle Verbesserung der auditiven Aufmerksamkeit möglich. Von einer ausschließlichen Anwendung dieser Therapieform ist abzuraten.

Ordnungsschwellentraining

Training der zeitlichen Verarbeitung z. B. mit Klickgeräuschen. Dadurch zwar Leistungsverbesserung der trainierten Funktion, Übertragungseffekte auf sprachliche Reize, wie die Phonemdiskrimination, sind aber nicht eindeutig nachgewiesen. Nach Beendigung des Trainings reduzieren sich die erzielten Leistungen wieder.

Lateral-Training

Verbesserung der zentral-auditiven Verarbeitung durch Beeinflussung der Koordination beider Hirnhälften konnte wissenschaftlich nicht nachgewiesen werden.

Horchtraining nach Tomatis

Anbieten spezifisch gefilterter Musik, Wirksamkeit ist nicht erwiesen (von Suchodoletz 2003), Verfahren steht im Widerspruch zu anerkannten neurophysiologischen Befunden.

Kompensatorische Therapieansätze

Beispielsweise visuelle Hilfsmittel in Form von PC-Programmen zur grafischen Darstellung auditiver Stimuli. Die Unterschiede zwischen auditiven Stimuli können visualisiert und verglichen werden.
Werden selten eingesetzt, da eine Verbesserung der zentral-auditiven Verarbeitung vorrangiges Therapieziel ist und eine Kompensation nur bedingt angestrebt wird. Kompensatorische Aspekte zur Verbesserung der auditiven Speicherungsfähigkeit über externe visuelle Hilfen oder interne bildhafte Vorstellungshilfen können in der teilfunktionsorientierten Therapie unterstützend eingesetzt werden.

6.3 Blinde Kinder

Julia Siegmüller

Auch: kongenitale Blindheit, schwerste hochgradige Sehbehinderung

Blindheit ist die extremste Form der Sehbehinderung und somit die unterste Grenze der abnehmenden Sehfähigkeiten. Die Restsichtigkeit darf nicht mehr als 2 % betragen, wobei diese Einteilung international verschieden betrachtet wird.

Maßgebliche statistische Fakten

- Einteilung der Sehbehinderung in Sehbeeinträchtigung, wesentliche Sehbeeinträchtigung und Blindheit
- Häufigkeit: 1:4000 – 1:6000 Lebendgeburten
- Anteil Blinder bei Frühgeborenen 3 – 7 %; 40 % tragen Netzhautschädigungen davon

Ursachen

- erblich: z. B. Missbildung des Auges (z. B. Mikrophtalmus), Fehlbildung des Sehnervs (z. B. Hypoplasie)
- erworben: Schädigungen der äußeren Augenpartien (z. B. Katarakt)
- iatrogene Faktoren: z. B. Operationsschäden, Fehlbehandlungen
- entzündliche Formen: rückläufig, z. B. Meningitis
- Frühgeborenenblindheit: zunehmend! pathologische Wachstumsprozesse der noch unreifen Netzhaut
- kortikale Schäden: z. B. Verletzungen des primär visuellen Kortex verursachen Gesichtsfeldausfälle unterschiedlicher Ausdehnung

6

6.3.1 Erscheinungsbild

Ein großer Anteil von kongenital blinden Kindern ist mehrfachbehindert, was die Unterscheidung zwischen Primär- und Sekundärsymptom erschwert. Für mögliche Auswirkungen der Blindheit auf die allgemeine Entwicklung der Kinder siehe Beelmann und Hecker (1998).

Neuere Studien zeigen, dass blinde Kinder sich als Ersatz für den visuellen Sinn vermehrt auf den Tastsinn und nicht auf auditiven Input verlassen.

Hypersensitivität im Mundraum

Hypersensitivität im Mundraum kann bei blinden Kindern mit und ohne weitere kognitive Symptome bestehen. Sie entsteht, weil die generelle taktile Zurückhaltung bei blinden Kindern häufig auf den orofazialen Bereich übertragen wird. Daraus entsteht bei fester Nahrung der Effekt, dass die Nahrung im Mund hin- und hergeschoben, nicht zerkaut und beim Schlucken häufig erbrochen wird. Meist entwickelt sich dieses Verhalten um den 8. Lm. Folgen sind:

- Schwierigkeiten bei der Umstellung auf feste Nahrung
- Hemmung der Selbstständigkeit bei der Nahrungsaufnahme

Sprachentwicklungsstörung

Die Entwicklung der Sprache ist ab dem Auftreten erster Wörter verzögert. Von der Entwicklung im 1. Lj. werden keine Auffälligkeiten beschrieben. In der Forschung wird kontrovers diskutiert, ob die Auffälligkeiten vollständig auf den fehlenden visuellen Input zurückzuführen sind oder ob Kinder mit kongenitaler Blindheit ein erhöhtes Risiko zu Störungen der Ich-Entwicklung aufgrund mangelnder Selbstrepräsentation tragen.

- im Bereich Artikulation vorübergehend Fehlbildungen von Lauten mit gut sichtbarem Artikulationsvorgang
- lexikalische und syntaktische Entwicklung: häufig verzögert, beim Sprechbeginn um etwa 4–9 Lm. (Mills 1988), v.a. die Schnittstelle der Verben (☞ Kap. 3.3.4) betroffen. Ursächlich hierfür sind die fehlenden Erfahrungsmöglichkeiten (Beobachten von Handlungen), die durch visuelles Input optimal gestützt würden. Insofern wird die syntaktische Ebene von der lexikalischen Störung beeinflusst. Eine Differenzialdiagnostik zwischen Lexikon und Syntax muss entscheiden, ob daneben eine eigenständige syntaktische Störung vorliegt. Überwindung der Einwortebene kann sich bis zum Ende des 3. Lj. ziehen
- besondere Schwierigkeiten beim Erwerb der Wortbedeutung (Semantik, vgl. Kap. 3.4). Dabei werden konkrete Objekte besser gelernt als abstrakte. Generell werden Wortbedeutungen selten auf handlungsbezogene Kontexte abgebildet (Beelmann und Hecker 1998).
- besondere Probleme bereiten daneben:
  - räumlich-deiktische Begriffe wie Adverbiale (z. B. hier, dort)
  - lokale Präpositionen (z. B. auf, in)
  - Personalpronomen, die sich mit einem Sprecherwechsel verändern (z. B. ich, du)

6.3.2 Diagnostik

Die Diagnostik konzentriert sich auf Artikulation, Semantik und Lexikon.

- semantisch-lexikalische Ebene: Verteilung der Wortarten im Wortschatz, v.a. schwierige Wortarten, wie Verben, überprüfen. Dabei meistens Rückgriff auf improvisiertes Diagnostikmaterial erforderlich, da herkömmliche Testverfahren visuell orientiert sind
- Echolalie: kann bis zu 25 % aller Sprachäußerungen ausmachen. Ursachen sind autistische Züge, v.a. bei Mehrfachbehinderung, oder Kommunikationsstrategie, bei der das Kind zunächst unanalysierte Sprachteile ganz übernimmt, um das Kommunikationserlebnis zu erfahren und zu erproben (Beelmann und Hecker 1998)

6.3.3 Therapie

Behandlung der Sprachstörung

- Entwicklung des Lexikons muss im Vordergrund stehen, wobei die Untersuchung der Welt ohne visuelle Verarbeitung in der Therapie geübt werden muss. Entsprechend muss der Aufbau semantischer Felder erfolgen, ohne visuell orientierte semantische Merkmale einzubeziehen. Die Etablierung erster Wörter muss im wahrsten Sinne des Wortes die *Begreifbarkeit* der Konzepte beinhalten. So wird die vermehrte Fokussierung auf den Tastsinn geübt
- Aufbau des Verblexikons: Idee des Handlungsbezeichnens kann an körperlich erfahrbaren Verben, z. B. sitzen, berühren, streicheln, angebahnt werden. Direkt danach sollte sich eine Therapie transitiver Verben mit vollständigen syntaktischen Rahmen anschließen, um den Einstieg in die Mehrwortebene zu ermöglichen
- Abbau der Echolalie: als letztes Ziel, da sie als Ersatzstrategie betrachtet werden sollte, durch die das Kind die Generierung eigener Sätze ersetzt. Das positive Kommunikationserlebnis, das das Kind hierdurch erlebt, kann nur durch ein anderes positives Kommunikationserlebnis, nämlich die Generierung eigener Mehrwortäußerungen, ersetzt werden

Behandlung der orofazialen Störungen

Eltern sollten den Kindern möglichst viel unterschiedliche Nahrung anbieten. So wird der Erfahrungsschatz mit verschiedenen Texturen im Mund geschult. Dadurch kann der Entwicklung einer Hypersensitivität im Mundraum in der kritischen Entwicklungsperiode (s.o.) entgegengewirkt werden. Bei den weiter verbreiteten ernsthaften Störungen der Nahrungsaufnahme bei Blindheit aufgrund einer neurologischen Ursache sind häufig keine präventiven Maßnahmen möglich (vgl. Kap. 14).

6.4 Geistige Behinderung

Ernst G. de Langen

Auch: Intelligenzminderung, Oligophrenie, intellektuelle Minderbegabung
Nach der Definition des Expertengremiums des Deutschen Bildungsrates ist geistig behindert, „wer infolge einer organisch-genetischen oder anderweitigen Schädigung in seiner psychischen Gesamtentwicklung und in seiner Lernfähigkeit so sehr beeinträchtigt ist, dass er voraussichtlich lebenslanger sozialer und pädagogischer Hilfen bedarf. Mit den kognitiven Beeinträchtigungen gehen solche der sprachlichen, sozialen, emotionalen und motorischen Entwicklung einher" (Kanter 1977).

Niederländische und deutsche Studien berichten über folgende Prävalenz der geistigen Behinderung bezogen auf die Gesamtpopulation:
- **IQ < 50: 0,4 %**
- **IQ 50–70: 2,5–2,9 %**

Ursachen

Die statistische Verteilung der Ursachen ist bei den Gruppen der schweren bzw. leichten geistigen Behinderung unterschiedlich:
- > 50 % der schweren Behinderungen haben pränatale Ursachen, v.a. chromosomale und nicht chromosomale Dysmorphiesyndrome (Sarimski 2001). Es dominiert das Down-Syndrom mit ca. 30 %
- in vielen Fällen bleibt die Ursache für eine geistige Behinderung ätiologisch unklar, d. h. weder metabolisch-genetische noch chromosomale oder exogene Faktoren können eindeutig festgestellt werden. Remschmidt (1979) nennt eine Anzahl von ca. 75 % ungeklärte Fälle. Erhebliche Fortschritte in der Humangenetik und daraus folgende Beschreibungen weiterer genetischer Syndrome führen dazu, dass die Anzahl ungeklärter Fälle zurückgeht (☞ Kap. 6.5)

6.4.1 Erscheinungsbild und Klassifikation

Der Begriff „Geistige Behinderung" ist synonym mit der Bezeichnung „Intelligenzminderung", die im Klassifikationsschema in der ICD-10 (Dilling et al. 1993) verwendet wird. Operationalisiert wird die Klassifikation durch den Grad der Intelligenzminderung.

Definitionen (☛ Tab. 6.6)

- geistige Behinderung: die intellektuellen Fähigkeiten liegen psychometrisch um mehr als zwei Standardabweichungen unter dem Durchschnitt der jeweiligen Altersgruppe bei bedeutsamem Entwicklungsdefizit der sozial-adaptiven Fähigkeiten
- Oligophrenie: psychiatrischer Oberbegriff der verschiedenen Formen der intellektuellen Minderbegabung, wenn diese angeboren, ererbt oder frühkindlich vor, während oder nach der Geburt erworben ist. Die Defekte sind dauerhaft
- Intelligenz: in der Psychologie das Ganze der Denkvollzüge und ihre Anwendung auf die praktisch-theoretischen Aufgaben des Lebens sowie Fähigkeit, unter zweckmäßiger Verfügung über Denkmittel neuartige Situationen und Probleme zu meistern (Martin 1979)

Tab. 6.6: Schweregradeinteilung der geistigen Behinderung

Schweregrad	ICD-10	Intelligenzbereich	Symptomatik
Minderbegabung, Grenzdebilität		IQ 70–80	Kinder häufig in der Schule überfordert, manche können Grund- und Hauptschule abschließen, die meisten sind später sozial und beruflich unabhängig
Leichte intellektuelle Behinderung, Debilität	F70	IQ 50–69	praktische Begabung häufig besser als theoretische Sonderschule für Lernbehinderte im Erwachsenenalter z. T. selbstständig (Entwicklungsalter als Erwachsene: 7–10 Lj.)
Mäßige intellektuelle Behinderung, Imbezilität	F71	IQ 35–49	Sonderschule für praktisch bildungsfähige Kinder als Erwachsene nicht selbstständig einfache Tätigkeiten in Behindertenwerkstätten (Entwicklungsalter als Erwachsene: 4–6 Lj.)
Schwere intellektuelle Behinderung	F72	IQ 20–34	können einfache Verrichtungen erlernen, müssen jedoch ständig betreut leben, meist Heimunterbringung (Entwicklungsalter als Erwachsene: 2–4 Lj.)

Tab. 6.6: Schweregradeinteilung der geistigen Behinderung

Schweregrad	ICD-10	Intelligenzbereich	Symptomatik
Schwerste intellektuelle Behinderung, Idiotie	F73	IQ < 20	ständige Betreuung, oft wird weder Laufen noch selbstständiges Essen oder Sprechen erlernt (Entwicklungsalter als Erwachsene: 0 – 2 Lj.)
Eine genauere Beschreibung der Schweregradeinteilung findet sich in den Leitlinien der Deutschen Gesellschaft für Kinder- und Jugendpsychiatrie und Psychotherapie (2003)			

Sprachentwicklungsstörung

Bei geistiger Behinderung muss von einer gestörten Entwicklung der kommunikativen Kompetenz ausgegangen werden, eine physiologische Entwicklung ist eher die Ausnahme. Bei einer Stichprobe von 800 Teilnehmern wurden folgende Häufigkeiten fehlender oder gestörter Sprach- und Kommunikationsmöglichkeiten beschrieben (Goldbart 1990):

- keine sprachliche Kommunikation: 80,9 %
- gestörte sprachliche Kommunikation: 15,4 %
- Verwendung von Sprache und Zeichen: 0,6 %
- Verwendung von Zeichen und Symbolen: 2,6 %
- nicht zu beschreiben: 0,5 %

Eine Sprachstörung bei geistiger Behinderung ist demzufolge nicht zwangsläufig mit einer Kommunikationsunfähigkeit gleichzusetzen. Alternative nonverbale Kommunikation, wie Gebärden, Zeichen, Symbole und technische Kommunikationshilfen können in manchen Fällen die gestörte Sprachentwicklung teilweise kompensieren.

Störungen der sprachlichen Kompetenz bei geistiger Behinderung sind nicht mit spezifischen Sprachentwicklungsstörungen vergleichbar, weil die intellektuelle Minderbegabung zusätzlich den Erwerb der Konzeptbildung und der pragmatisch-kommunikativen Fähigkeiten beeinträchtigt.

Abbedato und Hesketh (1997) nennen folgende, nicht sprachspezifische Gründe für Verständigungsprobleme im Dialog.

- störende stereotype Verhaltens- und Sprachmuster
- Blickkontaktvermeidung
- unzureichende Abstimmung des thematischen Bezugs der Äußerungen
- unzureichende Mitteilung inhaltlich notwendiger Informationen
- fehlende Strategien zur Auflösung von Missverständnissen

6.4.2 Diagnostik

Altersnormierte Sprachentwicklungstests

- sind bei einem Teil der Kinder mit geistiger Behinderung sinnvoll; nicht angebracht bei Kindern mit Mehrfachbehinderungen, die oft ein invariables Nullprofil zeigen
- Ziel: Aufdeckung dissoziativer Entwicklungen des Spracherwerbs, um durch eine spezifische phonetische bzw. linguistische Therapie im Bereich von Artikulation, Phonologie, Lexikon, Semantik oder Morphologie und Syntax funktional bedeutsame Fortschritte im Spracherwerb zu erzielen
- Vergleich mit nicht behinderten Altersgenossen wenig hilfreich

Differenzialdiagnostik

Eine Lernbehinderung ist von einer geistigen Behinderung zu unterscheiden. Letztere ist gemäß der internationalen Terminologie als grenzwertige Intelligenz im Bereich von einem IQ von 85–70 definiert (☞ Tab. 6.6 und Leitlinien der Deutschen Gesellschaft für Kinder- und Jugendpsychiatrie und Psychotherapie 2003).
Das deutsche Sonderschulwesen hat eine Grenzziehung vorgenommen, bei der bei drei Standardabweichungen unterhalb des Mittelwerts, also einem IQ < 55, Schüler einer Schule für geistig Behinderte zugewiesen werden. Schüler mit einem IQ zwischen 55 und 85 werden dagegen als lernbehindert eingestuft (Sarimski 2001).

6.4.3 Therapie

Methoden aus dem Bereich der spezifischen Sprachentwicklungsstörungen sind nur eingeschränkt anwendbar, da die erforderlichen kognitiven Rahmenbedingungen oft fehlen. Die Sonderpädagogik hat deshalb mehrere Ansätze entwickelt, die eine Sprachentwicklungsförderung in Kombination mit verschiedenen alternativen Methoden ermöglichen.
Grundsätzlich sollte die Förderung immer zweigleisig sein: Ausbau der laut- und/oder schriftsprachlichen Möglichkeiten auf spezifisch linguistischer Ebene in Kombination mit der Anbahnung von alternativen Kommunikationsformen und Interaktionsgestaltung.

Förderung der Kommunikation

Die untenstehenden Ansätze bei Kindern und Jugendlichen können zur Anwendung kommen (Fröhlich 1995). Welchem Ansatz jeweils der Vorzug gegeben werden sollte, ist zum einen vom Schweregrad der Sprachentwicklungsstörung abhängig, zum anderen spielt der Entwicklungsgrad der jeweils erforderlichen kognitiven bzw. motorischen Fähigkeiten eine wichtige Rolle. Mitentscheidend ist auch, auf welche Kommunikationsformen sich die nächste Umgebung des Kindes einlassen will und kann.

- somatischer Dialog
- basale Kommunikation
- Gestalttherapie
- nonverbale Kommunikationsförderung
- Förderung von emotionalem Ausdruck und Gestik
- Gebärden
- Zeichen und Symbole
- technische Kommunikationshilfen
- allgemeine Sprachentwicklungsförderung

Neuropsychologische Förderung

Ergänzend zur Kommunikationsförderung.

- neuropsychologische Förderung basaler kognitiver Kompetenzen, wie verbalem Kurzzeitgedächtnis und Aufmerksamkeit, da diese für weiterführende Therapien notwendig sind
- früher standen eher verhaltenstherapeutisch strukturierte Übungssituationen im Vordergrund, heute besteht die kommunikative Sprachanbahnung bei geistig behinderten Kindern aus der Förderung von Gelegenheiten zur Kommunikation und der Beratung der Eltern in der alltäglichen Interaktionsgestaltung (Sarimski 2001)

6.5 Genetische Syndrome

Julia Siegmüller

Pränatal entstandene Fehlbildung durch Veränderungen des Erbmaterials auf chromosomaler oder genetischer Ebene. Als Folge können geistige Behinderungen unterschiedlicher Schwere entstehen, wobei aus chromosomalen Störungen typischerweise mittlere bis schwere geistige Behinderungen (☞ Kap. 6.4.1) entstehen (Strömme und Hagberg 2000). In neueren Studien wird mehr als jede zweite schwere geistige Behinderung auf ein Syndrom mit genetischer Ursache bezogen (Sarimski 2001), geistige Behinderungen ohne bekannte Ursache werden dagegen seltener.

6.5.1 Formen genetischer Störungen

Beim gesunden Menschen besteht das Erbgut in einem diploiden Chromosomensatz aus 46 Chromosomen, davon 22 identische Paare (nummeriert nach abnehmender Größe von 1 bis 22), das letzte ungleiche Paar bilden die Geschlechtschromosomen (XX bei Frauen und XY bei Männern).

Chromosomenabberationen

10–25 % aller Schwangerschaften, Hauptursache von Fehlgeburten, häufigste bekannte Ursache von angeborenen Fehlbildungen und geistiger Minderbegabung.

Nummerische Aberrationen

- Monosomie: Fehlen vollständiger Chromosomen. Einzige lebensfähige Monosomie ist das Turner-Syndrom (X0)
- vermehrtes Auftreten vollständiger Chromosomen: Trisomie weitaus am häufigsten. Wurde für alle Chromosomen nachgewiesen (z. B. Down-Syndrom ☞ Kap. 6.5.7)

Strukturelle Aberrationen

- Deletion: große Anteile eines Chromosoms fehlen, z. B. Crit-du-Chat-Syndrom (☞ Kap. 6.5.5)
- Mikrodeletion: Deletion einer kleinen Anzahl eng zusammen liegender Gene. Zytogenetisch nicht nachweisbar. Durch molekulare Techniken bislang > 20 Mikrodeletionssyndrome bekannt (z. B. Williams-Beuren-Syndrom, ☞ Kap. 6.5.13)
- Translokation: ein Arm eines Chromosoms wird auf ein anderes übertragen. Unbalancierte Translokationen führen zu Trisomien (s.o.)

Mutationen

Die Mutation, d. h. die spontane Veränderung des Erbguts während der Zellteilung, d. h. jede Veränderung der primären Nukleotidsequenz in der DNS. Hierdurch wird die natürliche Produktion eines Proteins vermindert oder verhindert.

- Punktmutation ist die Veränderung von nur einem Gen
- Keimbahnmutationen entstehen in Samen- oder Eizelle und werden an die Nachkommen weitergegeben. Neue Punktmutationen in männlicher Keimbahn (Spermatogenese) mit zunehmendem Alter immer wahrscheinlicher
- Mosaik: Mutationen während der Embryogenese/Entwicklung betreffen nur einen Teil der Körperzellen

Multifaktorielle Störungen

Mutationen in mehreren Genen, oft verbunden mit äußeren Umständen, z. B. Strahleneinwirkung.

Mitochondriale Störungen

Sehr selten. Entstehen durch Mutationen im Bereich der Mitochondrien (non-chromosomaler Bereich der DNA) und werden nur von der Mutter an das Kind weitergegeben, da die Eizelle Mitochondrien enthält.

6.5.2 Sprachentwicklungsstörungen bei genetischen Syndromen

Sprachentwicklungsstörungen treten mit den meisten geistigen Behinderungen auf. Sprachentwicklungsstörungen oder vollständig ausbleibende Sprachproduktion sind bei vielen Syndromen ein häufiges Symptom.

- i.d.R. ist die Sprache schwerer betroffen als nicht sprachliche Kognition (z. B. Down-Syndrom, ☞ Kap. 6.5.7)
- Ausnahme ist das Williams-Beuren-Syndrom (☞ Kap. 6.5.13): sprachliche Entwicklung kann weiter voranschreiten als die nicht sprachliche kognitive Entwicklung (Rondal und Edwards 1997)

Sprachproduktion und Sprachrezeption

Ältere Quellen gehen häufig noch davon aus, dass der Spracherwerb bei einem bestimmten Syndrom generell ausbleibt (z. B. beim Cri-du-Chat-Syndrom bei ca. 50 %). Diese Angaben beziehen sich i.d.R. auf die Entwicklung der Sprachproduktionsfähigkeiten.

Seitdem die Sprachdiagnostik differenzierter auf die expressiven und rezeptiven Anteile der Sprache eingeht, sind die Profile der einzelnen Syndrome genauer beschreibbar:

- defizitäre Sprachproduktion ist bei vielen genetischen Syndromen Leitsymptom
- Sprachrezeption ist in aller Regel besser entwickelt, zumindest das Wortverstehen oder das Anwenden einer Schlüsselwortstrategie beim Satzverständnis ist den meisten Kindern auch mit schweren geistigen Behinderungen möglich. Die Anteile des Satzverstehens entwickeln sich dann normalerweise stark verzögert, d. h. bis ins Schulalter hinein

Bei ausbleibender Sprachproduktion sind unterstützende Maßnahmen zum Kommunikationsaufbau auf der Basis der sprachrezeptiven Fähigkeiten möglich, daher ist die Diagnostik des Sprachverständnisses bei Kindern mit schwerer geistiger Behinderung von besonderer Bedeutung.

Variation und Prognose

Wichtiges Merkmal ist die große Variation in der Ausprägung, z. B. beim Down-Syndrom: Fälle mit ausgesprochen gut entwickelter Sprache (Rondal 1995) und mit nahezu ausgebliebener Sprachentwicklung. Dies ist bei Prognosestellungen zu beachten. Generelle Angaben über die Sprachentwicklung sind bei vielen Syndromen daher kaum möglich.

6.5.3 Angelman-Syndrom

Marita Böhning

Auch: Happy-Puppet-Syndrom (veraltet), Abkürzung: AS

Ursachen

Gemeinsam mit dem Prader-Willi-Syndrom (☞ Kap. 6.5.9) durch Imprinting entstehende Krankheit. In 75 % Mikrodeletion von genetischem Material am proximalen langen Arm des 15. Chromosoms (15q11 – 13), die von der Mutter weitergegeben wird. Bei Patienten ohne Deletion in 2 % beide Chromosomen vom Vater (uniparentale paternale Disomie); Rest durch Imprinting-Mutation (maternales Allel), UBE3A-Gen-Mutationen oder unbekannte Ursache (Laan et al 1999).

Maßgebliche statistische Fakten

- Häufigkeit: 1:10.000 – 1:20.000
- gleiches Verhältnis von Jungen zu Mädchen
- Lebenserwartung: normal
- klinische Diagnose kann in 80 – 85 % durch zytogenetische oder DNA-Analyse bestätigt werden

Erscheinungsbild

Klinische Merkmale werden im Alter von 1 – 4 J. deutlich (Williams et al. 1999a, b).

Konsistente Merkmale (100 % der Fälle)

- schwere Entwicklungsstörung (geistige Behinderung): IQ < 40 (Sarimski 1997); schwere Sprachentwicklungsstörung, Spanne von keinem produktiven Wortschatz bis zum Gebrauch von 1 – 2 Wörtern, rezeptive und nonverbale Kommunikationsfähigkeiten besser ausgebildet als produktive verbale Kompetenzen

- Bewegungs- oder Gleichgewichtsstörungen: ataktisches Gangbild, zitternde Bewegungen der Gliedmaßen
- Verhaltensauffälligkeiten: häufiges Lächeln oder Lachen, ausgeprägte Fröhlichkeit, leichte Reizbarkeit (oft mit Handwedeln), hypermotorisches Verhalten, kurze Aufmerksamkeitsspanne

Häufige Merkmale (> 80 %)
- verlangsamtes, disproportionales Kopfwachstum, führt im Alter von 2 J. zu Mikrozephalie
- Krampfanfälle, setzen vor Vollendung des 3. Lj. ein
- verändertes EEG-Muster

Assoziierte Merkmale (20–80 %)
- flacher Hinterkopf, okzipitale Furche, hervorstoßende Zunge, prominentes Kinn, weiter Zahnabstand
- Ernährungsprobleme im Kleinkindalter durch Schluck- und Saugstörungen, Speichelfluss, exzessives Kauen und in den Mund nehmen von Objekten
- Strabismus
- hypopigmentierte Haut, helles Haar und helle Augen (nur bei Mikrodeletion, s.o.)
- hyperaktive Muskeleigenreflexe der unteren Gliedmaßen, gebeugte, erhobene Armhaltung beim Laufen
- erhöhte Hitzeempfindlichkeit, Schlafstörungen
- Faszination durch Wasser

Sprachliche Symptomatik

6

Probleme in der Sprach- und Sprechentwicklung können sowohl auf die geistige Behinderung (Williams et al. 1995a) als auch auf Einschränkungen der oralen Funktionen zurückgeführt werden. Hörstörungen liegen nicht vor, oft jedoch chronische Mittelohrentzündungen (Alvares und Downing 1998).
- produktiver Wortschatz 1–2 Wörter, oft gar keine Sprachproduktion. Jolleff und Ryan (1993) fanden ein max. sprachlich-expressives Entwicklungsalter von 14 Mon.
- Wörter semantisch unpräzise und phonologisch auffällig (Alvares und Downing 1998)
- Dissoziation von rezeptiven und produktiven sprachlichen Leistungen wahrscheinlich durch motorische Einschränkungen des Sprechapparates und allgemeines Kommunikationsdefizit
- nonverbale Kommunikationsformen:
  - Gebärdensprache durch eingeschränktes Imitationsverhalten und motorische Probleme erschwert (Laan et al. 1999)

- – Einsatz von Gestik oder von Bildern ebenfalls nicht so erfolgreich, wie aufgrund der rezeptiven sprachlichen Leistungen zu erwarten wäre (Alvares und Downing 1998). Häufiger Gesten, die mit Körperkontakt einhergehen, als kontaktfreie Gesten

Sprachentwicklung
Rezeptive und nonverbale Kommunikationsfähigkeiten entwickeln sich im Vergleich zur produktiven Sprache besser, einfache Sätze und Aufforderungen werden verstanden.

Diagnostik

Sprachliche Diagnostik erfolgt im Idealfall in vertrauter Umgebung, da ansonsten soziale Interaktion und Kommunikation noch eingeschränkter sind, als dies im Rahmen des Syndroms ohnehin der Fall ist:

- Untersuchung von symbolischer Entwicklung, rezeptivem und produktivem Wortschatz
- im Elterngespräch klären, ob Patient mithilfe von Gesten und Gebärden interagieren kann
- Einschränkungen von Sprechmotorik und visuellen Fähigkeiten abklären

Therapie

Die Methodik der Übungen ist dem jeweiligen sprachlichen Niveau sowie der geistigen Behinderung des Kindes angepasst:

- defizitäre Sprachproduktion: Einsatz von Gesten und Vokalisationen (Alvares und Downing 1998). Ziel ist der Einsatz manueller Zeichen oder der Gebrauch eines Kommunikationssystems mit Symbolen, z. B. Bildkarten
- seltene oder gar keine Kommunikation: bevorzugten Kommunikationsweg ermitteln und ausbauen. Einzelfallspezifisch kann dies expressive Sprache sein. Ein wichtiges Ziel ist der Gewinn neuer Kommunikationspartner, da sich die Kommunikation meist auf die nächsten Bezugspersonen beschränkt. Chronische Mittelohrentzündungen behandeln lassen, da sonst weitere Verzögerungen bei der Ausbildung sprachlicher Fähigkeiten
  - – bei Fokus auf Lautsprache Förderung primär rezeptiver Fähigkeiten: anfangs Wortverständnis, später Aufforderungen und Sätze. Alltagsrelevanz spielt bei der Auswahl therapeutischer Inhalte eine große Rolle
  - – rezeptiv auch auf phonologischer Ebene arbeiten, da geäußerte Wörter oft phonologisch entstellt sind (Alvares und Downing 1998), um ggf. das Sprachverständnis zu erhöhen
- mundmotorische Übungen, z. B. zur Behandlung des Speichelflusses

6.5.4 Cornelia-de-Lange-Syndrom

Marita Böhning

Auch: Brachman-de-Lange-Syndrom, de-Lange-Syndrom. Abkürzungen: CdLS, BdLS

Ursache

Noch unklar; überwiegend sporadisches Auftreten als Neumutationen. Autosomal-rezessive Vererbung. Nachweis einer leichteren Form der Dysmorphien bei einem Elternteil und einer schweren Form beim betroffenen Kind als Hinweis auf autosomal-dominanten Erbgang zu deuten (Sarimski 1997). Verdacht, dass Ursache auf dem langen Arm des 3. Chromosoms zu finden ist (3q26.3).

Maßgebliche statistische Fakten

- Häufigkeit: noch unklar, Schätzungen reichen von 1:10.000 – 1:30.000 Lebendgeburten, gleiches Verhältnis von Jungen zu Mädchen
- Lebenserwartung: verkürzt

Erscheinungsbild

Sehr häufige Merkmale

- Hirsutismus (Haarwuchs männlichen Typs bei Frauen)
- vorgeburtliche Wachstumsverzögerung, Minderwuchs, verzögertes Knochenalter
- Telekanthus (vergrößerter Abstand zwischen den medialen Augenlidwinkeln), zusammengewachsene, dichte, buschige Augenbrauen (Synophrys); lange, dichte Wimpern
- kurze/kleine Nase, breite Nasenwurzel, nach vorn gerichtete Nasenlöcher
- Retrognathie/Mikrognathie
- kurzer Hals
- Mikrozephalie, Breitschädel/flacher Hinterkopf
- Vierfingerfurche, proximal ansetzender Daumen
- Sichelfuß, Syndaktylie der Zehen, kurzer Fuß/Brachydaktylie der Zehen
- Hyperreflexie, muskuläre Hypertonie, Rigidität und Spastik
- gastroösophagealer Reflux, schwere Ernährungsprobleme
- dünne Lippen, langes Philtrum
- anomale Stimme, schwacher oder schriller Schrei
- Sprachentwicklungsstörungen, Hörbeeinträchtigung (geringgradig bis hochgradig)

Häufige Merkmale

Marmorierte Haut, Klinodaktylie des 5. Fingers, eingeschränkte Gelenkbeweglichkeit, psychomotorische Entwicklungsverzögerung, geistige Behinderung (leicht bis schwer).

Gelegentliche Merkmale

- Mikrokornea (verringerter Hornhautdurchmesser), Choanalatresie (Fehlen oder Verengung der hinteren Nasenöffnung, große/lange Ohren, dorsal rotierte Ohren
- Myopie (Kurzsichtigkeit)
- angeborene Herzerkrankung, Anomalie des Verdauungstraktes
- Neuralrohrdefekte, Agenesie/Hypoplasie des Kleinhirns, fehlendes Corpus Callosum/Septum pellucidum
- Reduktionsfehlbildungen der Arme, Hände oder Finger, Oligodaktylie (Hemmungsfehlbildung mit verringerter Finger- oder Zehenzahl)

Sprachliche Symptomatik

- sehr heterogenes Sprachprofil, von Kindern ohne produktive Sprache bis hin zu Kindern, die eine Regelschule besuchen können
- häufig phonetisch-phonologische Störungen: z. B. Substitution oder Elision von Konsonanten, sprechdyspraktische Symptome
- rezeptive Sprachleistung meist besser als produktive: 2- bis 3-Jährige meist ohne produktiven Wortschatz, einige erreichen 50-Wortgrenze (Goodban 1993)
- Wortschatzleistungen besser als Syntaxleistungen

Alle Kinder mit CdLS kommunizieren auf eine Weise mit ihrer Umwelt, auch wenn die Motivation zum Kommunikationsaufbau geringer ist als z. B. bei Kindern mit Down-Syndrom (Sarimski 2002a).

Stimmsymptomatik

Stimme in den ersten 12 Mon. auffällig schwach oder tiefer als normal

Sprachentwicklung

Negativ beeinflusst wird die Sprachentwicklung von folgenden Faktoren (Goodban 1993):

- Geburtsgewicht < 2500 g
- mäßige oder schwere Hörbehinderungen
- Reduktionsfehlbildungen der oberen Extremitäten
- geringe soziale Kontaktfähigkeit
- stark verzögerte motorische Entwicklung

Diagnostik

- reguläre Sprachentwicklungsdiagnostik zu den linguistischen Ebenen Lexikon/Semantik, Phonetik/Phonologie und Syntax/Morphologie

- Überprüfung des Hörvermögens, um einen möglichen Einfluss auf sprachliche Leistungen einschätzen zu können
- Abklärung entwicklungsdyspraktischer Probleme

Therapie

- sprachtherapeutische Intervention möglichst frühzeitig
- bei Bedarf Behandlung von Ernährungsproblemen, z. B. Therapie des Schluckaktes

Kinder ohne Sprachproduktion

Alternative Kommunikationsformen einführen, z. B. Gesten, BLISS-Symbole oder AlphaTalker. Methode wird abhängig von kognitiven sowie rezeptiven sprachlichen Fähigkeiten, der Motivation zu kommunizieren und ggf. motorischen Einschränkungen gewählt. Berücksichtigung bzw. Erarbeitung der Kommunikationsbedürfnisse des Kindes steht im Mittelpunkt. Ein für Angehörige und Betroffene wichtiges Ziel auf dem Weg zu einer erleichterten Kommunikation ist die Einführung sprachlicher oder nicht sprachlicher Symbole für „ja“ und „nein“.

Sprachproduktion vorhanden

Man geht davon aus, dass alle Kinder zumindest über rezeptive sprachliche Leistungen verfügen. Daher immer je nach Störungsgrad auf rezeptiver und produktiver Ebene sprachlich arbeiten.

- Wortschatzarbeit besonders wichtig, bei geringem Wortschatz steht Alltagsrelevanz im Vordergrund
- wurden bisher einzelne Wörter geäußert oder sogar Mehrwortäußerungen produziert, ist auch Arbeit auf syntaktischer Ebene sinnvoll, wobei erst ein Grundwortschatz vorhanden sein muss
- Auffälligkeiten auf phonetisch-phonologischer Ebene sollten einbezogen werden. Abgeklärt werden muss, ob die Probleme in der Artikulation liegen oder ob das Lautsystem noch nicht voll entwickelt ist (☞ Kap. 3.2 und 4.1)
- Aufmerksamkeit und Motivation zur Kommunikation berücksichtigen

6.5.5 Cri-du-Chat-Syndrom

Julia Siegmüller

Auch: Katzenschreisyndrom, Cat-Cry-Syndrom, Deletion-5p-Syndrom. Abkürzung: CDC

Ursache

Verlust von genetischem Material am Ende des kurzen Arms (p) von Chromosom 5, auch in Translokationsform und Mosaik (Carlin 1988).

Maßgebliche statistische Fakten

- Häufigkeit: 1:50.000
- Verhältnis Mädchen zu Jungen ca. 4 : 3

Erscheinungsbild

- monotoner, schriller Schrei im Säuglingsalter (bis 24 Mon., dann Rückgang bei 30 %)
- monotoner Klang der Sprache mit relativ hoher Stimmlage (Sarimski 1997)
- Mikrozephalie, kraniofaziale Dysmorphien
- vermindertes Wachstum, psychomotorische und orthopädische Störungen (Hypotonie) bzw. verzögerte Entwicklung
- Atembeschwerden, Herzfehlbildungen, erhöhte Anfälligkeit für (Mittelohr-) Entzündungen
- schwere geistige Behinderung, Einzelfälle mit IQ im Bereich der Lernbehinderung

Sprachliche Symptomatik

- Spanne zwischen Verstehen und Produzieren oft vergrößert, bzw. es bleibt v.a. die Sprachproduktion aus. Grund für den teilweise fehlenden oder extrem späten Übertrag des passiven Wortschatzes in die Sprachproduktion ist unbekannt
- oft Schlüsselwortstrategie beim Verstehen auf Satzebene; auch bei vollständig ausbleibender Sprachproduktion
- wesentlich besser entwickeltes Wortverständnis mit erkennbarer semantischer Struktur (Kauschke und Siegmüller 1998)
- außersprachliche Anteile, die für den markanten Schrei verantwortlich sein könnten und sich auf die Sprachentwicklung übertragen lassen, wurden bislang vergebens im Kehlkopfbereich gesucht

Sprachentwicklung

In den 1980er-Jahren prognostizierten Studien ein Ausbleiben der Sprache bei ca. 50 %. Neuere Studien sehen sehr viel bessere Chancen, v.a. bei früher kontinuierlicher Förderung (gilt auch für die anderen kognitiven Entwicklungsdomänen, v.a. für die Entwicklung der Selbstständigkeit). Trotzdem gibt es Fälle mit ausbleibender Sprachproduktion, Sprachverstehen entwickelt sich in Ansätzen (s.o.).

- erstes Wort kann zwischen dem 12. und 72. Lm. auftreten
- Einwortebene erreichen etwa 2/3 der Kinder (Sarimski 1997)
- einfache Sätze bzw. Mehrwortäußerungen entwickelten in einer deutschen Stichprobe 4–15 %, amerikanische Daten nennen ca. 25 %

Diagnostik

Die Sprachentwicklungsdiagnostik bei CDC-Kindern muss eine gründliche Untersuchung der rezeptiven Seite beinhalten:

- Wortverständnis für relevante Wortarten (Nomen, Verben, Adjektive)
- Satzverständnis (Schlüsselwortstrategie?)

Die Untersuchung der Sprachentwicklung reduziert sich damit auf die Ebenen Lexikon, Semantik und Grammatik (allgemein). Die Untersuchung der Aussprache ist nur bei CDC-Kindern mit einer produktiven Mehrwortebene anzuraten, ein therapeutisches Ziel in diesem Bereich ist in der Regel sekundär.

Weitere diagnostische Anteile: produktive Untersuchung (so bereits vorhanden).

- Wortproduktion
- Wortkombinationen (in freier Situation)

Therapie

- Wortverständnis: Förderung v.a. alltagsrelevanter semantischer Kategorien, Aufbau der lexikalischen Einträge in diesen Kategorien. Ziel ist Festigung und Elaboration des Wortverständnisses, um Einstieg in die Produktion eventuell zu ermöglichen
- semantische Therapie zur Absicherung einer adäquaten semantischen Vernetzung
- alternative Kommunikationsmittel bei Ausbleiben der produktiven Sprachentwicklung: v.a. ist der Einsatz von Gebärden oder Kommunikationsbücher Erfolg versprechend. Diese greifen auf semantische Basis der Kinder zurück, daher erst nach semantischer Therapie einsetzen!
- Kombination von Wortverständnis und Gebärden/Kommunikationsbüchern als Übergang zur Sprachproduktion und/oder als Alternative zur verbalen Kommunikation sinnvoll

6.5.6 DiGeorge-Syndrom

Julia Siegmüller

Auch: DGS, (kongenitale) Thymusdysplasie bzw. -aplasie, 22q11-Deletionssyndrom, CATCH 22, Velo-cardio-faziales Syndrom (VCFS), Shprintzen-Syndrom (zum Teil Synonym verwandt)

Ursache

- Verlust von Genmaterial auf Chromosom 22. Deletionsbereich wahrscheinlich uneinheitlich groß und umfasst mehrere Gene, Genort ist 22q11.2. Anteil vererbter Deletionen liegt bei 6 %, dann wahrscheinlich präferiert über das mütterliche Erbgut
- Hemmungsfehlbildung der 3. und 4. Schlundtasche in der Embryonalphase

Maßgebliche statistische Fakten (Valsangiacomo 2002)

- Häufigkeit: 1:4000 – 1:5000
- Letalität im Kindesalter sehr hoch
- Art des Syndroms: Immundefekt

Erscheinungsbild

- große klinische Bandbreite, klinische Phänotypen überlappen mit Shprintzen-Syndrom (auch Velo-cardio-faziales Syndrom), das teilweise auch als Synonym genannt wird
- Leitsymptomatik: Thymushypoplasie oder -aplasie mit nachfolgendem Immundefekt (hohe Infektanfälligkeit), primärer Hypoparathyreoidismus durch fehlende Anlage der Nebenschilddrüsen
- Herzfehler im Ausflusstrakt des Herzens und an den großen Arterien
- typische Gesichtsmerkmale, u.a. weiter Augenabstand, ungewöhnliche Gesichtsform, unterentwickeltes Kinn, dreieckiger Mund
- oft Schluckstörungen und starke Überempfindlichkeit im Mundbereich
- gespaltenes Zäpfchen, Lippen-Kiefer-Gaumenspalte, Gaumenspalte bei 14 % der Kinder
- leichte bis mittlere geistige Behinderung, psychomotorischer Entwicklungsrückstand
- Stimme hat typischerweise näselnden Klang durch die Anomalien in Hals und Kehlkopf

Sprachliche Symptomatik

Durch starke orofaziale Hypotonie oft Aussprachestörungen mit stark phonetischer Komponente, phonologische Anteile möglich.

Sprachentwicklung

Über den Verlauf ist wenig bekannt:

- Lallphasen werden durch die starke orofaziale Belastung beeinträchtigt (Position verändert)
- Sprachentwicklung wird generell als verzögert eingeschätzt und folgt verlangsamt den normalen Entwicklungsmeilensteinen des Spracherwerbs
- teilweise Ausbleiben der Sprachproduktion, wobei unklar ist, ob es sich um organische Ursachen handelt oder um Störungen im Sprachsystem
- bei ca. 30 % als eigenständige Störungen eingeschätzte Sprachentwicklungsstörungen (Valsangiacomo 2002), in etwa gleichem Ausmaß Hörstörungen

Diagnostik

- Sprachentwicklungsdiagnostik muss alle Anteile des Sprachsystems umfassen (Einsatz grundlegender sprachdiagnostischer Verfahren wie bei spezifischer SES, vgl. Kap. 3)
- zusätzlich sollte eine Untersuchung der orofazialen Peripherie erfolgen
- gesonderte Untersuchung der Sprechentwicklung (Artikulation, vgl. Kap. 4.2)

Therapie

- je nach Ausprägung (z. B. Spaltung des Zäpfchens oder LKG) operative Eingriffe erforderlich, die anschließend einer genau abgestimmten Therapie (☞Kap. 14) bedürfen
- Desensibilisierung im Mundraum v.a. oft bei Kindern mit Sondenernährung. Elternberichten zufolge Sondenentwöhnungen ab ca. 18 Lm. (z. B. orofaziale Programme, wie Castillo-Morales-Therapie)
- Aussprachestörungen mit stark phonetischen, aber auch maßgeblichen phonologischen Anteilen, notwendig ist eine individuell auf das Verhältnis von Phonetik und Phonologie abgestimmte Therapie der Aussprache. Bei starker Hypotonie besteht die Gefahr der Vernachlässigung der phonologischen Komponente!
- Sprachtherapie bei DGS-Kindern muss genauso strukturiert angeboten werden wie für andere Kinder. Keine Belege für andersartige Entwicklungswege von Betroffenen, so dass die Maßstäbe einer spezifischen Sprachentwicklungstherapie angelegt werden können

6

6.5.7 Down-Syndrom

Marita Böhning

Auch: Trisomie 21, G-Trisomie, G1-Trisomie, Down-Krankheit, Mongolismus (veraltet), Morbus Down. Abkürzung: DS

Ursache

Chromosom 21 oder ein Teil davon ist dreifach vorhanden:
- meist freie Trisomie 21: Verdreifachung des gesamten Chromosoms 21
- seltener Translokationstrisomie 21: ein Abschnitt von Chromosom 21 ist dreimal vorhanden
- Mosaik-Trisomie 21: Teilungsfehler erst während der ersten Zellteilungen nach der Befruchtung, Patient besitzt Körperzellen mit 46 und mit 47 Chromosomen. Klinische Symptome schwächer ausgeprägt

95 % aller Kinder mit Down-Syndrom leiden unter der freien Trisomie 21,4 % unter der Trankslokationstrisomie 21, 1–2 % unter der Mosaik-Trisomie 21. Die Häufigkeit des Down-Syndroms nimmt mit dem Alter der Mutter bei der Befruchtung zu.

Maßgebliche statistische Fakten
- Häufigkeit: 1:600–1:700
- Lebenserwartung: 50–60 J.

Erscheinungsbild

- flaches, rundes Gesicht
- schräg gestellte Augen mit Epikanthus; weiße Flecken am Rand der Iris (*Brushfield Spots*)
- leicht abgeflachter, breiter Kopf (Brachyzephalie) und Mikrozephalie
- weiche, glatte Haare
- kleine Extremitäten und Ohren
- Muskelhypotonie
- kleine, breite Hände mit kurzen Fingern; Vierfingerfurche
- verminderte Körpergröße
- Herzfehler (bei 40 %): offenes Foramen ovale (Kammerseptumdefekt), Funktionsstörungen der Herzklappen oder Verengungen großer Gefäße
- Mundhöhle mit schmalem, hohem Gaumen; oft ungenügender Mundschluss; Makroglossie
- beeinträchtigte räumliche Kognition
- durchschnittlicher Gesamt-IQ ca. 45, bei Mosaikfällen und Translokationstrisomie 21 etwas höher

6

Sprachliche Symptomatik

Allgemein: Dissoziation sprachlicher Ebenen sowie zwischen Produktions- und Verständnisleistungen (Rezeption > Produktion). Sie wird durch Schwerhörigkeit (z. T. temporär verursacht durch Mittelohrentzündungen) und das beeinträchtigte auditive Kurzzeitgedächtnis negativ beeinflusst.

Sprech- und Redeflusssymptomatik

- durch Anomalien im Artikulationsapparat und Probleme bei der Kontrolle der Artikulationsmotorik (Schaner-Wolles 2000)
- Redeflussstörungen möglich

Sprachentwicklung

- oft stärker verzögert, als allgemeines kognitives Niveau vermuten lässt
- qualitativ kaum Unterschiede zu sprachlichen Leistungen jüngerer, nicht behinderter Kinder, wobei jedoch kein einheitlicher Stagnationspunkt im Entwicklungsalter festgelegt werden kann
- produktiver Spracherwerb setzt später ein und wird später abgeschlossen
- Phasen verlangsamter Lernprozesse möglich
- Sprachverständnis ungefähr auf Niveau nicht sprachlicher kognitiver Leistungen
- Syntax/Morphologie schwerer betroffen als Lexikon/Semantik
- pragmatische Fähigkeiten gut, solange kein oder wenig linguistisches Wissen notwendig

Phonetik und Phonologie

Verständlichkeit der Sprache oft eingeschränkt:

- Patienten brauchen länger für die Überwindung phonologischer Prozesse (☞ Kap. 3.2). Lange Substitutionsprozesse oder Auslassungen unbetonter Silben. Teilweise werden die Prozesse auch im Erwachsenenalter nicht überwunden

6

Lexikon und Semantik

- produktive Wortschatzentwicklung setzt meist verspätet ein (10–36 Mon.; vgl. Strominger et al. 1984). Hängt primär mit dem nonverbalen Entwicklungsalter zusammen
- Wortschatzentwicklung ist auch nach dem Auftreten erster Wörter langsamer als bei Kindern ohne Down-Syndrom
- Erwerb offener Wortklassen wie Nomen, Verben, Adjektive und Adverbien fällt leichter als der Erwerb geschlossener Wortklassen, z. B. Funktionswörter. Bedeutungserwerb von Verben wird nicht vollständig abgeschlossen (Naigles et al. 1995)
- Wortverständnis übersteigt im Erwachsenenalter in einigen Fällen das kognitive Entwicklungsalter

Syntax und Morphologie

- Zweiwortkombinationen ab 4–5 Lj. (Schaner-Wolles 2000), Kinder mit Down-Syndrom haben dann ein Entwicklungsalter von 20–24 Mon. und beginnen im gleichen mentalen Alter mit Wortkombinationen wie nicht behinderte Kinder
- Störungsschwerpunkt: Flexionsmorphologie und Morphosyntax, Probleme halten bis ins Erwachsenenalter an. In der Spontansprache Auslassen von Funktionswörtern (z. B. bestimmter Artikel oder Präpositionen), Fehler in der Kasusmorphologie und der Subjekt-Verb-Kongruenz
- im Kindesalter entspricht das Syntaxverständnis dem von Kindern im gleichen nonverbalen Entwicklungsalter, bei älteren Patienten liegt es unterhalb ihres mentalen Alters

Diagnostik

- reguläre Sprachentwicklungsdiagnostik zu den linguistischen Ebenen Lexikon/Semantik, Phonetik/Phonologie und Syntax/Morphologie (☞ Kap. 3.2.2 und 3.5.3)
- Überprüfung des Hörvermögens, um einen möglichen Einfluss auf sprachliche Leistungen einschätzen zu können
- Untersuchung von Anomalien im Artikulationsapparat und deren Folgen auf die Artikulationsmotorik
- Abklärung von Redeflussstörungen

Therapie

Studien zu Sprachtherapie und Sprachentwicklung bei Kindern und Jugendlichen mit Down-Syndrom zeigen, dass das sprachliche Niveau nicht generell ab einem bestimmten Alter stagniert (Buckley 1995; Chapman et al. 2002). Sprachtherapie also auch im Jugendalter erforderlich.

- Förderung nicht sprachlicher Störungsbereiche: je nach Schweregrad, z. B. Mundmotorik, Redefluss, Kurzzeitgedächtnis, ggf. Wahrnehmung
- Förderung sprachlicher Kompetenzen. Störungs- und oft auch Therapieschwerpunkt meistens im Bereich Syntax/Morphologie. Oft muss Produktion auf allen linguistischen Ebenen gefördert werden. Grobes Ziel ist die Erhöhung der Äußerungslänge und die Verbesserung der Verständlichkeit:
  - Phonologie: Überwindung phonologischer Prozesse
  - Lexikon/Semantik: Förderung kategoriellen Wissens, Wortschatzarbeit mit Fokus auf Verben
  - Syntax/Morphologie: Erarbeitung einfacher bis komplexer Sätze sowie von Flexions- und Kasusmorphologie
  - bei Schwierigkeiten, Wörter aus dem Lautstrom zu filtern, weil prosodische Muster der Muttersprache nicht entdeckt werden, Einbeziehung einer entsprechenden Förderung, z. B. in die Wortschatzarbeit

6

6.5.8 Fragiles-X-Syndrom

Julia Siegmüller

Auch: Martin-Bell-Syndrom; Abkürzungen FraX, fra(X)

Ursache

Brüchige Stellen auf dem langen Arm des X-Chromosoms durch Veränderung in einer Trinukleotidsequenz der FMR-1-Gen-Region. Dadurch überhöhte Wiederholung dieser Sequenz aus den 3 Basisbausteinen Cytosin-Guanin-Guanin (CGG) von normal 6–50 auf 50–200 Wiederholungen.

Maßgebliche statistische Fakten

- Häufigkeit der voll ausgeprägten Form bei Männern: 1 : 2000 – 1 : 5000 (Sarimski 1997)
- zweithäufigstes genetisches Syndrom mit einer geistigen Behinderung nach dem Down-Syndrom (☞ Kap. 6.5.7)
- Häufigkeit des Überträgerstatus (Prämutation)/der voll ausgeprägten Form (Vollmutation) bei Frauen 1 : 4200. In der Regel dann weniger ausgeprägter Phänotyp

Erscheinungsbild

- geistige Behinderung oder beeinträchtigtes Lernvermögen, teilweise mit abnehmendem IQ ab/nach der Pubertät
- langes, schmales Gesicht, große Ohren, große Hoden, überstreckbare Gelenke
- kardiologische Auffälligkeiten
- Hyperaktivität, Aufmerksamkeitsprobleme
- erhöhtes Risiko für Epilepsien

6

Assoziation zu autistischen Verhaltensweisen wurde in der Forschung vielfach angenommen. Ein erhöhtes Aufkommen autistischer Verhaltensweisen bei FraX-Kindern konnte jedoch nicht nachgewiesen werden (☞ Kap. 6.7).

Sprachliche Symptomatik

- Sprachentwicklungsstörung kann Leitsymptom der Störung sein, allerdings:
  - sehr heterogene sprachliche Symptome
  - Sprachstörung schwankt zwischen vollständig fehlenden sprachlichen Strukturen und lediglich subtilen Kommunikationsdefiziten (Fowler 1998)

  - detailliertere sprachsystematische Untersuchungen zum FraX-Syndrom kommen zu sehr uneinheitlichen Ergebnissen (☞ Tab. 6.7) und weisen nicht immer auf Störungen hin
- Wortfindungsstörungen
- vermehrt Echolalie bzw. Perseverationen, häufig als Wiederholungen von Wörtern, Sätzen oder Phrasen. Beides erscheint sehr früh in der Spontansprache. Einige Autoren stellen die Perseveration in Beziehung zu den Wortfindungsstörungen
- Selbstgespräche
- Prognosestellung für Sprachentwicklung kaum möglich, erreichbarer Level der Sprachentwicklung individuell unterschiedlich. In Einzelfallbeschreibungen lässt das chronologische Alter bei FraX keine Aussage über das Spracherwerbsalter oder den Zustand des Sprachsystems zu. Kinder mit einem Altersunterschied von < 1 J. können sich auf völlig unterschiedlichen Sprachentwicklungsniveaus bewegen. Die Spanne reicht dabei von altersgemäß entwickelter Grammatik bis zu dem noch nicht erfolgtem Auftreten des ersten Wortes (Siegmüller et al. 2001)

Sprech- und Redeflusssymptomatik (Sarimski 1997)
- Artikulationsprobleme
- auffälliges Sprechtempo (Poltern)
- Impulsivität der Äußerungen

Sprachentwicklung (☞ Tab. 6.7)
- verspätete Sprachentwicklung mit ersten Wörtern zwischen dem 2. und 6. Lj.; ein Teil der FraX-Kinder verbleibt auf dieser Stufe
- bei weiterer Sprachentwicklung sind Artikulation und Grammatik besonders betroffen
- Hauptauffälligkeiten: betreffen pragmatischen Bereich
- Redeflussstörungen oft als Poltersymptomatik, teilweise gemeinsam mit genereller Hyperaktivität (Siegmüller et al. 2001)
- Teile der sprachlichen Entwicklung – v.a. Wortschatzumfang und Wortverständnis – sind stärker entwickelt als andere, nicht sprachliche Bereiche der Kognition

Tab. 6.7: Zusammenfassung der verschiedenen Ergebnisse bei FraX-Sprachentwicklungsstudien (Siegmüller et al. 2001)

Linguistische Ebene	Symptomatik
Phonologie	• Einzelfall: Prosodie besser als es dem chronologischen Alter entspricht • anderer Einzelfall befindet sich im 5. Lj. und produziert Sprache auf Lallebene
Syntax	• Bildung längerer Satzkonstruktionen • Probleme bei Wortstellung und Flexion • Verbzweitstellung kann im Einzelfall erreicht werden
Semantik/Lexikon	• umfassendes sprachliches Wissen • Wortschatz besser als chronologisches Alter • relative Stärke im expressiven Wortschatz • Zugriffsstörungen mit semantischen Fehlleistungen • Semantik kann leitsymptomatisch betroffen sein • gute rezeptive lexikalische Leistungen • besseres expressives als rezeptives Lexikon • häufig Wortfindungsstörungen • in Einzelfällen leitsymptomatische Störung des Verblexikons mit Auswirkung auf die Syntax
Pragmatik	• teilweise leitsymptomatisch betroffen • sprunghafte Themenwechsel • keine adäquate Einhaltung von Dialogsituationen • pragmatische Störung entspricht nicht den der Auffälligkeiten bei Autismus

Diagnostik

6

Die Sprachentwicklungsdiagnostik muss das gesamte Sprachsystem umfassen und sollte das Entwicklungsniveau, auf dem das Kind sich bewegt, im Anschluss vertiefender umreißen. Besonders muss dabei auf die Erfassung der pragmatischen Fähigkeiten der Kinder geachtet werden. Bei Kindern, die den produktiven Spracherwerb noch nicht begonnen haben, sollte eine Analyse der Lalläußerungen durchgeführt werden. Bei Kindern mit einem kleinen Wortschatz ist die Anlage eines Sprachtagebuchs (durch die Eltern) sinnvoll.
Zusätzlich zur Sprachentwicklungsdiagnostik sollten Redeflussstörungen und Sprechstörungen diagnostisch abgeklärt werden.

Therapie

Durch die große Spanne zwischen dem Sprachentwicklungsniveau der einzelnen Kinder ist eine pauschale Therapieempfehlung bei FraX nicht möglich. Insgesamt sollten die Therapieschwerpunkte an der normalen Entwicklungschronologie orientiert sein, da es keine Anzeichen für abweichende Spracherwerbsverläufe gibt.

Schwerpunkte der Sprachtherapie

- kommunikativer Bereich (☞ Kap. 3.6)
- Phonologie bzw. Phonetik
- teilweise Grammatiktherapie (☞ Kap. 3.5)
- Aufbau der ersten Wörter bzw. im Bereich der Prosodie, wenn das entsprechende Kind den Spracherwerb noch nicht aktiv begonnen hat

Häufig steht neben der Sprachentwicklungstherapie die Therapie des Redeflusses im Vordergrund (Poltern, ☞ Kap. 15.2).

6.5.9 Prader-Willi-Syndrom

Marita Böhning

Auch: Prader-Labhart-Willi-Fanconi-Syndrom, Prader-Willi-Labhart-Syndrom. Abkürzung: PWS

Ursachen

In 60–70 % Deletion des paternalen Allels in der Region 15q11.2-q13; in 25 % maternale uniparentale Disomie 15 (UPD 15); in 5–10 % Imprinting-Mutationen/Methylierungsfehler; in 1–3 % chromosomale Anomalien.

Maßgebliche statistische Fakten

- Häufigkeit: 1:10.000–1:15.000
- Lebenserwartung: bei guter Gewichtskontrolle normal

Erscheinungsbild

- Kleinwuchs, schwere muskuläre Hypotonie im Säuglingsalter, Skoliose
- mandelförmige Augen, dreieckiger Mund, schmale Stirn
- kleine Hände und Füße (Akromikrie)
- anfänglich Ernährungsprobleme, später Adipositas bei Hyperphagie (ab 6. Lm.)
- leichte bis schwere geistige Behinderung mit durchschnittlichem IQ von 70
- Hypogenitalismus, Hypogonadismus (hormonale Unterfunktion der Keimdrüsen)
- Zahnschmelzhypoplasien und Karies
- Hypopigmentierung

- Strabismus (Schielen)
- Temperamentsausbrüche
- Herzinsuffizienz infolge der Adipositas, Diabetes (Typ 2)
- nasale Stimmgebung

Sprachliche Symptomatik

- heterogenes Sprachprofil, fast immer Sprachentwicklungsstörung
- eingeschränkter Wortschatz (Kleppe et al. 1990)
- syntaktische und morphologische Defizite (Kleppe et al. 1990)
  - es werden v.a. Inhaltswörter benutzt
  - Funktionswörter werden ausgelassen
  - morphologische Markierungen fehlen
  - einfacher und häufig fehlerhafter Satzbau

Sprech- und Stimmsymptomatik

- Begleitsymptome: erhöhter Speichelfluss, hypotone Sprechmuskulatur, Stimmprobleme, Dysarthrie
- fehlerhafte Steuerung des Luftstroms bei Frikativen, Affrikaten und teilweise bei Plosiven (Hypernasalität; vgl. Kleppe et al. 1990)
- Schwierigkeiten bei der Durchführung diadochokinetischer Aufgaben (Kleppe et al. 1990)

Sprachentwicklung

- Beginn expressiver Sprache durchschnittlich mit 42 Lm.
- sprachliche und nicht sprachliche Leistungen entsprechen einem um 1–4 Lj. verzögerten Entwicklungsniveau
- mit 2–5 J. Verbesserung der sprachlichen Leistungen. Einige Kinder entwickeln große Sprechfreude
- phonetisch-phonologische Probleme (z. B. Substitutionen und Elisionen) bleiben bis ins Erwachsenenalter auffällig; phonologische Prozesse werden mit steigendem Alter weniger, phonetische Probleme halten an (Defloor et al. 2002)

Diagnostik

- reguläre Sprachentwicklungsdiagnostik zu den linguistischen Ebenen Lexikon/Semantik, Phonetik/Phonologie und Syntax/Morphologie (☞ Kap. 3)
- Nachweis/Ausschluss von Stimmstörungen, erhöhtem Speichelfluss (Schwäche der orofazialen Kontrolle) und Dysarthrie, welche Sprachtherapie beeinflussen

Therapie

Je nach Störungsbild folgende Fördermöglichkeiten:
- Wortschatzerweiterung
- Überwindung phonologischer Prozesse
- Ausbau oder Korrektur der Satzstrukturen
- Einbau von Funktionswörtern
- Einführung oder Korrektur morphologischer Markierungen
- gestützte Kommunikation oder Gebärdensprache selten erforderlich, nur wenn kein Zugriff auf verbale Kommunikationsmöglichkeiten möglich (Kleppe et al. 1990)

6.5.10 Opitz-Syndrom/BBB-Syndrom

Marita Böhning

Auch: BBBG-Syndrom, Hypertelorismus-Hypospadie-Syndrom, Hypospadie-Dysphagie-Syndrom, Opitz-BBB-Syndrom, Opitz-BBBG-Syndrom, Opitz-G-Syndrom, Telekanthus-Hypospadie-Syndrom

Ursachen

- Opitz-Syndrom Typ I: Genmutation (MID1 = *midline 1*) auf dem kurzen Arm des X-Chromosoms (Xp22.3)
- Opitz-Syndrom Typ II: autosomal dominant durch Deletion genetischen Materials auf dem langen Arm von Chromosom 22 (22q11.2)

Maßgebliche statistische Fakten
Häufigkeit unbekannt, aufgrund der X-Kopplung bei Typ I mehr Jungen als Mädchen betroffen

6

Erscheinungsbild

Sehr häufige Merkmale

- Epikanthus (Lidfalte am äußeren Augenwinkel), Hypertelorismus (überweiter Abstand zwischen den Augen), vorgewölbte Stirn, breite Nasenwurzel; Adontie oder Oligodontie (Fehlen oder verminderte Zahl der Zähne), dorsal rotierte, tief angesetzte Ohren; ausladender Hinterkopf
- Hypospadie oder Epispadie (Mündung der Harnröhre auf der Penisunter- oder oberseite)
- Anomalie des Pharynx (Schluckstörung), Anomalie des Kehlkopfs (Laryngomalazie); komplette Gaumenspalte, beidseitige Lippenspalte, Ösophagusatresie oder ösophago-tracheale Fistel

Häufige Merkmale
- leichte geistige Behinderung, Gedeihstörung, Tod im Kindesalter (meist Folge von Aspiration)
- einseitige Hyperreflexie, vermindertes Schwitzen, angeborene Herzerkrankung
- Hodenektopie oder Kryptorchismus
- Nierenektopie oder Hufeisenniere, Harnleiteranomalie, Nierenbecken und Nierenkelchen
- Skelettanomalie
- imperforierter Anus, rekto-vaginale Fistel
- Schallleitungsschwerhörigkeit
- Lippenspalte, submuköse Gaumenspalte oder gespaltenes Zäpfchen, Gaumenspalte, breite, flache Nase
- Tracheomalazie

Gelegentliche Merkmale (National Organization for Rare Disorders 2003)
- Telekanthus (vergrößerter Abstand zwischen den medialen Augenlidwinkeln)
- Heterochromie der Iris
- Hypoplasie oder Aplasie der Lungen
- Sakralgrübchen, Pilonidalsinus

Sprachliche Symptomatik

SES sind ein Merkmal des Opitz-Syndroms. Detaillierte Studien stehen bislang leider noch aus. Siehe Kasten für sprachliches Beispielprofil.

Einzelfallstudie: Sprachentwicklung eines 9-jährigen Jungen, USA
- erstes Wort mit 3 Lj.
- enormer Wortschatzspurt zwischen 3 und 4 Lj.
- Beginn von Zweiwortäußerungen mit 3;4 Lj.
- Vier- und Fünfwortsätze mit 4 Lj., enthalten noch Vereinfachungen z. B. in der Flexion
- syntaktischer Entwicklungsstand mit 9;0 Lj.: korrekte Sätze, W-Frageelemente, Nebensätze
- Restauffälligkeiten durch Stimmproblematik und Hypotonie der orofazialen Muskulatur
- besucht 3. Klasse einer integrativen Schule
- gute Lesefähigkeiten
- Beeinträchtigung des Spracherwerbs durch Hypersensibilität im Mundraum aufgrund einer LKG- und einer Kehlkopfspalte sowie durch Mittelohrentzündungen
- Kehlkopfspalte führte im Kleinkindalter zu Aspiration und dadurch zu Lungeninfektionen
- Stimme durch Kehlkopfspalte heiser und krächzend
- sprachtherapeutische Schwerpunkte (im Alter von 3 Lj.) lagen im Bereich des Wortschatzes und später in der Artikulation

6

Sprachentwicklung

- meist verspäteter Spracherwerb, oft bis ins Erwachsenenalter nonverbale Kommunikation
- Sprach- und Sprechentwicklungsprobleme durch organische Störungen im Mund- und Rachenraum, Schluck- sowie Atemstörungen. Geistige Behinderung ist leicht bis gar nicht vorhanden und daher nicht primäre Ursache
- Schallleitungsschwerhörigkeit kann Spracherwerb beeinflussen
- autistische Verhaltensweisen in einigen Fällen für beeinträchtigte kommunikative Fähigkeiten verantwortlich

Stimm-, Schluck- und Atemproblematik

- Stimme teilweise schwach, pfeifend oder heiser, oft durch Luftröhrenerweichung (Tracheomalazie)
- Schluck- und Atemstörungen

Diagnostik

- vornehmlich Untersuchungen der rezeptiven Fähigkeiten auf den linguistischen Ebenen Lexikon/Semantik, Phonetik/Phonologie und Syntax/Morphologie (☞ Kap. 3)
- Abklärung einer Hörstörung
- Diagnostik der orofazialen Fähigkeiten, einer evtl. vorliegenden Dysphagie und von Respirationsstörungen

Therapie

Aufgrund des geschilderten Profils wird in drei Bereichen gearbeitet:

- Förderung der sensorischen und motorischen Fähigkeiten mit orofazialem Behandlungsschwerpunkt, z. B. orofaziale Regulationstherapie nach Castillo Morales
- Arbeit am rezeptiven Wortschatz (je nach Sprachentwicklungsstand) und – unter Berücksichtigung einer evtl. Überempfindlichkeit im Mund- und Rachenraum – an produktiver Sprache; je nach Entwicklungsgrad Arbeit auf Satzebene, dabei Beachtung der Alltagsrelevanz
- Atem- und Schlucktherapie

6.5.11 Rett-Syndrom

Julia Siegmüller

Anfallssyndrom, das fast ausschließlich Mädchen betrifft sowie Jungen in Kombination mit dem Klinefelter-Syndrom.

Subtypen

- kongenitales Rett-Syndrom: normale Anfangsentwicklung fehlt
- *Preserved Speech Rett-Syndrom*: Sprache bleibt erhalten

Ursache

In 80–85 % aller bekannten Fälle Mutation des MECP2-Gens auf dem langen Arm des X-Chromosoms.

Maßgebliche statistische Fakten

- Häufigkeit: 1:10000–1:15000 (vgl. Sarimski 2002b)
- ist für 2–3 % aller geistigen Behinderungen verantwortlich (Mädchen: 10 %)

Erscheinungsbild

- Verlust kognitiver Kompetenzen nach dem 1. Lj.
- abnehmendes Kopfwachstum nach dem 1. Lj., später allgemein verlangsamtes Wachstum
- Handstereotypien, Geste ähnlich dem Händewaschen und -drücken
- ein Teil der Mädchen lernt nie frei zu laufen
- häufiges und plötzliches Schreien
- epileptische Anfälle (60 % der Mädchen), nachdem die geistige Behinderung in Erscheinung getreten ist
- in der Adoleszenz oft Verschlechterung mit Verlust der Gehfähigkeit, vermehrter Skoliose und Muskelatrophien
- im Schulalter oder später Skoliose

Nach anfänglich normaler prä- und postnataler Entwicklung wird der Krankheitsverlauf in 4 Phasen eingeteilt (Hagberg und Witt-Engerström 1986):

- Phase 1 (6.–18. Lm.): Verlangsamung und Stillstand der Entwicklung, langsamer Rückzug von der Umwelt
- Phase 2 (1.–4. Lj.): in kurzer Zeit Verlust bisher erworbener Fähigkeiten, Motorik, Handfertigkeiten und Sprache; Auftreten stereotyper Handbewegungen; häufige Schreiattacken und Irritationen
- Phase 3 (ab 4. Lj., Länge des Stadiums individuell): relative Stabilisierung des momentanen Entwicklungsniveaus, Wiedererlangung einzelner Fähigkeiten, insbesondere im Kommunikationsbereich; häufige epileptische Anfälle

- Phase 4 (spätes Stadium): Bewegungsstörungen, orthopädische Probleme, Kommunikationsfähigkeiten bleiben stabil (Elternhilfe Rett-Syndrom 2003)

Sprachstörung

Systematische Untersuchungen zum erhaltenen Wortverständnis liegen für das Rett-Syndrom nicht vor.
Sarimski (2002) findet bei einer Gruppe von 83 deutschsprachigen Kindern mit Rett-Syndrom im Alter von 2–18 J. neun Kinder mit mindestens drei Wörtern im produktiven Wortschatz. Fälle mit einem komplexeren sprachlichen Niveau als der Einwortebene sind nicht bekannt.
Die Kinder benutzen nonverbale Kommunikationsmethoden, um Aufmerksamkeit zu lenken bzw. Wünsche auszudrücken. Dies können Gesten, Berührungen von Objekten oder Bezugspersonen oder Blickbewegungen sein.
Häufige Krampfanfälle scheinen den Erhalt bzw. die Wiedererlangung sozialer Kompetenzen zu behindern.

Sprachentwicklung

- Phase 1: normale sprachliche Entwicklung im 1. Lj. (☞ Kap. 2.2), je nachdem wie lange Phase 1 beim einzelnen Kind anhält. Bestenfalls Produktion der ersten Wörter. Wahrscheinlich Durchlaufen der Phasen der frühen Sprachwahrnehmung
- Phase des Verlustes kommunikativer Fähigkeiten:
  - Sprachproduktion geht verloren
  - vereinzelt Verlust des Wortverständnisses
  - Sarimski (1997) berichtet von Fällen, in denen keine Objektpermanenz mehr festgestellt wurde
  - allgemeine Motorik: bei vielen Kindern Apraxie mit unbekannter Auswirkung auf die Sprache
  - Zunahme der Handstereotypien unter Stress
  - viele Mädchen entspannen sich in dieser Phase v.a. in musik-, hydro- oder hippotherapeutischer Behandlung. Dabei können Stereotypien abgebaut werden, teilweise kann es zu Laut- oder Wortproduktionen kommen

Diagnostik und Therapie

Für die sprachliche Diagnose und für die Ableitung einer zielgerichteten Therapie muss festgestellt werden, ob der Patientin eine Kontaktaufnahme möglich ist und ob sie Objekte über kurze Zeiträume fixieren kann. Ist dies möglich:

- Einübung von einfachen (non-) verbalen Interaktionsformen wie Blickkontakt und -lenkung sowie der Einsatz von Körpersprache

- Etablierung systematischer nonverbaler Kommunikationsformen, z. B. Gebärden, ist abhängig vom Ausmaß der Handstereotypien, u.U. kann auf Kommunikationsbilder und -bücher ausgewichen werden
- bei leichteren Fällen kann Ausweitung des Wortverständnisses sinnvoll sein
- jede Sprachtherapie sollte mit Entspannungsmethoden arbeiten

Weitere Ziele sprachtherapeutischer Intervention:
- Förderung von Nachahmungsfähigkeiten
- orofaziale Therapie, z. B. die Verbesserung des Lippenschlusses

Differenzialdiagnostik

Abgrenzung unter anderem zu frühkindlichem Autismus (☞ Kap. 6.7) und Angelman-Syndrom (☞ Kap. 6.5.3) notwendig.

6.5.12 Smith-Lemli-Opitz-Syndrom

Marita Böhning und Dorothea Haas

Auch: RSH-Syndrom (nach den Vornamen der ersten 3 Patienten); Abkürzungen: SLOS, RSH-S

Ursache

Autosomal-rezessiv vererbter Defekt in der Cholesterolbiosynthese: durch Mangel der 7-Dehydrocholesterol-Reduktase (Locus 11q13) wird der Cholesterolvorläufer 7-Dehydrocholesterol nicht zu Cholesterol reduziert (Haas et al. 2001).

6

Maßgebliche statistische Fakten
- Häufigkeit: 1 : 40.000 – 1 : 60.000 (Kelley und Hennekam 2000), Verhältnis von Mädchen zu Jungen ausgewogen
- Lebenserwartung abhängig von organischen Fehlbildungen; Überlebenschancen bei Plasmacholesterolkonzentration < 20 mg/dl geringer

Erscheinungsbild (Haas et al. 2001)

- Fehlbildungssyndrom mit leichter bis schwerster geistiger Behinderung, psychomotorischer Entwicklungsverzögerung, muskulärer Hypotonie, Ernährungsproblemen, Gedeihstörungen, Kleinwuchs
- mögliche Fehlbildungen und Dysmorphiezeichen:
  - bei 95 % aller Patienten Syndaktylie zwischen 2. und 3. Zehe (zusammengewachsene 2. und 3. Zehe)

  - Mikrozephalie, Mikrognathie, Ptosis (hängende Augenlider), antevertierte Nase, tief sitzende, posterior rotierte Ohren, hoher Gaumen, evtl. Gaumenspalte, Katarakt (grauer Star)
  - Hypospadie (Mündung der Harnröhre auf der Unterseite des Penis), Kryptorchismus (Hodenhochstand), Intersexualität
  - Polydaktylie der Finger
  - oft zusätzliche Fehlbildungen der Extremitäten und der inneren Organe
- Hyperaktivität, Aufmerksamkeitsstörung, autistische Verhaltensweisen, Autoaggressivität

Orofaziale und Schluckproblematik

- Mundschluss oft nicht vorhanden mit übermäßigem Speichelfluss
- gestörter Kau- und Schluckakt

Sprachliche Symptomatik

- sehr heterogenes sprachliches Profil: einige Patienten sprechen gar nicht (Nwokoro und Mulvihill 1997), andere erwerben so gute Sprachkenntnisse, dass sie Regelschulen besuchen können
- große Dissoziation zwischen rezeptiven und produktiven Leistungen (Tierney et al. 2000)
- sprachliche Leistungen schlechter als vom Grad der geistigen Behinderung zu erwarten ist. Einige Patienten können aufgrund des guten Sprachverständnisses komplexere, verbal vermittelte Aufträge befolgen
- Sprachproduktion bewegt sich überwiegend auf Level der Zweiwortsätze
- oft phonetisch-phonologische Auffälligkeiten
- bei einigen älteren Patienten deutliche Verbesserung der sprachlichen Leistungen nach Beginn einer Cholesteroltherapie

Sprachentwicklung

Die produktive Sprachentwicklung wird von folgenden Faktoren negativ beeinflusst:

- geistige Behinderung
- Vermeidung von Reizen in Mund- und Rachenraum aufgrund hoher Sensibilität in diesem Bereich, lässt im Vorschul- und Schulalter nach
- mitunter auftretende Hörstörungen: Innenohrschwerhörigkeit und Schallleitungsstörungen bei wiederkehrenden Mittelohrentzündungen

Diagnostik

- reguläre Sprachentwicklungsdiagnostik zu den linguistischen Ebenen Lexikon/Semantik, Phonetik/Phonologie und Syntax/Morphologie (☞ Kap. 3)
- Überprüfung des Hörvermögens, um einen möglichen Einfluss auf sprachliche Leistungen einschätzen zu können

- Untersuchung von Anomalien im Artikulationsapparat und deren Folgen auf die Artikulationsmotorik (myofunktionelle Untersuchung)
- Abklärung von Kau- und Schluckstörungen

Therapie

Aufgrund des geschilderten Profils Arbeit in zwei Bereichen:
- Förderung der sensorischen und motorischen Fähigkeiten mit orofazialem Behandlungsschwerpunkt, z. B. orofaziale Regulationstherapie nach Castillo Morales
- Förderung des rezeptiven Wortschatzes und – wenn es der Patient trotz Hypersensibilität im Orofazialkomplex zulässt – der produktiven Sprache. Je nach Entwicklungsgrad kann auf Satzebene gearbeitet werden. Dabei spielt Alltagsrelevanz eine große Rolle

6.5.13 Williams-Beuren-Syndrom

Marita Böhning und Julia Siegmüller

Auch: Williams-Syndrom, infantile Hyperkalzämie, Beuren-Syndrom, Cocktail-Party-Syndrom (veraltet). Abkürzungen: WBS, WS

Ursache

Hemizygote Mikrodeletion am langen Arm des 7. Chromosoms (7q11.23), welche das Gen der LIMkinase-1 (LIMK1), das Elastin-Gen (ELN) und deren benachbarte Gene betrifft.

6

Maßgebliche statistische Fakten
- Häufigkeit: 1 : 10.000 – 1 : 20.000
- Lebenserwartung: normal

Erscheinungsbild

Körperliche Merkmale (Sarimski 1997)
- typische Gesichtsdysmorphien, sog. „Elfengesicht“
- supravalvuläre Aortenstenose (Aortenverengung dicht oberhalb der Aortenklappe) oder Pulmonalstenose (angeborene Verengung des Truncus bzw. einer Arteria pulmonalis)
- infantile Hyperkalzämie (vermehrter Kalziumgehalt im Blut) in den ersten Lj.
- verlangsamtes Körperwachstum
- sternförmige Irismuster (Iris stellata)

- Hypogenitalismus
- Zahnanomalien
- Geräuschüberempfindlichkeit (Hyperakusis)
- auffällig tiefe und raue Stimme

Kognitive Merkmale

- Gesamt-IQ zwischen < 40 und 90, wobei Handlungs-IQ < verbaler IQ
- beeinträchtigte visuell-räumliche Wahrnehmung
- verzögerte Sprachentwicklung; Aufholphase in der späten Kindheit/Pubertät, die bis zur sprachlichen Unauffälligkeit führen kann

Sprachliche Symptomatik

- erste Wörter oft erst im 2. oder 3. Lj., teilweise durch Aussprachestörungen schwer verständlich
- Wortschatz entwickelt sich langsamer als im ungestörten Spracherwerb. Faktoren:
  - Mechanismen zur Erschließung des Wortschatzes werden nicht optimal genutzt
  - Defizite im sprachlichen Langzeitgedächtnis verhindern die Speicherung neuer Wörter
  - Mittelohrentzündungen beeinflussen die auditive Wahrnehmung negativ
- Echolalien im frühen Spracherwerb: echolaliertes Wort kann gut verständlich sein, dasselbe Wort in einer spontanen Äußerung jedoch phonologischen Prozessen unterliegen
- Wortschatz von Jugendlichen und Erwachsenen kann trotz des verzögerten Erwerbs ein sehr hohes Niveau erreichen, in seltenen Fällen bis zu einem verbalen IQ über 100
- gelegentlich Wortfindungsprobleme
- gemeinsames Merkmal mit Down-Syndrom-Kindern ist im Vorschulalter der Telegrammstil bei Mehrwortäußerungen, d. h. es werden Funktionswörter wie Artikel oder Präpositionen ausgelassen. Im Bereich Morphologie fällt eine falsche Verwendung des grammatischen Geschlechts (Genus) auf. Die Spontansprache der erwachsenen Patienten ist meist grammatisch unauffällig (Siegmüller et al. 2000)

Sprachentwicklung

- Einwortäußerungen häufig länger verwendet als im ungestörten Spracherwerb
- Satzverständnis ist ab dem späteren Spracherwerb gut entwickelt, erreicht jedoch nur selten das Niveau der ungestörten Erwachsenensprache. Es liegt meist oberhalb des nicht sprachlichen Entwicklungsalters, aber unterhalb des chronologischen Alters

Diagnostik

- reguläre Sprachentwicklungsdiagnostik zu den linguistischen Ebenen Lexikon/Semantik, Phonetik/Phonologie und Syntax/Morphologie (☞ Kap. 3)
- Überprüfung des Hörvermögens, um einen möglichen Einfluss auf sprachliche Leistungen einschätzen zu können. Außerdem kann die Überempfindlichkeit für Geräusche Auswirkungen auf die sprachlichen Leistungen haben, was jedoch leider schwer zu überprüfen ist
- Untersuchungen zum sprachlichen Kurz- und Langzeitgedächtnis, deren Ergebnisse Einfluss auf das therapeutische Vorgehen haben

Therapie

- ggf. Probleme im orofazialen Bereich und phonologische Auffälligkeiten behandeln (vgl. Kap. 14 und Kap. 3.2)
- Nutzung der spezifischen Stärken der Kinder: ausgeprägtes Neugierverhalten, gute Fähigkeiten im rhythmischen und musischen Bereich, hohe Motivation zum Kontakt mit anderen Menschen, teilweise gute Fähigkeiten in der auditiven Wahrnehmung
- Sprachtherapie wird durch Schwächen der Kinder beeinflusst: z. B. verkürzte Aufmerksamkeitsspanne, verlangsamtes Lerntempo, kognitive Schwierigkeiten, Hörproblematik (Hyperakusis oder Schwerhörigkeit), Störungen der visuell-räumlichen Wahrnehmung, beeinträchtigte grob- und feinmotorische Entwicklung

Förderung der Möglichkeiten von Vorschulkindern zum Erwerb von Wortschatz und Syntax, um die Entwicklung sprachlicher Fähigkeiten auch in späteren Phasen sicherzustellen.

- bei Verzögerung kann Wortschatzaufbau mit Auftreten der ersten Wörter beginnen
- Einstieg in Wortkombinationen begleiten bzw. ermöglichen
- grammatische Förderung sobald Grundwortschatz vorhanden

Fortsetzung der Therapie in der Grundschulzeit anstreben, um auch in der späten Entwicklungsphase optimale Förderung der sprachlichen Entwicklung sicherzustellen.

6.6 Mutismus

Astrid Fröhling

Auch: psychogenes Schweigen, Sprachverweigerung, Sprechversagen, Sprechhemmung, Sprachneurose

6.6.1 Ausprägungsformen

Der Begriff Mutismus (lat. mutus – stumm) wurde von Tramer 1934 geprägt. Kommunikationsstörung, die sich in einer Redehemmung zeigt. Zeitweiliges partielles oder vollständiges Nichtsprechen bei intakter Hör-, Sprach- und Sprechfähigkeit, die rezeptiv und expressiv im Regelfall im Normbereich liegen.

(S)elektiver Mutismus

- bisweilen nahezu normale Kommunikation
- Schweigen partiell gegenüber einer bestimmten Personengruppe, welche nicht zum engeren Familienkreis gehört und/oder in definierten Situationen (im Kindergarten, in der Schule)
- häufig zwei Seiten einer Person: introvertierter, gehemmter Schweiger und sprechfreudiger, anhänglicher und lebhafter Mensch, je nach Situation und Personenkreis (Hartmann 2004)

Den kommunikativen Rückzug wertet Bahr (2002a, b) als „sinnvolle Bewältigungsstrategie", um in ihrem Lebenskontext zu bestehen.

ICD-10 Code für F94.0 (s)elektiven Mutismus

„Diese Störung ist durch eine deutliche, emotional bedingte Selektivität des Sprechens charakterisiert. Das Kind zeigt seine Sprachkompetenz in einigen Situationen, in anderen definierten Situationen jedoch nicht. Meistens tritt die Störung erstmals in der frühen Kindheit auf, mit ungefähr gleicher Häufigkeit bei beiden Geschlechtern. Meist ist der Mutismus mit deutlichen Persönlichkeitsbesonderheiten wie Sozialangst, Rückzug, Empfindsamkeit oder Widerstand verbunden. Typischerweise spricht das Kind zu Hause oder mit engen Freunden, es ist jedoch in der Schule oder bei Fremden mutistisch (...)."

Totaler Mutismus

- Völlige Kommunikationshemmung, vollständige Verweigerung der Lautsprache. Die Person spricht weder innerhalb noch außerhalb der Familie

6

- häufig traumatisch, bei psychischer Grunderkrankung (Psychose, endogene Depression) oder als dramatische Verlaufsvariante eines in der Kindheit begonnenen partiellen Schweigens (Hartmann 2003)
- häufig werden sämtliche anderen phonischen Leistungen verweigert, wie Weinen, Husten, Lachen, Atemgeräusche u.a.
- ausdrucksarme Mimik, Blickkontakt wird vermieden
- betroffene Person agiert durch Einsetzen kommunikativer Hilfsmittel (Gestik, schriftliches Aufzeichnen)

Akinetischer Mutismus

Störung bei hirnorganischer Schädigung und Hemmungsphänomen der zentralen Sprechfunktionen.

6.6.2 Ursachen und Differenzialdiagnosen

Ursachen

Eine direkte Ursache ist nicht bekannt, grundsätzlich muss von einer multifaktoriellen Verursachung ausgegangen werden. Abzuklären sind psychogene, psycho-physiologische und physiologische Ursachen.

- Diathese-Stress-Modell (Hartmann 1997): „Wechselhaftigkeit von Prädispositionen und seelischer Verarbeitung von negativ empfundener Umweltkonfiguration".
- Modellverhalten der Eltern
- überprotektives Verhalten von Bezugspersonen
- anamnestisch häufig verzögerte Sprachentwicklung (Bahr 2002a), Sprachentwicklungsstörung und/oder Artikulationsprobleme sowie andere Sprech- und Stimmstörungen
- sensible Phasen sind Eintritt in Kindergarten und Schule
- Immigrationsproblematik
- Misshandlung und sexueller Missbrauch

6

Anteile einer grundlegenden Anamnese und Diagnostik

- allgemeine Patienten- und Familienanamnese
- fachärztliche Untersuchungen (Pädiatrie, HNO, Neurologie)
- psychische Diagnostik
- sprachtherapeutische Diagnostik, z. B. Patholinguistische Diagnostik bei Sprachentwicklungsstörungen (Kauschke und Siegmüller 2002)
- Ermittlung des zugrunde liegenden Kommunikationsverhaltens und der emotionalen Motivationskriterien, z. B. Evaluationsbogen für das sozialinteraktive Kommunikationsverhalten bei Mutismus (Hartmann und Lange 2003)

Differenzialdiagnosen

Generalisierte Angststörung, Depression, tiefgreifende Entwicklungsstörungen, Hörstörung, fehlende Kenntnis der gesprochenen Sprache (Fremdsprache), Schizophrenie, Aphasie.

6.6.3 Intervention und Therapie

In der Regel multimodale Behandlung der Disziplinen Psychiatrie, Psychologie und Sprachtherapie je nach Befund, Alter und individueller Komplexität des Hemmungsphänomens. Kann ambulant oder stationär erfolgen. Therapeutische Verfahren: verhaltenstherapeutisch orientierte, psychoanalytische, familientherapeutische, pharmakotherapeutische, musiktherapeutische, spieltherapeutische und sprachtherapeutische Therapien.

Theraplay

Direktive kommunikative Spieltherapie bei spracherwerbsgestörten und mutistischen Kindern (Franke 1990, 1994, 1996b). Begründet durch die Psychologin Jernberg (1987).
Von den inneren, psychischen Bedürfnissen des Kindes ausgehend, werden von der Therapeutin strukturierte, gut durchschaubare Interaktionsspiele konzipiert (in denen keine verbalen Äußerungen verlangt werden!), um dem verweigernden Kind neue Erfahrungen zu ermöglichen und somit das kindliche Selbstbild positiv zu verändern. Daraus resultiert ein verändertes (Sprech-)Verhalten.

SYMUT (Konzept der systemischen Mutismustherapie, Hartmann 2004)

In 4 Phasen verlaufende Therapie: 1. präverbale Phase, 2. lexikalisch-syntaktische Phase, 3. kommunikativ-sozialinteraktive Phase und 4. Nachbetreuungsphase.
Neben Beratung und Elternarbeit wird ausgehend von der Evozierung von flüsternden und phonischen Lautäußerungen über gelenkte Spontansprache in ein ungehemmtes freies Kommunikationsmuster geführt.

Mutismus und Sprachentwicklungsstörung

Gesondert sollte auf die Therapie bei Sprachentwicklungsstörung mit mutistischen Ausprägungen verwiesen werden:
- das Kind kann den kommunikativen Anforderungen sprachlich (z. B. durch zu geringen Wortschatz) nicht entsprechen, entwickelt für diese Interaktionsfrustrationen ein Störungsbewusstsein und zeigt sich gehemmt in ihm nicht vertrauten Umfeldern

- frühzeitige spezifische Sprachentwicklungstherapie, um die Sprachentwicklungsstörung *als primäre Verursachung* zu beheben (☞ Kap. 3)

Jugendhilfemaßnahmen

Sozialpädagogische Familienhilfe kann bei älteren Kindern und Jugendlichen ratsam sein. Für den Therapieerfolg sind Familienbetreuung (Isolationsabbau) und Schuleingliederung des Kindes von Bedeutung.

6.7 Autismus

Marita Böhning

Auch: autistische Störung, Störung im autistischen Spektrum
Dieses Kapitel bespricht den frühkindlichen Autismus.

Unterformen

- Kanner-Syndrom/frühkindlicher Autismus (Kanner 1943): Störungen der sozialen Interaktion, verbalen und nonverbalen Kommunikation sowie der Phantasie (z. B. kreatives Spiel)
- Asperger-Syndrom/autistische Psychopathie (Asperger 1944): sprachliche Entwicklung kaum beeinträchtigt, jedoch ebenfalls Störungen der sozialen Interaktion und der Phantasie

Krankheitsbilder mit autistischer Komponente

- Rett-Syndrom (☞ Kap. 6.5.11)
- tuberöse Sklerose
- Fragiles-X-Syndrom (☞ Kap. 6.5.8)

Ursache

Bis heute nicht geklärt. Wahrscheinlich vor, während oder nach der Geburt oder genetisch bedingte Hirnschädigung. Diskutiert werden Chromosomenanomalien der Chromosomen 3, 7, 15 und des X-Chromosoms (Online Mendelian Inheritance in Man).

Maßgebliche statistische Fakten

- Häufigkeit: 1:1000 – 1:2500 (Online Mendelian Inheritance in Man)
- Verhältnis von Jungen zu Mädchen ist 3:1

6.7.1 Erscheinungsbild

Beim frühkindlichen Autismus handelt es sich um eine tiefgreifende Entwicklungsstörung, die sich vor dem 3. Lj. manifestiert.

- jeder IQ ist denkbar; 80 % haben jedoch einen IQ unter 70
- zentrales Problem: gestörte Verarbeitung und Interpretation von Sinneseindrücken im Gehirn. Diese Überreizung hat zur Folge, dass die Patienten sich von der Welt zurückziehen
- etwa 10 % haben außergewöhnliche Talente, z. B. in der Musik, Kunst oder Mathematik

Sprachliche Symptomatik

Sprachprofil

- Pragmatik: Leitsymptomatik ist die Störung der Pragmatik. Sprache oft zur Befriedigung eigener Bedürfnisse, nicht zur Kommunikation. Das Fehlen eines vorsprachlichen gemeinsamen Aufmerksamkeitsfokus mit einer Bezugsperson (s.o.) setzt sich in der Sprachentwicklung fort. Kommunikativer Informationsaustausch selten, weniger wegen fehlender Kommunikationskompetenz, sondern als bewusste Vermeidung. Dieser Schluss ergibt sich aus Analysen zu Echolalien, die von autistischen Kindern meist nicht funktionslos, sondern zur Aufrechterhaltung der Interaktion eingesetzt werden (Kastner-Koller und Deimann 2000)
- Prosodie und Stimme: Intonation, Rhythmus und Wortbetonung sind auffällig. Sprache wird als monoton, mechanisch oder arrhythmisch beschrieben. Erschwerte Verarbeitung prosodischer oder emotionaler Merkmale. Oft stimmliche Auffälligkeiten wie Heiserkeit und Hypernasalität. Unangebracht leises oder lautes Sprechen möglich
- Phonologie: Auffälligkeiten entsprechen denen nicht autistischer Kinder. Am besten entwickelte sprachliche Ebene
- Wortschatz: verspätete und langsamere Entwicklung als bei normal entwickelten Kindern. Expressiver und rezeptiver Wortschatz liegen im Alter von 2 J. auf einem lexikalischen Entwicklungsstand von 9 Mon. (Lord und Paul 1997). Idiosynkrasien, sog. Privatsprache, häufig, werden aber meist mit steigendem Alter weniger
- Syntax: Entwicklung verzögert, aber nicht abweichend zur ungestörten Entwicklung (Kastner-Koller und Deimann 2000)
- weitere Merkmale: Mutismus (☞ Kap. 6.6), Echolalien, Probleme mit dem Konzept von ja/nein-Antworten, Pronomenverwechslung und -vermeidung (Fay 1993)

Sprachentwicklung

- später Sprachbeginn, bei 60 % bleibt Sprachproduktion aus, zunächst keine kommunikative Funktion der Sprache (Remschmidt 2001)
- im 1. Lj. werden weniger Laute, v.a. weniger Konsonanten produziert als

bei gleichaltrigen Kindern (Kastner-Koller und Deimann 2000; Prizant 1996)

- wenig nonverbale Kommunikationsmittel, z. B. der sog. gemeinsame Aufmerksamkeitsfokus (*joint attention*) zwischen Kind und Erwachsenem
- ab dem 2. Lj. entwickelt sich das o.g. für den Autismus typische sprachliche Profil

6.7.2 Diagnostik

Diagnostik mit autistischen Patienten muss (ebenso wie Therapie) eine klare Struktur aufweisen:

- Untersuchungsraum darf das Kind nicht zu sehr mit Sinneseindrücken belasten
- in diagnostischen Sitzungen aufeinander folgende, ähnliche Aufgabenstellungen, da die Gefahr besteht, dass das Kind an einem Aufgabentyp festhält und z. B. beim Wort-Bild-Zuordnen die Bilder benennt, weil dies vorher Aufgabe war
- rezeptive Aufgaben spiegeln die Sprachkompetenz des Kindes eher wider als produktive, da Nullreaktionen auf produktive Aufgaben eher pragmatisches Problem als Problem sprachlicher Kompetenzen sind

6.7.3 Therapie

Kommunikationsförderung/verhaltenstherapeutische Maßnahmen

Hauptziel sprachlicher Intervention ist die Förderung der Motivation zum Einsatz expressiver Sprache. Sprache muss als Auslöser von Ereignissen begriffen werden. Erzieher und Therapeuten müssen zusammenarbeiten, um verbale Kommunikation herauszufordern. Reaktion auf nonverbale Kommunikation ist hier möglichst zu vermeiden. Konsequentes Vorgehen ist hierbei extrem wichtig.

Methode des operanten Konditionierens: Der Therapeut arbeitet mit positiven oder negativen Verstärkern oder dem Weglassen des positiven Verstärkers bei nicht erwünschtem Verhalten (Buschbauer und Fox 2003):

- neue Bezugsperson, z. B. der Sprachtherapeut, richtet sein Handeln nach dieser Methode aus
- entwickelt sich das Kind aufgrund dieser verhaltenstherapeutischen Maßnahmen positiv, können weitere Bezugspersonen ihr Verhalten ebenso ausrichten

Dieses Verfahren sollte sich bei der sprachtherapeutischen Arbeit, z. B. bei der Wortschatzarbeit, wiederfinden, damit sich das Kommunikationsverhalten des Kindes dauerhaft verändern kann.

Beispiele möglicher Vorgehensweisen

- im Spiel benötigte Gegenstände werden erst freigegeben, wenn danach in irgendeiner Form verbal gefragt wird
- eine Handlung wird vom Therapeuten erst fortgeführt, wenn verbale Kommunikation stattfindet
- Hilfen werden erst auf verbale Anforderung gegeben

Schwerpunkte sprachtherapeutischer Arbeit

- Entwicklung des Symbolverständnisses als Vorraussetzung zum Erwerb von Wortbedeutungen und für das Verständnis, dass Wörter zum Kommunizieren benötigt werden. Setzt ein Kind beim Spielen kein Symbolspiel (z. B. Verwendung eines Bauklotzes als Auto) ein, hat es wahrscheinlich noch kein Symbolverständnis entwickelt
- je nach individuellem Entwicklungsstand Arbeit auf allen sprachlichen Ebenen denkbar
- pragmatische Ebene: Zuordnung von Gefühlen oder Geisteshaltungen, z. B. mithilfe von Bildern oder Fotos, üben
- alternative Kommunikationsformen: autistisches Kind kann expressive Sprache ablehnen, aber per Schriftsprache oder Computereinsatz mit der Umwelt in Kontakt treten. Arbeit an expressiver natürlicher Sprache im Vordergrund

6.8 Fötales Alkoholsyndrom

Julia Siegmüller

Auch: Alkoholembryopathie, Fetal Alcohol Syndrome, *Abkürzung* FAS

Leichtere Manifestation: FAE (Possible Fetal Alcohol Effects), synonymhaft auch ARND (Alcohol-related Neurodevelopmental Disorder)
Zur Schädigung des Kindes kommt es durch die toxische Einwirkung des Ethanols oder der alkoholischen Abbauprodukte auf den Organismus des Föten. Ein Zusammenhang zwischen Grad der Alkoholkrankheit der Mutter und dem Risiko des Kindes wird angenommen.

Maßgebliche statistische Fakten

- Feststellung von FAS oder FAE häufig erst im 3. Lj.
- Häufigkeit:
  - USA: 1,9 : 1000 (Carmichael Olson und Burgess 2000)
  - Deutschland: pro Jahr ca. 2200 Neugeborene mit FAS (geschätzte Häufigkeit 1 : 500 – 1000), FAE-Kinder sind häufiger (Drozella 2001)

6.8.1 Erscheinungsbild

Betroffene Kinder sind v.a. in ihren neurologischen Funktionen beeinträchtigt. Dies betrifft die physikalische und die funktionelle Reifung des Gehirns. Die Gehirne bleiben u.a. kleiner, sind weniger entfaltet (Mikrogyrie), bestehen aus einer kleineren Anzahl von Neuronen und einer verminderten Anzahl von Synapsen (Drozella 2001). Teilweise kommen Störungen im Corpus Callosum vor, in einigen Fällen fehlt es ganz.

Insgesamt zeigen die Kinder ein asynchrones Störungsprofil über verschiedene Entwicklungsbereiche:

- die Kinder kommen untergewichtig zur Welt und bleiben auch untergewichtig
- Mikrozephalie schon bei der Geburt möglich; häufig Entwicklung im späteren Leben
- charakteristische kraniofaziale Dysmorphie (bildet sich mit zunehmendem Lebensalter zurück): niedrige Stirn, Epikanthus, Blepharophimose, Ptose, abfallende Lidachse, kurzer Nasenrücken, fehlendes oder abgeflachtes Philtrum, schmale Oberlippe, hoher Gaumen oder Gaumenspalte, hypoplastischer Unterkiefer, dysplastische, tief sitzende Ohren
- Hände: Klinodaktylie 5 und veränderte Hautlinien (z. B. tiefe Daumenfurche und stark abknickende Dreifingerfurche, die zwischen Zeige- und Mittelfinger endet)
- Herzfehler (30 %): meistens Ventrikelseptumdefekt und Vorhofseptumdefekt
- Genitalanomalien (30 – 40 %): z. B. Hodenhochstand, Hypoplasie der Labia maiora
- Nierenfehlbildungen (10 %)
- Skelettfehlbildungen: z. B. Trichterbrust
- fein- und grobmotorische Störungen
- Wahrnehmungs- und Verhaltensstörungen: z. B. Konzentrationsschwäche, Impulsivität, Stimmungslabilität, erhöhte Risikobereitschaft, fehlende soziale Kompetenz, Distanzlosigkeit
- Ess- bzw. Schluckstörungen im Säuglingsalter (30 %) teilweise mit Hypersensibilität im Mundraum

- Schlafstörungen: extremer Wechsel zwischen Tiefschlaf- und Schreiphasen
- leichte bis mittlere geistige Behinderung bei ca. 75 % aller FAS-Kinder, ebenfalls mit asynchronem Profil über die verschiedenen kognitiven Bereiche

Kognitive Symptome

- Aufmerksamkeitsstörung
- Gedächtnisstörungen
- Lernstörung
- unstabiles Lerntempo
- Störung im Erkennen des Ursache-Wirkung-Prinzips
- Störungen im Sozialverhalten und in der sozialen Kognition
- Störungen der mentalen Planung, Merkfähigkeit bleibt erhalten
- Dyskalkulie
- Einschränkung z. B. von logischem Denken
- Abstraktionsvermögen, Störungen im Erkennen von Zusammenhängen

Sprachentwicklung

Die Sprachentwicklung ist bei ca. 80 – 95 % der Kinder mit FAS gestört (Drozella 2001), wobei sich ein ebenso heterogenes Bild zeigt wie bei den nicht sprachlichen Entwicklungsbereichen (s.o.). Die Sprachentwicklung ist der am wenigsten untersuchte Störungsbereich von FAS-Kindern.

Von einer SES können alle sprachlichen Ebenen betroffen sein:

- Wortschatz und Pragmatik sind zentrale Auffälligkeitsbereiche
- Sprachproduktion auf Satzebene wird als verkürzt beschrieben
- Sprache wirkt inhaltsleer, was auf semantische Störungsaspekte schließen lässt
- formal-sprachliche Bereiche (Phonologie, Syntax) eher weniger betroffen
- häufig Störungen der Artikulation, die teilweise mit Gaumenspalten oder kieferorthopädischen Störungsbildern einhergehen
- Stottern
- starke Kommunikationsstörung (Carmichael-Olson und Burgess 2000): während der Kindheit erweisen sich die schlechten sprachlich-kommunikativen und sozial-kognitiven Fähigkeiten der Kinder als Störungsherde, die die Eingliederung der Kinder sowie die Akzeptanz sozialer Normen negativ beeinflussen bzw. verhindern

Störungen an der Schnittstelle Semantik und Pragmatik

- Informationsentnahme aus dem Input (Satz, Kontext, Dialog)
- Informationsintegration in bestehenden Kontext und Weltwissen
- Informationsspeicherung (wird durch die allgemein bestehende Gedächtnisstörung zusätzlich beeinflusst)
- Abruf komplexerer Informationen in neuen Situationen (Übertragung von Informationen)
- Leistung abhängig von der Tagesform!

Lesen und Schreiben

- Lese-Rechtschreiberwerb verläuft verzögert
- Analyse der Phoneme einer Wortform scheint am wenigsten gestört zu sein.

6.8.2 Therapie

In der neueren Forschung wird in den USA insbesondere für FAS-Kinder eine Therapieform gefordert, die sich ausschließlich an den spezifischen Schwierigkeiten des einzelnen Kindes orientiert. Pauschale Programme werden abgelehnt (Carmichael-Olson und Burgess 2000).

Problem Reizüberflutung

- mehrere Stimuli zur gleichen Zeit können leicht zur Reizüberflutung führen
- auch ein Raum voller Spielzeug kann bereits eine Reizüberflutung auslösen (Drozella 2001)
- Zeichen der Reizüberforderung
  - Vermeidung von Blickkontakt
  - Weinen

Vorgehen

Für die Therapie ist es wichtig, die Störungen der Integration verschiedener Informationen zu bedenken:

- langsame Folge von Reizen und Aufgaben
- starke Strukturierung sprachlicher Aufgaben
- wenige Arbeitsschritte pro Anforderung
- Herleiten der Lernanforderung direkt aus der Alltagswelt des Kindes, da die abstrakte Einordnung von Informationen zu den stärker gestörten Bereichen zählt (s.o.)

7 Erworbene Sprachstörungen bei Erwachsenen

7.1 Aphasien

Henrik Bartels

Auch: Aphemie (ursprüngliche Bezeichnung durch P. Broca s.u.)

Erworbene Sprachstörungen im Kindesalter (☞ Kap. 8).

Maßgebliche statistische Fakten

Nach Angaben der dt. Gesellschaft für Neurologie in Deutschland 85.000–100.000 Patienten mit Aphasien (Prävalenz) sowie etwa 25.000 Neuerkrankungen pro Jahr (Inzidenz).

Ursache

Ursache sind Störungen des zentralen Nervensystems mit Mangeldurchblutung der sprachrelevanten Areale in der Großhirnrinde der sprachdominanten Hemisphäre (vorwiegend perisylvischer Kortex, Inselrinde) oder in subkortikalen Strukturen wie Thalamus oder Basalganglien:

- 80 % Schlaganfälle (ischämische Insulte)
- 20 % Blutungen, Traumata, Hirntumoren, entzündliche oder degenerative Erkrankungen des Gehirns sowie Anfallsleiden (können zu vorübergehenden oder dauerhaften aphasischen Störungen führen)

Erscheinungsbild

- produktive und/oder rezeptive Funktionen der Sprachverarbeitung können vollständig oder teilweise betroffen sein
- meistens, jedoch nicht zwangsläufig, gleichzeitig Störungen der schriftsprachlichen Verarbeitung. Oft weicht Schädigungsgrad der Lese- oder Schreibleistung deutlich von den sprachlichen Leistungen ab (☞ Kap. 7.2 und Kap. 7.3)

Prognose

7

Verschiedene Faktoren beeinflussen den Verlauf einer aphasischen Erkrankung. Sind initial noch etwa 1/3 aller Schlaganfallpatienten als aphasisch einzustufen, reduziert sich dieser Anteil im Verlauf des ersten Jahres nach dem Ereignis um die Hälfte.

Bestimmende Faktoren für die Prognose der Erkrankung:

- initialer Schweregrad
- Größe der Hirnläsion
- Lokalisation der Hirnläsion

Differenzialdiagnostik

- Störungen der Sprechmotorik oder der sprechmotorischen Planung zählen nicht zu den Aphasien, sondern werden als Dysarthrien bzw. Sprechapraxien bezeichnet (vgl. Kap. 9)
- Abgrenzung sprachlicher Auffälligkeiten im Zuge von:
  - Demenzen
  - Verwirrtheitszuständen
  - neuropsychologischen Störungen bei Frontalhirnläsionen

7.1.1 Standardsyndrome

Die im folgenden Abschnitt beschriebenen Symptomenkomplexe treten in ihrer Reinform vergleichsweise selten auf. Allerdings ist die entsprechende Zuordnung der aphasischen Population in diese Syndrome weit verbreitet und besitzt von daher hohe klinische Relevanz.

Die Einteilung aphasischer Erkrankungen in verschiedene Syndrome ist insbesondere im Hinblick auf die Anwendbarkeit am einzelnen Patienten wegen des heterogenen Störungsprofils in der neueren Literatur umstritten. Die Betrachtung aphasischer Störungen verlagert sich stattdessen hin zu individuellen Profilbeschreibungen anhand von psycholinguistischen Sprachverarbeitungsmodellen (☞ Kap. 7.1.4).

Broca-Aphasie

Auch: verbale Aphasie, motorische Aphasie, efferent-motorische Aphasie. Benannt nach Paul Broca (1824–1880)
Aphasie mit dem Leitsymptom Agrammatismus bei weitgehend erhaltenem Wortverständnis.

Läsionsorte

- vordere Mediaastgruppe
- vordere Insel
- Brodmann-Areale 44/45 (☞ Kap. 1.1.3)

Erscheinungsbild

- Produktion sehr kurzer Sätze unter Auslassung von Funktionswörtern und Morphologie (sog. „Telegrammstil")
- Verben werden oft in der Infinitivform geäußert
- allgemeines Sprachverständnis ist auch auf Satzebene vergleichsweise gering beeinträchtigt

7

- stark verlangsamter Sprachfluss
- oft parallel Sprechapraxie (☞ Kap. 9.2)
- Wortfindungsstörungen
- Kommunikation der Patienten ist schwer bis mittelschwer gestört
- oft hoher Leidensdruck durch ausgeprägtes Störungsbewusstsein

Beispiel

ja ... Frau ... bahol ... Bahnhof ... auf einmal ... ooh ... und Krankenwagen ... und dann ... Karkenhau ... Krankenhaus ... und dann ... weg ... alles weg ... konnt' ich nicht spech ... sprechen

Therapie (☞ Kap. 7.1.9)

- Reaktivierung einfacher Satzstrukturen aufgrund des syntaktischen Schwerpunkts der Störung
- Erarbeitung komplexerer, nicht kanonischer Strukturen (z. B. Frage- und Relativsätze), sofern es die Leistung des Patienten zulässt
- Reaktivierung des Verbabrufs kann aufgrund der zentralen Funktion des Verbs im Satz zur Verbesserung produktiv-syntaktischer Leistungen führen
- Satzverständnis ist nur Therapieinhalt, wenn spezielle Probleme des Agrammatikers mit nicht kanonischen, semantisch reversiblen Sätzen im Focus der Therapie stehen

Wernicke-Aphasie

Auch: sensorische Aphasie

Benannt nach Carl Wernicke (1848–1905). Aphasie mit den Leitsymptomen Paragrammatismus, semantische und phonematische Paraphasien sowie Neologismen (Logorrhoe).

Läsionsort

Versorgungsgebiet der Arteria temporalis posterior.

Erscheinungsbild

- Produktion langer, oft in sich verschachtelter Sätze („Satzverschränkungen“)
- Verdopplung von Sätzen oder Satzteilen
- in schweren Fällen sog. „Jargonaphasie“ mit flüssiger, jedoch unverständlicher Sprachproduktion
- meist schwere Beeinträchtigung des Sprachverständnisses
- besonders in der frühen Krankheitsphase nur gering ausgeprägtes Störungsbewusstsein, daher meist kein Versuch der Selbstkorrektur

Beispiel

Untersucher: Ist es mit der Sprache denn seitdem besser geworden?
Patient: Mittlerweile ja. Und dann mach' das will ich das machen. Und ich mussen ja machen. Wie das kommt und das geht so. Zum Beisch .... geht die Arbeit krönke muss ich ja gehen .. und dann machen wenn die gengte eine Sache die ich tun kann. Wie es soll.

Therapie

- zunächst steht in vielen Fällen Aufbau eines grundlegenden Störungsbewusstseins sowie Verbesserung des Sprachverständnisses im Vordergrund
- später v.a. Verbesserung der semantischen Leistungen und Reduktion der überschießenden Sprachproduktion hin zu kürzeren, strukturierten Äußerungen

Amnestische Aphasie

Auch: Anomie

Aphasie mit dem Leitsymptom Wortfindungsstörungen.

Läsionsort

Hinteres Versorgungsgebiet der Arteria cerebri media.

Erscheinungsbild

- Wortfindungsstörungen in der Spontansprache und beim konfrontativen Benennen
- flüssige Sprachproduktion
- oft Umschreibungen oder Floskeln
- selten semantische Paraphasien mit großer Nähe zum Zielwort
- Sprachverständnis nicht oder nur geringfügig beeinträchtigt
- vereinzelt Satzabbrüche, die nicht durch eine syntaktische Problematik, sondern durch die Wortfindungsstörungen bedingt sind

Beispiel

Und da bin ich in das ... Haus ... das Kra das Krankenhaus und der ... der Mann ... der Arzt sagt mir: da werden wir ... da werden wir Sie eine ... äh ... Weile da behalten und mein mein ... Mann ist dann auch dageblieben.

Therapie

- Schwerpunkt sind die Wortfindungsstörungen, mit dem Ziel, den lexikalischen Zugriff durch spezifische Strategien zu verbessern (☞ Kap. 7.1.7)
- Abklärung, inwieweit die Umwegstrategien des Patienten zu seiner Kommunikationsfähigkeit beitragen oder eher hinderlich sind und modifiziert werden müssen

Globale Aphasie

Auch: totale Aphasie

Schwerste Form einer aphasischen Störung mit Leitsymptom Sprachautomatismen, insbesondere Recurring Utterances (☞ Kap. 7.1.10).

Läsionsort

Ausgedehnte Läsion im Mediastromgebiet.

Erscheinungsbild

- Störung rezeptiver und produktiver Modalitäten, so dass in den meisten Fällen keine Kommunikation mehr möglich ist
- Äußerungen manchmal einzelner Wörter, oft jedoch ausschließlich Sprachautomatismen (☞ Kap. 7.1.10), die wiederholt ohne sprachliche Intention abgerufen werden
- Recurring Utterances (wiederkehrende Äußerungen), Untergruppe der Automatismen mit Dominanz einzelner Silben oder Wörter ohne Sinnbezug in der Sprachproduktion
- schwer gestörtes Sprachverständnis, meist werden nur einzelne Wörter des Gesprächspartners verstanden oder aus dem pragmatischen Kontext erschlossen
- häufig zusätzliche neuropsychologische Störungen durch die massive Läsion in der sprachdominanten Hemisphäre, welche die sprachlichen Symptome überlagern und sich negativ auf diagnostische Einschätzung und therapeutische Intervention auswirken

Beispiel

dododo ... jajajaja ... dodo ... do

Therapie

Bei Patienten mit globaler Aphasie gelingt es in vielen Fällen nicht, die Sprachfähigkeit in einem alltagstauglichen Maß wieder herzustellen. Insofern ist es häufig notwendig mit den Patienten Ersatzstrategien zu trainieren, die eine basale Kommunikation im Alltag ermöglichen (☞ Kap. 7.1.11).

7.1.2 Nicht-Standardsyndrome

Leitungsaphasie

Auch: Nachsprechaphasie, afferent-motorische Aphasie

Aphasie mit den Leitsymptomen phonematische Paraphasien und herausragend beeinträchtigtem Nachsprechen.

Läsionsort

Schädigung des Fasciculus arcuatas als Verbindung zwischen Wernicke- und Broca-Areal.

Erscheinungsbild

- Sprachproduktion durch phonematische Entstellungen beeinträchtigt
- spontansprachlich oft Störung der Sprechinitiierung
- wiederholte Selbstkorrekturversuche im Umgang mit den eigenen phonologischen Fehlern
- hohes Störungsbewusstsein
- beim Nachsprechen größte Schwierigkeiten mit deutlicher Abhängigkeit von der Länge der Stimuli
- ungestörtes Sprachverständnis

Beispiel

Geholt ham' die mich mit dem Hubkr ... krau ... krau ... kau ... nee. Hubkra ... Hubschra ... Hubschraber ... schrader. Nee. Hub ... schrauber.

Therapie (☛ Kap. 7.1.7)

- abhängig vom individuellen Erscheinungsbild Therapie der phonematischen Beeinträchtigungen im Vordergrund
- Leitsymptomatik, das herausragend gestörte Nachsprechen, ist Oberflächensymptom und damit nicht Gegenstand der Therapie

Transkortikale Aphasien

Besondere Aphasieform mit den Leitsymptomen Echolalien und gut erhaltenem Nachsprechen, oft ohne Sinnentnahme.

Läsionsort

Ausgedehnte Läsion in der Verbindung zwischen sprachrelevanten Zentren und den sensorischen Assoziationskortizes, Nähe zu Broca-Areal.

Erscheinungsbild

Die Sprachverarbeitung ist mittelschwer bis schwer beeinträchtigt. Je nach Störungsschwerpunkt weitere Unterteilung in:
- transkortikal-motorische Aphasie (Störungsschwerpunkt Sprachproduktion)
- transkortikal-sensorische Aphasie (Störungsschwerpunkt Sprachverständnis)
- gemischt-transkortikale Aphase (gleichmäßig betroffene Modalitäten)

Therapie

Aufgrund der großen Heterogenität des Störungsbildes bei transkortikaler Aphasie erscheint es wenig sinnvoll, typische oder allgemeine Therapieziele für diese Patientengruppe zu formulieren.

7.1.3 Sprachsystematische Diagnostik

Henrik Bartels

Konfrontation des Patienten in unterschiedlichen Tests mit produktiven und rezeptiven Aufgabenstellungen, die Sprachleistungen wie Benennen, Sprachverständnis, Lesen, fordern.

Formalisierte Tests

- Konstruktion erfüllt mittels Normierung oder Standardisierung die Anforderungen der Testgütekriterien
- auch Untersucher ohne lange Erfahrung können ein valides Testergebnis erzielen, da die diagnostische Vorgehensweise hochstandardisiert ist und die Auswertungsrichtlinien klare Schemata zur Beurteilung der Leistungen des Patienten vorgeben

Screeningverfahren

7

- nicht oder gering formalisiert
- sind dazu gedacht, in relativ kurzer Zeit einen Überblick über das Störungsbild eines Patienten zu vermitteln
- meist individuelle Anpassung der Testteile an die Erfordernisse des Patienten
- durch mangelnde Formalisierung sind die Ergebnisse nicht ohne weiteres austauschbar
- korrekte Interpretation nur durch Therapeuten mit ausreichender Erfahrung möglich

In beiden Fällen eher quantitative Beschreibung der Fähigkeiten und Einschränkungen, da nicht zwingend eine Hypothese über die Genese der sprachlichen Auffälligkeiten formuliert wird. Je nach Umfang des Verfahrens erfolgt mehr oder weniger ausführliche Beschreibung des unmittelbar beobachtbaren sprachlichen Verhaltens.

Aachener Aphasie-Test (AAT, Huber et al. 1983)

Grundlagen

- Syndromansatz (vgl. Kap. 7.1.1 und Kap. 7.1.2)
- supramodalitätsorientiert
- psychometrisch abgesichertes und normiertes Verfahren zur Diagnose aphasischer Störungen

Ziele

- Auslese aphasischer Patienten vs. hirngeschädigter Patienten ohne Aphasie
- Syndrom- und Schweregradklassifizierung
- Identifizierung von Nicht-Standard-Aphasien sowie nicht klassifizierbaren Aphasien
- Identifizierung verschiedener modalitätsspezifischer Sprach- bzw. Sprechstörungen
- modalitätsorientierte Erfassung aphasischer Störungen

Testaufbau

Vorgehen anhand von sechs Testteilen, die weitere Subtests beinhalten:

- Spontansprache
- Token-Test
- Nachsprechen
- Schriftsprache
- Benennen
- schriftliches und verbales Sprachverständnis

Auswertung

- Bewertung der einzelnen Aufgaben nach spezifizierten Punkteskalen
- aus Summenergebnissen der Subtests errechnet sich mittels manueller oder computerbasierter Auswertung das diagnostische Ergebnis
- Einordnung in das korrespondierende Aphasiesyndrom mit Angabe zum Schweregrad
- komplexere Analysen der Ergebnisse einzelner Subtests sind möglich
- durch Vergleich verschiedener Untertests beim gleichen Patienten zu unterschiedlichen Zeitpunkten Dokumentation signifikanter Veränderungen in den verschiedenen Testteilen über den Bezugszeitraum

Durchführungsdauer

60–90 Min. (innerhalb einer Sitzung).

Basel-Minnesota-Test (BMTDA, Schuell et al. 1964)

Grundlagen

Nicht standardisiertes, modalitätsorientiertes Verfahren basierend auf dem holistischen Ansatz von H. Schuell. Es wird von *einer* zentralen aphasischen Komponente ausgegangen, deren unterschiedliche Ausprägungen durch den Einfluss neuropsychologischer Einschränkungen zustande kommen. Das Verfahren ist v.a. in der deutschsprachigen Schweiz gebräuchlich, jedoch auch in Deutschland anwendbar.

Ziele

Diagnostik aphasischer Störungen und begleitender neuropsychologischer Beeinträchtigungen

Testaufbau

Fünf Testteile, die weitere Subtests beinhalten (insgesamt 47). Der Test sollte bei jedem Patienten vollständig durchgeführt werden, im Rahmen eines Screenings kann jedoch die Durchführung einzelner Testteile sinnvoll sein.

- Test-Modalitäten:
  - Verstehen
  - Sprechen
  - Lesen und Schreiben
- Zusätzlich überprüft werden:
  - Rechenleistungen
  - allgemeine Ausdrucksfähigkeit
  - Textverständnis und -produktion
  - Störungen auditiver, visueller und propriozeptiver Wahrnehmungsprozesse
  - neuromuskuläre Ausfälle im Bereich der Sprechwerkzeuge

Auswertung

Für die verschiedenen Subtests gibt es unterschiedliche Bewertungsmodi. Bei einigen Untertests werden Normalwerte vorgegeben, es liegen jedoch keine statistischen Angaben oder Cut-Off-Werte vor.

Durchführungsdauer

Große Variationsbreite, abhängig von der Anzahl der durchgeführten Subtests.

Aphasie-Checkliste (ACL, Kalbe et al. 2002)

Ziele
- schnell durchzuführende Diagnostik zentraler Sprachstörungen mit unterschiedlichen Hirnschädigungen
- Erstellung eines Sprachprofils unterschiedlicher Teilfunktionen inkl. Beeinträchtigungsgrade
- Rating der verbalen Kommunikationsfähigkeit
- Überprüfung auf Beeinträchtigung wesentlicher kognitiver Funktionen wie Gedächtnis, Aufmerksamkeit und logisches Denken

Testaufbau
Zwei Teile (Sprache und Kognition), die in insgesamt 10 Untertests unterteilt sind; innerhalb derer eine weitere Unterteilung in 21 verschiedene Aufgabenstellungen.

Auswertung
- Bewertung der einzelnen Aufgaben nach drei- oder vierstufigen Punkteskalen mit durch Normierung erhobenen Cut-Off-Werten für die einzelnen Aufgaben, an denen eine Beeinträchtigung identifiziert werden kann
- anhand der erhobenen Punktwerte Erstellung eines Profils der sprachlichen Leistungen
- Entscheidung über das Vorliegen einer aphasischen Erkrankung anhand des Gesamtwertes

Durchführungsdauer
ca. 30 Min.

7.1.4 Modellorientierte Diagnostik

Henrik Bartels

Diagnostikverfahren dieser Art legen den Fokus auf die Ermittlung einer oder mehrerer funktioneller Störungsorte, die zu einer beobachtbaren sprachlichen Einschränkung führen. Das ist nur möglich, sofern ausreichend spezifizierte theoretische Annahmen über den angestrebten Teilbereich der Sprachverarbeitung bestehen, welche die Grundlage für ein klinisch anwendbares Modell über die beteiligten Verarbeitungsmechanismen bilden.
Modellorientierte Verfahren wie LeMo (s.u.) oder die Untersuchungsverfahren von Blanken (s.u.) beschränken sich nicht auf die quantitative Beschreibung einer Benennstörung. Sie versuchen, aufgrund der qualitativen Charakteristika der Symptomatik deren funktionelle Ursache zu ermitteln.

Bei einer Benennstörung könnten dies z. B. das phonologische Outputlexikon oder die semantische Verarbeitung des Patienten sein.

Logogenmodell

Neuere modellorientierte Therapie- und Diagnostikverfahren stützen sich im Wesentlichen auf das Logogenmodell von Morton (1980) und dessen Erweiterungen sowie auf das Modell von Patterson und Shewell (1987; ☞ Abb. 7.1). Diese Modelle beschreiben die Verarbeitungsmechanismen der monomorphematischen Einzelwortverarbeitung anhand eines Systems von:

- Langzeit-Wissensspeichern
- Routen, die diese Mechanismen verbinden, aber auch eigene Verarbeitungsleistungen erbringen
- Kurzzeitspeichereinheiten, den sog. Buffern

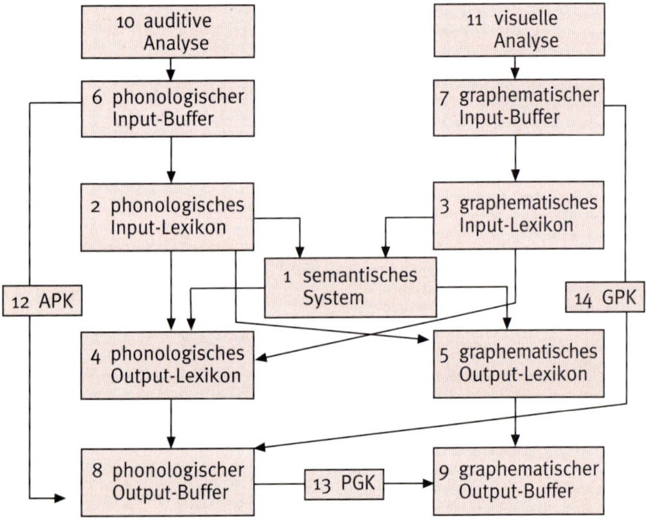

Abb. 7.1 Logogen in Anlehnung an Patterson und Shewell (1987). (Aus: De Ellser et al. 2004)

Auditive und visuelle Analyse (☞ 10, 11 in Abb. 7.1)

Das Inputsignal wird auditiv oder schriftlich auf seine zielsprachlichen Charakteristika (segmentale Merkmale) analysiert:

- auditive Modalität: z. B. Identifizierung der lautlichen Einheiten

- schriftliche Modalität: Erkennen der gelesenen Graphen (Buchstaben) unabhängig von der Darstellungsweise wie Druckschrift, Kursivschrift oder Handschrift

Lexika (☞ 2, 3, 4, 5 in Abb. 7.1)
Lexikalische Komponenten sind rezeptive bzw. produktive Wortspeicher. Hier werden bekannte Wortformen zum Abruf bereitgehalten. Als entscheidender Parameter dieser Komponenten gilt die Frequenz (Vorkommenshäufigkeit) des jeweiligen Wortes in der Zielsprache. Je häufiger ein Wort vorkommt, desto weniger zusätzliche Aktivierung wird zum Abruf benötigt. Hierüber lässt sich u.a. der Frequenzeffekt, der im Wortabruf bei vielen aphasischen Erkrankungen, aber auch im Experiment mit Normalsprechern beobachtet werden kann, erklären.

Semantisches System (☞ 1 in Abb. 7.1)
Diese Komponente ist ein zentrales Modul der Sprachverarbeitung. An dieser Stelle werden Bedeutungsmerkmale aktiviert und spezifiziert. Eine Störung des Systems führt aufgrund seiner zentralen Stellung zu übergreifenden Beeinträchtigungen von Sprachproduktion und -rezeption sowohl in der schriftlichen als auch in der mündlichen Modalität. Dabei kann es in allen Sprachleistungen, die von der semantischen Komponente abhängen, zu Konkretheitseffekten kommen. Demnach werden konkrete Begriffe, z. B. „Hammer“, zuverlässiger verarbeitet als Abstrakta, z. B. „Neid“, oder Funktionswörter.

Arbeitsspeicher (Buffer, ☞ 6, 7, 8, 9 in Abb. 7.1)
Die Kurzzeitspeicher befinden sich im Modell an Stellen, an denen von segmentaler auf ganzheitliche Verarbeitung gewechselt wird und umgekehrt. So muss beim Erkennen eines Wortes wie „Hand“ zunächst segmental-temporär vorgegangen werden, d. h. dem Sprachfluss wird die Lautfolge /h-a-n-t/ entnommen und danach der lexikalische Eintrag als Ganzes im Inputlexikon aktiviert. Ein Buffer sorgt dafür, dass die Information, die im ersten Schritt aufgenommen wird, nicht innerhalb der Zeitspanne, die bis zur vollständigen Verarbeitung der Lautfolge vergeht, zerfällt. Bei einer Beeinträchtigung des Buffers kommt es zu Längen- oder Positionseffekten. Demnach werden Wörter und insbesondere Neologismen mit zunehmender Länge schlechter verarbeitet oder es kommt zu Fehlerhäufungen am Beginn oder am Ende der Stimuli.

Segmentale Verarbeitungsrouten (☞ 12, 13, 14 in Abb. 7.1)
Das Logogenmodell beschreibt drei Routen, die für die Konvertierung einzelner sprachlicher Segmente in eine andere Modalität benötigt werden:

- Auditiv-phonologische-Konvertierung (APK): Übersetzung eines rezeptiven auditiven Eingangssignals in ein entsprechendes produktives Outputsignal. Auf diese Weise ist es z. B. möglich, nicht lexikalisches Material

wie einen Neologismus oder ein nie zuvor gehörtes Wort nachzusprechen
- Phonem-Graphem-Konvertierung (PGK): ordnet einem Laut ein entsprechendes Graphem der Schriftsprache zu, was für das Diktat von Neologismen unabdingbar ist
- Graphem-Phonem-Konvertierung (GPK): vollzieht umgekehrt die Umwandlung einer gelesenen Buchstabenfolge in ein passendes Sprachsignal. Ohne GPK können Neologismen nicht laut gelesen werden

Bei ausschließlicher Nutzung einer segmentalen Route im Verarbeitungsprozess entsteht das Problem, dass Unregelmäßigkeiten beim Transfer von einer Modalität in die andere nicht verarbeitet werden können.

Beispiel

Das Wort „Bus“ wird mit kurzem /u/ gelesen, obwohl die deutschen Konvertierungsregeln vorgeben, dass ein Vokal, dem ein einfacher Konsonant folgt, lang ausgesprochen wird. Die korrekte Lesart dieses Wortes entsteht in der *lexikalischen* Verarbeitung, die für eine direkte Passung der entsprechenden Einträge im graphematischen Inputlexikon und im phonologischen Outputlexikon sorgt. Dementsprechend lesen Patienten mit Beeinträchtigung der lexikalischen Routen und intakter GPK dieses Wort zunächst falsch, worauf häufig eine Selbstkorrektur folgt.

Lexikon modellorientiert (LEMO, De Bleser et al. 2004)

Grundlagen

Auf dem Logogenmodell basierendes, normiertes Verfahren zur Einzelfalldiagnostik.

Ziele

- modellorientierte Erfassung der funktionellen Ursache verbaler und schriftlicher Wortverarbeitungsstörungen, z. B. lexikalischer Zugriff oder Störung der Graphem-Phonem-Konversion
- Erstellung individueller Patientenprofile
- Ermittlung von Dissoziationen zwischen verschiedenen Aufgabenstellungen, von parameterspezifischen Leistungsunterschieden und von Häufungen bestimmter Fehlertypen in verschiedenen Aufgaben

7

Testaufbau

In insgesamt 33 Subtests werden den Patienten Bildstimuli, monomorphematische Wortstimuli oder daraus abgeleitete Neologismen präsentiert. Aufgabenstellungen sind u. a.:
- schriftliches sowie mündliches Benennen
- rezeptive Zuordnungsaufgaben
- gleich-ungleich-Entscheidung
- Lexikalitätsentscheidung

Auswertung

- im Verlauf der manuellen oder computergestützten Auswertung werden die einzelnen Testergebnisse einem von drei Leistungsniveaus (normal, beeinträchtigt, Ratebereich) zugeordnet
- mittels eines statistischen Vergleichs werden Dissoziationen und Parametereffekte im Sinne eines individuellen Leistungsprofils erfasst
- anhand des Profils können Funktionsfähigkeit und Beeinträchtigung einzelner oder mehrerer Komponenten der Sprachverarbeitung auf der theoretischen Basis des Logogenmodells diagnostiziert werden

Durchführungsdauer

Es gibt keine Vorgaben hinsichtlich des Umfangs der Durchführung. So können für ein umfassendes Leistungsprofil alle 33 Tests durchgeführt werden. Ebenso ist es möglich, einzelne Teilmodule des Sprachverarbeitungssystems anhand der assoziierten Tests zu beurteilen. Insofern kann die Durchführungsdauer äußerst stark variieren.

Neurolinguistische Aphasiediagnostik (Blanken 1996, 1999 und Blanken et al. 1999)

Grundlagen

- basierend auf kognitiv-neurolinguistischen Wortverarbeitungsmodellen
- Kontrolle der Testitems nach den kritischen Parametern des jeweils zu überprüfenden Moduls

Ziele

Je nach Test:

- Diagnose semantischer Wortverständnisstörungen in der schriftlichen und mündlichen Modalität
- Diagnose rezeptiver lexikalischer Wortabrufstörungen
- Diagnose produktiver Sprachstörungen mündlich/schriftlich, lexikalisch/segmental

Auswertung

Die Ergebnisse der Untersuchungen werden quantitativ (Fehlerzahl) und qualitativ (Fehlerart) auf den entsprechenden Protokollbögen vermerkt. Da keine Normdaten vorliegen, nur informelle Beurteilung von Vorhandensein bzw. Schweregrad einer Beeinträchtigung.

Durchführungsdauer

Es gibt keine Vorgaben hinsichtlich des Umfangs der Durchführung. Dieser kann stark variieren, da die Tests z. T. im Schwierigkeitsgrad gestaffelt sind. Einfachere Tests können bei leichter betroffenen Patienten ausgelassen werden.

Bogenhausener Semantik-Untersuchung (BOSU, Glindemann et al. 2002)

Grundlagen
Semantik wird als zentrale Komponente der Sprachverarbeitung gesehen, die eng, jedoch nicht zwangsläufig mit lexikalischem Wissen interagiert und selektiv beeinträchtigt sein kann, z. B. semantische Demenz oder Alzheimer Erkrankung.

Ziele
Befundung assoziativer und kategorieller Störungen der Semantik bei aphasischen Patienten und bei Patienten mit Störungen des semantischen Gedächtnisses ohne Aphasie.

Testaufbau
Fünf Subtests mit jeweils zehn Aufgaben, die das Zuordnen und Sortieren von Objektabbildungen in assoziativer und kategorieller Beziehung sowie das Zuordnen von Farben zu Objekten überprüfen.

Auswertung
Die richtigen bzw. falschen Reaktionen des Patienten werden in den Untersuchungsbogen eingetragen. Für die einzelnen Untertests liegen Cut-Off-Werte vor, anhand derer eine Beeinträchtigung festgestellt werden kann. Im Vergleich der Ergebnisse der Untertests 2 und 3 (semantische Haupt- vs. Nebenmerkmale) ergeben sich Hinweise auf den Schweregrad der semantischen Störung.

Durchführungsdauer
20–45 Min.

Texte verstehen (Claros Salinas 1993)

Grundlagen
Verstehen von Texten als „komplexe sprachlich-kognitive Leistung, bei der die Fähigkeit von Wort- und Satzverständnis vorausgesetzt wird und darüber hinaus die Fähigkeit, kohärente Strukturen des Textes zu erfassen bzw. durch Inferenzbildung herzustellen.“; Unterscheidung von Mikro- und Makrostruktur (van Dijk und Kintsch 1983).

Ziele
Orientierendes Screening zur Erfassung rezeptiver Textverarbeitungsstörungen bei aphasischen Patienten.

Testaufbau
Ein Screeningtext und sechs Verständnisaufgaben. Überprüfung auf:
- Aufbau von Makrostrukturen
- globales Textverständnis

Zusätzlich wird ein Therapieprogramm mitgeliefert, das aus zehn von der Anforderung her komplexen Texten besteht.

Auswertung

Die Bearbeitung des Textes wird ebenso wie die Bearbeitungsdauer protokolliert, es liegen jedoch keine Normdaten vor.

Durchführungsdauer

Ca. 30 Min. (innerhalb einer Sitzung).

7.1.5 Funktionale Diagnostik

Ernst G. de Langen

Untersuchung der Funktionsbeeinträchtigung bzw. Integrationsstörung eines Patienten bezogen auf seinen Alltag. Funktionale Diagnostik unterscheidet sich deutlich von der neurolinguistisch-formalen Diagnostik, indem sie ausgeprägt kommunikations- und interaktionsorientiert ist.
Formale Diagnostik kann neurolinguistisch-deskriptiv oder kognitiv-neurolinguistisch orientiert sein und hat das Ziel, die Störungen als Phänomene bzw. als Läsionen in einem funktionalen Modell zu beschreiben. Dies geschieht zunächst losgelöst von der individuellen Konsequenz der jeweiligen Störung für einen Patienten (de Langen 2003).

- konzeptueller Rahmen der funktionalen Diagnostik ist die ICIDH-Klassifikation der Weltgesundheitsorganisation (WHO), die zwischen den Ebenen *Impairment* (Schädigung), *Disability* (Funktionseinschränkung) und *Handicap* (Integrationsstörung/kommunikative Beeinträchtigung) unterscheidet (Matthesius 1995)
- wird u.a. in den USA standardmäßig als Eingangsdiagnostik und zur Evaluation eingesetzt. Sie ist in vielen Fällen Grundlage für die Entscheidung, ob eine Therapie vom Kostenträger weiterfinanziert wird und dient der Therapieplanung in der pragmatisch orientierten Aphasietherapie
- in Deutschland befindet sich die funktionale Aphasiediagnostik noch in einem Entwicklungsstadium, wobei man sich überwiegend an Verfahren orientiert, die bereits im Ausland eingesetzt werden

Tab. 7.1: Übersicht derzeit in Deutschland eingesetzten Verfahren der funktionalen Aphasiediagnostik*

Akronym	Erklärung	Methodischer Ansatz
FIM	Functional Independence Measure	Messung der Leistung bei Aktivitäten des täglichen Lebens (Activities of Daily Living, ADL), wobei der Bedarf an Hilfe bei der Kommunikation gemessen wird
ANELT	Amsterdam-Nijmegen Everyday Language Test	direkter Test der funktionalen Kommunikation im Quasi-Rollenspiel
ACSI	Assessment of Communicative Skills Interview	Messung der funktionalen Kommunikation im standardisierten Interview mit differenzierten Beurteilungsskalen
CETI	Communicative Effectiveness Index	Fremdbeurteilung durch einen Fragebogen
APPLS	Assessment Protocol of Pragmatic-Linguistic Skills	(Konversations-)Analyse der Kommunikation zwischen Aphasiker und Angehörigen
Dyadenanalyse		

* Die Verfahren werden unterschiedlich häufig angewendet.

Functional Independence Measure (FIM, de Langen et al. 1995)

Weltweit am meisten verbreitetes Instrument zur Erfassung funktionaler Selbstständigkeit. Es wird in der Rehabilitation unterschiedlicher Störungen eingesetzt und ist in deutscher Übersetzung vorhanden (de Langen et al. 1995).

- operationalisierte Bewertungskriterien
- Gewichtung der Skalenpunkte kann mittels Rasch-Analyse von einer Ordinalskala in eine Intervallskala transformiert werden
- erfüllt die Hauptgütekriterien Objektivität, Reliabilität, Konstruktvalidität und differentielle Validität

Testaufbau

Umfasst 18 Items, die Aktivitäten des täglichen Lebens sowohl im motorischen als auch im kognitiven Bereich betreffen. Zwei Items beschreiben die Kommunikation.

Überprüft werden:

- Spontansprache
- Sprachverständnis
- Lesen und Schreiben

Auswertung

- Einstufung erfolgt auf einer 7-stufigen Skala
- Bewertung orientiert sich am Bedarf an Hilfe, die der Patient zur Bewältigung der Kommunikation benötigt
- Bildung von Summenscores ist kritisch zu bewerten (de Langen et al. 1995)

Durchführungsdauer

20–30 Min. pro Patient.

Amsterdam-Nijmegen Everyday Language Test (ANELT, Blomert, Buslach 1987)

Psychometrisch voll abgesicherter Test zur Messung der funktionalen Kommunikation (Blomert et al. 1994).

- die gemeinsame niederländisch-deutsche Normierungsstichprobe erlaubt eine valide Aussage über die tatsächlich vorhandenen lautsprachlichen Fähigkeiten eines Patienten in der Alltagskommunikation
- ANELT eignet sich insbesondere für eine ökologisch valide Evaluation von Therapieverläufen

Testaufbau

Das niederländische Verfahren mit deutscher Adaptation umfasst zwei Parallelversionen mit jeweils zehn Items. Bei einem Quasi-Rollenspiel soll der Patient verbal auf eine vom Untersucher geschilderte Alltagssituation reagieren.

Auswertung

- Bewertung der sprachlichen Reaktionen auf zwei 5-stufigen Skalen
- Bewertung hinsichtlich inhaltlicher und auditiver Verständlichkeit
- sinnvoll bei leichten und mittelschweren Aphasien

Durchführungsdauer

Mit Auswertung durchschnittlich 30 Min.

Assessment of Communicative Skills Interview (ACSI, Herrmann et al. 1989)

Standardisiertes Interview.

- psychometrisch nicht abgesichertes Verfahren
- Vorteile:
  - neben der sprachlichen Leistung fließt das paralinguale Verhalten des Patienten in die Bewertung ein
  - liefert spezifische Informationen für die Therapieplanung

Testaufbau

Der Test beinhaltet insgesamt 20 Fragen mit drei Fragetypen:

- 5 Ja/Nein-Fragen
- 7 W-Fragen
- 8 Erzählaufforderungen

Auswertung

Für die Beurteilung der kommunikativen Fähigkeit sind zwei Skalen vorgesehen:

- eine 5-stufige Skala zur Einschätzung der kommunikativen Beeinträchtigung
- eine 7-stufige Skala zur Beurteilung der verwendeten Kommunikationsstrategien

Bewertung der sprachlichen Strategien sowie der nonverbalen Kompensationsstrategien, geeignet für alle Schweregrade.

Durchführungsdauer

Mit Auswertung durchschnittlich 60 Min.

Communicative Effectiveness Index (CETI, Schlenck und Schlenck 1994a)

Fragebogen für Angehörige, mit dem durch eine Fremdbeurteilung ein Maß für die Effektivität der Kommunikation des Patienten mit seiner vertrauten Umgebung erhoben werden soll (Lomas et al. 1989; dt. Übersetzung Schlenck und Schlenck 1994).

- keine Wichtung der Items, weshalb die Bildung von Summenscores methodisch fragwürdig ist
- problematisch ist die geringe Interrater-Reliabilität
- am ehesten für die Messung der Effektivität der Angehörigenberatung geeignet

Testaufbau

Der Fragebogen enthält ein Polaritätsprofil für jeweils 16 Items.

Auswertung

Der Beurteiler soll auf einer Analogskala seine Einschätzung ankreuzen, die vom Untersucher nachträglich quantifiziert wird. Der als Maß ermittelte CETI-Index ist der Mittelwert der 16 Bewertungen.

Durchführungsdauer

Für den Beurteiler ca. 10 Min., für den Auswerter ca. 5 Min.

Assessment Protocol of Pragmatic-Linguistic Skills (APPLS) und Dyadenanalyse

Beide Verfahren, die unmittelbar der Therapieplanung dienen, sind naturgemäß nicht psychometrisch fundiert.

APPLS (Gerber und Gurland 1989; Bongartz 1998)

- Konversationsanalyse eines Gesprächs zwischen Aphasiker und Partner auf Makro- und Mikroebene
- besondere Berücksichtigung der Repairstrategien

Das zeitaufwändige Verfahren (mit Auswertung 4–6 Stunden) eignet sich für mittelschwere und leichte Aphasien und erlaubt qualitative Aussagen über die verbale Interaktion.

Dyadenanalyse

- für schwer und schwerst gestörte Aphasiker entwickelt
- in einer PACE-Situation entstandene Kommunikation wird anhand von Videoanalysen gemeinsam mit Patient und Partner analysiert
- Zeitaufwand ist erheblich, jedoch irrelevant, weil die Analyse einen festen Bestandteil des Therapieablaufs darstellt

7.1.6 Modalitätsorientierte Therapieansätze

Henrik Bartels

Auditive Stimulierung nach Schuell (Schuell et al. 1964)

Klassischer Ansatz der Aphasietherapie. Wird in ihren Grundzügen auch heute noch oft bei Patienten in der frühen Phase einer aphasischen Erkrankung zur Reaktivierung eingesetzt.

Grundannahme

Holistischer Ansatz, wonach es nur eine grundlegende Aphasieform gibt. Unterschiedliche Ausprägungen sind Folge verschiedener Schweregrade und der Beteiligung neuropsychologischer Symptome.

Prinzip

- Reaktivierung gestörter Modalitäten durch sehr häufige Wiederholung der Übungen mit vorwiegend auditiver Vorgabe, Nach- und Mitsprechen sind gebräuchliche Methoden
- Länge und Komplexität der Stimuli müssen der aphasischen Störung angepasst sein
- konnte durch den Einsatz eines „Language Master“ unterstützt werden, auf dem mittels Magnetstreifen Nachsprechvorlagen abgespeichert werden konnten

Problem

Zentraler Kritikpunkt ist ihr theoretisches Gerüst. Da von einer unitären aphasischen Störung ausgegangen wird, ist auch das Vorgehen nicht an die Bedürfnisse des Patienten angepasst.

Deblockierungsmethode (Weigl 1979)

Erstmalig vorgestellt an der Akademie der Wissenschaften in Ost-Berlin als „Programm zur Rehabilitierung aphasischer Störungen". Bestimmte Grundgedanken lassen sich in aktuellen Therapiemethoden, wie MODAK (s. u.), oder bestimmten modellorientierten Vorgehensweisen wieder finden.

Grundannahme

Eine beeinträchtigte Sprachleistung kann durch eine unbeeinträchtigte deblockiert werden, sofern die dafür notwendigen Grundvoraussetzungen vorliegen:

- beide Leistungen müssen den gleichen Output besitzen, wie das Benennen und Nachsprechen den verbal-motorischen Output
- Input muss bei Blockant (die gestörte Leistung, z. B. Benennen) und Deblockant (die nicht oder nur gering beeinträchtigte Leistung, z. B. Nachsprechen) intakt sein (hier müsste der Patient über intakten „gnostischen" sowie „verbal-auditiven" Input verfügen)

Prinzip

- bei Störung des Benennens erfolgt mittels Nachsprechübungen mit dem gleichen Item eine Deblockierung der Benennleistung
- zur Vermeidung eines echolalischen Effektes bei der nachfolgenden Benennleistung wird ein neutrales Item zwischengeschaltet
- Ziel: Generalisierung der deblockierten Items auf das semantische Feld mit verbessertem Abruf von ungeübter Items

Probleme

Wegen starrer, schematischer Vorgehensweise wird die Deblockierung in ihrer Reinform heute selten eingesetzt.

Modalitätenaktivierung (MODAK, Lutz 1997)

Integration verschiedener Therapieverfahren mit dem Ziel der multimodalen Aktivierung. Besonderes Merkmal ist die starke Einbeziehung von Verben als Stimulus zur Wortfindung. So sollen kollokative Assoziationen von Nomen und Verben zur gegenseitigen Aktivierung genutzt werden.

Zielgruppe sind schwere und mittelschwere Aphasiker mit gewisser Fähigkeit zur konzentrierten Arbeit (20–25 Min.), welche die störungsspezifische Übungsphase erreicht haben.

Prinzip

- Einteilung des Materials mit steigendem Schwierigkeitsgrad in 5 Blöcke, anhand derer spezifische Satzmuster aktiviert werden (☞ Tab. 7.2)
- anschließend Übungseinheiten mit dialogischem Charakter
- methodisches Vorgehen umfasst u.a. Übungsformen wie das Zeigen von Bildvorlagen, Zuordnen von Schrift und Bildkarten bis hin zum schriftlichen Benennen der Stimuli

Tab. 7.2: Materialblöcke der MODAK

Block	Inhalt	Beispiel
1	intransitive Verben	malt, bügelt, kocht
2	transitive Verben, Akkusativobjekt, kein Artikel	isst Eis, fährt Auto, gießt Blumen
3	transitive Verben, Akkusativobjekt, Artikel	schiebt das Rad, liest ein Buch, singt ein Lied
4	zusammengesetzte Verben	macht das Fenster zu, hängt das Bild auf
5	Verben, Akkusativobjekt, präpositionale Erweiterung	schiebt den Kuchen in den Ofen, gießt den Tee in die Kanne

Als Inhalte der dialogischen Übungen empfiehlt Lutz:
- Frage nach den Objekten: „Was trinkt die Frau? Sie trinkt ..."
- Frage nach den Verben: „Was macht die Frau mit dem Kaffee?"
- Nachfragen: „Trinkt sie Wein? Nein, Kaffee."
- Erweiterungen: „Was trinken Sie denn gern ...?"

7.1.7 Linguistisch-modellorientierte Therapieansätze

Henrik Bartels

Modellorientierte Therapieformen gehen davon aus, dass die Beeinträchtigung einer spezifischen Komponente der Sprachverarbeitung eine spezifische Behandlungsweise erfordert. Dies bedeutet jedoch nicht, dass die funktionale Lokalisation der Beeinträchtigung zwangsläufig in einer 1:1-Zuordnung auf das entsprechende Therapieverfahren verweisen muss.
- die komponenten- bzw. modellorientierte Analyse aphasischer Fehlleistungen der Wortverarbeitung orientiert sich am Logogenmodell (☞ Kap. 7.1.4)
- diagnostische Verfahren sind so konstruiert, dass sie die funktionale Ursache erworbener Beeinträchtigungen der Sprachverarbeitung anhand vorhandener kognitiv-neurolinguistischer Modelle identifizieren. Beispiele: Diagnostikbatterien von Blanken (1996, 1999) und De Bleser et al. (2004)

Modellorientierte Aphasietherapie/patholinguistischer Ansatz

Möglichst spezifisches Eingehen auf die funktionale Ursache der aphasischen Störungen der Wortverarbeitung. Vorwiegend bei Störungen der verbalen und schriftlichen Wortverarbeitung, allerdings sind auch für syntaktische Störungen theoriegeleitete Therapiekonzepte vorhanden (Übersicht in Schwartz et al. 1994, ☞ Kap. 7.1.9).

Da die Vorgehensweise sehr stark von den bezogenen Sprachverarbeitungsmodellen abhängt, erfordert die Methodik auf Seiten der Sprachtherapeuten gute theoretische Kenntnisse bezüglich dieser Modelle und der damit verbundenen Konzepte.

Therapieziele orientieren sich an neurolinguistischen Sprachverarbeitungsmodellen, insbesondere das Logogenmodell (☞ Kap. 7.1.4).

- Konstruktion der Aufgaben nach den kritischen Parametern der betroffenen Module (z. B. Lexika, Semantik, Arbeitsspeichersysteme). Parameter werden durch die Verarbeitungsweise der Module festgelegt und bestimmen z. B. den Schwierigkeitsgrad verschiedener Aufgaben (☞ Tab. 7.3)
- beispielhafte Übungen, welche die jeweilige Verarbeitungsleistung gezielt ansprechen:
  - für Zugriffsstörungen auf die rezeptive lexikalische Verarbeitungsleistung → häufig Wort-Nichtwort-Entscheidungsaufgaben
  - Beeinträchtigungen der Arbeitsspeicher → Aufgaben zur Segmentierung und Synthese von Neologismen
  - nähere Beschreibungen des Vorgehens bei neurolinguistisch-kognitiven Therapieverfahren finden sich u.a. bei Bartels (2001) und Kotten (1991)

Tab. 7.3: Mögliche Therapiebereiche der modellorientierten Aphasietherapie

Linguistische Ebene	Therapiebereiche	Kritische Parameter
Semantik	Semantisches Kategorisieren und Assoziieren	Konkretheit, Abbildbarkeit
Phonologie	Zugriff auf die phonologischen Lexika im Input oder Output	Worthäufigkeit (Frequenz), Familiarität
	Arbeitsspeichersysteme	Wortlänge
Graphematik	Zugriff auf graphematische Input- oder Output-Lexika	Wortfrequenz, Familiarität, Regularität
	Graphem-zu-Phonem-, Phonem-zu-Graphem-Konvertierung	Häufigkeit, graphematische Komplexität, visuelle Ähnlichkeit zwischen verschiedenen Graphemen

Neurolinguistische Aphasietherapie (NAT, Neubert et al. 2005)

Im deutschsprachigen Raum starke Verbreitung.
- keine Therapiemethode im eigentlichen Sinne
- Sammlung neurolinguistisch strukturierten Materials
- umfangreiche, im Verlag der Autoren veröffentlichte Arbeitshefte mit ausführlicher Sammlung von Übungsvorlagen, die auf verschiedenen sprachlichen Ebenen linguistisch fundiertes Arbeiten ermöglichen

Everyday Language Activities (ELA) (Stark 1993)

- umfassende Sammlung von Fotokarten zur Therapie des Verbabrufs und der Erarbeitung von Sätzen
- die auf den Karten dargestellten Handlungen sind in ihrer sprachlichen Repräsentation nach der Wertigkeit der Verben strukturiert, daher strukturiertes, schrittweites Vorgehen möglich
- enthält ein in der syntaktischen Komplexität ansteigendes Screening zum agrammatischen Satzverständnis

7.1.8 Kommunikativ-pragmatisch orientierte Therapieansätze

Ernst G. de Langen

Umfasst mehrere pragmatische Ansätze, die sich von der sprachsystematischen Aphasietherapie unterscheiden, indem sie die alltagsrelevante Kommunikation unabhängig von der linguistischen Qualität in den Mittelpunkt stellen.
- Zielformulierung: Orientierung an den Ergebnissen der funktionalen Diagnostik, d. h. Therapie konkreter und für den individuellen Alltag des Patienten relevanter Kommunikationsprobleme
- Vorgehen: Einbezug kompensatorischer Strategien; daher oft sog. Kommunikationstherapie, für die im Folgenden einige Beispiele genannt werden

Es gibt eine Vielzahl weiterer Methoden in der funktionalen Aphasietherapie, die unterschiedliche Zielsetzungen haben und für unterschiedliche Schweregradgruppen entwickelt wurden. Alternative Kommunikationstechniken, Rollenspiele und die Einbeziehung von Bezugspersonen sind dabei zentral. Eine gute Übersicht über die Möglichkeiten der funktionalen Therapie bei Globaler Aphasie findet sich in dem von Ostermann (2003) herausgegebenen Sammelband.

Promoting Aphasics Communicative Effectiveness (PACE)

Am weitesten verbreiteter sprachpragmatisch orientierter Ansatz (Davis und Wilcox 1985).

Ziel

Erfolgreiche Informationsvermittlung

Vorgehen

- Einüben unterschiedlicher Sprachhandlungen, wobei besonders auf eine in der verbalen und nonverbalen Interaktion gleichberechtigte Verteilung von Kommunikationsanteilen zwischen Patient und Gesprächspartner geachtet wird
- Patient und Therapeut befinden sich abwechselnd in Sender-Hörer-Rollen. Gegenstand des Rollenspiels ist der Austausch unbekannter Information, beide können frei verbale und nonverbale Strategien wie Gestik, Pantomime oder Zeichnen wählen
- Therapeut interveniert durch Hilfestellungen und Rückkopplungsstrategien

Die PACE-Methode hat verschiedene Therapeuten (Glindemann und Springer 1989; Greitemann und Eckhard 1991) dazu motiviert, spezielle Variationen der Methode zu entwickeln und in situativen Übungen einzusetzen.

Partner-Aphasiker-Kommunikations-Training (PAKT)

Pulvermüller (1989) hat verschiedene Sprachübungsspiele entwickelt, die von Roth (1989) zum PAKT ausgebaut wurden.
Gegenstand des Trainings, das überwiegend in Rollenspielen stattfindet, sind nicht nur kommunikative Defizite, sondern auch psychosoziale Probleme. Daher ist eine familientherapeutische Ausbildung erforderlich.

Alltagsorientierte Therapie (AOT)

Von Götze und Höfer (1999) entwickelt.

Ziel

Lösung einer Problemsituation, z. B. die Nutzung öffentlicher Verkehrsmittel, Einkaufen, Cafébesuch usw.

Vorgehen

Kommunikative Kompetenz wird in konkreten Situation auch außerhalb eines Therapiezimmers eingeübt.

- Vorbereitung: z. B. Kommunikationsbuch, dessen Verwendung in der realen Situation erprobt wird. Aufbauend auf dieser Erfahrung wird die jeweils eingesetzte Methode in der Nachbereitung optimiert
- häufig Vermittlung nonverbaler Techniken im Vordergrund

Conversational Coaching von Holland (1991)

Für das Einüben kommunikativer Strategien bei leichteren Aphasien geeignet.

- Evaluation der funktionalen Aphasietherapie durch entsprechende Verfahren der funktionalen Aphasiediagnostik (vgl. Kap. 7.1.5), die vorwiegend die lautsprachliche Kommunikation überprüfen
- auch für die schriftsprachlichen Fähigkeiten auf elementarer und komplexer Ebene lassen sich konkrete und funktional relevante Zielsetzungen formulieren (de Langen 2001)

7.1.9 Syntaktische Störungen – Agrammatismus

Antje Lorenz

Auch: Produktionsagrammatismus

Symptomenkomplex, der eng mit der Broca-Aphasie assoziiert ist. Symptomatik kann auch bei anderen Aphasiesyndromen auftreten (☞ Kap. 7.1).

Ursache

Vorwiegend nach prärolandischen Läsionen (Versorgungsgebiet der Arteria praecentralis) der linken Hirnhemisphäre.

Erscheinungsbild

- Leitsymptome in der Spontansprache: verkürzte Satzlänge, vereinfachte syntaktische Strukturen, Auslassung/Ersetzung von morphosyntaktischen Elementen, Unterrepräsentation von Verben
- häufige Begleitsymptome: unflüssige Spontansprache, verlangsamte Sprechgeschwindigkeit, viele Sprechpausen, beeinträchtigte Prosodie, mühsames Sprechen

Abgrenzung zum Paragrammatismus

Im Gegensatz zum Agrammatismus zeigen sich beim Paragrammatismus folgende Symptome:

- Produktion langer und komplex angelegter Sätze, die sich durch Satzverschränkungen, Satzteilverdoppelungen sowie durch Ersetzungen – und weniger durch Auslassungen – funktionaler Elemente auszeichnen
- Spontansprache meist flüssig
- häufig bei Wernicke-Aphasie

Ursprünglich wurde der Agrammatismus ausschließlich als Störung der Sprachproduktion definiert. Bei den meisten Patienten mit Produktionsagrammatismus zeigen sich jedoch auch Verständnisstörungen (s.u.). Häufig zusätzlich funktional unabhängige Störungen der lexikalisch-semantischen und/oder der lexikalisch-phonologischen Wortverarbeitung sowie Störungen beim Schreiben und Lesen einzelner Wörter (☞ Kap. 7.2 und 7.3).

Agrammatismus in der Produktion

- syntaktisch einfache, meist unvollständige Strukturen in der Spontansprache
- Satzstruktur auf einzelne, kommunikativ wichtige Inhaltswörter, d. h. Nomina, Verben und Adjektive reduziert („Telegrammstil")
- Abruf von Verben schwerer gestört als Abruf von Nomina
- flektierte Verbformen werden oft durch Infinitive ersetzt
- Funktionswörter wie Artikel, Konjunktionen, Präpositionen und Pronomina sowie Deklinations- und Konjugationsformen fehlen oder werden ersetzt
- Wortfolge überwiegend kanonisch, d. h. zuerst Subjekt bzw. Agens und danach Objekt bzw. Thema einer Handlung
- meistens langsame und mühevolle Sprechweise („Sprachanstrengung")
- häufig auch artikulatorische Sprechstörung, wie Sprechapraxie und/oder Dysarthrophonie (☞ Kap. 9)

Agrammatismus in der Rezeption

- Verständnis auf Einzelwortebene und von einfachen syntaktischen Strukturen, die *semantisch irreversibel* sind (SVO-Struktur, z. B. „Hans malt ein Bild"), charakteristischerweise nicht beeinträchtigt
- beeinträchtigtes Verständnis von syntaktischen Strukturen, die *semantisch reversibel* und *nicht kanonisch* sind; Verständnis kann hierbei nur über morphosyntaktische Analyse erfolgen (OVS-Struktur, z. B. „Den Sohn küsst der Vater.")
- durch Anwendung einer *Default-Strategie* zur Zuweisung der thematischen Rollen wird bei *nicht kanonischen semantisch reversiblen* Sätzen (OVS-Strukturen) die erste Nominalphrase im Satz häufig als Subjekt (bzw. Agens) interpretiert, auch wenn es sich um das Objekt (bzw. Thema) des Satzes handelt

7

Definitionen

- „semantisch irreversibel": Zuweisung der thematischen Rollen kann über die Bedeutungen der einzelnen Nominalphrasen erschlossen werden, d. h. aufgrund der Plausibilitätsbeschränkung ist es eindeutig, welche Nominalphrase Agens und welche Nominalphrase Thema der Handlung ist (z. B. „$\text{Hans}_{\text{Agens}}$ malt ein $\text{Bild}_{\text{Thema}}$.")
- „semantisch reversibel": sowohl Subjekt als auch Objekt können Agens oder Thema der Handlung sein (z. B. „Der Vater küsst den Sohn")
- „nicht kanonisch": bezieht sich auf Abfolge der Nominalphrasen im Satz; das Objekt wird vor dem Subjekt genannt („Den Sohn küsst der Vater.")

Beispiele für semantisch reversible Satztypen, bei denen sich Verständnisstörungen zeigen:

- topikalisierter Aktivsatz: „Den Vater küsst der Sohn."
- Passivsatz: „Der Vater wird vom Sohn geküsst."
- eingebetteter Objekt-Relativsatz: „Der Vater, den der Sohn küsst, ist im Garten."

Allerdings wurden Patienten mit Produktionsagrammatismus ohne derartige Satzverständisstörungen beschrieben (Heeschen und Kolk 1988). Außerdem wurde auch bei aphasischen Patienten ohne Agrammatismus in der Spontansprache über diese Symptomatik beim Satzverständnis berichtet (Caplan 1985). Daher ist unklar, ob dieses Muster überhaupt spezifisch für den Agrammatismus ist.

Erklärungsansätze

Mehrere Theorien, da große Heterogenität der rezeptiven und produktiven Leistungen agrammatischer Patienten besteht; Tab. 7.4 fasst Erklärungsansätze zusammen, die jedoch jeweils nur einen Teil des Störungsbildes erklären.

Tab. 7.4: Erklärungsansätze bei Agrammatismus

Erklärung	Auswirkung auf	
	Rezeption	Produktion
Spezifische lexikalische Störung	Closed-Class-Deficit-Hypothese: Störung beim Abruf der funktionalen Elemente	
Syntaktisch-semantische Zuordnungsstörung	Mapping-Hypothese: Störung beim Transfer zwischen unbeeinträchtigter syntaktischer und semantischer Repräsentationsebene (Schwartz et al. 1994)	
Selektive Syntaxstörung	Spurentilgungshypothese: Störung bei der Zuweisung der thematischen Rollen im Satz, wenn Nominalphrasen bewegt wurden (Grodzinsky 1984)	Tree-Pruning-Hypothese: Repräsentationsstörung des syntaktischen Baums (Friedmann und Grodzinsky 1997). Der syntaktische Baum ist – je nach Schweregrad der Störung – ab einer bestimmten Stelle nicht mehr verfügbar. Dadurch Bildung von Satzstrukturen unmöglich, die auf diesen Repräsentationsstrukturen beruhen. Strukturen, die auf hierarchisch niedrigeren Strukturen im syntaktischen Baum beruhen, können weiterhin aufgebaut werden.

Tab. 7.4: Erklärungsansätze bei Agrammatismus

Erklärung	Auswirkung auf	
	Rezeption	Produktion
Folge einer Kompensationsstrategie	–	Adaptationshypothese: Sprechen in Ellipsen, d. h. in kurzen vereinfachten Phrasen, als Folge der bewussten Anpassung an eine verminderte Verarbeitungskapazität bei der Satzplanung (Kolk et al. 1985).

Diagnostik

Untersuchungsmethoden für produktive Leistungen

Zusätzlich zur Analyse der Spontansprache überprüfen die folgenden Untersuchungsmethoden, ob eine spezifische Struktur produziert werden kann, die in der Spontansprache nicht vorkam.

- Satzergänzungstest: Vorgabe von Lückensätzen, die der Patient ergänzen soll. Beispiel: Ergänzung einer lokalen Präposition: „Der Schlüssel liegt ... dem Tisch."
- Satzelizitation: Produktion einer bestimmten Satzstruktur durch den Patienten, ohne den Satz vom Untersucher nur nachzusprechen, Verfahren z. B.
  - Handlungsabbildungen: Untersucher modelliert Zielstruktur an einem Ablenkerbild, Patient soll gleiche Struktur zu einem Zielbild, auf dem z. B. nur die thematischen Rollen vertauscht sind, produzieren
  - Vorgabe von Kontexten, die einen bestimmten Satztyp (z. B. Fragesätze) bei dem Patienten elizitieren. Beispiel: „Sie haben Ihre Uhr verlegt und möchten wissen, wo sie ist. Was fragen Sie?"

Untersuchungsmethoden für rezeptive Leistungen

- Satz-Bild-Zuordnungsaufgabe: mündliche oder schriftliche Präsentation eines Satzes und von zwei (oder mehr) Handlungsabbildungen. Patient soll Zielbild auswählen. Beispiel:
  - Zielsatz (auditiv vorgegeben): Der Vater wird vom Sohn gefangen.
  - Zielbild: Der Sohn fängt den Vater.
  - Ablenkerbild: Der Vater fängt den Sohn.
- Objektmanipulation: Patient soll zu vorgegebenen Sätzen Handlungsabfolgen mit Gegenständen ausführen
- Grammatikalitätsurteile: auditive oder visuelle Vorgabe von Sätzen, die danach beurteilt werden sollen, ob sie grammatisch richtig oder falsch sind. Beispiel: Während Satz (1) ein grammatischer Satz ist, weist Satz (2) eine Regelverletzung auf (hier die Verletzung der Subjekt-Verb-Kongruenz) und ist somit ungrammatisch:

7

– (1) Der Sohn küsst den Vater.
– (2) Der Sohn küssen den Vater.

Therapie

Therapieinhalte

Orientieren sich an Art und Schwere der morphosyntaktischen Störung:

- neben Produktionsstörung häufig auch rezeptive Symptome; beide Modalitäten in der Therapie berücksichtigen
- ggf. zusätzlich morpholexikalische Beeinträchtigungen behandeln
- häufige Begleitstörungen, die eine gesonderte Therapie erfordern: Sprechapraxie/Dysarthrophonie (☞ Kap. 9), Dyslexie/Dysgraphie (☞ Kap. 7.2, 7.3), lexikalisch-semantische Störungen auf Einzelwortebene (☞ Kap. 7.1.6), lexikalisch-phonologische Störungen auf Einzelwortebene (☞ Kap. 7.1.6)

Übungsaufgaben (☞ Tab. 7.5)

Einsatz von schriftlichem Therapiematerial (z. B. Texte, Lückensätze und Satzkarten) nur möglich, wenn der Patient über ausreichende Lesefähigkeiten verfügt.

Tab. 7.5: Beispiele für Übungsaufgaben

Indikation	Aufgabenform	Beispiel
Therapie expressiver Störungen	Satzergänzungsaufgaben	mündliche und/oder schriftliche Ergänzung von funktionalen Elementen in Lückensätzen
	Satzlegeaufgaben mit Konstituentenkarten	visuelle Vorgabe von flektierten Satzkonstituenten (Wortstellung), z. B. [DER SOHN] [DEN VATER] [HAT] [GEKÜSST]
		visuelle Vorgabe von unflektierten Satzkonstituenten (Wortstellung, Ergänzung der notwendigen morphosyntaktischen Markierungen), z. B. [DER SOHN] [DEN VATER] [KÜSSEN]
	Benennen von Handlungsabbildungen	Strukturierung durch Verwendung von Zielitems mit gleicher Verb-Argument-Struktur (z. B. SVO oder SV oder SVOO), unterstützend Einsatz von flektierten oder unflektierten Wortkarten
	Satzelizitationsaufgaben mit visueller Unterstützung	Konstitutentenkarten; Handlungsabbildungen

Tab. 7.5: Beispiele für Übungsaufgaben

Indikation	Aufgabenform	Beispiel
Therapie rezeptiver Störungen	Abgeben von Grammatikalitätsurteilen zu gesprochenen und/oder geschriebenen Sätzen mit korrektivem Feedback	Präsentation von Sätzen, in denen funktionale Elemente ausgelassen oder ersetzt wurden (z. B. Verbflektionsfehler, Kasusflektionsfehler an den Nominalphrasen, Präpositionen)
	Abgeben von Plausibilitätsurteilen zu gesprochenen und/oder geschriebenen Sätzen	Vorgabe von semantisch irreversiblen, nicht kanonischen Sätzen mit vertauschten thematischen Rollen
	Auditive/visuelle Satz-Bild-Zuordnungsaufgaben mit semantisch reversiblen Sätzen, mit korrektivem Feedback	Abwechseln zwischen Aktiv- und Passivsätzen

Beispiele für theoretisch motivierte Behandlungsansätze

Training der Zuordnung der thematischen Rollen (Mapping-Therapie)

Effizienz für rezeptive Leistungen nachgewiesen, zusätzlich bei einigen Patienten cross-modale Generalisierung (Verbesserung der Satzproduktion nach Rezeptionstherapie).

Grundannahme

Mapping-Hypothese: Agrammatismus als syntaktisch-semantische Zuordnungsstörung (Schwartz et al. 1994).

Gezielte Therapie der Zuordnung der thematischen Rollen in unterschiedlichen Satztypen führt zu einer Verbesserung bei der Satzverarbeitung.

Therapieziel

Verbesserung des Transfers zwischen semantischer und syntaktischer Satzrepräsentation und somit Verbesserung der Verarbeitung semantisch reversibler Sätze in Rezeption und Produktion.

Vorgehen

- Identifikation der thematischen Rollen in unterschiedlichen Satztypen (überwiegend metalinguistische Aufgaben)

- unterschiedliche Aufgabentypen möglich:
  - Erfragen des Verbs und der thematischen Argumente in geschriebenen Sätzen oder auf Handlungsabbildungen; hilfreich ist die farbliche Kodierung des Verbs und der thematischen Rollen (z. B. Unterstreichen der Satzteile in unterschiedlichen Farben oder Markierung der beiden Aktanten mit farblichen Steinen auf einer Handlungsabbildung)
  - Satz-Bild-Zuordnungsaufgaben mit korrektivem Feedback (z. B. Kontrastierung von kanonischen und nicht kanonischen Sätzen)

Erforderliches Material
Handlungsabbildungen, geschriebene Sätze.

Training syntaktisch komplexer Strukturen
Effizienz für produktive und rezeptive Leistungen nachgewiesen.

Grundannahme
Agrammatismus als selektive Syntaxstörung. Die Behandlung von syntaktisch komplexen Strukturen führt zu einer Verbesserung bei der Verarbeitung von syntaktisch einfacheren Strukturen, die linguistisch relationiert sind (Thompson et al. 2003).

Therapieziel
Verbesserung der Produktion bzw. Rezeption der Trainingsstruktur und Übertragung auf linguistisch relationierte Satzstrukturen, die nicht direkt trainiert wurden.

Vorgehen
- störungsspezifischer Ansatz; Training der Produktion oder Rezeption einer syntaktisch möglichst komplexen Satzstruktur (nicht kanonischer, semantisch reversibler Satztyp mit Einbettungen)
- auf Korrektheit der produktiven Äußerungen wird Wert gelegt, z. B. Präsenz morphosyntaktischer Markierungen, korrekte Wortstellung
- Aufgabentypen in der Therapie produktiver Leistungen: z. B. Satzelizitationsaufgaben mit Hilfestellung
- Aufgabentypen in der Therapie rezeptiver Leistungen: z. B. Satz-Bild-Zuordnungsaufgaben und das Abgeben von Grammatikalitätsurteilen zu syntaktisch komplexen Sätzen

Erforderliches Material
z. B. Handlungsabbildungen, Satzkarten, Konstituentenkarten.

Training syntaktisch einfacher Strukturen
Reduzierte Syntax-Therapie (REST) (Schlenck et al. 1995), Effizienz für produktive Leistungen nachgewiesen, für Patienten mit chronischen, schweren Störungen empfohlen.

Grundannahme

Adaptations-Hypothese: Agrammatismus als Folge einer Kompensationsstrategie (Kolk et al. 1985).
Durch Training syntaktisch vereinfachter Strukturen, d. h. unter Auslassung morphosyntaktischer Markierungen, Aktivation der rechtshemispärischen Fähigkeiten und Zugewinn von Verarbeitungskapazitäten. Dadurch bessere Satzplanung. Patient kann sich schneller und effektiver mitteilen; kompensatorischer Ansatz, der auf Verbesserung der Kommunikation und nicht auf perfekte Äußerungen ausgerichtet ist. Grundlage für ein störungsspezifisches Arbeiten an der morphosyntaktischen Verarbeitungsstörung kann geschaffen werden.

Therapieziel

Flüssiger Abruf von ellipsenartigen, d. h. vereinfachten Strukturen, z. B. Kaffee trinken, und somit Verbesserung der kommunikativen Fähigkeiten des Patienten.

Vorgehen

Es werden bis zu fünf Trainingsstufen hintereinander durchlaufen. Dabei nimmt die Komplexität der Trainingsstrukturen zu.

- Training der Produktion einfacher ellipsenartiger Strukturen, überwiegend Elizitierung dieser Strukturen durch Vorgabe bestimmter Kontexte
- Auslassung morphosyntaktischer Markierungen
- bei allen Trainingsstrukturen werden folgende linguistische Restriktionen der Zielsprache eingehalten:
  - alle Strukturen enthalten ein Hauptverb im Infinitiv mit seinen obligatorischen Argumenten, d. h. Verb + direktes Objekt oder Verb + Subjekt oder Verb + Subjekt + Objekt
  - Wortstellung der Zielsprache wird eingehalten
  - sämtliche Kasusmarkierungen an den Nomina werden ausgelassen (Artikelauslassungen)

Satzbeispiele

1. Trainingsstufe (einfache Zwei-Wort-Äußerungen):
   - Kaffee trinken (N – V); schnell laufen (Adv. – V)
5. Trainingsstufe (Vier-Wort-Äußerungen):
   - Lisa Leo Brief geschrieben (N – N – N – V)

7

Erforderliches Material

Handlungsabbildungen, Satzkarten, geschriebene Texte (Schlenck et al. 1995).

Materialsammlungen (☞ Tab. 7.6)

Können ergänzend bei Diagnostik und Therapie von morphosyntaktischen Störungen eingesetzt werden.

Tab. 7.6: Materialsammlungen

Quelle	Material
E.-M. Engl (5. Aufl. 1996) Sprachübungen zur Aphasiebehandlung. Ein linguistisches Übungsprogramm mit Bildern. Logotherapia. Volker Spieß, Berlin	Gegenstands- und Handlungsabbildungen, Sammlung von Arbeitsblättern. Behandlung agrammatischer Störungen mit Übungen aus Teil 2 des Materials (Übungen zur rezeptiven und produktiven Satz- und Textverarbeitung)
B. Gröne, E.-M. Engl, A. Kotten, I. Ohlendorf, E. Poser (2000) Bildmaterial zum Sprachverständnis: Übungen zu Phonologie, Semantik und Syntax. Borgmann-Verlag, Dortmund	Teil 2 des Materials für Diagnostik und Therapie von aphasischen Patienten mit Agrammatismus. Handlungsabbildungen und Satzkarten zur Durchführung von Satz-Bild-Zuordnungs- und Verifikationsaufgaben. Semantisch reversible und semantisch irreversible Sätze, die kanonisch oder nicht kanonisch sind. Aktiv- und Passivsätze. Schwierigkeitsanforderung an den Patienten kann somit systematisch gesteigert werden
C. Neubert, N. Rüffer, M. Zeh-Hau (2. revidierte Aufl. 1995) Neurolinguistische Aphasietherapie Teil 2: Agrammatismus. NAT, Hofheim	Schriftsprachliches Material aus 156 Arbeitsblättern, systematisch kontrollierter Schwierigkeitsgrad. Rezeptive Auswahlaufgaben und expressive Ergänzungsaufgaben, z. B. schriftliche Ergänzung des Artikels an einer Nominalphrase oder Ergänzung von Lückensätzen
Stark, J. (1992 – 1997) Everyday Life Activities (ELA), Fotoserie. Set 1 – 3. Phoenix Software, Bonn	Handlungsabbildungen zur Diagnostik und Therapie von Satzverarbeitungsstörungen in Rezeption und Produktion; Material nach unterschiedlichen linguistischen Kriterien kontrolliert
FOTODIDAC-Bildkarten (Tätigkeiten) Schubi, Gottmadingen	Handlungsabbildungen

7.1.10 Sprachliche Automatismen

Gerhard Blanken

Auch: Sprachautomatismen (Huber et al. 1997), Recurring Utterances (Jackson 1879), permanente verbale Stereotypien (Alajouanine 1956)

Aphasische Sprachautomatismen sind quasi-zwanghaft wiederholte, formstarre Lautäußerungen ohne adäquate semantisch-kommunikative Funktionen. Form, Frequenz und Dauer sind für die einzelnen Patienten charakteristisch.

Ursachen

Meistens bei schweren Aphasien (Globalaphasien, selten bei Broca- oder Wernicke-Aphasien.

Theorien zum Schädigungsort

- Jackson (1879): Sprachautomatismen (als Teil der sog. nicht propositionalen Sprache) werden durch Leistungen der inferioren Hemisphäre erzeugt bei weitgehendem Verlust der Sprachmechanismen der dominanten Hemisphäre (propositionale Sprache)
- Diana Van Lancker und Chris Code (Wallesch 1990): Sprachautomatismen haben einen emotionalen, automatischen bzw. ganzheitlich-informativen Charakter und sind Folge non-propositionaler Kodierungen
- Blanken (1991a): alle Sprachautomatismen werden durch Störungen phonologisch-phonetischer Planungsprozesse hervorgebracht

Erscheinungsbild

- wiederholte Produktion, weitgehende phonologische Invarianz, Beschränkung auf die artikulierte Sprache
- Formate: CV-Verbindungen oder andere Silben (z. B. do-do; bam), Neologismen, Morpheme bzw. Wörter, Eigennamen oder Wortfolgen (Phrasen bzw. Sätze). Patienten, die in ihrem Ausdruck nicht völlig auf Sprachautomatismen reduziert sind, produzieren ihre Automatismusformen neben möglichen korrekten Äußerungen bzw. neben anderen Sprachpathologika wie Paraphasien, Neologismen, Echolalien etc.
- Verlust der semantisch-propositionalen Funktion, eingeschränkte kommunikative Funktion
- Recurring Utterances (Poeck et al. 1984): längere Ketten flüssig hervorgebrachter Automatismen, oft CV-Formen wie „do-do-do-do-do ...“ etc., werden von der Aachener Gruppe als Unterform von Sprachautomatismen eingestuft. Cave: oft Verwendung des Begriffs Recurring Utterance im Sinne von Jackson synonym mit dem Begriff Sprachautomatismus

- Aphasiker, die keine längeren Automatismusketten, sondern z. T. nur sporadisch Automatismus produzieren, bringen die Automatismusform flüssiger hervor als andere Sprachelemente

Diagnostik

- Prüfung der automatismusfreien Modalitäten, v.a. Sprachverständnis und Schreiben, um partiell verschonte Leistungen aufzudecken
- beim Nachsprechen und Benennen oft Leistungsreste
- Analyse der Spontansprache führt i.d.R. zu sehr niedrigen Bewertungen und kann den Blick auf noch vorhandene sprachliche Ressourcen erschweren

Differenzialdiagnostik

- schwere Perseverationen können Ähnlichkeiten mit Sprachautomatismen aufweisen. Im Gegensatz zu Automatismen heften sie sich an wechselnde Stimuli und treten potenziell in allen Modalitäten auf
- echolalische Reaktionen sind gut von Automatismen zu unterscheiden, da hier ausschließlich Äußerungen des Gesprächspartners wiederholt werden
- häufig verwendete Redefloskeln treten im Unterschied zu Automatismen nicht quasi-zwanghaft auf und sind oft Ausdruck vorübergehender Sprachnot (Wallesch 1990)

Therapie

Schwer therapierbar bzw. oft therapieresistent, insbesondere in chronischer Phase. In Akutphase bei einer Teilgruppe der Patienten bessere Behandlungsmöglichkeiten.

- Unterdrückung der Automatismen und Förderung kreativ gebrauchter Sprache ist nur sinnvoll, wenn dem Patienten durch die Therapie mindestens gleichwertige kommunikative Mittel bzw. andere Ausdrucksmittel angeboten werden können
- falls keine Unterdrückung möglich, prüfen, ob formstarre Sprache für kommunikative Funktionen einsetzbar ist: Anbahnung der Kontrolle über Antwortvolumen, Intonation, Lautstärke, paraverbale Eigenschaften

7.1.11 Spezielle Therapieverfahren bei schweren aphasischen Störungen

Henrik Bartels

Da insbesondere global-aphasische Patienten oft wenig von sprachspezifischer Therapie profitieren, Entwicklung von Therapiemethoden mit Schwerpunkten in der pragmatisch-kommunikativen Arbeit. Die folgenden Beispielen versuchen, nicht verbale oder musische Aspekte zu betonen oder zur Reaktivierung von Kommunikation einzusetzen.

Visual Action Therapy (VAT) (Helm-Estabrooks et al. 1982)

Ziel: schwer betroffenen Aphasikern sollen gestische Mittel als alternative Kommunikationsform etablieren:

- Training über abgestuftes Programm, Informationen über sowohl einzelne Objekte als auch Handlungssequenzen gestisch zu übermitteln
- gesamte Therapie ohne Einsatz verbaler Mittel
- Ablauf von dreißig Therapieschritten mit drei verschiedenen Schwierigkeitsgraden:
  - 1. Stufe: einfache repräsentierende Gesten werden mit Realgegenständen und assoziierten Bildkarten verbunden
  - ab der 2. Stufe. Verzicht auf Realgegenstände. Der zunehmende Abstraktionsgrad sowie die ansteigende visuelle Komplexität der Vorlagen sollen den späteren Einsatz in der täglichen Kommunikation ermöglichen

Melodic Intonation Therapy – MIT (Albert et al. 1973)

Grundannahme

Reaktivierung sprachlicher Produktion durch Nutzung verbliebener rechtshemisphärisch lokalisierter Leistungen.

Prinzip

- mit Hilfe eines detaillierten abgestuften Programms werden über melodische und rhythmische Stimulation hochfrequente Äußerungen und Floskeln faszilitiert
- Aufgreifen der natürlichen Intonation einfacher (großenteils elliptischer) Äußerungen wie „Aufstehen!“, „Guten Morgen!“ oder „Zähne putzen!“. Transposition der sprachlichen Konturen in ein melodisches Intonationsmuster. In der Folge wird die unnatürliche melodische „Singweise“ abgebaut, um die trainierten Floskeln in der Spontansprache einzusetzen

Wirksamkeit

Wirksamkeit wurde in verschiedenen Studien, die z. T. auch modifizierte Varianten einsetzten, belegt. Verbesserungen waren unspezifisch, lassen nur begrenzt Hinweise auf funktionale Wirkungsweise der Intervention zu. In einer niederländischen Studie (Lugt et al. 1989) werden positive Auswirkungen der MIT bei Patienten mit Recurring Utterances (☞ Kap. 7.5.2) beschrieben.

7.2 Dyslexien

Henrik Bartels

Auch: erworbene Lesestörung, häufig auch Alexie

Dyslexien sind erworbene Lesestörungen bei erwachsenen Patienten mit neurologischer Ätiologie - oft begleitend zu einer aphasischen Sprachstörung (☞ Kap. 7.1). Aktuelle Berichte der kognitiven Neurolinguistik über dyslektische Patienten belegen die relative Unabhängigkeit der schriftsprachlichen Störungen.

7.2.1 Verarbeitung des schriftlichen Inputs

Generell zwei Verarbeitungsmechanismen:

- ganzheitlich (auch als *Sichtwortschatz* bezeichnet): Erkennen des Wortbildes, danach Verknüpfung mit semantischer Information und Abruf der korrespondierenden Wortform. Auf diese Weise lassen sich auch Wörter korrekt lesen, die falsch ausgesprochen würden, wenn jeder Buchstabe in den entsprechenden Laut konvertiert würde (z. B. *Jeans*)
- einzelheitlich: Lesen durch Übersetzung der einzelnen Buchstaben in die entsprechenden Laute (Graphem-Phonem-Konversion). Auf diese Weise ist es auch möglich, Neologismen, die keine lexikalische Information beinhalten, zu lesen

Für das Nachvollziehen der einzelnen erhaltenen und gestörten Verarbeitungswege benutzen Sie bitte das Logogenmodell in Kapitel 7.1.4.

7.2.2 Einteilung der Dyslexien

In der therapeutischen Praxis lassen sich verschiedene Dyslexieformen mit charakteristischer Symptomatik beobachten (☞ Tab. 7.7). Die individuellen Erscheinungsformen können jedoch erheblich von dieser grundsätzlichen Beschreibung abweichen:

Tab. 7.7: Übersicht Dyslexien

Dyslexieform	Funktionelle Beeinträchtigung	Symptome
Tiefendyslexie	Lesen über semantische Route	• semantische und morphologische Paralexien • kein Lesen von Neologismen
Oberflächendyslexie	Lesen über Graphem-zu-Phonem-Konvertierung	• regelmäßige Wörter werden besser gelesen als unregelmäßige • Neologismen werden gelesen
Phonologische Dyslexie	selektive Beeinträchtigung der GPK	• Lesen von Pseudowörtern beeinträchtigt bis unmöglich • existierende Wörter können gut gelesen werden
	Beeinträchtigung des graphemischen Input-Buffers	• mit zunehmender Wortlänge höhere Wahrscheinlichkeit von Fehlern • wobei weder Worthäufigkeit noch Regelmäßigkeit der Graphem-Phonem-Zuordnung Einfluss haben
Reine Alexie	Störung der visuellen Analyse	buchstabierendes Lesen
Neglektdyslexie	Neglektstörung	• meist wird nur die rechte Hälfte eines Wortes gelesen • Auslassung von Buchstaben und Buchstabenteilen

Zentrale Dyslexien

7

Oberflächendyslexie

Abhängig vom Ort der Unterbrechung der lexikalischen Verarbeitungsrouten kann die Oberflächendyslexie im Erscheinungsbild stark variieren.

- Patienten benutzen ausschließlich die Graphem-Phonem-Konversion (GPK; ☞ Logogenmodell, Kap. 7.1.4)
- direkte Leseroute vom graphematischen Input zum phonologischen Output und Weg über Semantik nicht nutzbar

- Neologismen und Wörter mit regelmäßiger Konvertierung (z. B. „Bann“) können korrekt, wenn auch verlangsamt, gelesen werden, bei Wörtern mit unregelmäßiger Lesart (z. B. „Bus“) kommt es zu Regularisierungsfehlern (der Patient realisiert diese den deutschen Konvertierungsregeln folgend zunächst als /buːs/, anschließend evtl. Korrektur über die auditive Rückkopplung)
- Betonungsfehler bei Wörtern, die nicht der im Deutschen typischen, trochäischen Betonung entsprechen (z. B. „Fabrik“)
- Verständnis bei nicht zur Verfügung stehender lexikalischer Verarbeitung nur über Rückkopplung möglich

Tiefendyslexie

- Ausfall der direkt-lexikalischen Route sowie der GPK
- Lesen nur durch Nutzung semantischen Wissens möglich. Dabei deutliche Konkretheitseffekte. Je geringer die semantische Spezifizierung des Stimulus ist, je abstrakter das dargebotene Wort, desto höher wird die Fehleranzahl
- Wortarteneffekt beim Lesen von Funktionswörtern, die nicht gelesen oder aus dem Kontext erraten werden
- besonders bei gleichzeitiger Beeinträchtigung der Semantik semantische Paralexien (z. B. wird das Wort „See“ als „Wasser“ gelesen)

Phonologische Dyslexie

- weitgehend ungestörte lexikalische Verarbeitung schriftsprachlichen Materials
- segmentale GPK-Routine ist nicht nutzbar:
  - bekannte Wörter können fehlerfrei, korrekt betont und mit Verständnis gelesen werden
  - neologistische Wörter und unbekannte Fremdwörter können nicht verarbeitet werden
- in Abgrenzung zur Tiefendyslexie (s.o.) keine semantischen Paralexien

Direkte Dyslexie

- ausschließlich direkt-lexikalische Leseroutine verfügbar
- unregelmäßige Wörter werden korrekt gelesen
- Wortverständnis ist nur gegeben, wenn die rezeptive verbal-phonologische Verarbeitung intakt ist und eine phonologische Schleife genutzt werden kann

Periphere Dyslexien

Neglektdyslexie

- bei visueller Neglektsymptomatik oft Vernachlässigungssymptome hinsichtlich einer Hälfte des zu lesenden Wortes. Da Neglekte vorwiegend im Zusammenhang mit einer rechtshemisphärischen Läsion auftreten, ist dies meist der (linksseitige) Anfang des Wortes
- oft Leistungsverbesserung, wenn die Wörter von oben nach unten geschrieben werden oder sich bei Komposita der Sinn erst durch das vollständige Lesen des Wortes ergibt

Reine Alexie

Diskonnektionssyndrom – meist Läsion linksokzipitaler Strukturen mit Hemianopsie nach rechts sowie des Spleniums, einer hinteren Region des Corpus callosum. Dadurch keine Wahrnehmung des rechten Gesichtsfeldes und kein Transfer der visuell-graphematischen Information aus der unbeeinträchtigen rechten Hirnregion zum Sprachzentrum. Diskutiert wird die mögliche Beteiligung rechtshemisphärischer Strukturen am Leseprozess.

- Patient liest buchstabierend, ist danach oft in der Lage, das vollständige Wort abzurufen
- Schreiben und verbale Sprachleistungen unbeeinträchtigt

7.2.3 Diagnostik

Lese- und Schreibleistung

Literalität

- 15–20 % der Erwachsenen in den Industrienationen funktionale Analphabeten (OECD-Studie 1995), in Deutschland wird von 14,4 % ausgegangen
- Befragung von Patient und Angehörigen, Begutachtung vor der Erkrankung angefertigter Schriftstücke zur Ermittlung der prämorbiden Lesekompetenzen

7

Flüssigkeit, Wohlgeformtheit und Geschwindigkeit

Beobachtung und Beschreibung der Lesegeschwindigkeit und Schriftqualität gibt wichtige Hinweise auf Lese- und Schreibroutinen des Patienten, Ermittlung des Störungsortes.

Buchstabieren und Maschinenschrift

- differenzialdiagnostische Abgrenzung zentraler Schreibstörungen von subgraphematischen Beeinträchtigungen durch Dissoziation zwischen hand- und maschinenschriftlichen Leistungen sowie der Fähigkeiten zum Buchstabieren
- mehrere Fälle bekannt, in denen Patienten handschriftlich Fehler machten, jedoch fehlerfrei buchstabieren konnten (Hinweis auf subgraphematische funktionale Störung)

Implizites graphematisches Wissen

Implizites Wissen über schriftliche Zeichen kann auch bei vollständiger Unfähigkeit zur schriftlichen Äußerung erhalten sein, insbesondere allographisches Wissen wie die Zuordnung Groß- zu Kleinbuchstabe oder Druck- zu Schreibschrift.

Zentrale schriftsprachliche Verarbeitung

Primäres Ziel der Diagnostik bei erworbenen Dyslexien sowie Dysgraphien ist die Ermittlung des funktionalen Störungsorts der Beeinträchtigung. Dieser im deutschsprachigen Raum relativ neue Ansatz impliziert die Frage nach den benutzten Schreibrouten und dem Zustand der nicht benutzten Routinen:

- Können die segmentalen Verarbeitungsrouten genutzt werden?
- Schreibt und liest der Patient mithilfe der Lexika?
- Wird die Semantik beim Schreiben und Lesen aktiviert?
- Kommt es zu semantischen Paragraphien bzw. -lexien?
- Handelt es sich bei den Störungen um zentral oder subgraphematisch relatierte Beeinträchtigungen?

Sprachspezifische Diagnostik

Neurolinguistische Testbatterien des deutschsprachigen Raumes: verschiedene Tests von Blanken et al. (1999) und LeMo-Lexikon Batterie von De Bleser et al. (2004).

7.2.4 Therapie

Konzeption der Dyslexietherapie nicht lediglich aus den beobachtbaren Funktionsdefiziten heraus, sondern anhand kognitiv-neurolinguistischer Modellvorstellungen über das zugrunde liegende funktionelle Defizit.

Übungsbereich ganzheitlich-lexikalische Leseleistung

- kurzzeitige Präsentation von Wörtern und Nichtwörtern, die Patienten entscheiden dabei über den lexikalischen Status

- Erkennen von Wörtern in Buchstabenreihen (wie FOTEREDTISCHE-RATZDRICK); Aufgabe nur über ganzheitlichen Verarbeitungsprozess in kurzer Zeit lösbar

In beiden Beispielen ist die Steigerung bzw. Senkung des Schwierigkeitsgrades über die Variation der Wortfrequenz möglich.

- Wort-Bild-Zuordnungsaufgaben: je nach funktionalem Störungsort - Aufgaben mit semantischem oder phonologischem Ablenker
- Auswahlaufgaben: aus einer kleinen Menge schriftlicher Stimuli sollen semantisch unpassende Wörter oder Neologismen selektiert werden
- Training des schnellen Erkennens von Funktionswörtern

Übungsbereich Anwendung der erlernten Lesestrategien im Alltag, Effektivierung der angewandten Lesestrategie

Mögliche Übungsinhalte:

- schnelles Lesen von Überschriften aus Zeitschriften (authentisch oder konstruiert), Werbesprüchen, Straßen-, Warn- und Hinweisschildern mit Kontextvorgabe durch ein mit dem Artikel assoziiertes Foto
- finden bestimmter Sendungen in Fernsehzeitungen

Die erforderliche Zwischendiagnostik sollte zuvor folgende Fragen beantworten:

- Welche Alltagsanforderungen zwingen den Patienten zu lesen?
- Welche Lesestrategien kann der Patient nutzen?
- In welchem Umfang tut er dies?
- Wo benötigt er Hilfe, wo kann er völlig selbstständig operieren?
- Inwieweit ist er bereit, eine geminderte Leseleistung in Kauf zu nehmen?

Übungsbereich Training der Graphemanalyse

- Differenzieren von Graphen (also regulär existierender Buchstaben der Zielsprache) versus Neographen (buchstabenähnlicher graphischer Zeichen), die in ihrer Komplexität variiert werden
- Identifikation von Neographen in Buchstabenketten

Übungsbereich Training der Graphem-Phonem-Konvertierung

- Assoziationsübungen: Patienten sollen die Verbindung von Graphemen mit bestimmten Lauten reaktivieren oder erlernen
- Übungen mit Realwörtern oder auch Neologismen, in denen die zuvor assoziierten Grapheme zu Silben oder kurzen Wörtern zusammengezogen werden

7.3 Dysgraphien

Henrik Bartels

Auch: Agraphie, Schreibstörungen

Erworbene Schreibstörungen neurologischer Genese bei Erwachsenen. Können begleitend zu einer Aphasie auftreten. Die früher gültige Auffassung, wonach erworbenen Schreibstörungen immer eine verbale Störung zugrunde liegt, kann nicht aufrechterhalten werden.

7.3.1 Einteilung der Dysgraphien

Zentrale Dysgraphien

Symptomatik oft analog zu den erworbenen Dyslexien, daher wird überwiegend entsprechende Nomenklatur angewandt. Einheitlichkeit der Formenzuordnung, die bei erworbenen Dyslexien weitgehend besteht, ist geringer.

Oberflächendysgraphie

Wird oft zusammen mit Oberflächendyslexie beobachtet, tritt jedoch nicht zwangsläufig in dieser Verbindung auf. Äußerst vielgestaltige Ausprägungsgrade, immer schwerpunktmäßige Nutzung einer segmentalen Schreibroutine.

- Neologismen können geschrieben werden
- lexikalisch abgespeicherte, besonders im Deutschen häufig unregelmäßige Wortformen können nicht abgerufen werden (für das Modell ☞ Kap. 7.1.4)
- Patienten schreiben nach den Regeln der PGK („wie man es spricht"), die bei den im Deutschen häufigen Wörtern mit unregelmäßiger oder mehrdeutiger PGK problematisch ist (wie *Clown* oder *Boot*, hier führt die segmentale Routine zu Regularisierungen. So wären typische Patientenreaktionen hier KLAUN oder BOHT)
- einzelheitliche Vorgehensweise belastet Arbeitsspeichersystem, daher werden kurze Wörter deutlich besser geschrieben als lange

Tiefendysgraphie

- Patienten verwenden ausschließlich den Weg über das semantische System zum Schreiben. Dadurch semantische, visuelle und morphologische Paragraphien (Hocker → Stuhl, Zahn → Zahl, Haus → Häuser), v.a. bei gleichzeitig beeinträchtigter Leseleistung ohne Möglichkeiten der Selbstkorrektur
- Funktionswörter können meistens nicht geschrieben werden
- Neologismen: können durch Nichtfunktion oder -nutzbarkeit einer segmentalen Verarbeitungsroutine nicht geschrieben werden
- Konkretheits- und Wortarteneffekt

Direkte Dysgraphie

Selten in der Literatur beschrieben.

- ausschließliche Nutzung einer angenommenen direkten Verbindung zwischen rezeptivem phonologischem Lexikon und produktivem graphematischem Lexikon
- Patienten können trotz fehlendem Verständnis regelmäßige und unregelmäßige Wörter nach Diktat schreiben
- Neologismen können nicht geschrieben werden, Ersatz z. B. durch ein ähnliches Realwort (z. B. Tate → Tante)

Phonologische Dysgraphie

Wird häufig nur unter einer dezidierten Diagnostik auffällig, die das Schreiben von Neologismen beinhaltet.

- segmentaler Verarbeitungsweg über die PGK nicht verfügbar
- existierende Wörter werden richtig und mit Verständnis geschrieben
- Neologismen führen zu Nullreaktionen oder Lexikalisierungen (Munsch → Mensch)
- semantische Paragraphien treten trotz nahezu vollständiger Unterbrechung der nichtlexikalischen Verarbeitung nicht auf

Periphere Dysgraphien

Der zentralen Verarbeitung schriftlicher Produktion folgt ein hier als peripher bezeichneter Abruf der allographischen (vermutlich visuell repräsentierten) Buchstabenform mit Selektion der Groß- oder Kleinbuchstabenvariante.

Nachdem in einem weiteren Schritt das graphomotorische Muster, das zur Ausführung benötigt wird, aktiviert wurde, kommt es schließlich zur neuromuskulären Ausführung des Schreibvorgangs.

Eine Beeinträchtigung einer oder mehrerer dieser Verarbeitungsprozesse führt ebenfalls zu spezifischen Störungsmustern.

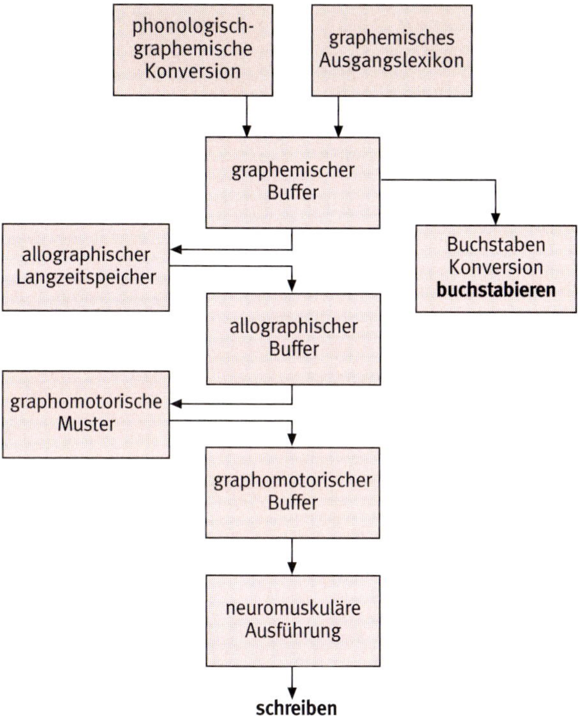

Abb. 7.2 Subgraphematischer Verarbeitungsweg beim Schreiben (in Anlehnung an Ellis 1993).

Allographische Dysgraphie

- abstrakte Repräsentationen der Grapheme können nicht mit den entsprechenden Buchstabenrepräsentationen verknüpft werden
- fehlerfreies Buchstabieren
- keine hand- oder maschinenschriftliche Ausführung
- typisch sind Fehler, die die Groß- bzw. Kleinschreibung von Buchstaben betreffen

Transitionale Agraphie

- Verbindung vom allographischen Niveau zum Speicher der graphomotorischen Muster gestört
- keine Auswirkungen auf das mündliche Buchstabieren oder Maschineschreiben
- wohlgeformte Buchstaben, die auf einen erhaltenen Speicher für graphomotorische Muster hinweisen
- Auswahl der Buchstaben wird beeinflusst: oft Ersetzungen bei Buchstaben, die visuell ähnlich sind, z. B. n/h und p/d

Graphomotorische Dysgraphie

- Abrufstörung des graphomotorischen Musters
- Gestalt der benötigten Buchstaben kann aktiviert werden
- Zugriff auf passendes graphomotorisches Muster nicht möglich, dadurch ungewöhnlich geformte Buchstaben oder nicht existente Buchstabenformen. Gelegentlich scheinen die Patienten die Buchstaben aus ihrem visuellen Gedächtnis abzuzeichnen und in ungewöhnlicher Strichführung zu realisieren

Ataktische Dysgraphie

- Störung der neuromuskulären Ausführung der Schreibbewegungen
- Zeichnen gleichermaßen betroffen

Tab. 7.8: Schädigungsorte bei Dysgraphien

Dysgraphieform	Funktionale Lokalisierung	Symptomatik
Tiefendysgraphie	Schreiben über semantische Route	• semantische Paragraphien beim Schreiben nach Diktat • keine Neologismen
Oberflächendysgraphie	Schreiben über Phonem-zu-Graphem-Konvertierung	• regelmäßige Wörter werden deutlich besser geschrieben als unregelmäßige • Pseudowörter bereiten keine Schwierigkeiten • Schreibfehler oft phonologisch plausible Neologismen
Phonologische Dysgraphie	selektive Beeinträchtigung der PGK	• Schreiben von Pseudowörtern schwer beeinträchtigt bis unmöglich • Wörter werden gut geschrieben • Schreibfehler oft visuell relatiert

Tab. 7.8: Schädigungsorte bei Dysgraphien

Dysgraphie-form	Funktionale Lokalisierung	Symptomatik
	Beeinträchtigung des graphemischen Buffers	• mit zunehmender Wortlänge erhöhte Wahrscheinlichkeit von Fehlern • weder Worthäufigkeit noch Regelmäßigkeit der Phonem-Graphem-Zuordnung von Bedeutung
Transitionale Agraphie	allographische Selektion	• falsche Selektion von Buchstabenformen • Buchstabieren erhalten • „wohlgeformte" graphomotorische Ausführung • Neigung zu formähnlichen Ersetzungen (d ↔ b ↔ p ↔ q)
Graphomotorische Dysgraphie	Abruf des graphomotorischen Musters	• unsichere Ausführung der Buchstaben • ungewöhnliche und langsame Strichführung • Buchstabieren möglich
Neglektdysgraphie	Neglektstörung	• meist wird nur auf der rechten Seite des Blattes geschrieben • oft Auslassung von Buchstaben und Buchstabenteilen

7.3.2 Diagnostik

Wie bei der Diagnostik von Lesestörungen (vgl. Kap. 7.2.3) gibt es nur wenig spezifisches Material für eine qualitative Diagnostik. Auch hier sei auf die Wortproduktionsprüfung von Blanken et al. (1999) oder die LeMo Lexikon-Batterie von De Bleser et al. (2004) verwiesen.
Eine rein quantitative Diagnostik der Schreibstörungen ist auch aufgrund der mangelnden therapeutischen Implikationen nicht sinnvoll.

7.3.3 Therapie

Ganzheitlich-lexikalisches Schreiben

Die Leistung des Patienten hängt mit großer Wahrscheinlichkeit von der Häufigkeit des Zielitems im alltäglichen Schreiben ab.

- schriftliches Benennen nach Bildvorgabe: Geeignetes Bildmaterial fordert unregelmäßige oder zumindest ambige Wortform als Benennleistung (z. B. Saat, Stuhl oder Wald). Möglicherweise auch aus dem Englischen

oder Französischen eingedeutschte Wörter (z. B. Jeans, Clown, Computer oder Shop). Auf diese Weise wird sichergestellt, dass der Patient zur Lösung der Aufgabe keine segmentale Konvertierungsroutine benutzt
- Schreiben nach Diktat: Unregelmäßigkeit der Stimuli muss berücksichtigt werden. Abschreiben nur sehr begrenzt sinnvoll, da die Aufgabe ohne jegliche lexikalische Beteiligung gelöst werden kann
- Förderung der Selbstkorrektur:
  - Reaktivierung ganzheitlichen Lesens als Korrekturstrategie
  - Korrektur von Texten mit Fehlern
  - Aufzeichnen des Wortes nach zeitlicher Verzögerung mit anschließendem Abgleich

Reaktivierung der Phonem-Graphem-Konvertierung: Assoziationstherapie

Oft innerhalb von ca. 20 Sitzungen Erarbeitung der meisten Grapheme des Deutschen. Meist keine flüssige Schreibweise, jedoch als Kompensationsstrategie denkbar.
- Stufe 1: Patient produziert zu einem vorgegebenen Buchstaben mehrere Wörter, die mit diesem Buchstaben beginnen. Zu den Wörtern werden skizzenhaft Bilder angefertigt. Nach einer ablenkenden Aufgabe soll Patient die Bilder benennen, woraus sich das Wort ergibt, das als Schlüsselwort genutzt werden kann
- Stufe 2: Patient soll die Karten hochfrequent mit dem entsprechenden Buchstaben benennen und diesen Buchstaben mehrfach aufschreiben. Für einen Lerneffekt müssen die Übungen frequent in Eigenarbeit durchgeführt werden
- Stufe 3: sobald 2–3 Grapheme erarbeitet sind, Schreiben von Neologismen nach Diktat, um die Relevanz der Übungen für den Patienten zu verdeutlichen. Sobald genügend Grapheme erarbeitet worden sind, kann auf Realwörter übergegangen werden

Training der phonologischen und graphematischen Buffer

- Schreiben über PGK bedeutet segmentales Vorgehen, was mit hoher Belastung des verbalen und visuellen Arbeitsspeichersystems einhergeht (☞ Kap. 7.1.4)
- verzögertes Kopieren von Neologismen (schwierig) oder Realwörtern (leichter)

7

Training graphomotorischer Muster

- hochfrequentes Üben der Strichführung von Einzelbuchstaben und Silben, orientiert an der Standardschreibweise
- Standardschreibweise kann vernachlässigt werden, wenn die ursprünglichen Muster nicht reaktivierbar sind oder der Patient aufgrund einer Parese nicht in der Lage ist, mit der früheren dominanten Seite zu schreiben

8 Erworbene Sprachstörungen bei Kindern

8.1 Einleitung

Julia Siegmüller und Judith Heide

Auch: kindliche Aphasie, Acquired Childhood Aphasia (ACA)

Innerhalb der sprachsystematischen Störungen im Kindesalter sind die kindlichen Aphasien die am wenigsten beschriebene und systematisierte Störung. Anders als bei Sprachentwicklungsstörungen (☞ Kap. 3) oder den erworbenen Sprachstörungen im Erwachsenenalter (☞ Kap. 7) liegen überwiegend anekdotische und nur teilweise systematischere Einzelfallbeschreibungen vor, so dass in den folgenden Kapiteln z. T. nur lückenhafte Angaben gemacht werden können.
Ursache für die unzureichende Forschungslage ist u.a. die relative Seltenheit dieses Störungsbildes, da kindliche Aphasiker nur etwa 2 % aller sprachgestörten Kinder ausmachen (Grimm 1999). Es wird allerdings eine höhere Dunkelziffer vermutet. Eine Ausnahme bildet das umfassend beschriebene Landau-Kleffner-Syndrom (LKS; ☞ Kap. 8.9), das von Temple (1997) als die eigentliche Aphasie des Kindesalters bezeichnet wird.

8.1.1 Definition und Ursachen

Definition

Definitorische Trennung zur Entwicklungsstörung: Kindliche Aphasien beginnen zwar im Kindesalter, werden jedoch durch äußere Einwirkungen herbeigeführt und haben einen klaren Beginn. Sie fallen damit nicht unter die Richtlinien der WHO für Entwicklungsstörungen.
Weiterhin wird zwischen neurologischen Schädigungen im frühen Kindesalter und Läsionen im späteren Verlauf der Kindheit unterschieden, wobei die definitorische Trennung in der Literatur uneinheitlich ist (Baur 2003):

- frühe neurologische Schädigungen führen zu Entwicklungsstörungen (prä- und perinatale neurologische Schädigungen; ☞ Kap. 3) oder zu erworbenen Störungen (Störungseintritt in den ersten Lebensmonaten). In beiden Fällen wird der Spracherwerb verzögert bzw. verhindert, noch bevor dieser produktiv eingesetzt hat
- kindliche Aphasien entstehen durch neurologische Schädigungen nach Beginn des primären Spracherwerbs bzw. wenn dieser bereits weitgehend abgeschlossen ist. Bereits erlerntes sprachliches Wissen zerfällt oder wird eingeschränkt. Die kindliche Spracherwerbskapazität wird durch die kindliche Aphasie nicht beeinträchtigt

Ursachen

- fokale Hirnläsionen (☞ Kap. 8.2)
- diffuse Hirnläsionen (☞ Kap. 8.3)
- Hemisphärenektomie (☞ Kap. 8.4)
- Landau-Kleffner-Syndrom (☞ Kap. 8.9)

8.1.2 Erscheinungsbild

Bis etwa 1970 war die gängige Lehrmeinung, dass kindliche Aphasien ein atypisches klinisches Erscheinungsbild zeigen. Im Gegensatz zu der vielschichtigen Symptomatik bei Erwachsenen ging man bei Kindern von einem einheitlichen Störungsbild mit folgender Ausprägung aus:

- kindliche Aphasien sind immer nichtflüssig
- Paraphasien und Jargon treten so gut wie nie auf
- kindliche Aphasie betreffen ausschließlich die Sprachproduktion

Neuere Studien zeigen jedoch, dass kindliche Aphasien nicht derart pauschal charakterisiert werden können. Symptomatik und Prognose (☞ Kap. 8.5) hängen vielmehr von verschiedenen Faktoren ab:

- Zeitpunkt der neurologischen Schädigung: Alter des Kindes, Stand der Sprachentwicklung, Ausprägung der Hemisphärenspezialisierung bzw. die Plastizität des kindlichen Gehirns (☞ Kap. 8.2.1)
- Art und Ausmaß der neurologischen Schädigung

Sprachliche Restsymptome bleiben in vielen Fällen bestehen und sind auch noch bei Jugendlichen zu erkennen. Weiterhin müssen neuropsychologische, emotionale und soziale Begleiterscheinungen berücksichtigt werden. Kindliche Aphasien sind nur in den wenigsten Fällen nach den Aphasiesyndromen klassifizierbar, in die die aphasischen Störungen bei Erwachsenen eingeteilt werden (☞ Kap. 7.1). Grimm (1999, 69) begründet damit, dass die klinischen Störungsbilder je nach Alter des Kindes andere Ausprägungen annehmen können.

- 2- bis 3-jährige Kinder: völliger Sprachverlust (Mutismus, vgl. Kap. 6.6), ohne dass typische aphasische Standardausprägungen zu erkennen sind
- 4- bis 10-jährige Kinder: Störungsbild ähnelt einer globalen Aphasie und bildet sich über eine amnestische Aphasie als Restsymptomatik zurück (☞ Kap. 7.1.1)
- ab 10. Lj.: Störungsbilder ähneln den klassischen Aphasiesyndromen (☞ Kap. 7.1.1). Für die Zeitspanne zwischen dem 15. und 18. Lebensjahr liegen auch Befunde von Jargonaphasien vor (Grimm 1999)

8

Weitere Symptome

- Störungen des Redeflusses (vgl. Kap. 15)
- Dysgrammatismus (vgl. Kap. 3.5)
- Störung des kindlichen Wortschatzes (vgl. Kap. 3.3)
- Wortfindungsstörungen (vgl. Kap. 3.3.5)
- Paraphasien
- Artikulationsstörungen (vgl. Kap. 4.2)
- Störungen des Lesens und Schreibens (vgl. Kap. 5)

Nicht sprachliche Begleiterscheinungen im Bereich der Verhaltensauffälligkeiten (Grimm 1999)

- Konzentrationsmangel
- Ablenkbarkeit
- Hyper- oder Hypoaktivität
- agressiv-feindseliges Verhalten
- negativistisches Verhalten

8.2 Fokale Hirnläsionen

Julia Siegmüller und Judith Heide

Ursachen

- Schlaganfall/Insult
  - tritt bei Kindern sehr viel seltener auf als bei Erwachsenen
  - Risiken für einen Schlaganfall im Kindesalter (Ganesan et al. 2000): Krankheiten, die zu einer Verengung der gehirnversorgenden Arterien führen (Moyamoya-Syndrom), kardiologische Abnormalitäten, Sichelzellenanämie, Infektionen des ZNS
- vaskuläre Erkrankungen

8.2.1 Erscheinungsbild: frühe fokale Hirnläsionen und Hemisphärenspezialisierung

Sprachstörungen und Entwicklungsverzögerungen nach frühen fokalen Hirnläsionen sind in der letzten Zeit aufgrund ihrer Aussagekraft über die *Plastizität des Gehirns für Sprachfunktionen* in den Interessenfokus gerückt. Zwei Hypothesen stehen sich gegenüber:

Äquipotentialhypothese (geht zurück auf Lenneberg 1977)

Beide Hemisphären sind in der frühen Kindheit äquipotential und können sich sowohl auf sprachliche als auch auf nicht sprachliche Funktionen spezialisieren. Die Lateralisierung der Funktionen beginnt mit ca. 2 J. und reicht bis zur Pubertät.

Vorhersagen

- in der frühen Kindheit führen Schädigungen der linken und der rechten Hemisphäre zu denselben Verhaltensauffälligkeiten
- in der frühen Kindheit führen sowohl links- als auch rechtshemisphärische Läsionen zu einer Aphasie:
  - bei Kindern < 2 Jahren sollte die relative Häufigkeit von Aphasien nach rechtshemisphärischer Läsion demnach höher sein als bei Erwachsenen
  - die Häufigkeit von gekreuzten Aphasien (erworbene Sprachstörung aufgrund rechtshemisphärischer Läsion bei Rechtshändern) sollte mit dem Alter der Patienten abnehmen
- aufgrund der Plastizität des Gehirns in der frühen Kindheit können die aufgrund von einseitigen Läsionen beeinträchtigten (sprachlichen) Funktionen vollständig kompensiert werden, indem diese u.U. anderen Hirnbereichen zugewiesen werden

Kritik

- auch bei Kindern treten Aphasien häufiger nach linkshemisphärischen Läsionen auf
- die wenigsten kindlichen Aphasien bilden sich vollständig zurück
- Lateralisierung ist nicht erst in der Pubertät, sondern bereits mit ca. 5 Jahren abgeschlossen

Invarianzhypothese (geht zurück auf Kinsbourne 1976)

a) **Strikte Invarianz:** Nur die linke Hemisphäre besitzt die genetische Prädisposition, die sprachlichen Funktionen zu übernehmen.

Vorhersagen

- die rechte Hemisphäre hat keine Möglichkeit, sprachliche Funktionen zu übernehmen
- wie bei Erwachsenen treten auch bei Kindern Aphasien fast ausschließlich nach linksseitigen Läsionen auf und es gibt bei Kindern kein höheres Aufkommen gekreuzter Aphasien (vgl. auch Rother 2005)

Kritik

Bei frühkindlicher Hirnschädigung kann es sowohl zu einer intrahemisphärischen als auch einer interhemisphärische Reorganisation der sprachlichen Fähigkeiten kommen.

b) Gemäßigte Invarianz: Die linke Hemisphäre ist zwar prädisponiert, die sprachlichen Funktionen zu übernehmen. Allerdings ist das kindliche Gehirn noch so plastisch, dass bei einer Hirnschädigung auch andere Areale sprachliche Funktionen übernehmen können.

Nach dem heutigen Forschungsstand lassen sich folgende Aussagen zur Hemisphärenspezialisierung festhalten:

- die Hemisphären sind nicht äquipotential
- die Reorganisation sprachlicher Fähigkeiten nach einer kindlichen Hirnverletzung wird eher der Plastizität nicht geschädigter Hirnareale zugeschrieben als einer hemisphärischen Äquipotentialität
- es ist von einer frühen hemisphärischen Spezialisierung der Sprachfähigkeiten auszugehen, die der zerebralen Repräsentation im Erwachsenenalter ähnlicher ist als lange Zeit angenommen

Symptome bei Läsionen vor der Hemisphärenspezialisierung

Aufgrund der neuronalen Plastizität des kindlichen Gehirns kann von der Sprachleistung nicht auf die Lokalisation der Läsion geschlossen werden (Eisele und Aram 1995).

Läsionen, die vor der Lateralisierung auftreten, müssen nicht zu dauerhaften Beeinträchtigungen der sprachlichen Leistungen führen. Bei einer Verletzung der linken Hemisphäre findet oft eine Verlagerung der Sprachfunktionen in die rechte Hemisphäre statt.

Es ist bisher nicht bekannt, ob bei frühkindlichen Hirnläsionen vor der Hemisphärenspezialisierung rezeptive und expressive Anteile einer sprachlichen Ebene selektiv gestört werden können oder ob immer beide Modalitäten, bei Wahrung der normalen Dissoziation, in ihren Entwicklungszuständen betroffen sind.

- Verzögerung in der nicht sprachlichen Kommunikation, v.a. der frühen Gesten sowie komplexeren symbolischen Gesten (z. B. Imitation, Symbolspiel)
- Lallen qualitativ weniger betroffen, bleibt manchmal jedoch einfacher in der prosodischen Struktur, Verzögerungen in den Lallphasen werden ab dem 9. Lm. sichtbar (weniger Konsonanten, keine Reduplizierungen ☞ Kap. 2.2)
- Verzögerung beim Beginn des Wortverständnisses
- Verzögerung beim Auftreten des ersten Wortes
- Entwicklungstempo verlangsamt nach Erreichen der 50-Wort-Grenze im produktiven Wortschatz
- Störungen des Wortlernens: unbekannte Wörter müssen häufiger präsentiert werden, um in den Wortschatz zu gelangen (☞ Kap. 2.3 und Kap. 3.3)
- kein oder verzögerter Wortschatzspurt (☞ Kap. 2.3)

- Verzögerung in der frühen syntaktischen sowie morphologischen Entwicklung (bis zu 2 J. verzögert)
- MLU bleibt verkürzt
- grammatische Auffälligkeiten treten etwas häufiger bei linkshemisphärischen Läsionen auf, Wortverständnisstörungen eher nach rechtshemisphärischen Läsionen (vgl. die Ausführungen bei Klann-Delius 1999)
- teilweise werden Störungen der nicht sprachlichen visuellen Wahrnehmung bei Kindern mit sehr frühen linksseitigen Läsionen beobachtet. Diese visuellen Störungen scheinen durch die Reorganisation der Sprache in der rechten Hemisphäre – durch Überlagerung der kognitiven Aufgaben – zu entstehen (*Crowding*-Effekt)

Symptome bei Läsionen nach der Hemisphärenspezialisierung

Linkshemisphärische Läsion

- Auffälligkeiten in der rezeptiven und produktiven Syntax
- MLU verkürzt, maximale Satzlänge verkürzt
- Störungen im produktiven Lexikon, die mit zunehmendem Alter deutlicher zutage treten, daneben relativ erhaltenes Wortverstehen

Rechtshemisphärische Läsion

- Störungen etablieren sich stärker im rezeptiven als im produktiven Lexikon oder in beiden Modalitäten gleich
- keine spezifische Störung des produktiven Wortschatzes

8.3 Diffuse Hirnläsionen

8.3.1 Ursachen

- Schädel-Hirn-Trauma (SHT)
  - häufigste Art kindlicher Hirnschädigungen
  - Ursachen: Stürze, körperliche Gewalt, Autounfälle
  - Unterscheidung von geschlossenem SHT (Kopf des Kindes wurde frei hin und her geschleudert) und offenem SHT (offene Verletzung des Schädels)
- vaskuläre Erkrankungen
- Epilepsie
- Tumorerkrankungen: können sich in einer fortschreitenden Störung im Bereich der Sprache niederschlagen
- Enzephalitis, Gehirnabszess
- degenerative Erkrankungen

8.3.2 Erscheinungsbild

Grundsätzlich treten die gleichen Symptome wie bei fokalen Hirnschädigungen auf. Bei diffusen Läsionen zeigen sie normalerweise einen verstärkten Schweregrad (☞ Kap. 8.2.1).

Zusätzliche Beobachtungen (Levin et al. 2000):
- Störungen im Bereich des Wortabrufs bleiben auch noch 3 J. nach dem SHT sichtbar
- sensomotorische Begleitsymptome häufiger bei jüngeren Kindern mit geschlossenen SHT
- Remissionstempo bei Kindern einer Altersgruppe sehr unterschiedlich und kann mit dem Grad der Verletzung und dem Alter bei der Verletzung erklärt werden

8.4 Hemisphärenektomie

Operative Entfernung einer Hemisphäre zur Anfallskontrolle bei fokalen, pharmakoresistenten Epilepsien, um so bei frühen Ektomien u.a. Intelligenz- und Sprachentwicklung zu ermöglichen. Die Erfolgsquote liegt bei ca. 90 %.

8.4.1 Indikationen

- infantile Hemiparese
- Rasmussen-Syndrom (chronisch-progrediente Enzephalitis)
- Sturge-Weber-Syndrom (Gefäßfehlbildungen an Haut und Hirnhäuten)

8.4.2 Erscheinungsbild

Ektomie der linken Hemisphäre

Plastizität des Gehirns führt zu Verlagerung der sprachlichen Funktionen in die rechte Hemisphäre.
- phonologische Relationen zwischen lexikalischen Einträgen bzw. Aspekte der phonologischen Bewusstheit bleiben auffällig
- Verständnis für komplexere syntaktische Strukturen (z. B. reversible Passive) bleibt verlangsamt und teilweise auch defizitär (Klann-Delius 1999)

- Restsymptome: typische rechtshemisphärische Auffälligkeiten (lexikalische Störungen), wie sie nach rechtsseitigen Hirnläsionen auftreten (☞ Kap. 8.1)
- Prognose für Sprachentwicklung bleibt schlecht, wenn das Kind nach der Ektomie nicht anfallsfrei bleibt

Ektomie der rechten Hemisphäre

Keine systematische Sprachstörung, teilweise leichte lexikalische Probleme beim Wortabruf.

8.5 Prognose

In älteren Arbeiten (bis etwa 1970) über den Verlauf kindlicher Aphasien wurde die Lehrmeinung vertreten, dass die Symptome selten persistent seien; es wird generell eine eher gute Prognose für die Rehabilitation gestellt. In aktuellen Untersuchungen (z. B. Baur 2003, 232; Rother 2005, 91) wird diese Ansicht so jedoch nicht mehr vertreten.

- bei fokalen Hirnschädigungen zwischen dem 1. und 12. Lm. zeigen sich im 5. Lj. keine Restsymptome mehr, evtl. aber subtile Defizite im Bereich der Wortfindung (Levin et al. 2000)
- Kinder mit fokalen oder diffusen Hirnläsionen, die pränatal oder vor dem 6. Lm. auftreten, fallen mit 24 Mon. häufig unter das Late-Talker-Kriterium (Levin et al. 2000; ☞ Kap. 3.3.1)

Es wird allerdings davon ausgegangen, dass eine sprachliche Leistungsverbesserung gerade bei jungen Patienten auch in der chronischen Phase möglich ist.

8.5.1 Allgemeine Prognosekriterien

- Alter des Kindes bei Auftreten der Schädigung: jüngeren Kindern wird häufig eine bessere Prognose gestellt als älteren Kindern (wegen Plastizität des Gehirns, ☞ Kap. 8.2.1). Allerdings besteht kein eindeutiger Zusammenhang zwischen Alter und Rehabilitation, das Alter des Kindes hat vielmehr einen Einfluss in der Zusammenwirkung mit weiteren Variablen:
- sprachlicher Entwicklungsstand bei Auftreten der Schädigung
- individuelle Ätiologie: Prognose bei diffusen Hirnschädigungen ist schlechter als bei fokalen Läsionen

- Größe der Läsion: Prognose bei großen Läsionen nur teilweise als ungünstig eingeschätzt (Läsionsgröße wird bei zunehmendem Alter der Kinder prognostisch relevanter)
- Ort der Läsion: kein klarer Zusammenhang, teilweise wird prognostisch zwischen anterioren und posterioren Läsionen im Schweregrad unterschieden (posterior stärker)
- Vorhandensein von Anfällen: schlechtere Prognose, wenn Anfälle auftreten. Genaue Prognose ist abhängig von Anfallshäufigkeit, Schweregrad, Art der Anfälle und Medikation
- Aphasietyp bzw. Schweregrad der Aphasie
- Umfang der Spontanremission in der Akutphase

8.5.2 Restsymptomatik

Restsymptome bleiben häufig bestehen und sind auch noch bei Jugendlichen zu erkennen. Zu den Symptomgebieten, die zu einer Einschränkung der Schulleistungen führen können, gehören:

- Aufmerksamkeitsstörungen
- Wortfindungsstörungen
- Einschränkungen im abstrakten Wortschatz
- Probleme bei Aufgaben auf der Textebene
- Einschränkungen im metasprachlichen Bereich

Insbesondere durch die schwierige Schulsituation können u.a. folgende soziale und emotionale Probleme auftreten (Baur 2003):

- Angst
- Rückzug aus der Umgebung (verminderte Kommunikationsbereitschaft)
- Depression oder depressive Verstimmungen
- gestörtes Selbstwertgefühl
- zwanghaftes Festhalten an bekannten Regeln und Abläufen

8.6 Diagnostik

Julia Siegmüller und Judith Heide

Abgrenzung der kindlichen Aphasien gegen Sprachentwicklungsstörungen (☞ Kap. 3) und gegen Aphasien im Erwachsenenalter (☞ Kap. 7). Kern der Diagnostik ist die Untersuchung der sprachlichen Fähigkeiten des Kindes. Da bisher kein normierter Aphasietest für Kinder existiert, muss in der Regel auf Diagnostiken aus dem Bereich der Sprachentwicklungsstörungen oder bei älteren Kindern auf Material zur Aphasiediagnostik zurückgegriffen werden.

- bis 3;6 J.: Kinder sind oft den Testsituationen nicht gewachsen (bedingt durch neuropsychologische Begleitsymptomatik); die Einschätzung der sprachlichen Fähigkeiten erfolgt daher meist über Beobachtungen in Spielsituationen
- 4–10 J.: umfassende Sprachentwicklungsdiagnostik; muss die Untersuchung aller sprachlichen Ebenen beinhalten
- ab 11 J.: Aphasiediagnostik, wobei die Standardtests der Aphasie (z. B. AAT, BMTDA; ☞ Kap. 7.1.3–7.1.5) ohne Normierung benutzt werden müssen, da keine Normwerte für Kinder vorliegen. (Ausnahme: Für den Token-Test des AAT liegt eine Normierung für Kinder ab 5 J. vor)

Neben der Feststellung der sprachlichen Fähigkeiten sollte eine gründliche Diagnostik folgende Punkte erfassen:

- prämorbides Sprachniveau (auch für die Differenzialdiagnose zur Sprachentwicklungsstörung) durch Elternfragebögen oder Schulzeugnisse
- bisheriger Verlauf der Aphasie (auch als Prognosekriterium für den weiteren Verlauf) durch bisherige Befunde
- Kommunikationsverhalten
- (neuro-)psychologische, soziale, emotionale Begleitsymptome

8.7 Therapie

Julia Siegmüller und Judith Heide

- spezifische Methoden bzw. Ansätze zur Therapie werden nicht berichtet. Die therapeutische Umsetzung richtet sich je nach Alter/Leistungsvermögen des Kindes an einer SES- und/oder Aphasie-Therapie aus (☞ Kap. 3 und 7.1.6–7.1.11)
- Ausrichtung des grundlegenden Therapieansatzes (sprachsystematische Therapie vs. ganzheitliche Therapie) sollte sich an der Anzahl der gestörten Entwicklungsdomänen orientieren

Orientierung an der SES-Therapie

- Aufbau des sprachlichen Wissens ab dem diagnostizierten Niveau, analog zum Erwerbsprozess des ungestörten Spracherwerbs (☞ Kap. 2)
- Remission in der Akutphase wird symptomorientiert begleitet. Therapie sollte hier relativ ganzheitlich ausgerichtet sein
- in der chronischen Phase kann sprachliches Wissen (mit langsamerem Erwerbstempo) reaktiviert werden bzw. der Spracherwerb weitergeführt werden. Es ist notwendig, das Kind auf spezifische Therapieinhalte zu fokussieren

Orientierung an der Aphasietherapie

- theoriegeleitetes, modellorientiertes Vorgehen mit der Fokussierung einer sprachlichen Ebene pro Therapiephase
- Dyslexie- und Dysgraphietherapie (☞ Kap. 7.2.4 und 7.3.3) sollte in Betracht gezogen werden

8.8 Fallbeispiele

8.8.1 Fallbeispiel: Tobias, 11;11

Mareen Hartwig

Anamnese

Tobias erlitt im Alter von 11;11 Jahren aufgrund eines Verkehrsunfalls ein offenes SHT mit Schädelfraktur links parietal mit nachfolgender Sprachstörung. In den ersten Wochen post Onset zeigte Tobias kein Störungsbewusstsein für seine sprachlichen Defizite. Zusätzlich litt er unter einem Durchgangssyndrom und war anfänglich nicht zu Person, Ort und Zeit orientiert.

Symptomatik

Die Spontansprache war flüssig ohne sprachliche Überproduktion und gekennzeichnet durch viele inhaltsleere Redefloskeln und Wortfindungsstörungen. Außerdem wich er auf nonverbale Kommunikation (Gesten, Geräusche) aus. Weiterhin wurden einige phonematische und semantische Paraphasien beobachtet.

Diagnostik

Zur genaueren Beschreibung der Sprachstörung wurden sowohl die Patholinguistische Diagnostik für Sprachentwicklungsstörungen bei Kindern (Kauschke und Siegmüller 2002) als auch neurolinguistische Diagnostiken zur Erfassung von Aphasie (Kalbe et al. 2002: Aphasie-Checkliste [ACL]) durchgeführt. Die Ergebnisse der Tests deuteten auf eine amnestische Aphasie mit Störungsschwerpunkten auf der semantischen Ebene („Wortbedeutungen") und beim Zugriff auf phonologische Wortformen hin.
Dies hatte im rezeptiven Bereich ein Sprachverständnisdefizit zur Folge. In Wort-Bild-Zuordnungsaufgaben für Nomen wählte Tobias bei jedem dritten Item das semantisch nahe Ablenkerbild. Einfachen Handlungsanweisungen („Klopfe bitte auf den Stuhl!") konnte er Folge leisten.
Auf der produktiven Ebene kamen die sprachlichen Defizite vermehrt zum Tragen. Bei Bildbenennungsaufgaben traten zwei Wochen post Onset sehr viele Perseverationen, viele phonematische Paraphasien und einige semantische Paraphasien bis hin zu Neologismen auf.

Therapie

Aufgrund der beschriebenen Symptomatiken wurden folgende Therapieinhalte abgeleitet, die sich an der neurolinguistischen Aphasietherapie für Erwachsene orientierten. Um dem Sprachverständnisdefizit entgegenzuwirken, wurde das semantische System durch die Arbeit mit

- taxonomischen Hierarchien
- Teil-Ganzes-Beziehungen
- semantisch ähnlichen Konzepten und
- Homophonen

neu organisiert und strukturiert.
Zum Abbau der Wortfindungsstörungen wurde der Zugriff auf die Wortform im phonologischen Outputlexikon durch folgende Therapieinhalte optimiert:

- Aufbau und Festigung alltagsrelevanter Nomen aus unterschiedlichen semantischen Feldern (z. B. „Kleidung", „Nahrungsmittel", „Schule") sowie
- formal-lexikalische und semantisch-lexikalische Wortgenerierungsaufgaben („Nenne mir Tiere, die mit einem /k/ beginnen"; „Nenne mir Kleidung, die man im Sommer anzieht!")

Verlauf

Sieben Monate post Onset konnte Tobias von 85 Nomen (Patholinguistische Diagnostik für Sprachentwicklungsstörungen bei Kindern, Kauschke und Siegmüller 2002) 92 % korrekt benennen. Dabei traten keine Perseverationen oder phonematische Paraphasien mehr auf. In fünf Fällen kam es zu semantischen Paraphasien („Fuchs" → „Löwe"). Laut Aphasie-Checkliste zeigte sich jedoch nach wie vor bei den Wortgenerierungsaufgaben eine mittelschwere Beeinträchtigung. Die Leistungen des auditiven Sprachverständnistest lagen dagegen im Normalbereich.

8.8.2 Fallbeispiel: Martin

Mareen Hartwig

Anamnese

Martin, ein ehemaliges Frühgeborenes, kam mit rechtshemisphärischen diffusen intrazerebralen Blutungen in der 38. Schwangerschaftswoche zur Welt. Seine motorische Entwicklung verlief komplikationslos, aber verzögert. Mit 1;3 Jahren konnte er frei laufen.

Symptomatik

Im Alter von 2;1 Jahren wurde er das erste Mal sprachtherapeutisch vorgestellt. Zu diesem Zeitpunkt umfasste sein produktiver Wortschatz etwa fünf Wörter („Mama, Papa, da, nein, so“). Sein erstes Wort produzierte er mit 1;9 Jahren. Martin babbelte im Vergleich zu anderen Kindern wenig, produzierte jedoch im freien Spiel mehr Geräusche. Seine rezeptiven Fähigkeiten waren zu Beginn der Therapie schwer einzuschätzen. So antwortete Martin auf alle an ihn gerichteten Fragen und Anforderungen mit „nein“. Seine abwehrende und verschlossene Haltung gegenüber der Sprachtherapie machte die Durchführung einer Diagnostik unmöglich. Im Therapieraum bewegte er sich auffallend unsicher und ängstlich und hatte große Schwierigkeiten, sich von der Mutter zu trennen.

Therapie

Die Therapiestunden mussten fast zwanghaft einem identischen Ablauf folgen, ansonsten kam es bei Martin zu Wutausbrüchen oder einer Verweigerungshaltung. Er tolerierte auch kein neues Material (z. B. Buch) oder Spielzeug. Sein freies Spiel kommentierte er nie sprachlich und trat auch mit der Therapeutin in keine Interaktion. In der ersten Therapiephase wurde Martins Fähigkeit überprüft, das semantische Konzept eines Objektes zu erwerben und mit dem dazugehörigen Wort zu verknüpfen. Nach mehreren Inputsequenzen, rezeptiven und produktiven Übungen produzierte er in einem „Rufspiel“ das Wort „Ball“. Die Mutter berichtete allerdings, dass Martin dieses Wort nie außerhalb der Therapie produziert und selbst in der Therapie fiel auf, dass Martin nur in diesem Spiel und niemals spontan das Objekt benannte.

Da sich im Laufe der Therapie der Verdacht erhärtete, dass bei Martin ein Defizit in den rezeptiven Sprachleistungen vorliegt, wurde in der zweiten Therapiephase mit dem Einsatz von Gebärden begonnen. Diese wurden sprachbegleitend für die Schlüsselwörter, vorrangig für hoch frequente Nomen und Verben, im Satz produziert. Martin zeigte sofort ein großes Interesse an den Gebärden und begann ab diesem Zeitpunkt vermehrt auf Fragen mit „ja“ oder einem Kopfnicken zu antworten. Nach etwa vier Therapieeinheiten zeigte sich auch eine Veränderung in seinem gesamten Verhalten. Martin wurde aufgeschlossener und selbstsicherer. Wutausbrüche traten innerhalb der Therapie nicht mehr auf. Martin war nun in der Lage, einfachen Aufforderungen, die mit einer Gebärde produziert wurden („Hol mir das Auto“), Folge zu leisten. Nach einigen Wiederholungen konnten dabei die Gebärden auch weggelassen werden. Auch produktiv traten Veränderungen auf. So verwendete Martin das Wort „Ball“ nun auch spontan außerhalb der Therapiesituation und begann einzelne Worte nachzusprechen.

Somit liegt der Verdacht nahe, dass die nicht altersgerechten Leistungen im produktiven sprachlichen Bereich durch ein Defizit im rezeptiven Bereich (Sprachverständnis) zumindest zum Teil begründet liegen.

8.9 Landau-Kleffner-Syndrom

Astrid Fröhling

Auch: Aphasie-Epilesie-Syndrom, erworbene epileptische Aphasie, erworbene Dysphasie im Kindesalter mit Krampfanfällen, erworbene Aphasie mit Epilepsie (nach ICD 10, F 80.3)
Erstmals 1957 von Landau und Kleffner als „syndrome of acquired aphasia with convulsive disorder" beschrieben. Die Ätiologie ist unbekannt, diskutiert werden enzephalitische Prozesse, organisch-strukturelle Veränderungen oder gestörte Autoimmunprozesse der betroffenen Hirnregionen (Baur 2004).

8.9.1 Erscheinungsbild

- Beginn typischerweise im Alter von 3–7 J.
- paroxysmale epilepsietypische EEG-Veränderungen nur im Schlaf nachweisbar und immer im Temporallappenbereich
- Hörfähigkeit nicht eingeschränkt
- nonverbale Intelligenz liegt im Normbereich, keine Demenz
- häufig schwere Verhaltensauffälligkeiten und emotionale Störungen

Sprachstörung

- nahezu vollständiger Verlust der expressiven und rezeptiven Sprachfähigkeiten (meist Sprachverständnisstörung), oft innerhalb von Tagen und Wochen
- Sprachentwicklung vor dem Auftreten meist unauffällig (SES bei 15 %)
- Beginn häufig mit ausgeprägter Stottersymptomatik und Schwierigkeiten, Gehörtes zu verstehen
- einige Kinder werden stumm, andere beschränken sich auf jargonähnliche Laute, andere zeigen leichtere Defizite in der Wortflüssigkeit und Sprachmenge, oft mit Artikulationsfehlern (nach ICD 10, F 80.3)

Verhaltensauffälligkeiten

Unterschiedliche Ausprägung (Breitenbach 1999): Aggressivität, Schmerzunempfindlichkeit, Hyperaktivität, Konzentrationsmangel, emotionale Labilität, geringe Frustrationstoleranz, Regression, Stereotypien (Umstellungsprobleme)

Verlauf

Unterschiedlich, Varianz von schwerster Störung bis zur Gesundung. Die sprachlichen Bereiche Phonologie, Lexikon, Syntax und Semantik zeigen individuell stark variierende aphasische Symptome. Syndromtypische Fluktuationen der sprachlichen Symptome werden beschrieben.

8.9.2 Diagnostik

Ausschlussdiagnose nach medizinischer, psychiatrischer und sprachtherapeutischer Abklärung möglicher Differenzialdiagnosen. Danach frühzeitige störungsspezifische, systematische Sprachdiagnostik und Therapie.

Differenzialdiagnosen

- erworbene kindliche Aphasie bei Hirntrauma, Tumor oder anderen bekannten Krankheitsprozesses
- Electrical Status Epilepticus during Slow-wave Sleep (ESES)
- Autismus (☞ Kap. 6.7)
- Dementia infantilis
- Pseudo-Lennox-Syndrom
- Rett-Syndrom (☞ Kap. 6.5.11)
- tiefgreifende Entwicklungsstörung
- Rolandi-Epilepsie
- Sprachentwicklungsstörung (☞ Kap. 3)
- Sprechhemmung
- Hörstörung (☞ Kap. 6.1)

8.9.3 Therapie

Neben früher medikamentöser Behandlung (Antiepileptika und Glukokortikoide) und verhaltenstherapeutischer Intervention mit Elternberatung steht Therapie der Sprachstörung im Mittelpunkt.
Das Alter des Kindes und der Sprachentwicklungsstand vor und nach Krankheitsbeginn bestimmen die Lernprozesse und die Therapieinhalte und -ansätze: frühzeitige störungsspezifische, systematische Therapie

(☞ kindliche Aphasietherapie und SES-Therapie) und altersgerechte Präsentation.

- flexible Therapiebausteine besonders im Hinblick auf die syndromtypischen Fluktuationen innerhalb der sprachlichen Fähigkeiten während des Verlaufs
- früher Einsatz von Schriftsprache und Bildmaterial als visuellem Input und Gebärdensprache als Kommunikationshilfe werden als positiv bewertet (Baur 2004)
- gutes Ansprechen auf nonverbale Kommunikationshilfen (Mimik, Gestik, Handlungskompetenz), da Symbolsprache nicht betroffen

Therapeutischer Ansatz von Dohmen und Vogt (2004)

Erfassung kindlicher pragmatischer Fähigkeiten als Ressourcen für den Lexikonerwerb:

- Screeningbogen beurteilt die vorhandenen Kommunikationsstrategien (Intentionen ausdrücken und Interaktion organisieren), was auch hilfreich für die Therapie mit LKS-Kindern scheint, um die pragmatischen Fähigkeiten voll auszuschöpfen
- elektronische Kommunikationshilfen (z. B. Dynamo) mit Bildmaterial je nach Alter des Kindes sinnvolle Kompensationsmöglichkeit zur ersten Interaktion bei besonders ausgeprägter rezeptiver und expressiver Störung

9 Erworbene Sprechstörungen bei Erwachsenen

9

9.1 Dysarthrie

Wolfram Ziegler

Auch: Dysarthrophonie

Erworbene neurogene Sprechstörung durch Schädigung des zentralen oder peripheren Nervensystems mit Beeinträchtigung der Steuerung und Ausführung von Sprechbewegungen. Die Bewegungsstörung kann alle beteiligten Muskelgruppen betreffen: Atemmuskulatur (Sprechatmungsstörung), Kehlkopfmuskulatur (Stimmstörung) und supralaryngeale Muskulatur (Artikulationsstörung). Nicht sprachliche Bewegungen der beteiligten Muskelgruppen müssen nicht betroffen sein.

9.1.1 Ursachen

- zerebrovaskuläre Erkrankungen
- Parkinson-Syndrom und andere Stammganglienerkrankungen
- Schädel-Hirn-Traumen
- Multiple Sklerose
- Erkrankungen des motorischen Neurons, z. B. Amyotrophe Lateralsklerose (ALS)
- degenerative Kleinhirnerkrankungen

Zu dysarthrischen Störungen kommt es, wenn eine oder mehrere der folgenden Strukturen des zentralen oder peripheren Nervensystems betroffen sind:

- primärer sensomotorischer Kortex, insbesondere dessen untere Abschnitte nahe der sylvischen Furche
- die vom primären sensomotorischen Kortex absteigenden kortiko-fugalen Bahnen
- im Hirnstamm gelegenen Kerne der Hirnnerven V, VII, IX, X, XI und XII
- für die Atmungskontrolle relevante motorische Kerne im zervikalen und thorakalen Rückenmark
- eine „Stammganglienschleife“, die von den motorischen Kortexarealen über das Striatum und den ventrolateralen Thalamus zurück auf das supplementärmotorische Areal (SMA) und den dorsolateralen prämotorischen Kortex projiziert
- eine „Kleinhirnschleife“, die reziproke Verbindungsbahnen motorischer Kortexareale mit dem Kleinhirn umfasst

Pathophysiologie

Die den Dysarthrien zugrunde liegenden Bewegungsstörungen lassen sich, wie die Bewegungsstörungen der Gliedmaßen, nach unterschiedlichen pathophysiologischen Bedingungen klassifizieren. Folgende Störungsformen werden klinisch unterschieden:

Schlaffe Parese

- tritt v.a. bei Läsionen der Hirnnervenkerne und des peripheren Neurons oder bei einer Schädigung des neuromuskulären Übergangs auf
- Sprechbewegungen sind durch eine schlaffe Lähmung gekennzeichnet, sie sind verlangsamt und in ihrer Amplitude eingeschränkt

Spastische Parese

- tritt bei bilateralen Läsionen des motorischen Gesichtskortex und der kortikonukleären Verbindungsbahnen auf
- Sprechbewegungen sind durch eine Lähmung bei erhöhtem Tonus charakterisiert
- reflektorische und emotionale Beweglichkeit ist erhalten

Rigor und Akinesie

- tritt bei Basalganglienläsionen auf, z. B. im Rahmen eines Parkinson-Syndroms
- Sprechbewegungen sind durch eine rigide Tonuserhöhung und/oder eine Akinesie beeinträchtigt
- akinetische Störungen können bei bilateralen Läsionen der medialen präfrontalen Rinde auftreten

Dyskinetische Störungsformen

- können ebenfalls als Folge einer Stammganglienschädigung auftreten
- dazu zählen verschiedene Formen unwillkürlicher Muskelaktivität, z. B. choreatische Störungen, Tics, Dystonien oder Myoklonien

Ataxie

- tritt bei Läsionen des Kleinhirns und dessen afferenter und efferenter Projektionen auf
- Sprechbewegungen sind durch Verlangsamung, Zielungenauigkeit (Dysmetrie), zeitliche und räumliche Koordinationsprobleme und Tremor gekennzeichnet

Tremor

- kann im Rahmen verschiedener Syndrome auftreten, z. B. beim Parkinson-Syndrom, oder bei zerebellärer Ataxie, aber auch als essenzieller Tremor
- unwillkürliche rhythmisch-oszillierende Bewegungen unterschiedlicher Frequenz (ca. 2 – 12 Hz) von Kehlkopf, Gaumensegel, Zunge, Unterkiefer oder Lippen

In vielen Fällen treten diese Pathomechanismen in unterschiedlichen Kombinationen auf und führen zu Mischformen dysarthrischer Störungen, z. B. spastisch-ataktisch bei Patienten mit Multipler Sklerose oder bei Infarkten oder Blutungen im Bereich der Brücke.

9.1.2 Erscheinungsbild

Beeinträchtigte Funktionskreise

Sprechatmung

- erhöhte Einatmungshäufigkeit, inadäquate Einatmungspausen
- Überziehen der Atemmittellage, angestrengte Einatmung

Sprechstimme

- veränderte Tonhöhe oder Lautstärke
- veränderte Stimmqualität, z. B. behaucht, rau oder gepresst, oder stimmlose Phonation (Flüstern)
- Instabilität der Stimme, z. B. Schwankungen von Tonhöhe oder Lautstärke, Tonhöhensprünge, Stimmabbrüche, Stimmzittern

Artikulation

- veränderte Vokalartikulation, z. B. Zentralisierung, Entrundung, Verkürzung
- veränderte Konsonantenartikulation, z. B. Lenisierung, Fortisierung, Spirantisierung
- Hypernasalität oder nasaler Durchschlag, Hyponasalität oder Denasalierung

Prosodie

- verlangsamtes oder beschleunigtes Sprechen
- Unterbrechungen des Redeflusses durch Sprechpausen, Lautdehnungen, Iterationen
- Veränderungen des Akzents durch Fehlbetonungen, Dehnungen oder Verkürzungen von Silben, silbisches Sprechen
- Veränderungen der Intonation, z. B. monotones Sprechen

Die Symptome der Atmungs-, Stimm- und Artikulationsfunktionen beeinflussen sich gegenseitig. So kann z. B. eine erhöhte Einatmungshäufigkeit auftreten:

- infolge einer Schwäche der Inspirationsmuskulatur
- infolge eines erhöhten Luftverlusts an der Glottis bei laryngealer Dysfunktion
- supraglottal, z. B. bei velopharyngealer Insuffizienz oder bei mangelnder Verschlusskraft der Artikulatoren

Einschränkungen im Alltag

- in schweren Fällen völlig unverständliche Sprache. In leichteren Fällen Verständlichkeitsminderung nur in spezifischen Situationen, z. B. in lauter Umgebung, am Telefon, bei Ermüdung oder mangelnder Konzentration oder gegenüber weniger vertrauten Gesprächspartnern
- langsames Sprechen und erhöhte Sprechanstrengung bedingen mühsame und zeitraubende Kommunikation mit der Folge, dass die Patienten in komplexen Kommunikationssituationen wie Gruppengesprächen oder Diskussionen inaktiv und wenig flexibel sind
- stimmliche, artikulatorische und prosodische Störungen führen zu einer Beeinträchtigung persönlichkeitsspezifischer und ästhetischer Aspekte des Sprechens
- Verminderung der kommunikativen Aktivität und sozialer Rückzug; v.a. in Berufen mit hohen Anforderungen an die mündliche Sprachproduktion (z. B. Telefondienst, Besprechungen, Lehrtätigkeit, Außendienst) kann bereits bei leichter Störungsausprägung ein Verlust der Arbeitsfähigkeit eintreten

Syndrome

Tab. 9.1: Dysarthriesyndrome und deren Leitsymptomatik

	Sprechatmung	Sprechstimme	Artikulation	Prosodie
Schlaffe Dysarthrie	erhöhte Einatmungshäufigkeit, angestrengte Einatmung	zu tief, zu leise; behaucht; bei schwerer Ausprägung Aphonie	Konsonanten reduziert, oft vorverlagert; in schweren Fällen durchgängig vokalische Artikulation; hypernasal	verlangsamt, monoton; bei schwerer Ausprägung viele und lange Sprechpausen
Spastische Dysarthrie	erhöhte Einatmungshäufigkeit, angestrengte Einatmung	eher zu hoch; gepresst; bei schwerer Ausprägung Aphonie	Konsonanten reduziert, oft rückverlagert; in schweren Fällen durchgängig vokalische Artikulation; hypernasal	verlangsamt, monoton; bei schwerer Ausprägung viele und lange Sprechpausen

9

Tab. 9.1: Dysarthriesyndrome und deren Leitsymptomatik

	Sprechatmung	Sprechstimme	Artikulation	Prosodie
Ataktische Dysarthrie	Überziehen der Atemmittellage, manchmal inspirator. Sprechen; Einatmungspausen innerhalb von Wörtern oder Phrasen	wechselnde Stimmqualität, oft gepresste Stimme; Tonhöhen- und Lautstärkeschwankungen; Stimmzittern (ca. 3 Hz)	überwiegend reduzierte Konsonanten, manchmal „explosive" Artikulation; wechselnd Hyper- und Hyponasalität möglich	verlangsamt; in manchen Fällen skandierend; manchmal bizarre Tonhöhenmodulation
Rigid-hypokinetische Dysarthrie	erhöhte Einatmungshäufigkeit	zu hoch, zu leise; behaucht und rau; v.a. zum Äußerungsende manchmal Stimmschwund	reduzierte Kieferöffnung, kaum sichtbare Mundbewegungen, reduzierte Lautkontraste; zum Äußerungsende verstärkt sich die Symptomatik	Sprechtempo normal oder sogar erhöht; kurze, rasche Äußerungen; monoton

9.1.3 Diagnostik

Auditive Analyse des Störungsprofils

Ziel: Ermittlung der relativen Beteiligung der Muskelgruppen und Funktionskreise am Gesamtbild der Störung.

- „Bogenhausener Dysarthrieskalen" (BoDys; ☞ Tab. 9.2): etabliertes, neurophonetisch begründetes Inventar systematischer Beschreibungskategorien für Sprechatmung, Stimme, Artikulation und Prosodie
  - jede der neun Subskalen wird durch repräsentative Störungsmerkmale beschrieben
  - Ausprägung der Störungsmerkmale auf 5 Stufen (0 = schwere Störung, 4 = keine Störung), Bewertung orientiert sich an 12 Sprechproben, die nach einem standardisierten Schema erhoben und beurteilt werden
  - nicht sprachliche motorische Aufgaben haben für die Beschreibung des Profils der *Sprech*störung keine Bedeutung (Nicola et al. 2004).

- Auswertung des Merkmalsinventars durch hörerfahrene Sprachtherapeuten

Tab. 9.2 Bogenhausener Dysarthrieskalen (BoDys; nach Nicola et al. 2004)

Skala	Repräsentative Störungsmerkmale
Atmung	erhöhte Einatmungshäufigkeit, Überziehen der Atemmittellage, hör-/sichtbar angestrengte Einatmung
Stimmlage	zu tief oder zu hoch/zu laut oder zu leise
Stimmqualität	Aphonie, behauchte-heisere oder gepresst-raue Phonation
Stimmstabilität	Tonhöhen-/Lautstärkeschwankungen, Entstimmungen, Tremor
Artikulation	reduzierte Konsonanten, zentralisierte Vokale, „offenes Artikulieren“ oder verkürzte Vokale, reduzierte Kieferöffnung, „geschlossenes Artikulieren“
Resonanz	Hyper- oder Hyponasalität
Tempo	verringertes oder erhöhtes Sprechtempo
Redefluss	Sprechpausen, Iterationen, Korrekturversuche, Lautdehnungen
Modulation	eingeschränkte oder übersteigerte Tonhöhen-/Lautstärkemodulation, silbisches Sprechen

Apparative Analysen

- akustische Analyse des Sprachschalls: computergestützte Signalanalyseverfahren zur quantitativen Beschreibung von Sprechtempo, Sprechstimmlage und Stimmqualität (Kent et al. 1999; Merk und Ziegler 1999)
- andere apparative Verfahren (z. B. elektromagnetische Artikulographie) spielen wegen invasivem Charakter und hohem Untersuchungsaufwand in der klinischen Diagnostik derzeit noch eine untergeordnete Rolle

Erstellen der Syndromdiagnose

Die Leitsymptome der verschiedenen Dysarthriesyndrome (☞ Tab. 9.1) werden anhand von Sprechproben (z. B. Spontansprache, Lesetexte) identifiziert. In der *Frenchay-Dysarthrie-Untersuchung* wird eine Syndromklassifikation auch mittels nicht sprachlicher Aufgaben und der Beobachtung reflektorischer Funktionen (z. B. beim Schlucken) erstellt (Enderby 1991). Aus spezifischen Aufgabenstellungen lassen sich Hinweise auf die zugrunde liegende Pathologie gewinnen:

Vokalhalteaufgaben zur Prüfung der Stimmstabilität

Erfassung hyperkinetischer Symptome und Entdeckung eines Stimmtremors.
Mittels akustischer Analyseverfahren lässt sich ggf. die Tremorfrequenz bestimmen:

- zerebelläre Pathologie: ca. 3 Hz
- essenzieller Tremor, Parkinson-Syndrom, spasmodische Dysphonie: bis zu 10 Hz

Schnelle Silbenwiederholungsaufgaben (artikulatorische Diadochokinese)

- ausgeprägte Verlangsamung oder Irregularität der Bewegungsfolgen bei Wiederholung der Silben /ba/, /da/ oder /ga/ (= Dysdiadochokinese) kontrastiert bei Patienten mit zerebellären Erkrankungen oft mit weniger ausgeprägter Dysarthrie
- bei Patienten mit Parkinson-Syndrom oder mit Sprechapraxie sind Diadochokinese und Artikulation vergleichbar stark beeinträchtigt
- heterorganische Silbenfolgen (z. B. /bada…/) sind bei Patienten mit Sprechapraxie im Vergleich zu homorganischen (/baba…/, /dada…/ etc.) deutlich verlangsamt

Video-laryngoskopische Untersuchung des Kehlkopfs

Gibt Aufschluss über *laryngeale* Bewegungsstörungen, z. B. Stimmlippenparesen, laryngealen Tremor oder Myoklonien.

- zentraler Pathomechanismus (Schädigung des ersten motorischen Neurons): erhaltene reflektorische Bewegungen (z. B. stimmhaftes Husten) oder erhaltene emotionale Ausdrucksbewegungen (z. B. stimmhaftes Lachen oder Weinen) bei paretischen Dysarthriesymptomen
- periphere Parese: bei Faszikulieren der Zungenmuskulatur in Ruhe

Beurteilung der kommunikativen Beeinträchtigung

Verständlichkeit

Wichtigster alltagsrelevanter Parameter. Verständlichkeit wird durch folgende Faktoren beeinflusst:

- Vertrautheit des Untersuchers mit dem Patienten
- Vertrautheit des Untersuchers mit dem Sprachmaterial/Gesprächsthema
- Kontext sprachlicher Äußerungen

Standardisiertes Verfahren zur Verständlichkeitsmessung ist das „Münchner Verständlichkeits-Profil (MVP)“, das derzeit für die Nutzung über einen Web-Server vorbereitet wird.

Tab. 9.3: NTID-Verständlichkeitsskala (National Technical Institute for the Deaf; nach Samar und Metz 1988)

Verständlichkeit der Patientenäußerungen	Punktwert
unverständlich	1
mit Ausnahme einzelner Wörter und Phrasen unverständlich	2
schwer zu verstehen, doch der Inhalt ist im Wesentlichen verständlich	3
mit Ausnahme einzelner Wörter und Phrasen verständlich	4
völlig verständlich	5
Skalierung durch eine mit dem Patienten unvertraute Person entweder live oder anhand der Videoaufzeichnung eines Gesprächs	

Soziale Beteiligung

Einschränkung der sozialen Partizipation durch gezielte Anamnese erfragen. Leitfaden findet sich in Ziegler und Vogel (2002).

9.1.4 Differenzialdiagnosen

Dysarthrie nur bei Nachweis oder Vermutung einer erworbenen Hirnschädigung als Störungsursache. Betroffen sind *Steuerung* und *Ausführung* der Sprachbewegungen, nicht deren Planung oder Programmierung. Daraus ergeben sich folgende differenzialdiagnostischen Abgrenzungen:

Aphasie (☛ Kap. 7.1)

- nicht auf die mündliche Sprachproduktion beschränkt, betrifft auch Sprachverstehen und Schriftsprache
- beinhaltet Störungen semantischer und syntaktischer Aspekte der Sprachverarbeitung
- in mündlicher Sprachproduktion treten Wortfindungsstörungen, morphematische Veränderungen, phonematischen Paraphasien oder Neologismen auf

Sprechapraxie (☛ Kap. 9.2)

Im Unterschied zur Sprechapraxie sind die Dysarthrien durch eine hohe Konstanz des Störungsmusters charakterisiert.

- Störungsmerkmale variieren in ihrer Charakteristik und ihrem Ausprägungsgrad
- „Inseln störungsfreien Sprechens“
- Suchbewegungen, Fehlversuche, Neustarts und Selbstkorrekturen

- phonematische Paraphasien
- abgesehen von sehr schweren Ausprägungen oder mutistischen Zuständen steht die Artikulationsstörung im Vordergrund

Dysglossie

- durch Veränderungen/Verletzungen der peripheren Sprechorgane (z. B. nach Tumorresektion, bei Lippen-Kiefer-Gaumenspalten, nach Kieferfraktur)
- klar abgrenzbare stimmliche oder artikulatorische Merkmale betroffen, z. B. eine raue Stimme bei Vorliegen eines Granuloms
- bei SHT wegen zusätzlicher Schädelverletzungen (z. B. Kieferfrakturen) koexistieren Dysarthrie und Dysglossie (Schröter-Morasch und Ziegler 2005)

Psychogene Sprechstörungen

- stimmliche und artikulatorische Probleme auch bei psychiatrischen Erkrankungen möglich (z. B. verlangsamte, monotone Sprechweise bei Depression; vgl. Kuny und Stassen 1993)
- Mutismus, Stottern oder Stimmtremor auch als Konversionsstörungen möglich. Hinweise auf psychische Genese bei Konversionssymptomen sind:
  - psychische Belastungssituationen als Auslöser der Störung erkennbar
  - spontane Remission nach wenigen Wochen oder Monaten
- Kriterien zur symptomatischen Differenzierung zwischen neurogenem und psychogenem *Stottern* werden in der Literatur genannt, allerdings auf der Grundlage relativ weniger gesicherter Fallbeschreibungen (Zückner und Ebel 2001).

9.1.5 Therapie

Neurochirurgische und neuropharmakologische Ansätze

- Tiefenhirnstimulation: in einer Follow-up-Studie war 5 J. nach Beginn einer bilateralen STN-Stimulationstherapie Dysarthrie nicht gebessert (Krack et al. 2003)
- Dopaminergika: in einer neueren Studie positive Einflüsse auf Stimmparameter (Sanabria et al. 2001). Im Vergleich zu den allgemein-motorischen Verbesserungen Modulation der dysarthrischen Störung durch dopaminerge Substanzen allerdings wenig überzeugend
- Botulinumtoxin-Injektionen bei spasmodischer Dysphonie: v.a. bei hyperadduktorischer Variante wirksam. Reinjektionen im Abstand weniger Monate erforderlich (Rubin et al. 2004) Erfolgreiche Behandlungsversu-

che mit Botulinumtoxin wurden bei Stimmtremor berichtet (Adler et al. 2004). Mögliche Nebenwirkungen: behauchte Stimmqualität, Schluckstörungen

Anpassungsmaßnahmen

- Training effizienter Kommunikationsstrategien mit Patienten und möglichst auch den Angehörigen. Transfer des Therapieerfolgs wird erreicht, wenn die erworbenen Funktionen und Strategien in alltagsnahen und für den Patienten relevanten Situationen geübt und überprüft werden (Vogel 2002)
- alternative Kommunikationshilfen bei annähernd unmöglicher mündlicher Kommunikationsfähigkeit: vorübergehender oder dauerhafter Einsatz von Gesten, Buchstaben- oder Bildtafeln und individuelle Kommunikationsbücher oder Anpassung komplexer apparativer Systeme mit individuell geeigneten Sensoren und synthetischer Sprachausgabe

Übungsbehandlung

- durch intensives motorisches Lernen soll eine zumindest teilweise Restitution verloren gegangener motorischer Fertigkeiten erreicht werden (Platz 2004)
- durch sprechmotorische Übungen sollen Fehlanpassungen abgebaut und die verbliebenen Möglichkeiten für eine möglichst effiziente Kompensation der Störung genutzt werden

Prinzip

- Analyse des Störungsschwerpunkts: Sprechatmung, Stimme, velopharyngeale Luftstromkontrolle, linguo-mandibuläre und labio-mandibuläre Bewegungskontrolle
- Training verloren gegangener Bewegungsmuster, gezielte Stimulation durch systematisches und häufiges Üben
- Zurückdrängung von Fehlanpassungen und Verbesserung der Sprechökonomie durch Haltungskorrekturen oder eine bewusste Kontrolle von Sprechatmung, Kieferöffnung, Sprechtempo oder Sprechrhythmus (Vogel 2002)

Lee Silverman Voice Treatment (LSVT)

- einziges Verfahren, für das systematische Wirksamkeitsanalysen mit hinreichend großen Stichproben vorliegen
- Einsatzbereich ist die Behandlung der Dysarthrie beim Parkinson-Syndrom (Ramig et al. 1996)
- durch hierarchischen Aufbau von Stimm- und Atmungsübungen Kräftigung der Kehlkopfadduktion zur Erhöhung des respiratorischen Anblasedrucks, um die Stimmqualität zu verbessern und die Sprechlautstärke zu steigern

Weitere Verfahren

- Gaumensegelprothese (Vogel 2002): bei vorherrschender Symptomatik durch Gaumensegelinsuffizienz (z. B. bei zentraler Gaumensegelparese). Anschließend intensive Übungsbehandlung erforderlich
- Biofeedback: in Einzelfällen sinnvoll, in der Regel jedoch nur begleitend zu anderen Therapiemaßnahmen (Goldstein et al. 1994)

9.2 Sprechapraxie

Bettina Brendel und Wolfram Ziegler

Auch: verbale Dyspraxie, Apraxia of Speech (AOS), Verbal Dyspraxia. Abkürzung SAX

Zentral bedingte Sprechstörung, tritt im Gegensatz zur Entwicklungsdyspraxie (☞ Kap. 4.3) nach abgeschlossener Sprachentwicklung auf. Definition als Störung von Planung und Programmierung der Sprechbewegungen.

Ursachen

Läsionen (z. B. Infarkt, Blutung) im Versorgungsgebiet der Arteria cerebri media der sprachdominanten (meist linken) Großhirnhemisphäre, meistens im inferioren dorsolateralen präfrontalen Kortex oder in der vorderen Inselrinde mit darunter liegendem Marklager.

9.2.1 Erklärungsansätze

Normale Sprachproduktion

Um eine Äußerung verbal zu produzieren, werden verschiedene Sprachproduktionsebenen durchlaufen:

- konzeptuelle Repräsentationen, die im Rahmen der semantischen und syntaktischen Enkodierung entstehen, müssen im Zuge der phonologisch-phonetischen Enkodierung so transformiert werden, dass die Artikulationsorgane die entsprechenden Bewegungen ausführen können
- phonologische Enkodierung: einzelne Segmente (Sprachlaute) und metrische Struktur einer Äußerung werden bereitgestellt und zu silbischen Einheiten gruppiert

- phonetische Enkodierung: Transformierung dieser noch relativ abstrakten Einheiten (Output der phonologischen Enkodierung) in artikulomotorische Befehle oder Programme. Hypothese:
  - für häufige Silben einer Sprache gibt es vorgefertigte und abrufbereite motorische Programme in einem „mentalen Silbenlexikon". Abruf über direkte oder silbische Route
  - motorische Programme für niederfrequente Silben müssen bei Bedarf immer neu aus den einzelnen Segmenten zusammengesetzt werden. Abruf über indirekte oder segmentale Route
- motorische Programme werden vor ihrer Weiterleitung zu entsprechenden Artikulatoren in Zwischenspeicher abgelegt, da die artikulatorische Umsetzung erst beginnen kann, wenn eine „längere" Sequenz von silbischen Einheiten transformiert wurde. Ansonsten würden Störungen des Redeflusses auftreten

Sprachproduktion bei Sprechapraxie

Störung an der Schnittstelle zwischen phonologischer (linguistischen) und phonetischer (sprechmotorischen) Ebene: gestörte Transformation der relativ abstrakten Repräsentationen der phonologischen Ebene in konkrete artikulomotorische Befehle.

Pathomechanismen

Unbekannt. Es existieren folgende Hypothesen, wobei die Störungskomponenten in unterschiedlichen Kombinationen auftreten können:

- Beeinträchtigung der motorischen Programme bzw. gestörter Zugriff darauf: Nutzung der direkten Route nicht mehr möglich. Äußerungen können nur mithilfe der Programme für die einzelnen Laute, mit der indirekten Route enkodiert werden. Inzwischen jedoch Hinweise (Aichert und Ziegler 2004), dass Zugriff auf direkte, silbische Route besteht
- Beeinträchtigung der Fähigkeit, verschiedene aufeinander folgende motorische Programme miteinander zu verbinden
- Kapazitätsprobleme des Zwischenspeichers

9.2.2 Erscheinungsbild

Störung der Programmierung von Sprechbewegungen. Die basalen (sprech-)motorischen Steuerungsprozesse sowie die Ausführung von Sprechbewegungen sind nicht betroffen (Ziegler 2003a–c).

Es handelt sich um eine *Sprech*störung. Nicht sprachliche Bewegungen der orofazialen, velopharyngealen oder laryngealen Muskulatur sind nicht beeinträchtigt. Dabei kann ein gestörter Zugriff auf die sprechmotorischen Programme oder eine Beeinträchtigung der gespeicherten Programme vorliegen.

9

Meistens in Verbindung mit aphasischen und/oder dysarthrischen Störungen.

Leitsymptome

- phonematische UND phonetische Fehler bilden relevanten Anteil an der produzierten Gesamtfehleranzahl
- obligatorisches Merkmal sind Fehlerinkonstanz und -inkonsistenz
- „Inseln" störungsfreier Produktion
- rhythmische Struktur gesprochener Sprache kann massiv beeinträchtigt sein
- Redefluss kann völlig zum Erliegen kommen
- artikulatorische Suchbewegungen

Bei der Sprechapraxie handelt es sich um ein äußerst komplexes und heterogenes Störungsbild. Symptome können auf drei Ebenen auftreten:

- segmentale, d. h. die einzelnen Sprachlaute betreffende Ebene
- suprasegmentale, d. h. Redefluss, Akzentuierung und Intonation betreffende Ebene
- Ebene des Sprechverhaltens

Es sind nicht immer alle Ebenen gleichermaßen betroffen. Abhängig vom Schweregrad unterschiedlich stark ausgeprägte Symptome (Liepold et al. 2003).

Störung der segmentalen Ebene

- phonematische Paraphasien: „wohlartikulierte" Fehler wie Lautauslassung (v.a. bei Konsonantenverbindungen), -ersetzung und -hinzufügung
- phonetische Entstellungen: graduelle Lautveränderungen wie Lautdehnungen, (De-) Nasalierungen, Labialisierung, reduzierte Koartikulation etc.
- entstellte phonematische Paraphasien: z. B. wird ein Laut ersetzt und gleichzeitig graduell verändert
- Anlaute generell häufiger betroffen
- Komplexitätseffekt: Konsonantenverbindungen sind fehleranfälliger als Vokale oder Einzelkonsonanten
- Wortlängeneffekt: Fehlerhäufigkeit steigt mit Äußerungslänge
- Inkonstanz und Inkonsistenz phonematischer und phonetischer Fehler: ein Laut kann fehlerhaft oder korrekt gebildet werden bzw. die segmentale Struktur eines Wortes kann zu verschiedenen Zeitpunkten auf sehr unterschiedliche Weise fehlgebildet werden
- „Inseln" störungsfreier Produktion: abhängig vom Schweregrad unterschiedlich lang
  - schwere Ausprägung: evtl. hochautomatisierte Äußerungen, wie Grußformeln, Zahlenreihen, Flüche und Floskeln wie „ach Gott, ach Gott" oder „ja so was", können erhalten sein
  - mittlere/leichte Ausprägung: oft artikulatorisch korrekte Produktion kurzer bis längerer Phrasen

Störung der suprasegmentalen Ebene

- langsame Sprechweise
- inadäquate und/oder zu lange Pausen
- silbisches, skandierendes Sprechen
- Laut-, Silben- und/oder Wortiterationen
- Nivellierung von Akzentkontrasten und Intonationsmustern (monotone Sprechweise)
- Fehlversuche und Selbstkorrekturen

Störung des Sprechverhaltens

- stumme und/oder hörbare Suchbewegungen
- sicht- und hörbare Sprechanstrengung:
  - erhöhte Grundspannung und/oder Mitbewegungen der orofazialen Muskulatur
  - erhöhte Sprechstimmlage
- erkennbare Unzufriedenheit mit der eigenen Leistung
- u.U. Entwicklung eines Sprechvermeidungsverhaltens

9.2.3 Diagnostik

Bettina Brendel

Die Diagnostik der SAX ist Bestandteil einer detaillierten Erfassung der sprachlichen und kommunikativen Fähigkeiten. Sie ist immer Teil einer umfassenden neuropsychologischen, insbesondere einer neurolinguistischen Diagnostik.
Ziele:

- Feststellung einer SAX
- Bestimmung des sprechapraktischen Störungsanteils am Gesamtstörungsbild
- Abgrenzung zu anderen Sprech- und Sprachstörungen
- Festlegung des Schweregrades und des Störungsschwerpunktes
- Verlaufskontrolle bzw. Qualitätssicherung der Therapie

Die Diagnostik der Sprechapraxie ist Grundlage für eine individuelle, hierarchisch strukturierte Therapie. Sie ist ausschlaggebend für die Bestimmung der therapeutischen Schwerpunkte, der Therapieintensität und der Auswahl der Therapieverfahren.

Vorgehen

- Einsicht neurologischer und neuropsychologischer Vorbefunde: bei SAX meist Infarkt oder Blutung der linken mittleren Hirnarterie
- Analyse der Spontansprache und des AAT-Profils:

9

- Hinweise auf SAX: Leistungen aller Modalitäten der verbalen Sprachproduktion ähnlich stark beeinträchtigt.
- Sprachverständnis ist häufig relativ gut erhalten. Ausnahme: gleichzeitiges Bestehen einer Global-Aphasie
- deutliche Unterschiede zwischen den Untertests „Spontansprache“ und „Nachsprechen“: Hinweis auf Leitungsaphasie (Nachsprechen herausragend schlecht) oder transkortikal-motorische Aphasie (Nachsprechen herausragend gut)

- Untersuchung von Sprechatmung und -stimme
  - keine primären Störungen der Sprechatmung- und stimme bei leicht- bis mittelgradiger SAX
  - Bestimmung von möglichen dysarthrischen Störungsanteilen (☞ Kap. 9.1)
- Analyse segmentaler Fehler: phonetische und phonematische Fehler sind Leitsymptom, sie sind inkonstant und inkonsistent
- Analyse suprasegmentaler Fehler: Redefluss durch Fehlversuche, Selbstkorrekturen und Iterationen unterbrochen. Bisweilen schwer von den „conduites d’approche“ bei Leitungsaphasie zu unterscheiden
- Analyse des Sprechverhaltens: Suchbewegungen; Sprechanstrengung ist sicht- und/oder hörbar

Diagnostik

Für die SAX-Diagnostik gibt es im deutschsprachigen Raum keinen standardisierten Test.

Tab. 9.4: Möglichkeiten zur Überprüfung sprechmotorischer Fähigkeiten

	Vorteil	Nachteil
Spontansprache	natürliche Form der Sprachproduktion alltagsrelevant Erfassung der kommunikativen Fähigkeiten im Alltag	Umfang und Art der Patientenäußerungen ist nicht kontrollierbar Keine Systematik des Sprachmaterials Abgrenzungsproblem zwischen sprechmotorischen Defiziten und semantisch-lexikalischen und/oder syntaktischen Defiziten
Benennen	im Vergleich zur Spontansprache ist eine bessere Kontrolle der Lautstruktur der Stimuli möglich	Abgrenzungsproblem zwischen sprechmotorischen Defiziten und semantisch-lexikalischen oder neuropsychologischen Störungen (z. B. Objekterkennung)

Tab. 9.4: Möglichkeiten zur Überprüfung sprechmotorischer Fähigkeiten

	Vorteil	Nachteil
lautes Lesen	systematische Kontrolle der sprechmotorischen Anforderungen möglich	Abgrenzungsproblem zwischen sprechmotorischen Defiziten und Verarbeitungsstörungen für geschriebene Sprache (Dyslexie)
Nachsprechen auf Einzelwortebene	systematische Kontrolle der sprechmotorischen Anforderungen durch hierarchischen Aufbau möglich Minimierung des Einflusses potenzieller syntaktischer und semantisch-lexikalischer Störungen Durchführung ist auch mit schwerer beeinträchtigten Patienten möglich	periphere bzw. zentrale Hörstörungen oder ausgeprägte Störungen des (verbalen) Kurzzeitgedächtnisses können Nachsprechleistung beeinflussen

Aufbau des Stimulusmaterials für die Sprechapraxie-Diagnostik

Das Diagnostikmaterial sollte nach phonetischen Kriterien hierarchisch strukturiert sein:

- Silbenanzahl: systematische Zunahme der Silbenanzahl ermöglicht Erkennen von Wortlängeneffekten (höhere Fehlerrate bei ansteigender Silbenanzahl)
- Silbenstruktur: hierarchische Steigerung der Silbenkomplexität ermöglicht Aufdeckung von Komplexitätseffekten (höhere Fehlerrate bei zunehmender Komplexität). Silbenstruktur wird durch Anzahl der aufeinander folgenden Konsonanten variiert:
  - einfache Silbenstruktur: Konsonant (C)-Vokal (V)-Verbindungen (CV(C))
  - komplexe Silbenstruktur: CCV(C(C)) oder CCCV(C(C))
- Lautstruktur: systematische Überprüfung des Lautinventars des Deutschen:
  - Verwendung von langen und kurzen Vokalen, Diphthongen
  - Konsonanten bezüglich Artikulationsort, -modus, Nasalität und Stimmhaftigkeit variieren
- Akzentsetzung: Variation der Position des Hauptakzentes in einem Wort oder Satz; z. B. kann bei 3-silbigen Wörtern der Hauptakzent entweder auf der ersten (z. B. Ananas), der zweiten (baNAne) oder der dritten Silbe (teleFON) liegen

- Lexikalität: Verwendung von bedeutungshaltigen Wörtern und Pseudowörtern (bedeutungslosen Lautsequenzen, wie „Duch"), die den phonotaktischen Regeln des Deutschen entsprechen. Nachsprechen von Pseudowörtern bei SAX erfahrungsgemäß mit mehr bzw. ausgeprägteren Fehlern als Produktion von bedeutungshaltigen Wörtern. Verwendung von Pseudowörtern kann Sensitivität des Tests erhöhen (Liepold et al. 2003, 16)

9.2.4 Differenzialdiagnostik

SAX in „reiner" Form selten, meist Kombination mit aphasischen und/oder dysarthrischen Störungen. Für das therapeutische Vorgehen ist eine Abgrenzung gegenüber Aphasien (☞ Tab. 9.5 und Kap. 7) und Dysarthrien (☞ Tab. 9.6 und Kap. 9.1) notwendig.

- Abgrenzung zur Leitungsaphasie (☞ Kap. 7.1.2) of schwer. Bei Leitungsaphasie Nachsprechen herausragend beeinträchtigt, bei SAX keine größeren Leistungsunterschiede zwischen den verschiedenen Modalitäten mündlicher Sprachproduktion
- Abgrenzung zur bukkofazialen Apraxie: bei bukkofazialer Apraxie willkürliche Ausführung von nicht sprachlichen Bewegungen beeinträchtigt, bukkofaziale Apraxie kann mit einer sprechapraktischen Störung einhergehen

Tab. 9.5: Abgrenzung gegenüber den phonologisch-aphasischen Syndromen

Kriterium	SAX	phonologisch-aphasisch
Relevanter Anteil phonetischer und phonematischer Fehler	ja	nein, überwiegend phonematische Paraphasien
Sprechanstrengung	durchgängig	intermittierend

Tab. 9.6: Abgrenzung gegenüber den Dysarthrieformen

Kriterium	SAX	Dysarthrie
Relevanter Anteil phonetischer und phonematischer Fehler	ja	nein, nur phonetische Entstellungen
Fehlerinkonstanz und -inkonsistenz	ja	nein, Vorhersagbarkeit der Fehler
Suchbewegungen	ja	nein
Beeinträchtigung der Sprechstimme und -atmung	eher selten; evtl. Folge der erhöhten Sprechanstrengung	meist deutlich ausgeprägt (☞ Kap. 9.1)
Ätiologische Unterschiede	unilaterale Läsionen	persistierende dysarthrische Störungen i.d.R. nur nach bilateralen Läsionen (☞ Kap. 9.1)

9.2.5 Therapie

Bei Patienten mit sprechapraktischen und aphasischen Störungen hat die Behandlung der SAX meistens Priorität, da sie Diagnostik und Therapie der Aphasie (☞ Kap. 7.1) u.U. entscheidend behindern kann.
Die Therapie der Sprechapraxie (SAX) ist i.d.R. im Zusammenhang mit der Rehabilitation neuropsychologischer Störungen, insbesondere mit der Aphasietherapie, zu betrachten. Die SAX-Therapie ist meist Teil einer umfassenden (sprach)therapeutischen Intervention.

Ziele

- übergreifendes Ziel ist die Verbesserung der sprechmotorischen Fähigkeiten und damit die Verbesserung der Verständlichkeit, die Verbesserung des Redeflusses, die Steigerung der Natürlichkeit des Sprechens
- abhängig vom Störungsschwerpunkt liegt der therapeutische Fokus auf Verbesserung der Artikulation oder auf Steigerung des Redeflusses bzw. auf beiden Aspekten

Planung

- Aufstellen eines individuell angepassten Therapieziels
- Erstellen einer Aufgabenhierarchie zur schrittweisen Näherung an das Therapieziel
- Niveau der einzelnen Hierarchieebenen auf Fähigkeiten des Patienten anpassen, um Unter- oder Überforderung zu vermeiden
- Überprüfung der einzelnen Teilziele, um sie ggf. revidieren zu können

- Auswahl geeigneter therapeutischer Module und Verfahren (siehe unten): Stimulusmaterial, Aufgabenstellung, Vermittlungstechniken

Stimulusmaterial

Die Auswahl des sprachlichen Materials wird maßgeblich durch phonetische Kriterien bestimmt.

Sprachliches Material

Strukturierung nach phonetischen Kriterien:
- Stimuluslänge: einzelne Laute, Silben, Wörter, Sätze oder Texte; längere Äußerungen (z. B. mehrsilbige Wörter oder längere Sätze) sind schwieriger als kurze Äußerungen
- Komplexität der Stimuli: Steigerung von Vokalen über Einzelkonsonanten zu Konsonantenverbindungen
- Verwendung unterschiedlicher Lautklassen: Plosive und Nasale sind einfacher als Laterale und Frikative
- Position der einzelnen Laute in der Silbe oder im Wort bzw. Position der Wörter im Satz: Phoneme im Anlaut sind schwieriger als in medialer oder finaler Position
- Anzahl der Wechsel der artikulierenden Organe bei der Produktion des Stimulus: viele solcher Wechsel stellen höhere koordinative Anforderungen an das sprechmotorische System

Orientiert an den Bedürfnissen des Patienten:
- Schwerpunkt bei Patienten mit schweren Störungen: Hier ist es wenig sinnvoll, Material einzusetzen, das ausschließlich nach phonetischen Kriterien strukturiert ist. Besser: Verwendung von individuell bedeutungsvollen oder kommunikationsrelevanten Stimuli (Namen von Angehörigen/Freunden; Üben eines begrenzten Wortschatzes aus den Bereichen „Nahrung(saufnahme)", „Kleidung", „Körperpflege" etc.
- Steigerung der Therapiemotivation bei allen Schweregraden: Therapie mit ausschließlich phonetisch strukturiertem Material ist evtl. „zu trocken"
- Verwendung von Stimuli mit hoher persönlicher Relevanz: z. B. Namen von Angehörigen, Begriffe aus Beruf und Hobby

Nicht sprachliches Material

Mundmotorische Übungen zum Training elementarer Bewegungsmuster von Lippen, Zunge und Unterkiefer (Ballard et al. 2000); evtl. bei sehr schwerer SAX oder bei sprechapraktischem Mutismus sinnvoll; im Einzelfall zur Anbahnung sprachlicher Laute sinnvoll.

Übertragbarkeit nicht sprachlicher mundmotorischer Fähigkeiten auf sprechmotorische ungeklärt. Auch ob für beide Bewegungstypen gemeinsame Steuerungsmechanismen vorliegen, ist nicht hinreichend geklärt (Ziegler 2003c).

Aufgabenstellung

Lerneffekte sind größer und dauerhafter, wenn die Stimulusreihenfolge variiert wird (randomisiert) im Vergleich zu vielen aufeinander folgenden Wiederholungen des gleichen Stimulus (geblockt).
Zur Verfügung stehen: Nachsprechen, Synchronsprechen (gleichzeitige Produktion der Zieläußerung von Patient und Therapeut), Bildbenennen (Objekt- oder Situationsbilder, Postkarten etc.), Satzergänzung, lautes Lesen, Frage-Antwort-Situationen, Rollenspiele, geblockte vs. randomisierte Darbietung der Stimuli.

Vermittlungstechniken

Einsatz therapeutischer Hilfen, die den Patienten die Produktion einer Zieläußerung erleichtern:

- auditiv: Vorsprechen, verbale Beschreibungen artikulatorischer Vorgänge
- visuell: Mundbild der Therapeutin, Sagittalschnitte, schematische Darstellungen oder Fotokarten unterschiedlicher Vokaltraktkonfigurationen, Spiegelbild, Schriftbild
- taktil: an entsprechenden Artikulationsstellen werden entweder von Seiten der Therapeutin oder vom Patienten selbst Reize mit Fingern, Spatel, Wattestäbchen etc. gesetzt

In klassischer Therapiesituation audio-visuelle Präsentation der Stimuli: Therapeut spricht die Äußerung vor (auditiv) und gibt damit auch gleichzeitig das Mundbild vor (visuell). Bei manchen Patienten sind zusätzliche Hilfen erforderlich, da Effektivität und Akzeptanz der Vermittlungstechniken sehr verschieden sind. Es gilt das therapeutische Prinzip, nur so viele verschiedene Hilfen einzusetzen und diese nur so lange zu verwenden, wie unbedingt erforderlich ist.

Therapie beeinflussende Faktoren

Schweregrad der SAX

- schwere SAX: Training einiger individuell wichtiger, alltagsrelevanter Äußerungen; eine nach phonetischen Kriterien orientierte Therapie ist zunächst wenig sinnvoll (siehe oben)
- SAX und schwere aphasische Störungen: Indikation für eine intensive Aphasietherapie (v.a. bei Sprachverständnisstörungen)
- SAX-Therapie bei Patienten mit (sehr) schlechtem Sprachverständnis wird schnell zur „Papageientherapie“. Ziel ist hier eher Verbesserung der allgemeinen kommunikativen Fähigkeiten (z. B. Gestentraining) und weniger eine spezifische SAX-Therapie

9

Neurolinguistische Störungen
Art und Schwergrad der Aphasie, Störung des Sprachverständnisses und der Lautdiskrimination, Dyslexie, Dysgraphie.

Neuropsychologische Störungen
Bukkofaziale Apraxie, Gliedmaßenapraxie, Gedächtnis- und Aufmerksamkeitsstörungen, Störungen der visuellen Fähigkeiten.

Therapieverfahren

Die Verfahren zur Behandlung der SAX sind sehr vielfältig (Square-Storer 1989; Engl-Kasper 1993; Square et al. 2001). Einteilung in drei Gruppen (☞ Tab. 9.7). Die Verfahren verstehen sich NICHT als abgeschlossene, statische Programme. Sie können und sollen individuell modifiziert oder miteinander kombiniert werden.
Die Tabellen 9.7 bis 9.10 geben einen Kurzüberblick einiger segmentaler, wortstruktureller und rhythmisch-melodischer Verfahren.

Tab. 9.7: Verfahrensgruppen in der SAX-Therapie

	Segmentale Verfahren (☞ Tab. 9.8)	Wortstrukturelle Verfahren (☞ Tab. 9.9)	Rhythmisch-melodische Verfahren (☞ Tab. 9.10)
Lerntheoretischer Ansatz	explizites Lernen		implizites Lernen
	interner Aufmerksamkeitsfokus: bewusste Aufmerksamkeit des Patienten wird auf die motorische Aktivität des Sprechens an sich, d. h. auf die Artikulationsbewegungen gelenkt		externer Aufmerksamkeitsfokus: Aufmerksamkeit wird auf das Ergebnis der Artikulation (verbaler Output) gelenkt, nicht auf die Sprechbewegungen
Therapeutische Ziele	primär: Präzisierung des Lautzugriffs, Verbesserung der Artikulation		primär: Verbesserung des Redeflusses
			sekundär: Verbesserung der Artikulation
Therapeutisches Grundprinzip	Bewusstmachung taktil-kinästhetischer Informationen		Reduzierung des Sprechtempos
	Verbesserung der bewussten artikulatorischen Kontrolle		Beeinflussung der rhythmischen Struktur gesprochener Sprache.

Tab. 9.7: Verfahrensgruppen in der SAX-Therapie

	Segmentale Verfahren (☞ Tab. 9.8)	**Wortstrukturelle Verfahren** (☞ Tab. 9.9)	**Rhythmisch-melodische Verfahren** (☞ Tab. 9.10)
Therapeutische Einheit	kleinste Einheit: einzelne, statische Laute	kleinste Einheit = einsilbige Wörter	kleinste Einheit = Silben
	zunächst Einüben eines Lautinventars, dann schrittweises Zusammensetzen zu Silben, Wörtern	Bewegungsfolgen	
Vorteile	bei sehr schweren Störungen oder bei sprechapraktischem Mutismus zur Lautanbahnung	von Anfang an Verwendung bedeutungshaltiger Stimuli Berücksichtigung koartikulatorischer Vorgänge	besonders sinnvoll bei Patienten mit ausgeprägten Suchbewegungen und Korrekturversuchen
Nachteile	Verwendung bedeutungsloser Stimuli über einen längeren Zeitraum	nur bedingt für sehr schwere Störungsformen geeignet, da zumindest einsilbige Wörter produziert werden müssen	nicht für sehr schwere Störungsformen geeignet, da längere Äußerungen produziert werden müssen
	Vernachlässigung koartikulatorischer Vorgänge beim Üben isolierter Laute		mögliche Folge: silbische Sprechweise

9

Tab. 9.8: Segmentale Verfahren

	Kurzbeschreibung	Voraussetzung, Kontraindikation
Phonetic Placement	mittels auditiver, visueller und taktiler Vermittlungstechniken Erläuterung artikulatorischer Vorgänge	Voraussetzung: gute kognitive Fähigkeiten. Beschreibungen, Erklärungen müssen auf den eigenen Vokaltrakt übertragen werden
Phonetische Ableitung	Ableitung von Phonemen aus nicht sprachlichen Mundbewegungen (z. B. /f/ aus „Kerze ausblasen")	Kontraindikation: (ausgeprägte) bukkofaziale Apraxie
Progressive Assimilation	Ableitung der zu übenden Laute von bereits erlernten, z. B. /d/ von /n/ oder /ʏ/ von /i/	Voraussetzung: stabile Produktion einzelner Phoneme
EMS-erweiterte Mediationstechnik (Shell 1993)	Koppelung bedeutungsloser Handgesten mit einzelnen Lauten. Gesten weisen i.d.R. auf Merkmale der entsprechenden Artikulationsbewegung bzw. Vokaltraktkonfiguration hin	Kontraindikation: (ausgeprägte) Gliedmaßenapraxie

Tab. 9.9: Wortstrukturelle Verfahren

	Kurzbeschreibung	Voraussetzung, Kontraindikation
Minimalpaar-Technik	Festigung von Phonemkontrasten, wie stimmhaft-stimmlos (Gasse – Kasse).	Voraussetzung: einzelne Wörter müssen produziert werden können. Erfordert phonematische/semantische Diskriminationsfähigkeit
Metrischer Ansatz (Ziegler und Jaeger 1993a)	Reduzierung der Freiheitsgrade artikulatorischer Gesten innerhalb eines Wortes unter gleichzeitiger Beibehaltung der metrischen Struktur (Silbenanzahl und Akzent)	Voraussetzungen: einzelne Wörter müssen produziert werden können (jedoch nicht unbedingt korrekt) Erhöhung der Akzeptanz von nicht korrekten, aber verständlichen Äußerungen auf Seiten der Patienten zu Gunsten einer Verbesserung des Redeflusses
	schrittweise Erhöhung der artikulatorischen Freiheitsgrade	
	Ausmaß der Gestenreduzierung hängt vom SAX-Schweregrad ab	
	Für die artikulatorisch vereinfachten Zwischenformen können auch Pseudowörter verwendet werden. Beispiel: für „Katze" zunächst „Kasse" dann „Katte", oder auch „Pappe" → „Kappe" → „Kasse"	Problem: Feststellung, welche Gesten individuell Probleme bereiten/welche Zwischenformen individuell einfacher sind bzw. welche nicht. Dies erfordert individuelles Ausprobieren; einen möglichen Ansatzpunkt bieten die fehlerhaften Patientenäußerungen, die schrittweise zur Zieläußerung hin entwickelt werden
	Zwischenformen können Zielwörter auch zunächst ersetzen	
TAKTKIN engl.: PROMPT (Birner-Janusch 2001)	Setzung dynamischer taktil-kinästhetischer Reize (taktil-kinästhetisches Führen) bei gleichzeitiger visuell-auditiver Stimulation	Voraussetzung: hohes manuelles Geschick auf therapeutischer Seite Problem: Verfahren ist ausschließlich nach intensiver Schulung anzuwenden Kontraindikation: ausgeprägte orofaziale Sensibilitätsstörungen

9

Tab. 9.10: Rhythmisch-melodische Verfahren

	Kurzbeschreibung	Problem, Voraussetzung
Tapping	Den Sprechrhythmus unterstützende Gesten (silben- oder wortweise): rhythmisches „Mitklopfen“ der Finger und/oder Füße	Problem: Vorgabe eines einigermaßen natürlichen Sprechrhythmus bei gleichmäßigem Tempo.
Pacingboard	z. B. ein Brett, auf dem in regelmäßigen Abständen „Marker“, (Klötze, Leisten, Knöpfe etc.) befestigt sind der Sprecher soll bei jeder produzierten Silbe einen „Marker“ berühren	Probleme: Vorgabe einer konstanten Geschwindigkeit Es kann eine silbische Sprechweise entstehen
Metronomsprechen	Sprechgeschwindigkeit wird von einem Metronom vorgegeben Zu jedem Takt wird eine Silbe produziert	Problem: silbische, monotone und damit unnatürliche Sprechweise kann entstehen
Kontrastive Akzentuierung	Variation des Hauptakzentes einer Phrase oder eines kurzen Satzes in Frage-Antwort-Situationen Akzent- oder Intonationsmuster wird dabei übertrieben produziert	Voraussetzung: zumindest kurze Sätze und Phrasen müssen produziert werden können

10 Neurodegenerative Erkrankungen

10.1 Eingrenzung der Störungsbilder

10.1.1 Ursachen und Leitsymptome

Bente von der Heide und Ralf Siedenberg

10

Akute neurologische Störungen der Sprache oder des Sprechens, z. B. nach Hirninfarkten.

Tumoren

- fortschreitende Symptomatik
- keine Zuordnung zu einem sprachlichen Störungsbild möglich, da Tumorlokalisation variiert

Neurodegenerative Erkrankungen

Alzheimer-Krankheit (☞ Kap. 10.2)

- Frühsymptome nicht auf sprachlicher Ebene, sondern im episodischen Gedächtnis (Poeck und Hartje 1997)
- im Verlauf Gedächtnisstörung aller mnestischen Prozesse
- aphasische Symptome (z. B. Störung der Wortfindung, semantische Paraphasien) können die Sprache von Krankheitsbeginn an beeinträchtigen
- meist langsam beginnende und allmählich fortschreitende aphasische und dysarthrische Symptome

Primär progressive Aphasie (☛ Kap. 10.3)

- isolierte sprachliche Symptomatik mit progredientem Verlauf (Mesulam 1982)
- semantische Demenz (Snowden und Griffiths 2000)
- nicht sprachliche kognitive Funktionen (z. B. episodisches Gedächtnis) sind dabei im Vergleich zu den sprachlichen Funktionen gut erhalten

Tab. 10.1: Differenzierung von Sprach- und Sprechstörungen bei degenerativen Erkrankungen

Progressiv-aphasische Störungen	Progressiv-dysarthrische Störungen
Alzheimer-Krankheit	Parkinson-Syndrom
progressive Aphasie	Chorea Huntington
semantische Demenz	Multiple Sklerose

Stammganglienerkrankungen

Parkinson-Syndrom (☞ Kap. 10.4)

- Parkinson-Trias: Ruhetremor, Hypo- bzw. Akinese, Rigor als typische Veränderung des Muskeltonus
- Krankheitsverlauf langsam progredient (Neher 1990)
- im Verlauf dysarthrische Symptomatik mit verminderter Artikulationsschärfe sowie leiser, behauchter oder rauer Stimme

Chorea Huntington

- Krankheitsprozess chronisch fortschreitend, schubweise Verschlechterungen möglich
- Erkrankung setzt i.d.R. mit psychischen Veränderung wie Reizbarkeit und Aggressivität ein, im späteren Stadium Demenzsymptome
- Sprache dysarthrisch
- Sprechweise durch unkontrolliert einschießende Muskelkontraktion geprägt
- häufig spontane Schwankungen bzgl. Tonhöhe und Stimmqualität
- im Verlauf der Krankheit abnehmende Artikulationsschärfe, es kommt zu verkürzter Exspiration (Poeck und Hartje 1997; Ziegler et al. 1998)

Chronisch entzündliche Erkrankungen

Multiple Sklerose

- Hypernasalität
- behauchte Stimmqualität
- progredienter Krankheitsverlauf
- verminderte Artikulationsschärfe
- Heterogenität des neurologischen Störungsbildes bedingt unspezifisches dysarthrisches Störungsprofil (Ziegler et al. 1998; ☞ Kap. 9.1)

10.1.2 Demenz

Ralf Siedenberg

Unabhängig von Ursache und Reversibilität ein Syndrom und keine spezielle Erkrankung.

Globale bzw. diffuse kognitive Störung, die seit mindestens 6 Mon. besteht und die zu einer Funktionseinschränkung im Alltags- oder Berufsleben führt. Die Häufigkeit steigt dramatisch mit dem Lebensalter von etwa 5 % der über 65-Jährigen auf etwa 30 % der über 85-Jährigen.
Für die Diskussion der Nomenklatur, Symptomatik und Erörterung der Differenzialdiagnose muss auf die Spezialliteratur verwiesen werden.

Ursachen

- etwa 70 % beruhen auf einer Alzheimer-Krankheit (☞ Kap. 10.2), der frühere Begriff der „Altersdemenz“ bezeichnete meist eine Alzheimer-Krankheit
- seltenere primär neurodegenerative Demenzursachen: Lewy-Körperchen-Krankheit, frontotemporale Demenz, Pick-Krankheit
- fokale Atrophien: bezüglich aphasischer Symptome häufigste Formen, wie Primär Progressive Aphasie (PPA; ☞ Kap. 10.3) und Semantische Demenz (SD)

Erscheinungsbild

- Störungen von Gedächtnisleistungen, Merkfähigkeit, Auffassung und Orientierung, Störungen des Denkens sowie Beeinträchtigung von Affektivität und Antrieb
- isolierte Sprachstörungen im Rahmen der primären Demenzen sind eine Rarität

10.2 Alzheimer-Krankheit

Ralf Siedenberg

Häufigste neurodegenerative Krankheit des Menschen, Ursache in über 95 % unbekannt, in wenigen Fällen ist die Erkrankung genetisch bedingt.

10.2.1 Entstehung und Erscheinungsbild

Pathomechanismus

Die Alzheimer-Krankheit geht mit Ablagerungen von intra- und extrazellulären Proteinen („Amyloid“) im Gehirn einher. Diese sog. Plaques und Neurofibrillen beeinträchtigen die Neuronenfunktion. Die Ablagerungen beginnen i.d.R. im Bereich des Hippocampus und breiten sich über den medialen Temporallappen nach kortikal aus, um schließlich den gesamten Kortex zu befallen. Dadurch erklärt sich der typische Verlauf mit frühen Gedächtnisstörungen, denen weitere kognitive Ausfälle folgen. Die Ursache der Ablagerungen ist jedoch unbekannt.

Erscheinungsbild

- Initialsymptom typischerweise progrediente Störung des episodischen oder autobiographischen Gedächtnisses (Fox et al. 1998)
- weitere kognitive Störungen sind z. B. Störungen von Aufmerksamkeit und exekutiven Funktionen, Orientierungsstörungen, visuellen Wahrnehmungsstörungen, Halluzinationen
- Störungen des Verhaltens und der Emotionalität

Sprachstörungen

Sprachstörungen sind im Rahmen einer Alzheimer-Krankheit auch im Frühstadium häufig (Cummings et al. 1985), dabei treten sie selten isoliert auf.

- Leitsymptom Wortfindungsstörungen
- Störung des lexikalischen und semantischen Systems
- grammatische Sprachstruktur lange Zeit erhalten, zerfällt erst im Spätstadium der Erkrankung, d. h. wenn eine schwere Demenz vorliegt
- semantische Paraphasien ähnlich einer amnestischen Aphasie (☞ Kap. 7.1) häufig im Verlauf der Erkrankung
- Sprachverständnisstörung im weiteren Verlauf
- Nachsprechleistung meist lange erhalten, so dass das klinische Bild einer transkortikalen sensorischen Aphasie entsprechen kann
- Spontansprache bleibt lange Zeit flüssig
- phonematische Paraphasien sind erst zu beobachten, wenn neben der Sprache auch andere kognitive Domänen betroffen sind
- im weiteren Verlauf kommt progrediente Beeinträchtigung aller kognitiver Funktionen und aller Sprachdomänen, bis die Patienten mutistisch sind

10.2.2 Diagnostik

Die Diagnose wird aufgrund der Symptomatik und des Verlaufes gestellt. Da es keinen „biologischen Marker" der Erkrankung gibt, dient eine zusätzliche Diagnostik, z. B. Blut- und Liquoruntersuchungen oder Computertomographie, v.a. dem Ausschluss anderer Demenzursachen.

- zusätzliche kognitive Störungen müssen in der Anamnese sowie testpsychologisch gezielt gesucht werden, weil ihr Vorhandensein im Frühstadium eine primär progressive Aphasie ausschließt (☞ Kap. 10.3)
- Störungen des semantischen Systems können durch Wortgenerierungsaufgaben semantischer Kategorien (Semantic Fluency Test) erfasst werden

Selten kann im Frühstadium einer Alzheimer-Krankheit die Sprachverarbeitung isoliert betroffen sein, so dass sich das Bild einer progressiven Aphasie ergibt (Galton et al. 2000; Mesulam 2001). Eine Unterscheidung von der PPA (☞ Kap. 10.3) ist nur im weiteren klinischen Verlauf möglich: Besteht länger als 2 J. eine isolierte progressive Aphasie, so ist die Diagnose einer primär progressiven Aphasie zu stellen (Mesulam 2001). Eine sichere Diagnose wird allerdings nur durch eine Autopsie ermöglicht.

10.2.3 Therapie

Medikamentöse Therapie

Acetylcholinesterasehemmer, die das Defizit des Neurotransmitters Acetylcholin im Gehirn vermindern und so zu einer Verlangsamung des kognitiven Abbaus führen.

Logopädische Therapie

Im Einzelfall, in Abhängigkeit vom Störungsprofil indiziert (☞ Kap. 7.1.6–7.1.11). Therapie hat jedoch keinen Einfluss auf den progredient degenerativen Prozess und wird meist durch die zusätzlichen kognitiven Defizite erschwert.

10.3 Primär progressive Aphasie

Bente von der Heide

Auch: Slowly Progressive Aphasia Without Dementia, Progressive Nonfluent Aphasia, Pure Progressive Anomia, Pure Progressive Aphemia; Abkürzung: PPA

Fortschreitende Störung sprachlicher Funktionen bei erhaltener allgemeiner Kognition (Mesulam 1982). Ursache unbekannt.

Maßgebliche statistische Fakten

Krankheitsbeginn zwischen dem 60. und 70. Lj. (Hodges und Miller 2001).

10.3.1 Erscheinungsbild

- isolierte, progrediente Störung der sprachlichen Funktionen
- erhaltene kognitive Funktionen wie Gedächtnisleistungen, episodisches Gedächtnis
- erhaltene räumliche und zeitliche Orientierung
- erhaltene Alltagsfähigkeiten

Subtypenklassifikation (☛ Tab. 10.2)

Anhand der Spontansprache Unterscheidung von:
- PPA des flüssigen Typs
- PPA des unflüssigen Typs

Einzelfallbeschreibungen zeigen, dass diese grobe Unterscheidung zur angemessenen Beschreibung der vielfältigen Symptome nicht ausreicht. Spezifischere Befundung durch detaillierte, modellgeleitete Untersuchung zur Bestimmung von funktionalen Störungslokalisationen möglich (Kertesz und Orange 2000).

Tab. 10.2: Sprachsymptomatik der beiden Subtypen der primär progressiven Aphasie

Flüssiger Typ	Unflüssiger Typ
Spontansprache flüssig	Spontansprache unflüssig
Störungen im Zugriff auf lexikalisch-phonologische Wortformen (Wortfindungsstörungen)	Störungen im Zugriff auf lexikalisch-phonologische Wortformen (Wortfindungsstörungen)
semantische Paraphasien	phonematische Paraphasien
Störungen des Sprachverständnisses	Sprachverständnis in der Regel gering beeinträchtigt bzw. unbeeinträchtigt
Beeinträchtigungen des semantischen Gedächtnisses	
Regularisierungen von irregulären Wörtern beim Lesen (Oberflächendyslexie)	

10.3.2 Diagnostik

Magnetresonanztomographie

- zu Beginn der Erkrankung i.d.R. keine spezifischen Befunde (Hodges und Miller 2001)
- im fortgeschrittenen Stadium Degenerationen im links frontotemporalen Kortex

Die klinische Differenzialdiagnose kann nur erfolgen, wenn der Krankheitsverlauf durch wiederholte sprachliche und neuropsychologische Untersuchungen dokumentiert wird.

Differenzierung zur Alzheimer-Demenz

Die Bezeichnung primär progressive Aphasie geht auf Mesulam (1987) zurück, der Kriterien zur Differenzialdiagnose von Alzheimer-Demenz und primär progressiver Aphasie beschrieb.

- isolierte aphasische Symptome (z. B. Störungen im Zugriff auf lexikalische Einheiten in der Sprachproduktion oder phonematische Paraphasien) auch bei Alzheimer-Demenz möglich
- Erhalt von kognitiven Fähigkeiten bei der PPA, bei Alzheimer-Demenz allgemeine kognitive Beeinträchtigungen (Ermittlung in nonverbalen neuropsycholgischen Untersuchungen)
- Indikatoren für PPA: erhaltene räumliche und zeitliche Orientierung sowie erhaltenes episodisches Gedächtnis bei fortschreitendem sprachlichem Verlust

10.3.3 Therapie

Bisher gibt es wenig Erfahrung mit Sprachtherapie bei PPA. Bislang war ungeklärt, ob Patienten mit einer fortschreitenden sprachlichen Symptomatik in der Lage sind, neue, sprachliche Information zu verarbeiten und zu speichern. Snowden und Neary (2002) zeigten in einer Einzelfallstudie mit einer 61-Jährigen, dass sie neue lexikalische Repräsentationen aufbauen und speichern konnte. Zum Aufbau der lexikalischen Repräsentationen wurde mit der Patientin an der Verknüpfung semantischer und lexikalischer Repräsentationen gearbeitet.

Die Sprachtherapie bei PPA sollte sich an den erhaltenen Fähigkeiten orientieren, um kompensatorische Kommunikationsstrategien zu erarbeiten.

10.4 Parkinson-Syndrom

Anja Lowit

Degenerative Erkrankung der Stammganglienschleife. Es können alle Bewegungsfunktionen betroffen sein, Hauptmerkmale sind Akinese, Rigor und Tremor.

Maßgebliche statistische Fakten

- Prävalenz des Parkinson-Syndroms in Deutschland 100–200:100.000 Einwohner. Bei den über 65-Jährigen Prävalenz von 1.800:100.000.
- Erkrankungsbeginn unterschiedlich:
  - idiopathisches Parkinson-Syndrom: meist jenseits des 60. Lj.
  - juveniles Parkinson-Syndrom (5 % aller Parkinson-Fälle) mit ersten Symptomen um das 30. Lj., selten auch vor dem 20. Lj.

10.4.1 Klassifikation und Ursachen

Das juvenile Parkinson-Syndrom wird autosomal-rezessiv vererbt, die Ursache des idiopathischen Parkinson-Syndroms (früher Morbus Parkinson) ist weiterhin unbekannt.
Ein dem Parkinson-Syndrom ähnlicher Symptomenkomplex (Parkinsonismus) kann im Rahmen anderer Erkrankungen und durch bestimmte Substanzen entstehen (Duffy 2005):

- Erkrankungen: Atherosklerose, Wilson-Krankheit, multiple Systematrophie, olivopontozerebellare Atrophie, Shy-Drager-Syndrom, Gehirnverletzungen, Hirnhautenzündungen
- Substanzen: Drogenmissbrauch (Ecstasy bereits nach einmaliger Einnahme)

Pathophysiologie

Die Symptome des Parkinson-Syndroms sind die Folge einer Stammganglienerkrankung (Stammganglien: Striatum, Nucleus lentiformis, Substantia nigra, Nucleus subthalamicus), insbesondere die Dopaminproduktion in der Substantia nigra ist reduziert.

10.4.2 Erscheinungsbild

Allgemeine motorische Symptome

- Tremor: Ruhetremor überwiegend von Gliedmaßen und Kopf, eventuell auch Kiefer, Zunge und Lippen, nimmt bei willkürlichen Bewegungen ab. Tremorfrequenz: 4–7 Hz
- Rigor: Hauptgrund für die Verringerung der Bewegungsamplitude und Bewegungsverlangsamung, v.a. sichtbar bei passivem Dehnen der Muskulatur während des gesamten Bewegungsablaufes und in allen Bewegungsrichtungen
- Akinese: Verlangsamung und reduziertes Ausmaß (Amplitude) der Bewegungen (Hypokinese oder Bradykinese), progressiv reduziertes Ausmaß wiederholter Bewegungen (z. B. werden die Buchstaben beim Schreiben immer kleiner oder die Schritte beim Laufen kleiner). Probleme mit Initiierung und Unterbrechung von Bewegungsabläufen
- Flexion des Kopfes, Oberkörpers und der Arme, Abwesenheit posturaler Reflexe
- maskenartiges Gesicht

Sprechstörungen

Klassifikation als hypokinetische Dysarthrie. Durch die oben genannten motorischen Störungen werden Sprechmotorik und unterstützende Systeme beeinträchtigt mit signifikanter Störung von Verständlichkeit und Natürlichkeit des Sprechens. Folgende Symptome sind häufig (Ackermann et al. 1993; Duffy 2005):

Atmung

- reduziertes Lungenvolumen und somit kürzere maximale Phonationsdauer
- schlecht synchronisierte Atmungsbewegungen

Phonation

- Hyperphonation: Luftverlust durch verlangsamte oder reduzierte Ab- und Adduktion der Stimmbänder infolge einer Stimmbandatrophie oder gebogener Stimmbänder
- behauchte, raue oder heisere Stimmqualität; eventuell Stimmtremor

Artikulation

- unpräzise Artikulation auf Grund verkürzter und verlangsamter Bewegungsabläufe
- Plosive erhalten Friktionsmerkmale, bei Frikativen fehlen die Turbulenzen, stimmlose Konsonanten werden oft stimmhaft produziert; eventuell Störungen der Vokallänge
- Ausprägung der Symptome nimmt oft bei längerem Sprechen zu und kann zum „Freezing“ (extrem geringe artikulatorische Bewegungen) führen

Prosodie

- Tempo: im Gegensatz zu anderen Dysarthrophonien Sprechgeschwindigkeit oft erhöht, „gehetztes" Sprechen in kurzen, schnellen Abschnitten. Generell 3 Kategorien:
  - zu schnelles Tempo (ca. 10 % aller Sprecher)
  - Tempo im Normalbereich (kann durch unpräzise Artikulation oder verringerte prosodische Variabilität trotzdem als zu schnell wahrgenommen werden)
  - zu langsames Tempo
- Pausensetzung: häufige Pausen, oft an unangebrachten Stellen
- Lautstärke: reduzierte Lautstärke sowie Verringerung der Lautstärkenmodulation durch beeinträchtigte Atmungs- und Kehlkopfmuskulatur und Störung des Feedbacks (Sprecher schätzen ihre Lautstärke höher ein als sie tatsächlich ist)
- Intonation und Akzentsetzung: Beschränkung der Grundfrequenzvariabilität führt zu flacheren Intonationsverläufen (monotones Sprechen), abweichenden Intonationskonturen, reduzierten Wort- und Satzakzentmustern, eventuell Problemen mit der Akzentsetzung

Weitere Probleme der Sprech- und Mundmotorik

Häufige Probleme, die nicht primär mit dem idiopathischen Parkinson-Syndrom zusammenhängen (Duffy 2005):

- Stottern: schnelle und unpräzise artikulierte Wiederholungen einzelner Phoneme, meist am Satzanfang oder nach Pausen
- Palilalie: Wiederholungen ganzer Wörter oder Aussagen (aber nicht einzelner Laute), die oft schneller und undeutlicher werden
- Hypernasalität: kann bis zu einem Viertel der Patienten betreffen, ist aber meist nicht sehr stark ausgeprägt
- Schluckbeschwerden: treten vor allem im fortgeschrittenen Stadium der Krankheit auf, eventuell Speichelausfluss durch mangelnden Lippenschluss

Nicht motorische Störungen

- Affekt: häufig Depressionen
- Kognition: Demenz je nach Stadium des idiopathischen Parkinson-Syndroms und Alter der Person bei bis zu 93 % der Patienten. Andere kognitive Probleme: z. B. eine Beeinträchtigung des Arbeitsgedächtnisses, des Lernvermögens und des Problemlöseverhaltens
- Sprachprobleme: Beeinträchtigung des Sprachverständnisses, hauptsächlich im Bezug auf grammatikalische sowie auch affekt-prosodische Merkmale, reduzierte Wortflüssigkeit, Vereinfachung syntaktischer Strukturen

10.4.3 Diagnostik

Für effektive therapeutische Maßnahmen ist eine detaillierte Analyse der vorhandenen sprechmotorischen Störungen wichtig. Allgemeine Dysarthrieuntersuchung bei Patienten mit Parkinson-Syndrom ☞ Kap. 9.1.3.
Prosodische Merkmale, d. h. Sprechtempo, Intonation, Lautstärke und Betonungssetzung, sollten Schwerpunkt der Auswertung einnehmen.
Depressionen und kognitive Störungen sollten ebenfalls berücksichtigt werden, da sie Störungsbild und Therapiefähigkeit beeinflussen.

Erfassen prosodischer Störungen

Viele Dysarthrietests berücksichtigen prosodische Aspekte nur unzureichend, daher weitere Untersuchungen wie:

- konstrastive Betonungsaufgaben (s.u.)
- emotionale Prosodie: z. B. Wut, Freude oder Trauer
- grammatikalische/pragmatische Funktionen der Prosodie z. B.
  - Du gehst jetzt? (Frage)
  - Ich gehe jetzt. (Antwort)
  - Du gehst jetzt! (Befehl)
- verschiedene Pausensetzung: z. B.
  - „Mein Frisör“, sagte Peter, „ist der Beste“
  - Mein Frisör sagte: „Peter ist der Beste“

Ähnliche Aufgaben können verwendet werden, um potenzielle Verständnisstörungen prosodischer Merkmale gesprochener Sprache zu erheben.

10.4.4 Therapie

Operative und medikamentöse Behandlungen beeinflussen hauptsächlich grobmotorische Probleme positiv und weniger die Dysarthrie. Verbesserungen der Kommunikationsfähigkeit werden deshalb am besten mit verhaltensändernden Ansätzen erzielt.
Therapiebeginn bereits im frühen Stadium, selbst wenn noch keine Anzeichen für eine Dysarthrie zu erkennen sind (z. B. Tipps für effektivere Kommunikationstechniken, Einführen von Übungen zur Kontrolle verschiedener Sprechsysteme).
Die heutzutage gängigen Therapieansätze für die Behandlung der Dysarthrie im Rahmen des idiopathischen Parkinson-Syndroms können in zwei Gruppen aufgeteilt werden:

Lee Silverman Voice Treatment (LSVT, z. B. Ramig et al. 2004)

Wurde in den USA von Ramig und Kollegen entwickelt und ist das einzige Programm mit empirisch bewiesener Effektivität.

Grundannahme

Viele Patienten mit idiopathischem Parkinson-Syndrom haben Lautstärkendefizite.

Prinzip

- Therapiemotto: „think loud" („Denke laut")
- Therapieziel: Anhebung der Lautstärke, führt zur Verbesserung der Verständlichkeit und Stimmqualität sowie zur Reduzierung der monotonen Sprechweise, ohne dass sich der Patient auf mehrere Aspekte gleichzeitig konzentrieren muss (z. B. Artikulation, Lautstärke und Intonation)
- es gibt auch Hinweise darauf, dass sich das LSVT positiv auf die Gestik, Mimik und Stimmbandpathologien eines Patienten auswirken kann

Nachteile

- zur Durchführung der LSVT ist die Belegung zertifizierter Kurse erforderlich
- der Kurs ist intensiv, sollte viermal wöchentlich für vier Wochen ausgeführt werden
- bislang ist unklar, inwieweit dieser Ansatz für alle Schweregrade effektiv ist (kaum Studien mit schwer betroffenen Patienten)

Allgemeine Dysarthrietherapie (☛ Kap. 9.1.5)

Sofern LSVT nicht infrage kommt, werden Tonhöhenregulation, Lautstärkeregulation, Sprechtempo, Pausensetzung und Akzentsetzung behandelt (Ziegler et al. 1998).

Tonhöhen- und Lautstärkemodulation

- bei respiratorischen Störungen: Haltungskorrektur, Vertiefung der Inspirationsphase, erhöhte Kontrolle der Exspirationsphase
- bei Spannungsregulationsproblemen der Stimmlippen: Übungen mit lang gezogenen Vokalen (z. B. hoch – tief oder laut – leise Variationen auf /a/), affektive Äußerungen auf kurzen, vokalreichen Ausdrücken (z. B. Verwunderung, Freude auf „oho", „ah"), konstrastive Intonationsmuster in kurzen Phrasen (z. B. Frage-Antwort-Paare, s.o.), verschiedene Intonationsmuster in längeren Sätzen (z. B. Lesen eines Dialogs)

Andere therapeutische Mittel

- Elektroakustische Feedbackverfahren (z. B. Kay Elemetrics Real Time Pitch): zur visuellen Unterstützung der Tonhöhen- und Lautstärketherapie

- prothetische Maßnahmen (z. B. externe Modulation mittels Stimmverstärker oder automatische, eigenständige Erhöhung der Lautstärke durch den Lombardeffekt mittels Edinburgh Masker): helfen Patienten, die selbst nicht in der Lage sind, die Lautstärke zu regulieren

Sprechtempo

Reduktion des Sprechtempos ist allgemein anwendbarer Ansatz zur Verbesserung der Verständlichkeit und sollte bei allen Patienten mit idiopathischem Parkinson-Syndrom angewendet werden, nicht nur bei zu schnellem Redetempo. Es gibt eine Reihe von Strategien zur Temporeduzierung. Welche am besten geeignet ist, hängt vom Stadium der Dysarthrie und von den kognitiven Fähigkeiten des Patienten ab.

Alphabetbrett

Indikation

Am besten für schwer betroffene Patienten geeignet.

Vorgehen

Der Sprecher zeigt den Anfangsbuchstaben jedes Wortes auf dem Alphabetbrett an, bevor er es ausspricht

Vorteile

Der Zuhörer erhält zusätzliche Verständnishilfen, da der Patient den Anfangsbuchstaben jedes Wortes angibt.

Nachteile

Verlangsamt das Tempo drastisch und führt so zu sehr unnatürlichem Sprechen.

Metronom

Alternative tragbare elektronische Apparate, die durch einen Kopfhörer die Signale präsentieren, oder Computerprogramme, die bei einem eingegeben Text das Tempo auf dem Bildschirm vorgeben.

Vorgehen

Sprecher spricht eine Silbe oder ein Wort pro Metronomschlag.

Vorteile

- vorgegebenes Tempo kann über den Verlauf der Therapie verändert werden (man arbeitet von einem sehr verlangsamten Tempo auf ein natürlicheres hin)
- Patient muss die Geschwindigkeit nicht selber kontrollieren (hat eine externe Hilfe zur Temporeduktion)

Nachteile

Sprechrhythmus sehr unnatürlich, Patient lernt nicht, sein Tempo eigenständig zu steuern und spricht bei Entzug des Metronoms eventuell wieder schneller.

Tastbrett

Vorgehen

Der Sprecher setzt parallel zum Sprechen für jedes Wort den Finger in die Lücken eines Brettes. Das Sprechtempo wird automatisch reduziert, da der Patient zwei Aufgaben gleichzeitig ausführen muss. Zusätzlich kann die Sprechgeschwindigkeit vom Therapeuten kontrolliert werden, indem verschiedene Fingerbewegungstempos vorgegeben werden.

Vorteile

- das Tempo wird nicht so extrem verlangsamt wie bei Alphabetbrett
- das vorgegebene Tempo kann wie beim Metronom über den Verlauf der Therapie verändert werden
- der Patient muss sich die Sprechgeschwindigkeit selber vorgeben und internalisiert das Tempo so in einem stärkeren Ausmaß
- der Sprecher kann sich das Tempo gleichmäßig vorgeben oder den Finger im entsprechenden Sprechrhythmus weiterführen

Nachteile

- vielen Patienten fehlt die kognitive Fähigkeit, zwei Aufgaben gleichzeitig auszuführen (sie schaffen es z. B. nicht, den Finger beim Sprechen mitzuführen oder das Sprechen und die Fingerbewegungen zu synchronisieren), v.a. bei Tempobeschleunigung am Satzende
- unnatürliches Sprechen, da die meisten Patienten es nicht schaffen, das Tempo rhythmisch zu verlangsamen

Rhythmische Tempokontrolle

Vorgehen

Therapeut oder Computerprogramm gibt das Tempo im richtigen Rhythmus vor.

Vorteile

Sprechen bleibt natürlicher als bei den oben genannten Ansätzen, vorgegebenes Tempo kann bei Beibehaltung der relativen Silbendauern variiert werden.

Nachteile

Wie beim Metronom verlässt sich der Patient auf einen externen Stimulus und kann Schwierigkeiten haben, das Verhalten nach dem Entzug weiterzuverfolgen. Der Therapeut muss beachten, dass eine genügend große Anzahl von rhythmischen Mustern eingeübt wird.

Sprachverzögerer

Vorgehen

Patient hört seine Aussagen mit einem kurzen Zeitunterschied (50–200 ms) oder veränderter Frequenz. Dies soll automatisch zu einer Verlangsamung des Sprechens führen.

Vorteil

Temporeduzierung erfolgt unwillkürlich, Sprecher muss keine eigene Kontrolle darüber ausüben.

Nachteil

Feedback ist nicht bei allen Patienten wirksam und Sprechen wird unnatürlicher, allerdings in einem geringeren Ausmaß als z. B. das Sprechen mit Metronom oder Tastbrett.

Selbstständige Tempokontrolle

Vorgehen

Sprecher versucht ohne externe Hilfen sein Sprechtempo zu verringern, Therapeut muss beachten, dass der Patient die richtigen Strategien zur Temporeduzierung benutzt (d. h. richtige Pausensetzung, Dehnung der Silben etc.).

Vorteil

Sprechrhythmus bleibt am natürlichsten von allen bisher genannten Ansätzen.

Nachteil

Sprecher mit idiopathischem Parkinson-Syndrom haben Schwierigkeiten, ihr Sprechtempo selbst zu regulieren. Daher ist der Ansatz meist nur für Sprecher mit weniger starker Ausprägung anwendbar.

Pausensetzung

Hängt stark mit der Verlangsamung des Sprechtempos zusammen, da häufige Pausen das Tempo reduzieren. Gezielte Behandlung ist nötig, wenn der Patient Probleme mit der Phraseneinteilung hat, d. h. Pausen an unangebrachten Stellen setzt und somit die Verständlichkeit reduziert. Oft schlechte Koordination zwischen vorhandenem Luftvolumen und dem Sprechen, d. h. der Patient fügt innerhalb einer Phrase oder sogar eines Wortes eine Pause ein. In diesen Fällen Therapieschwerpunkt auf Verkürzung der Phrasenlänge bzw. auf erhöhter Kontrolle des Luftvolumens.

Akzentsetzung

Nach Behandlung von Tonhöhe und Lautstärke sollten Betonungsübungen eingegliedert werden, z. B.

- verschiedene Betonungsmuster bei Silbenwiederholungen:
  - pa 'pa pa 'pa pa 'pa pa 'pa pa 'pa
  - 'pa pa 'pa pa 'pa pa 'pa pa 'pa pa
  - 'pa pa pa 'pa pa pa 'pa pa pa 'pa pa pa
- kontrastive Betonungsübungen:
  - Mein Vater heißt Walter.
  - Heißt Ihr Vater Thomas?
    Nein, mein Vater heißt **Walter**.
  - Heißt Ihr Onkel Walter?
    Nein, mein **Vater** heißt Walter. usw.
- üben von Sätzen mit vorgegebenen Betonungsmustern
- Lesepassagen und spontane Konversation, bei denen der Patient versucht, die Wörter besonders hervorzuheben, die für die Vermittlung der Informationen am wichtigsten sind

Kommunikative Ansätze

Neben der direkten Therapie für verschiedene Sprechfunktionen wie Artikulation oder Prosodie sollten auch noch Ansätze zur Verbesserung der alltäglichen Kommunikation einbezogen werden. Diese betreffen sowohl den Sprecher als auch den Kommunikationspartner.

Die Ansätze bei idiopathischem Parkinson-Syndrom unterscheiden sich nicht von allgemeinen Behandlungskonzepten bei dysarthrischen Störungen. Allerdings sollten v.a. therapeutische Maßnahmen erfolgen, die eine Reduzierung der Lautstärke kompensieren können. Strategien beinhalten z. B.:

- Kontrolle des kommunikativen Umfelds: z. B. gute Beleuchtung oder niedriger Geräuschpegel im Hintergrund
- guter Augenkontakt zwischen Sprecher und Zuhörer, um Missverständnisse schnell zu identifizieren
- evtl. Anschaffung eines Hörgerätes für den Partner
- klare Themeneinleitung, vor allem bei Themenwechsel
- gezieltes Nachfragen des Zuhörers bei Missverständnissen

10

10.5 Multiple Sklerose

Anja Lowit

Auch: Enzephalomyelitis disseminata, Polysklerose. Abkürzung: MS
Entmarkungserkrankung, bei der durch eine chronische Entzündung des zentralen Nervensystems (ZNS) die Markscheiden der Nervenfasern zerstört wurden.

Maßgebliche statistische Fakten

- Inzidenz in Deutschland bei 60 – 80 Patienten auf 100.000 Einwohner und Jahr
- Erkrankungsbeginn meist zwischen dem 20. und 40. Lj.
- Frauen häufiger betroffen als Männer

10.5.1 Entstehung

Ursachen

Unbekannt. Diskutiert werden genetische Prädisposition, virale Infekte und gestörte Autoimmunprozesse.

Pathophysiologie

- Entzündung der Mark- oder Myelinscheiden der Nervenfasern
- Entzündungsherde können sich vollkommen zurückbilden, meist bleiben Schäden an der Markscheide, die zerfällt und durch Narbengewebe ersetzt wird
- Weiterleitung der Nervensignale an diesen Stellen beeinträchtigt, mit motorischen und sensorischen Störungen
- Entmarkungsherde an allen Stellen des ZNS möglich (z. B. weiße Substanz von Hirnstamm, Kleinhirn, Rückenmark), Sehnerven ebenfalls häufig betroffen (Optikusneuritis)

10.5.2 Erscheinungsbild

Verlauf

Meistens Verlauf in Schüben, die akuten Entzündungssymptome entwickeln sich in kurzer Zeit, halten einige Tage oder mehrere Wochen an und bessern sich nach Abklingen der Entzündung. In der Regel bleiben Restschäden. Jeder Schub führt somit zu einer Verschlechterung des Zustands des Patienten.

- bei 30–50 % langsamer Verlauf mit leichteren Schüben: relativ gute Lebensqualität über längere Zeit
- bei bis zu 20 % chronische Form mit kontinuierlicher Verschlechterung der Symptome
- in schwersten Fällen schwere Behinderungen oder der Tod innerhalb weniger Jahre

Allgemeine Symptome

Da sich die Entzündungsherde wahllos im Nervensystem verbreiten, gibt es keine spezifischen Symptomkomplexe. Nachfolgende Symptome können einzeln oder in verschiedenen Kombinationen auftreten:

Motorische Störungen

- spastische Lähmungen der Muskulatur mit Auswirkungen auf die Grob-, Fein- und Sprechmotorik
- abgeschwächte Muskelreflexe
- Kleinhirnschädigung: Gangunsicherheiten, Intentionstremor, Sprechstörungen (s.u.)
- Entzündungen der Hirnnerven: Gesichtslähmungen, Gesichtsschmerzen, Geschmacksstörungen
- rasche Ermüdbarkeit
- Blasen- und Darmentleerungsstörungen
- vereinzelt apraktische Symptome

Sensorische Störungen

- Sehstörungen
  - durch Entzündung des Sehnervs (z. B. Schleiersehen, Störungen des Farbsehens) als wichtiges Frühsymptom
  - durch Lähmung der Augenmuskulatur (z. B. Doppelbilder)
- Kribbeln, Missempfindungen, insbesondere in den Extremitäten
- Spannungsgefühle

Andere Störungen

- Sprechstörungen (s.u.)
- kognitive Probleme, z. B. Gedächtnis- und Aufmerksamkeitsstörungen
- Sprachstörungen und Sprachverständnisstörungen

- psychische Erkrankungen: überwiegend depressive Symptome, z. T. auch Euphorie

Sprechstörungen

Meistens im Rahmen einer Dysarthrie. Häufigkeit umstritten, einige Studien weisen auf 23 % bzw. 28 % aller MS-Patienten mit Dysarthrie hin (Duffy 2005). Andere berichten von 51 % (Hartelius et al. 2000).
Kein typischer Symptomkomplex, generell Assoziation mit gemischter Dysarthrie (Duffy 2005), d. h. es können Merkmale verschiedener Dysarthrietypen vorhanden sein. Zusammenhang zwischen dem Ausmaß der Verständlichkeitsprobleme und der Beeinträchtigung des neurologischen Gesamtstatus.
Meistens spastische oder ataktische Symptome. Folgende Symptome sind oft zu beobachten (Duffy 2005; Hartelius et al. 2000):

Atmung

- reduziertes Lungenvolumen
- kürzere maximale Phonationsdauer und Satzlänge

Phonation

- Hyperphonation
- behauchte, raue, heisere oder gepresste Stimmqualität
- höhere Stimmfrequenz

Artikulation

- unpräzise Artikulation
- Verlängerung der Phoneme
- Hypernasalität

Prosodie

Prosodische Störungen überwiegen und betreffen hauptsächlich die Merkmale:

- Tempo: schleppende, langsame Sprechgeschwindigkeit, häufige Pausen, oft inadäquat
- Lautstärke: reduzierte Lautstärke, Verringerung der Lautstärkenmodulation
- Akzentsetzung: verringerte Tonhöhenmodulation, abweichende Intonationskonturen, reduzierte, unangebrachte oder fehlende Akzentsetzung

Skandierendes Sprechen infolge von Silbenisochronie (gleiche Silbendauer) und gleichmäßiger Akzentsetzung. Wird oft als Leitsymptom der ataktischen Dysarthrie bei MS angesehen, muss jedoch nicht bei jedem Patienten vorkommen (Duffy 2005)!

10.5.3 Diagnostik

- detaillierte Untersuchung sprechmotorischer Fähigkeiten: aufgrund der hohen Variabilität des Symptomkomplexes umfassende Analyse der Patientenäußerungen wichtig
- Untersuchung auf kognitive und depressive Symptome: können Auswirkungen auf die sprechmotorischen Fähigkeiten und die Therapiefähigkeit haben
- Erfassung von Schluckbeschwerden (☞ Kap. 11.2.2): können zu Aspirationspneumonien führen

10.5.4 Therapie

Wahl der Therapie hängt von den Ergebnissen der Dysarthrieuntersuchung ab und muss auf jeden Sprecher individuell abgestimmt werden. Therapeutische Maßnahmen unterscheiden sich nicht wesentlich von der allgemeinen Dsyarthrietherapie (☞ Kap. 9.1.5). Allerdings tritt die MS oft schon im jungen Alter auf, während die meisten Dysarthriefälle in der älteren Bevölkerung zu finden sind.
Daher vermehrte Konzentration auf Langzeittherapieziele und Beachtung potenzieller beruflicher Auswirkungen. Alternative Kommunikationsmittel im späteren Stadium oft erforderlich, wenn keine funktionelle Sprache mehr vorhanden. Oft Nutzbarkeit durch Sehstörungen, grob- und feinmotorische Schwierigkeiten eingeschränkt und Erlernen der Bedienung durch kognitive Beeinträchtigungen erschwert. Daher schon in einem früheren Stadium einführen.

Therapieziele (Yorkston et al. 1999)

- Erweiterung bzw. effektive Nutzung des Luftvolumens
- Verbesserung der Stimmqualität
- Verringerung des Sprechtempos
- Verkürzung der Phrasen durch entsprechende Pausensetzung
- erhöhte Akzentuierung einzelner Wörter
- Verbesserung der Tonhöhen- und Lautstärkemodulation
- Anpassung einer Gaumensegelprothese bei ausgeprägter Hypernasalität

Dysphagie 11

Julia Richter

11.1 Einführung

Schluckstörung. Störung des Transports von fester und/oder flüssiger Nahrung vom Mund bis in den Magen.

11.1.1 Physiologie des Schluckaktes

Schlucken ist ein komplexer physiologischer Prozess zum Transport von Speichel und Nahrung von der Mundhöhle in den Magen.

- willkürliche Phase: Kauen und Transport der Nahrung in den hinteren Mundraum
- reflektorische Phase: Nahrungstransport vom Oropharynx bis in den Magen

11

Am Schluckvorgang sind fünf Hirnnerven beteiligt: N. trigeminus (V), N. facialis (VII), N. glossopharyngeus (IX), N. vagus (X), N. hypoglossus (XII).

Vier Phasen des Schluckaktes (☛ Abb. 11.1)

Orale Vorbereitungsphase (Beißen und Kauen)

- Formen der Speise (Bolusbildung)
- Lippen sind geschlossen, Wangen haben Tonus, Kiefer und laterale Teile der Zunge rotieren willkürlich
- Velum verändert seine Stellung, damit keine Nahrung in den Oropharynx gelangt (☞ Abb. 11.1a)

Orale Phase

- Sammlung des Speisebolus zwischen Zunge und Gaumen
- Velum und hinterer Zungenrücken schließen die Mundhöhle vom Pharynx ab, Glottis ist geöffnet (☞ Abb. 11.1b)
- Auslösung des Schluckreflexes: Bolus gelangt durch Druck in den Oropharynx

Pharyngeale Phase

- Zungenbein wird vorwärts bewegt und ebenso wie der Kehlkopf angehoben
- Pharynxmuskulatur beginnt sich peristaltisch nach unten zu bewegen (reflektorisch), Kehldeckel neigt sich nach hinten, Glottis beginnt sich zu schließen
- Eintritt des Bolus in den Hypopharynx (☞ Abb. 11.1c und d) und Weiterleitung zum oberen Ösophagussphinkter bei vollständig geschlossener Glottis
- Übertritt des Bolus in den Ösophagus bei noch angehobenem Kehlkopf (☞ Abb. 11.1e und f)

Ösophageale Phase
- reflektorischer Vorgang mit peristaltischen Wellen
- unterer Ösophagussphinkter öffnet sich und Bolus gelangt in den Magen
- Glottis richtet sich auf, Kehlkopf gelangt in Ausgangsstellung zurück (☞ Abb. 11.1e)

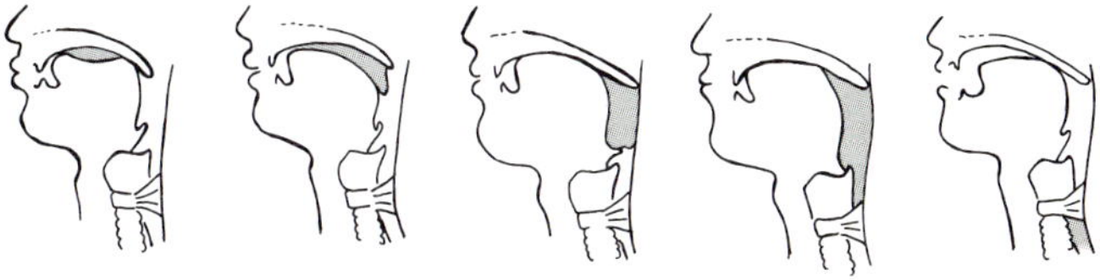

Abb. 11.1 Ablauf eines normalen Schluckvorgangs in der seitlichen röntgenkinematographischen Darstellung (Hannig und Wuttge-Hannig 1999).

Schluckakt bei Kindern

Das Schlucken bei Kindern erfolgt aufgrund von unterschiedlichen anatomischen Gegebenheiten nach einem anderen Muster als beim Erwachsenen.
- Pharynx ist wesentlich kürzer
- Larynx und Zungenbein liegen höher
- Mundhöhle ist kleiner
- Unterkiefer ist zurückgezogen, wodurch die Mundhöhle zusätzlich verkleinert wird

Das frühkindliche Schluckmuster ist noch nicht ausgereift. Es treten zunächst keine lateralen Zungenbewegungen auf, sondern nur zentrale Vor- und Rückbewegungen. Die Ausbildung der Schluckfunktion in den ersten Lebensjahren hängt von den anatomischen Gegebenheiten und von der Entwicklung der orofazialen Strukturen – Mandibel, Zähne, Zunge, Gaumen, Epiglottis mit Larynx und Hypopharynx – ab (Böhme 2003).
Erste orale Motorik bereits im Mutterleib ganzheitlich:
- Schlucken beginnt in der 10. SSW
- Saugen beginnt in der 18. SSW

Saug-Schluckreflexmuster beim Neugeborenen
- präorale Phase: nicht vorhanden. Das Neugeborene macht keine vorbereitenden Kau- oder Beißbewegungen
- orale Phase: durch hoch stehenden Larnyx und rückverlagerte Zungenbasis beim Schlucken Nasenatmung bei geöffnetem Pharynx. Bolus (Milch) gelangt durch Rückwärtsbewegung der Zunge in den Oropharynx. Unterkiefer und Zunge verlagern sich nach vorne, so dass kein weiterer Bolus in den Mund gelangt.

Gleichzeitig werden Zunge und weicher Gaumen aneinander gedrückt, so dass der orale und der pharyngeale Bereich voneinander getrennt werden
- pharyngeale Phase: Velum hebt sich und Pharynxrückwand bewegt sich nach hinten, was den Bolus vom Hypopharynx in den Ösophagus gelangen lässt

- Neugeborenes hat rhythmische Saug-Schluckbewegungen und atmet dazwischen. Beim Neugeborenen findet man dieses globale Neugeborenen-Saug-Schluckreflexmuster bis zur ca. 6. Lw. (Pörnbacher 1998)
- ab ca. 7. Lw: Vorwärts- und Rückwärtsbewegung der Zunge ist vorherrschendes Bewegungsmuster. Aus Reflexbewegungen entstehen isolierbare Bewegungsreaktionen (Pörnbacher 1999). Zusammen mit diesem Bewegungsmuster tritt ab dem 3. Lm. das marginale, nicht harmonische Lallen auf (☞ Kap. 2.2)
- ab ca. 5. Lm.: Säugling kann Zunge heben und senken. Durch Löffelfütterung kann nun breiige Nahrung verabreicht werden. Säugling saugt die Nahrung oft mit geschlossenen Lippen vom Löffel, wie es das bisherige Saug-Schluckmuster vorgegeben hat
- ab ca. 6. Lm.: erstes starkes Zubeißen, die Kiefergelenke pressen fest aufeinander. Die 2. Lallperiode beginnt, erstmals kanonisches Lallen (Pörnbacher 1998)
- ab ca. 7. Lm.: Kind beginnt zu kauen. Das Kauen entwickelt sich bis zum 12. Mon. Im Alter von 3–6 J. sind Schlucken und Kauen vollständig entwickelt und abgeschlossen

11

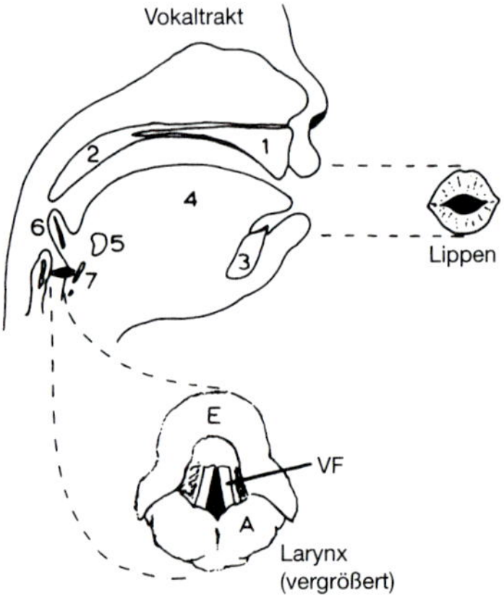

Abb. 11.2 Darstellung kindlicher Schluckorgane (Neugeborenes) in Ruhestellung (Böhme 1997). 1 Harter Gaumen, 2 weicher Gaumen, 3 Unterkiefer, 4 Zunge, 5 Zungenbein, 6 Epiglottis, 7 Larynx.

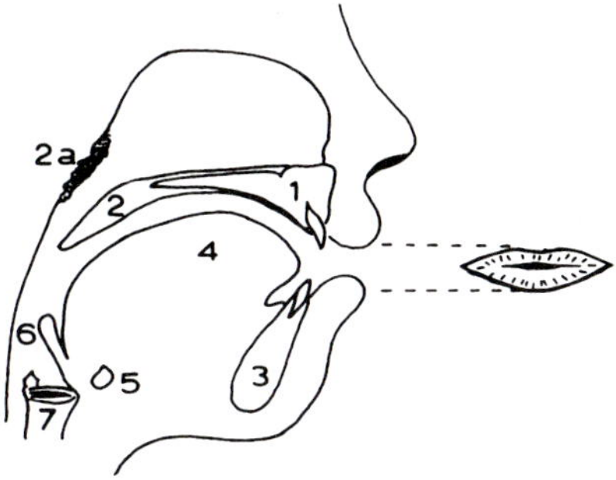

Abb. 11.3 Darstellung kindlicher Schluckorgane (ca. 6 J.) in Ruhestellung (Böhme 1997). 1 Nasenhöhle, 2 Oberkiefer, 3 weicher Gaumen, 4 Uvula, 5 Pharynx, 6 Epiglottis, 7 Hyoid, 8 Glottis, 9 Trachea, 10 Unterkiefer, 11 Lippen, 12 Zahnleiste, 13 harter Gaumen, 14 Epipharynx, 15 Ösophagus, 16 Zunge.

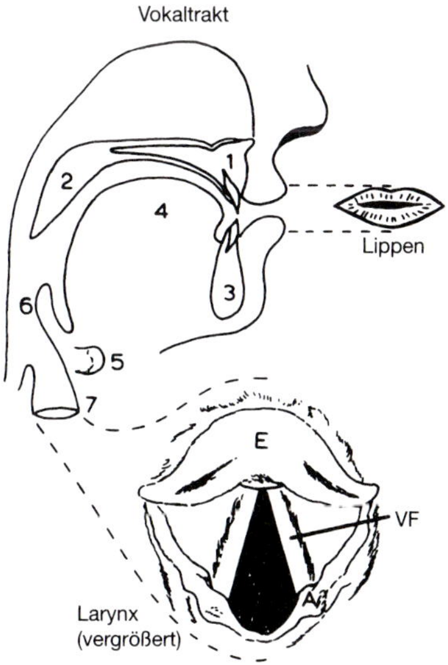

Abb. 11.4 Darstellung der Organe bei einem Erwachsenen (Böhme 1997). 1 Harter Gaumen, 2 weicher Gaumen, 3 Unterkiefer, 4 Zunge, 5 Zungenbein, 6 Epiglottis, 7 Larynx.

11.1.2 Aspiration

Feste und/oder flüssige Nahrung oder Speichel gelangen durch versehentliches „Verschlucken" oder im Rahmen einer Schluckstörung in das tracheobronchiale System. Das Ausmaß (☞ Tab. 11.1) ist klinisch und therapeutisch sehr wichtig, da Korrelation zur Häufigkeit einer lebensbedrohenden Pneumonie. Therapie muss auf das Ausmaß der Aspiration abgestimmt werden.

Pathophysiologische Klassifikation

Diese Einteilung kann aus unterschiedlicher Sicht differenziert bzw. klassifiziert werden:

- prädeglutitive Aspiration: Störung der Boluskontrolle. Ursache liegt vor dem Ausführen des willkürlichen Schluckaktes. Vorzeitiger Übertritt der Nahrung in die Valleculae und den Sinus piriformes bei noch unvollständig geschlossener Glottis
- intradeglutitive Aspiration: Störung des unwillkürlichen Schluckaktes, oft durch eingeschränkte Pharynxbewegung, unvollständigen Glottisverschluss bei verzögertem Schluss der Larynx oder Spastik bzw. Störung der Öffnung des oberen Ösophagussphinkters (OÖS)
- postdeglutitive Aspiration: nach dem unwillkürlichen Schluckakt. Im hinteren Rachenraum (Hypopharynx) verbliebene Nahrungsreste (Retentionen) treten nach Ablauf des Schluckaktes in die geöffnete Glottis und damit in die Trachea über

Symptomatik

Tab. 11.1: Schweregrade der Aspiration

Schweregrad	Klinische Symptomatik (Miller und Eliachar 1994)	Videolaryngoskopische Befunde (Schröter-Morasch 1996)	Röntgen-kinematographische Befunde (Hannig et al. 1995)
I	Gelegentliche Aspiration ohne Komplikation	Gelegentliche Aspiration bei erhaltenem Hustenreflex	Aspiration des im Vestibulum und Ventriculus laryngis retinierten Materials bei erhaltenem Hustenreflex

Tab. 11.1: Schweregrade der Aspiration

Schweregrad	**Klinische Symptomatik** (Miller und Eliachar 1994)	**Videolaryngoskopische Befunde** (Schröter-Morasch 1996)	**Röntgen-kinematographische Befunde** (Hannig et al. 1995)
II	Intermittierende Aspiration von Flüssigkeiten Eigener Speichel und feste Nahrung problemlos Keine klinischen Anzeichen einer Pneumonie	Permanente Aspiration bei erhaltenem Hustenreflex *oder* gelegentliche Aspiration ohne Hustenreflex mit gutem willkürlichen Abhusten	Aspiration von ca. 10 % des Bolusvolumens bei erhaltenem Hustenreflex
III	Unmöglichkeit der oralen Ernährung bei allen Konsistenzen immer wieder auftretende Pneumonien	Permanente Aspiration ohne Hustenreflex mit gutem willkürlichen Abhusten	Aspiration von < 10 % des Bolus bei reduziertem Hustenreflex *oder* Aspiration von > 10% des Bolus bei erhaltenem Hustenreflex
IV	Lebensbedrohliche Aspiration von allen Konsistenzen, auch Speichel, mit chronischer Pneumonie	Permanente Aspiration ohne Hustenreflex, ohne willkürliches Abhusten	Aspiration von > 10 % des Bolusvolumens bei fehlendem Hustenreflex

Stille Aspiration

Verschlucken ohne sichtbare Symptome. Beim Auftreten eines oder mehrerer der folgenden Symptome Einstellung der oralen Nahrungsaufnahme bis zur bildgebenden Diagnostik. Bis zum sicheren Ausschluss einer Aspiration Ernährung über eine Sonde:

- feucht klingende oder heisere, „sprudelnde" Stimme
- schwacher Hustenstoß
- keine oder schwache Würgereaktion
- verminderte Hebung des Kehlkopfes
- nicht erklärbares Fieber
- immer wiederkehrende Pneumonien

Kann ein Patient bei einer zentralen oder peripher-organischen Erkrankung nicht oder kaum selbstständig husten, ist Vorsicht geboten. Es kann eine stille Aspiration, also ein Verschlucken ohne äußeres Merkmal, auftreten!

11.2 Neurogene Dysphagie

11.2.1 Ursachen und Symptome

Ursachen

- ZNS-Schäden, z. B. Hirninfarkt, Schädelhirntrauma
- Hirnnervenausfälle, z. B. durch Tumoren
- progrediente neurologische Erkrankungen, z. B. ALS, Parkinson-Syndrom, Multiple Sklerose, Chorea Huntington, Guillain-Barré-Syndrom, Multisystematrophien, Postpoliosyndrom, Demenzerkrankungen
- neuromuskuläre Erkrankung, z. B. Botulismus (selten)
- entzündliche Muskelerkrankungen

Symptomatik

Aufhebung bzw. Einschränkung der intendierten Beweglichkeit der zentralen Schluck-/Sprechorgane. Die reflektorische Funktion des Schluckens ist häufig ebenfalls beeinträchtigt.
Je nach Störungsbild zeigen sich:

- veränderter Muskeltonus ohne Atrophie (z. B. Spastik)
- Störungen feinmotorischer Bewegungen
- Hyperkinesie (z. B. Tremor)
- Störung der zeitlichen Koordination

11.2.2 Diagnostik

Gründliche Anamnese, Sichtung medizinischer Daten und Diagnosen, Erfassung des neurologischen und pflegerischen Status

- bildgebende Diagnostik (z. B. Videofluoroskopie, vgl. Schröter-Morasch 1993; Böhme 1997): Anbieten verschiedener Boli (Bariumbreischluck), d. h. fest, breiig, krümelig, flüssig. Durch das Verabreichen der verschiedenen Konsistenzen kann gezeigt werden, welche Konsistenzen lediglich penetriert oder doch aspiriert werden und welche Auswirkungen dies auf das weitere therapeutische Vorgehen hat. Finden sich bereits in der klinischen Untersuchung Hinweise auf eine Aspiration, auf den Bariumbreischluck verzichten, da dieser die Lungen angreift. In diesem Fall ist eine transnasale Fiberendoskopie zu bevorzugen.
- transnasale Fiberendoskopie: endoskopische Untersuchung von Larynx und Hypopharynx zur Überprüfung der Funktionen während des Schluckaktes. Mit Lebensmittelfarbe gefärbte Götterspeise und Flüssigkeiten werden geschluckt, um pathologische Symptome, wie den vorzeitigen Übertritt von Speise in den Pharynx, diagnostizieren zu können (Nusser-Müller-Busch 1994).

Folgende Fragen sind bei der klinischen Diagnostik zu beachten:

- Wie ist die Vigilanz des Patienten?
- Gibt es Gesichtsfeldeinschränkungen?
- Wie ist der Sprachstatus?
- Ist die räumliche Wahrnehmung gestört/liegt eine Apraxie vor?
- Wie ist der Tonus des Patienten (erhöht/erniedrigt), die Sensibilität innerhalb und außerhalb des Mundes, die mimische Muskulatur (verschiedene Bewegungsabläufe testen)?
- Wie ist der orale Nahrungstransport?
- Wird der Speichel problemlos geschluckt?
- Kann der Patient auf Aufforderung husten?
- Sind ausreichende Schluckbewegungen vorhanden?
- Wie klingt die Stimme mit und ohne Nahrungsaufnahme verschiedener Nahrungskonsistenzen – Verdacht auf stille Aspiration?
- Wie ist die Kehlkopfhebung?
- Wie ist die Atmung?
- Muss der Patient sofort oder nach einiger Zeit husten oder würgen?

11.2.3 Therapie

Rehabilitationsverfahren nach Bartolome (1999) ☛ Tab. 11.2

Ziel

Wiederherstellung der gestörten Funktionen bzw. maximale Nutzung von Restfunktionen des Schluckaktes (Bartolome 1999). Erhaltung der Lebensqualität, d. h. den Patienten mit seinen jeweiligen Symptomen möglichst lange auf dem gegenwärtigen Zustand zu halten:

- Erleichterung des gewünschten Bewegungsablaufs, unerwünschte Reaktionen (z. B. Tonuserhöhung) sollen gehemmt werden
- Normalisierung der Sensibilität
- Verbesserung der Koordination
- Förderung von Kraft und Ausdauer
- kompensatorische Therapieverfahren im Vordergrund
- restituierende Maßnahmen nur selten indiziert, meist kontraindiziert (z. B. kann bei einer ALS wiederholtes/häufiges Üben zu einer Verstärkung der Lähmung führen!)

Größte Gefahr ist das Verschlucken von Nahrung und/oder Speichel ohne äußerliche Anzeichen (stille Aspiration, ☞ Kap. 11.1.2). Hinzu treten verschiedene andere dysphagische Beeinträchtigungen, die mit einer Aspiration einhergehen können.

Kompensatorische Verfahren müssen immer abhängig von der individuellen Pathophysiologie angewendet werden. Nach einer gründlichen klinischen Untersuchung werden die einzelnen Behandlungsstrategien individuell zusammengestellt.
Für alle Erkrankungen gilt, dass im Endstadium häufig eine Nahrungssonde gelegt werden muss, um vor einer Aspiration zu schützen.

Tab. 11.2: Behandlungsverfahren nach Bartolome (1999)

Resistuierendes Verfahren	Kompensatorische Methoden	Adaptierende Maßnahmen
Versuch der Anbahnung von normalem Schlucken/Wiedererreichen von Teilfunktionen	Versuch der Verbesserung des Nahrungstransportes/Erreichen von aspirationsfreiem Schlucken	Versuch der Erleichterung der Nahrungsaufnahme/Verbesserung der Schluckeffizienz
Abbau pathologischer oraler Reflexe, z. B. Berührung des eigenen Gesichts	Haltungsveränderungen: Kopfbeugen nach vorne, seitlich, hinten, zur betroffenen oder nicht betroffenen Seite	externe Hilfsmittel, z. B. Ess- und Trinkhilfen wie Schiebelöffel, Flaschen mit besonderen Saugern
Übungen zur Verbesserung der orofazialen und intraoralen Motorik, z. B. Fazio-orale Therapie	verschiedene Schluckmanöver: kraftvolles Schlucken, Mendelsohn-Manöver, supra- und super-supraglottisches Schlucken, wiederholtes Räuspern und häufiges Schlucken	Veränderung der Nahrungsmittelkonsistenz bzgl. Temperatur, Geschmack, Konsistenz
zur Aktivierung der Sensomotorik taktile Stimulationsversuche durch Beklopfen, Vibration, Dehnung, Druck und thermale Stimulationsversuche mit Kälte- oder Wärmereizen		adäquate Positionierung der Nahrung, z. B. Positionierung des Bolus auf der intakten Zungenhälfte

Komponente 1: restituierende Verfahren
Einsatz, wenn Grunderkrankung behandelbar. Diese Verfahren lassen sich in vier Stufen unterteilen:

Relaxierte Ausgangslage
Patient wird in korrekte Position für eine gute Kopf-, Kiefer- und Rumpfkontrolle und Hemmung pathologischer Reflexmuster gebracht (Bobath 1990).

Vorbereitende Stimuli
Werden durch den Therapeuten gegeben, der Patient bleibt passiv. Stimuli sind:
- manuelles Berühren (Bartolome et al. 1999)
- Pinseln (Rood 1962)
- Kälteanwendungen wie Kurzzeiteisbehandlung oder Eiskompressen (Rood 1962)
- Wärmereize wie Infrarotbestrahlung, Fango, kleine Kirschkernkissen etc.
- Druckausübung wie kurzes *Tapping* oder streichender Druck
- Vibration, z. B. elektrische Vibrationsmassage vom Mund bis zu den Wangen
- Dehnung, wie passives Dehnen und Halten der jeweiligen Muskelgruppe

Mobilisationstechniken
Patient wird aktiv, indem er auf den passiven Reiz eine eigene, aktive Bewegung folgen lässt. Dabei kann vom Therapeuten ein Widerstand gegen die Bewegung ausgeübt werden, um das sensorische *Feedback* und die Kontraktionsbereitschaft der Muskulatur zu erhöhen, z. B. propriozeptive neuromuskuläre Fazilitation (PNF).

Autonome Bewegungsübungen
Mit dem Wiedererreichen von motorischen Aktivitäten vorbereitende und stimulierende Übungen reduzieren. Patient übt ohne Hilfestellung seitens des Therapeuten für den Schluckakt wichtige Bewegungen (z. B. motorische Funktionsübungen, pragmatische Übungen, Sprech-, Atem- und Stimmübungen).

Komponente 2: kompensatorische Verfahren
Werden eingesetzt, wenn die eigentliche Ursache der Erkrankung nicht zu behandeln ist.

Haltungsänderungen (☞ Tab. 11.3)
Veränderte Haltung beeinflusst pharyngealen Raum, so dass sich der Nahrungstransport verändern kann (Logemann et al. 1994). Bei einigen Störungsbildern kann es notwendig sein, von der physiologischen Grundhaltung abzuweichen, um das Schlucken zu verbessern und eine Aspiration zu verhindern.
- Haltungsänderung detailliert am Störungsbild orientieren, da falsche Schluckposition kontraindiziert sein kann!
- Effektivität der Haltungsänderung immer durch ein bildgebendes Verfahren (Videofluoroskopie) verifizieren

11

Tab. 11.3: Haltungsänderungen (Bartolome 1999)

Haltung	Ziele	Indikationen
Anteflexion des Kopfes (Welch et al. 1993; Shanahan et al. 1993)	Ausnutzen der Schwerkraft um ein vorzeitiges, unkontrolliertes Abgleiten des Bolus in die Valleculae (*Leaking*) zu verhindern Erweiterung der Valleculae Verengung des Larynxeingangs Annäherung der Zungenbasis an die Rachenhinterwand	Gestörte orale Boluskontrolle Verzögerte Reflexauslösung Eingeschränkte Zungenbasisretraktion Gestörte tracheale Verschlussmechanismen, denn durch eine starke Anteflexion wird der Tracheaeingang passiv verengt
Kopfextension (Logemann et al. 1989; Castell et al. 1993)	Ausnutzen der Schwerkraft, um den Bolus schlucken zu können	Gestörte linguale Boluspropulsion, Zunge teilresektiert
Kopfrotation zur betroffenen Seite in Kombination mit Anteflexion (Kirchner 1967; Logemann et al. 1989)	Ausnutzen der Schwerkraft (☞ Anteflexion des Kopfes) Bolustransport über die nicht betroffene Seite Verbesserung des Stimmbandverschlusses Einengung des Larynxeinganges	Pharyngeale Hemiparese Unilaterale Stimmbandparese
Kopfrotation nach rechts oder links (Logemann et al. 1989)	Vergrößerung der Distanz zwischen Ringknorpel und Rachenhinterwand Reduzierung des Ruhetonus im OÖS	Öffnungsstörungen des oberen Ösophagussphinkters
Lateralflexion des Kopfes zur nicht betroffenen Seite (Logemann 1983)	Ausnutzen der Schwerkraft, so dass Nahrungstransport über die nicht betroffene Seite erfolgen kann	Teilresektionen (unilateral) der Zunge und/oder des Pharynx, unilaterale linguale und pharyngeale Parese
Liegeposition (Logemann et al. 1994; Drake et al. 1997)	In bestimmten Fällen zum Ausnutzen der Schwerkraft zur Verhinderung einer postdeglutitiven Aspiration	Bilateral eingeschränkte pharyngeale Kontraktion, Teilresektionen (pharyngeal)

Spezielle Schlucktechniken (☞ Tab. 11.4)

Tab. 11.4: Schlucktechniken (Bartolome 1999)

Schlucktechnik	Ziele	Indikationen	Durchführung
Kräftiges Schlucken (Pouderoux und Kahrilas 1995)	Erhöhung der Zungenbasisretraktionskraft Verbesserung des pharyngealen Bolustransportes	eingeschränkte Zungenbaisretraktion	möglichst hart schlucken
Supraglottisches Schlucken (Martin et al. 1993)	Schutz der Luftwege durch Stimmbandverschluss während des Schluckens	verzögerte Reflexauslösung unvollständiger laryngealer Verschluss	Atem anhalten, Schlucken, abhusten
Supersupraglottisches Schlucken (Martin et al. 1993)	Schutz der Luftwege durch Verschluss des Kehlkopfeinganges	verzögerte Reflexauslösung eingeschränkter Verschluss des Kehlkopfeinganges	forciert Atem anhalten, schlucken, abhusten
Supraglottische Kipptechnik (Logemann 1983)	Füllen des Pharynx mit Flüssigkeit, dabei Ausschalten der oralen Phase	schwere Störung des oralen Bolustransportes	Atem anhalten, Kopf heben, Flüssigkeit in den Rachen kippen (ein großes Bolusvolumen), mehrmals schlucken, abhusten
Mendelsohn-Technik (McConnel 1989)	Verlängerung der Öffnungsdauer des OÖS sowie der Dauer der Kehlkopfhebung	verminderte Schubkraft der Zunge gestörte Kehlkopfhebung eingeschränkte OÖS-Öffnung	Schlucken, dabei bleibt die Zunge mind. 2s gegen den Gaumen gepresst, loslassen

Komponente 3: adaptierende Verfahren

Unterstützende individuelle Therapieform zu vorgenannten Verfahren. Abhängig von der Störung wird durch den Einsatz von Hilfsmitteln und Hilfestellungen von außen versucht, die gestörte Schluckleistung zu bewältigen. Der Patient muss dazu immer ausreichend wach sein!

- Anpassen von Nahrungskonsistenzen: Festlegung eines individuellen Diät- bzw. Ernährungsplanes, der die Nahrungskonsistenz (flüssig, breiig, fest) festlegt, da die Störungsmechanismen sehr unterschiedlich ausfallen. Da es sich um einen dynamischen Prozess handelt, muss der Ernährungsplan den Fortschritten des Patienten angepasst werden
- optimale Platzierung der Nahrung im Mund des Patienten mit entsprechenden Ess- und Trinkhilfen: abhängig von sensorischen und motorischen Fähigkeiten kann die Nahrung auf der Zunge des Patienten von ihm selbst oder durch eine andere Person platziert werden, um besser schlucken zu können
- Essensbegleitung seitens des Therapeuten

Trachealkanüle

Meistens bei Atembehinderung bzw. zum Schutz vor Aspiration. Den unterschiedlichen pathophysiologischen Gegebenheiten angepasst, gibt es unterschiedliche Trachealkanülen (Bartolome 1999):

- einfache Kanülen, zur Gewährleistung einer problemlosen Atmung
- Kanülen mit Manschette („Blockung" oder *Cuff*), zur Verhinderung des Eindringens eines Aspirates in die tieferen Atemwege
- Sprechkanülen mit Ventilklappe, zum stimmhaften Sprechen

Schrittweise Entwöhnung von einer Trachealkanüle (Lipp und Schlaegel 1997)

- dauerhaft geblockte Trachealkanülen erst zeitweise (Ausschluss von Erbrechen!), dann dauerhaft Entblocken, wenn ohne Komplikationen
- Wechsel auf Silberkanüle (Ausschluss von Aspiration muss erfolgen!), Sprechkanüle, abgestöpselte Sprechkanüle, wenn ohne Komplikationen
- zeitweises Dekanülieren mit Platzhalter, wenn komplikationslos
- offenes Tracheostoma (Indikation zum Verschluss)
- Tracheostomaverschluss spontan oder operativ

Sondentherapie

Bei dauerhafter Aspirationssymptomatik Zufuhr von Nahrung und Flüssigkeit über eine Nasen- oder Magensonde:

- Nasensonde (nasogastrale Sonde): Ernährung des Patienten über einen Zeitraum von Tagen
- Magensonde (perkutane Sonde): Ernährung des Patienten über Monate, in schweren Fällen dauerhafte Sondenernährung notwendig

11.3 Peripher-organische Dysphagie

11.3.1 Übersicht

Ursachen

- onkologische Erkrankungen im Kopf-Halsbereich
- Radiotherapie: morphologische Veränderungen (z. B. Ödeme oder Fibrosierung), Schluckstörungen noch bis zu 12 Mon. bzw. einige Jahre nach der radiologischen Behandlung möglich
- Tumorresektion: veränderte Strukturen durch die Entfernung von Muskeln, Knochen oder Knorpeln, zudem sekundäre Folgen möglich, wie Hirnnervenläsionen

Symptomatik

Schwere hängt vom entfernten Organ bzw. Organanteil ab.
Die periphere Bewegungsstörung der Schluck-/Sprechorgane zeigt sich durch die Aufhebung der intendierten und reflektorischen Bewegungen mit vermindertem Muskeltonus, evtl. Muskelatrophie sowie einer Furche (Sulcus) im Zungenrücken (Schröter-Morasch 1999).

Diagnostik

Fragestellungen

- Untersuchung des Stimm- und Sprachstatus
- Beurteilung von Willkürmotorik: Wie ist die Phonation, Artikulation?
- Wie ist das Schlucken von Speichel und Nahrung?
- Untersuchung der Reflexe (Würg-, Palatal-, Schluck-, und Hustenreflex). Wie ist die Sensibilität?
- Lokalisation der Defekte: sind Lippe, Zunge, Mundboden etc. betroffen? Welche gestörte Funktion tritt dadurch auf, z. B. gestörte Boluskontrolle?

Vorgehensweise

- phoniatrische Untersuchung durch Endoskopie (videoendoskopische Untersuchung)
- Manometrie (elektromechanische Druckaufnehmersysteme)
- pH-Metrie (Messgerät mit kleiner Sonde, um den pH-Wert in der Speiseröhre zu messen, um z. B. sauren Reflux aus dem Magen in die Speiseröhre gelangend nachzuweisen)
- Elektromyographie
- Computertomographie
- Magnetresonanztomographie

- Röntgenkinematographie: unmittelbar postoperativ zur Dysphagiediagnostik, um anatomische Strukturen und Hirnnervenausfälle zu beurteilen. Insbesondere für Veränderungen in Oropharynx und Larynx geeignet

Therapie

Überwiegend wie bei neurologischen Störungen (☞ Kap. 11.2.3). Ziel ist auf noch bestehende Strukturen, z. B. nach Teilresektion von schluckrelevanten Organen, aufzubauen (Bartolome1999):
- Sensibilitätsnormalisierung
- Erhaltung der Beweglichkeit
- Verbesserung der Bewegungsamplitude verbliebener Strukturen
- Förderung der Muskelkraft

11.3.2 Dysphagie nach vorderer und hinterer Mundhöhlenresektion

Symptomatik

- orale Phase: häufig gestört, erschwerter Bolustransport
- pharyngeale Phase: meist ebenfalls betroffen, nur eingeschränkte pharyngeale Kontraktionen. Verzögerte Reflextriggerung und dadurch reduzierte Kehlkopfhebung
- obere Ösophagusöffnung kann ebenfalls beeinträchtigt sein
- teilweise Aspirationen oder nasale Penetrationen, d. h. die Nahrung oder Flüssigkeit wird durch den Nasenraum herausgedrückt

Therapie (☛ Kap. 11.2.3)

- restituierende Maßnahmen: unmittelbar postoperativ Kräftigungs- und Bewegungsübungen, um z. B. Rotation des Unterkiefers, Öffnung des Kiefers sowie Boluskontrolle und Verarbeitung zu erreichen
- kompensatorische und adaptierende Maßnahmen: abhängig von der Art der Störung, z. B.
  - Gaumenprothese bei Störung der oralen Phase aufgrund von Kontaktproblemen von Zunge und Gaumen
  - Verändern der Nahrungskonsistenzen, Einsatz spezieller Trink- und Esshilfen, veränderte Platzierung der Nahrung im Mund bei oralen Störungen von Verarbeitung oder Transport der Nahrung
- spezielle Schlucktechniken bei Aspirationsgefahr: Einüben von supraglottischem oder supersupraglottischem Schlucken (☞ Tab. 11.4).

11.3.3 Dysphagie nach Larynx- und Pharynxoperationen

Ursachen

Chirurgischer Eingriff in Larynx, Pharynx oder Zungengrund.

Symptomatik

Häufig schwere Dysphagien mit prä-, intra- oder postdeglutitiver Aspiration (☞ Kap. 11.2) durch:

- Probleme mit der Zungenfeinmotorik und der eingeschränkten Zungenkraft, die Zungenbeweglichkeit ist reduziert
- verzögerte Auslösung des Schluckreflexes
- gestörte Koordination der am Schlucken beteiligten Muskelgruppen
- oft in der Folge unvollständiger Stimmlippenverschluss, eingeschränkte Kehlkopfhebung, reduzierte Öffnung des oberen Ösophagussphinkters
- pharyngolaryngeale Sensibilitätsstörungen

11

Therapie (☛ Kap. 11.2.3)

- restituierende Maßnahmen: Übungen zum Stimmlippenschluss (z. B. Husten und Räuspern), zum Verschluss des Kehlkopfeinganges (z. B. Übungen zur Atmung während des Schluckens sowie Übungen zur Kräftigung der Zunge), aktive Mundmotorikübungen für Lippen, Zunge, Kiefer und Velum
- kompensatorische Maßnahmen: Körperhaltung muss gute Kopf- und Rumpfkontrolle gewährleisten, Kopf sollte bei Nahrungsaufnahme leicht nach vorne gebeugt werden können (Nackenstreckung). Kann der Patient gut abhusten, Techniken wie supraglottisches Schlucken oder supersupraglottisches Schlucken (☞ Tab. 11.4), zusätzlich Mendelsohn-Manöver
- adaptierende Maßnahmen: Nahrung immer auf dem vorderen oder dem erhaltenen Teil der Zunge positionieren, um Sensibilitätsstörungen auszugleichen

11.3.4 Dysphagie nach Laryngektomie

Laryngektomie ☞ Kap. 13

Symptomatik

- Zungenkraft eingeschränkt
- pharyngeale Kontraktion und Peristaltik fehlen oder sind eingeschränkt
- durch Pharynxverschluss Widerstand für die Passage des Bolus erhöht

- durch Veränderung des Larynx kein hypopharygealer Druck mehr möglich, pharyngo-ösophageale Sphinkter kann nicht mehr aktiv geöffnet werden. Zum Aufbau des Bolusdrucks kompensatorisch größerer Zungendruck erforderlich
- durch Hypoglossusparese (Störung der Zungenfunktion) kann es erschwert oder gar nicht möglich sein, diesen Druck als kompensatorische Maßnahme aufzubauen

Therapie (☛ Kap. 11.2.3)

- restituierende Maßnahmen: aktive Übungen zur Zungenbeweglichkeit, d. h. Fazilitation und Bewegungsübungen zur Förderung der Zungenmotorik/Zungenkraft
- kompensatorische Maßnahmen: kräftiges Schlucken oder Saug-Schlucken (☞ Tab. 11.4) zur Verbesserung des pharyngealen und ösophagealen Transports, Haltungsänderungen (z. B. Strecken oder Rotation des Halses)
- adaptierende Maßnahmen: Konsistenz der Nahrung und Bolusmenge der Schluckstörung anpassen
- alle Übungen 5 – 10 x tägl., immer nur für eine kurze Zeit von 2 – 3 min.

11.3.5 Dysphagie nach Neck Dissection

Symptomatik

- Störungen der pharyngealen Sensibilität und Motorik (Drechsler 1994) mit pharyngealen Retentionen und Gefahr der postdeglutitiven Aspiration
- Lymphknotenmetastasen, die sich weit ausgedehnt haben, können zu Hirnnervenläsionen führen

Therapie (☛ Kap. 11.2.3)

- restituierende Maßnahmen: Übungen für die Zungenmotorik, d. h. Fazilitation und aktive Bewegungsübungen, Mendelsohn-Manöver durchführen, Sprechen im Falsett (☞ Kap. 12)
- kompensatorische Maßnahmen: Haltungsänderungen (z. B. Kopfrotation zur erkrankten Seite bei einseitiger Pharynxschwäche), kraftvolles Schlucken
- adaptative Maßnahmen: Konsistenz- und Bolusanpassung, d. h. der Störung die angepasste Nahrung (dünne, breiige Nahrung und flüssige Nahrungskonsistenz) verabreichen

11.4 Apallisches Syndrom

Auch: Coma vigile, Wachkoma

Gemäß dem allgemeinen schulmedizinischen Sprachgebrauch bezeichnet das apallische Syndrom eine Bewusstseinsstörung bei schweren zerebralen Funktionsstörungen mit aufgehobener Wahrnehmungsfähigkeit und erhaltener Wachheit. Die vegetativen Regulationszentren des unteren Hirnstammes sind erhalten, der Hirnmantel (= Pallium) ist zerstört. Der Zustand ist überwiegend irreversibel.
Da inzwischen deutlich wurde, dass diese rein mechanistische Definition nicht länger zu halten ist, sollte man besser von einem Wachkoma sprechen. Dieses bezeichnet einen Funktionsausfall des Großhirns ohne Strukturschaden der Großhirnrinde und deren Schaltzentren, der deswegen potenziell reversibel ist.

Definition Wachkoma

Leben zwischen Koma und Wachbewusstsein, laut American Neurological Association (ANA 1993) mit folgenden Kennzeichen:
- erhaltene Spontanatmung
- erhaltener Schlaf-Wach-Rhythmus
- geöffnete Augen
- keine Fixierung
- keine sinnvolle Reaktion auf Ansprache oder Berührung
- keinerlei eigene Kontaktaufnahme seitens des Patienten
- häufige orale Automatismen (motorische Primitivschablonen in Form von Kau-Saug-Automatismen, orale Schablonen mit Mundöffnen durch Berührung der Lippen)
- Auslösen von Primitivreflexen oft möglich (Palmomental- oder Greifreflex, Haltungs- und Stellreflexe)

11.4.1 Übersicht

Ursachen

- schwere akute Schädigung des Großhirns, v.a. schwere Schädel-Hirn-Traumen oder plötzlicher und hochgradiger Sauerstoffmangel des Gehirns, wie nach Herz-Kreislaufstillstand als Folge eines Herzinfarktes oder einer Wiederbelebung (z. B. durch Ertrinken oder Ersticken)
- ausgedehnte Schlaganfälle, Gehirn- und Subarachnoidalblutungen sowie Gehirnentzündungen
- Vergiftungen

Verlauf

- Durchgangsstadium bei akuter erworbener Hirnschädigung, z. B. nach SHT: Rückbildung der apallischen Symptomatik nach kurzer Zeit oder nach monatelangem Bestehen des apallischen Syndroms in seiner schwersten Erscheinung
- Endstadium, z. B. bei Alzheimer-Krankheit (Thümler 1994), Jacob-Creutzfeldt-Krankheit: bei diffusem oder fortschreitendem Hirnabbauprozess entwickelt sich die Symptomatik langsam und schrittweise und bleibt als Endzustand bis zum Tod des Patienten bestehen

Im Rückbildungsverlauf sind nach der Innsbrucker Remissionsskala acht Phasen abzugrenzen.

- 1. Remissionsphase: wird durch optisches Fixieren, Differenzierung der emotionellen Reaktionen, beginnende Abwehrbewegungen auf Schmerzreize und Umstellung des Schlaf-Wach-Rhythmus zur tageszeitlichen Steuerung eingeleitet
- 2. Phase: der Patient zeigt optisches Folgen und eine beginnende Differenzierung der Bewegungen und der motorischen Primitivschablonen wie auch der emotionellen Reaktionen bei Umstellung des Schlaf-Wach-Rhythmus zur Tageszeit
- 3. und 4. Phase: Patient kann fassbare Gegenstände bereits greifen, zum Mund führen, kauen und schlucken, die Bewegungen werden zielgerichteter
- 5. Phase: Patient kann die zum Mund geführten Gegenstände bereits auf ihre Essbarkeit hin unterscheiden (Phase 3–5 wird auch Klüver-Bucy-Symptomatik genannt), Sitzen und Stehen mit Unterstützung möglich
- 6.–8. Phase: höhere Hirnleistungen wie Sprache, Sprachverständnis, Orientierung am eigenen Körper und in der Umgebung bilden sich wieder aus, Bewegungsschablonen weichen zielgerichteten Bewegungen, die allgemeine Verlangsamung sowie die Antriebslosigkeit weichen zurück (Korsakow-Symptomatik)

11.4.2 Erscheinungsbild

Der Schluckreflex ist nicht zu erkennen oder stark herabgesetzt. Einige Patienten zeigen jedoch einen äußerlich deutlich sichtbaren Schluckakt, bei Kontakt mit den Lippen durch einen Löffel erfolgt evtl. ein spontaner Schluckreflex.

Häufig sind mehrere Phasen des Schluckablaufs betroffen (Nusser-Müller-Busch 1997):

Präorale Phase

- dem tracheotomierten Patienten fehlt das Schmecken oder Riechen der Nahrung
- fragliches visuelles Erfassen der Nahrung
- keine selbstständige Hand-Mund-Koordination

Orale Phase

- Beeinträchtigung des Geschmacksinnes, Störungen der Tiefensensibilität → Bolus bleibt im Mund liegen, wird nicht geschluckt
- Behinderung durch pathologische Reflexe wie Saugreflex (*Pumping*), Suchreflex (*Rooting*)
- Behinderung durch ständiges Schmatzen, fortwährenden Zungenstoß und Beißreflex
- keine oder schlechte Kopf- und Rumpfkontrolle, dadurch erschwerte Kehlkopfhebung
- intraorale Störungen, dadurch gestörter Bolustransport, eingeschränkte Zungenbewegungen

Pharyngeale Phase

- eingeschränkte Pharynxmotilität
- gestörte tracheale Verschlussmechanismen
- ggf. beeinträchtigte Öffnung des oberen Ösophagussphinkters

Ösophageale Phase

- Refluxproblematik
- beeinträchtigte Ösophagusmotilität

11.4.3 Diagnostik

Körperliche Untersuchung

- aufgrund der eingeschränkten Kooperationsfähigkeit sehr schwierig
- Überprüfung der Reflexe, z. B. Abhusten bei Verschlucken, liefert kaum verbindliche Befunde
- Schluckstimulationen: ohne Nahrung durchführen (Aspirationsgefahr!), Patient stets verbal zum Schlucken auffordern, zur Unterstützung Kieferkontrollgriff und vorsichtiges taktiles Stimulieren des Zungengrundes am Mundboden zur Reflexauslösung
- Beobachtung:
  - Wie oft schluckt der Patient in Ruhe?
  - Wie reagiert er auf passives Bewegen?
  - Wie reagiert er auf einen Stimulus, z. B. Betupfen der Zunge mit Zitronen-Glycerinstäbchen?

Apparative Verfahren

- transnasale Videoendoskopie: zur Diagnostik von Speichelaspirationen (bei unauffälligem Befund Dekanülierung möglich)
- Videofluoroskopie/Röntgenkinematographie: in wenigen Fällen möglich

11.4.4 Therapie

Ernährung

- zunächst keine orale Ernährung, da Gefahr der Aspiration. Erst nach gründlicher Schluckuntersuchung erfolgt bei ausreichender Wachheit vorsichtiger Kostaufbau
- meistens zunächst nasale oder gastrale Ernährungssonde
- oft anfangs geblockte (bei Aspirationsgefahr) oder ungeblockte Trachealkanüle

Therapieplanung

Die Therapie bei Wachkoma-Patienten besteht aus:
- dem täglichen Beobachten des Patienten und dem Beurteilen seiner aktuellen Fähigkeiten, da der Status sich täglich ändern kann (dieser Prozess kann sich über Wochen/Monate/Jahre hinziehen)
- dem Abbau pathologischer Reflexe
- dem langsamen Wiedererlernen des Schluckaktes durch: Sensibilisierung im Gesicht des Patienten, Normalisierung des Muskeltonus, fazio-orale Therapie, Kauübungen, Stimulierung des Schluckreflexes, Entfernung einer evtl. vorhandenen Kanüle, dem langsamen Aufbau oraler Ernährung

Da Patient im Wachkoma stark bewusstseinsgestört und nicht zur Kooperation fähig, zunächst basale Stimulation (Bartolome 1995), um
- Reize auf den Patienten auszuüben, mit dem Ziel der Aktivierung von Reaktionen beim Patienten
- Kontaktmöglichkeiten zu finden
- die Vigilanz zu erhöhen

Im Bereich der Schlucktherapie wird der Patient nach der funktionellen Dysphagietherapie (FDT) zunächst mit restituierenden und bei ausreichender Wachheit mit kompensatorischen und adaptierenden Maßnahmen behandelt (Bartolome 1999):

Verhalten des Therapeuten

- unbedingt alle Handlungen verbal begleiten, auch wenn der Patient keine erkennbare Reaktion zeigt
- Versuch der Kontaktaufnahme durch Vorstellung seitens des Therapeuten mit Namen, Ansprache des Patienten mit Namen, Körperkontakt an Hand/Schulter, Blickkontakt
- auf die Reaktion des Patienten achten. Bei auffälliger Atmung, verstärktem Schwitzen, starker Tonuserhöhung Therapie der Belastbarkeit des Patienten anpassen
- anfänglich kurze Behandlungen mit immer länger werdenden Behandlungszeiten sind meist erfolgreich

Restituierende Maßnahmen

- Beobachtung: alle Behandlungsmaßnahmen folgen der Prämisse, dass der Patient sich auf die Übungen einlässt. Dazu werden seine vegetativen Reaktionen beobachtet (s.o.)
- Lagerung: Behandlung erfolgt im Bett (Lagerung nach Bobath), im Stehbrett/Stehständer oder in einem Rollstuhl (gemeinsame Behandlung mit Physio- und/oder Ergotherapeuten)
- Förderung des Situationsverständnisses und Hemmung pathologischer Bewegungsmuster: geführte Stimulation zusammen mit dem Patienten, z. B. mit der Hand des Patienten dessen Gesicht berühren
- Normalisierung der Gesichtssensibilität: durch Fremdstimulation, z. B. manuelles Streichen im Gesicht
- passive Übungen verschiedener Muskelgruppen
- intraorale Stimulation: vorsichtige Massage von Zahnfleisch, Zunge und Wangen oder Zähne putzen, evtl. Patient dabei führen. Toleriert der Patient diese Maßnahmen, kann man durch Kauübungen (z. B. Apfelstücke in einer Kompresse), den Geschmackssinn und das physiologische Schlucken weiter stimulieren. Bei allen intraoralen Stimulationen auf einen evtl. vorhandenen Beißreflex achten!

Kompensatorische und adaptierende Maßnahmen

Erst durchführen, wenn der Patient wieder einen ausreichenden Wachheitsgrad erreicht hat!

Nach einer positiven bildgebenden Diagnostik können erste Ess- und Trinkversuche gemacht werden. Dazu kann z. B. die Kopfhaltung verändert und ein spezieller Ernährungsplan erstellt werden. Zur Erleichterung der Nahrungsaufnahme können spezielle Ess- und Trinkhilfen benutzt werden. Hier bieten sich verschieden Spezialbestecke (besonders geformt), spezielle Trinkhalme, Becher mit Vakuum oder Nasenausschnitten, Halterungen u.ä. an, die eventuell anfangs vom Therapeuten geführt werden können, später kann der Patient dies selbst tun.

Weiterführende Dysphagietherapie (☛ Kap. 11.2.3)

Nach Erreichen einer ausreichenden Kooperationsfähigkeit und bei Erlangung eines ausreichenden Wachheitsgrades.

11.5 Dysphagie im Alter

Auch: Presbyphagie

11.5.1 Ursachen und Klassifikation

Ursachen

- Erkrankungen: z. B. Schlaganfall, Systemerkrankungen
- kognitive Prozesse (führen oft zur Ablehnung der Nahrungsaufnahme): z. B. Demenz, Vigilanzstörungen, Appetitlosigkeit, Angst vor Verschlucken, Wesensveränderungen (z. B. bei Frontalhirnschäden), geminderte Pharynxperistaltik, Ermüdungserscheinungen der Muskeln, herabgesetzte Aktivitäten im Kehlkopfbereich
- physiologische Alterungsprozesse: orale, palatale sowie pharyngeale Gewebeveränderungen, v.a. an Kiefer und Zähnen, verminderte Speichelproduktion, neuro-motorische Fähigkeiten (z. B. Kauen und Schlucken) können stark herabgesetzt sein

Klassifikation

Einteilung in (Niers 1997):

- primäre Schluckstörung: auf altersbedingte physiologische Prozesse zurückzuführen
- sekundäre Schluckstörung: durch eine Erkrankung im Alter

11.5.2 Diagnostik

Klärung, ob es sich um eine organisch bedingte Erkrankung oder um eine physiologische Altersveränderung handelt. Dazu radiologische Beobachtungen bei Symptomen in den jeweiligen Schluckphasen in Bezug zu den jeweiligen Altersveränderungen setzen (Niers 1997).

Befunde der Röntgendiagnostik

- orale Phase:
  - tiefere Lage von Zunge und Zungenbein durch altersbedingt reduziertes Bindegewebe am Hyoid oder Dysfunktion der extrinsischen Zungenmuskulatur
  - verlängerte Bolusverarbeitung durch altersbedingt veränderte, ineffektive Zungenbewegung, Veränderungen im Temperomandibulärgelenk sowie durch teilweise oder ganz fehlende Zähne
  - verzögerte Schluckreflexauslösung durch altersbedingt veränderte Salivation, abnormale Zungenbewegung oder reduzierte sensorische Wahrnehmung, z. B. beeinträchtigte sensorische Rückmeldung an Zunge und/oder Gaumen mit *Leaking* (unkontrolliertes Ableiten des Bolus in den Pharynx)
- pharyngeale Phase:
  - eingeschränkte Larynx- und Hyoidelevation durch altersbedingte Reduzierung des Bindegewebes an Larynx und Epiglottis
  - eingeschränkter Larynxverschluss oder erweiterter Pharynx durch vermehrte Fettablagerungen der Larynxmuskeln oder durch Atrophie der Pharynxkonstriktoren mit Retention des Bolus in den Valleculae
- ösophageale Phase: Schwächung der peristaltischen ösophagealen Wellen mit beeinträchtigter Motilität und erschwertem Schlucken

11

11.5.3 Therapie

Vor Behandlungsbeginn muss genau geklärt werden, ob es sich um eine primäre oder eine sekundäre Presbyphagie oder eine Mischung dieser beiden Störungen (Niers 1997) handelt, da sich das therapeutische Vorgehen danach richtet.

Primäre Presbyphagie

- dem Patienten Zeit lassen: durch Muskelatrophie verminderte Zungenbewegungen, so dass höheres Alter mit einer verlängerten pharyngealen Bolustransitzeit verbunden ist. Eine stets betonte Notwendigkeit des Essens erhöht den psychischen Druck auf den Patienten zu sehr und dieser verliert die Lust, Nahrung oder Flüssigkeit zu sich zu nehmen. Ausnahme: Demenzpatienten, die an Essen und Trinken erinnert oder gefüttert werden müssen
- Eigenverantwortung des Patienten berücksichtigen: versuchen, den Patienten beim Essen abzulenken, damit er sich nicht auf die Nahrungs- und Flüssigkeitsaufnahme konzentriert. Meist isst und trinkt der Patient auf diese Weise mehr. Eine andere Möglichkeit ist, das Essen hinzustellen und den Raum zu verlassen. Jedoch nicht bei Demenzpatienten!

- Ursachen der Ablehnung klären: v.a. bei absoluter Essensverweigerung. Patient hat evtl. keinen Appetit, verweigert sich grundsätzlich (z. B. aufgrund einer Depression) oder bekommt die falsche Nahrung (isst z. B. kein Fleisch)
- individuellen Ernährungsplan erstellen. Aufgrund der Veränderungen bei Kiefer und Zahnstand muss oft die Nahrungskonsistenz angepasst werden, z. B. weichgekochte, klein geschnittene oder breiige Nahrung anbieten. Konsistenzen auswählen, die der Patient gefahrlos schlucken kann. Verschluckt sich ein Patient zu oft, kann Angst vor dem Schlucken hinzu kommen, was wiederum zu einer Nahrungsverweigerung führen kann
- Behandlungsschwerpunkt auf vorbereitende Übungen, um den Patienten zu entlasten (Niers 1997)

Sekundäre Presbyphagie

- gleiche Maßnahmen wie bei primären Presbyphagie (s.o.)
- feststellen, welche neurogenen Störungen zusätzlich vorliegen, anschließend wie in Kap. 11.2. beschrieben behandeln
- die Behandlungsmaßnahmen müssen ineinander übergehen

Unterstützende Maßnahmen bei der Nahrungs- und Flüssigkeitsaufnahme

Beim Essen und Trinken sollten stets unterstützende Maßnahmen ergriffen werden:

- Patient in eine gute Haltung bringen (Kopf- und Rumpfkontrolle)
- äußere Gegebenheiten sollten positiv sein, d. h. ruhige Atmosphäre, appetitlich aussehendes Essen
- Speisen im Gesichtsfeld des Patienten anordnen (Gesichtsfeldausfälle möglich)
- ggf. Kieferkontrollgriff
- Patient aktiv mit einbeziehen, z. B. Hand des Patienten zum Mund führen, der Mund öffnet sich so oft automatisch
- keine hohe Distanz zwischen Teller und Mund des Patienten
- ggf. kleine Bissen reichen, Vermeidung von Verschlucken durch zu großen Bolus
- ausreichend Zeit zum Kauen und Schlucken lassen, Unruhe vermeiden
- Schluckreflex und vollständiges Schlucken kontrollieren, z. B. Wangentaschen leeren
- Konsistenzen während der Mahlzeit wechseln, zwischendurch etwas trinken oder leer schlucken lassen
- zur Anregung des Mundschlusses ggf. mit einem Löffel leicht die Lippen berühren oder leicht auf das vordere Zungendrittel drücken
- Mundhygiene durchführen; Zähne oder Zahnfleisch putzen als sensorische Stimulation fördert Durchblutung, Tonusregulierung, Sensibilität

11.6 Dysphagie bei Kindern

11.6.1 Ursachen

Schluckstörungen bei Kindern treten durch unterschiedliche Krankheitsbilder auf. Es kommt zu verschiedenen Beeinträchtigungen der Nahrungsaufnahme, die u.a. auf orofaziale Dyskoordination zurückzuführen sind (☞ Kap. 14):

- Erkrankungen des zentralen Nervensystems mit orofazialen Einschränkungen und Beeinträchtigung der Muskelkoordination (Pörnbacher 1998):
  - frühkindliche Hirnschädigungen mit zerebraler Störung der Bewegungsentwicklung
  - Hirnnervenausfälle mit Folgeschäden wie Paresen, Teilparesen
  - SHT: oft durch eine primäre oder sekundäre Schädigung des Hirnstammes durch überhöhten Hirndruck
- Myopathie: z. B. Muskelschwäche wegen einer Hyper- oder Hypothyreose oder anderer hereditären metabolischen Myopathien
- Läsionen im Rahmen systemischer Erkrankungen (z. B. Turner-Syndrom, Down-Syndrom)
- angeborene Fehlbildungen (z. B. LKG-Spalten)
- psychogen bedingte Erkrankungen, d. h. Ablehnung von Essen

11.6.2 Diagnostik

Körperliche Untersuchung und bildgebende Verfahren (wie bei den o.g. Schluckstörungen beschrieben):

- klinisch-therapeutische Diagnostik zur Beurteilung der orofazialen Strukturen des Kindes
- videoendoskopischen Schluckversuch und/oder eine Röntgenkinematographie bei Verdacht auf Aspiration. Auswahl der Untersuchungsmethode je nach zugrunde liegender Störung und Alter des Kindes ausgewählt und danach, welche geeigneter ist, um das Behandlungskonzept erstellen zu können

11.6.3 Therapie

Die Behandlung der Schluckstörung bei Kindern muss auf das jeweilige pathologische Erscheinungsbild abgestimmt werden.

- therapeutische Hilfen zur Förderung der orofazialen Entwicklung, indem Eigenaktivitäten des Kindes erzeugt werden. Aufrichtungs- und Fortbewegungsmechanismen des Kindes werden genutzt und unterstützt. Im Vordergrund steht die orofaziale Bewegungsanbahnung durch Lagerung, Haltungsaufbau bzw. orofaziale Regulierung (Pörnbacher 1998)
- diätetische Maßnahmen: bei allen Störungen erforderlich (Nusser-Müller-Busch 1998). In Einzelfällen, z. B. bei LKG-Spalte, Hilfsmittel erforderlich (Wohlleben 1998)

Therapie bei LKG-Spalte

Bei Säuglingen mit einer LKG-Spalte möglichst physiologische Muskeltätigkeit beim Saugen und Schlucken herstellen. Die Behandlung erfolgt nach dem Castillo-Morales-Konzept in folgenden Teilschritten (Castillo Morales 1991):

Trink-/Gaumenplatte

Zur Erstversorgung des Defektes harten und weichen Gaumen. Wird vom Kieferorthopäden in den ersten Lebensstunden angepasst.

- physiologischer Saug- und Schluckvorgang wird möglich
- Unterdruck zum Saugen wird möglich
- Zungenruhelage wird verbessert
- Stimulationsreiz der Gaumenplatte auf Zunge, Wangen und Lippen, der den vorhandenen pathologischen Haltungs- und Bewegungsmustern entgegenwirkt

Orofaziale Regulationstherapie (ORT)

Weitere Indikation bei Säuglingen und Kindern ohne LKG-Spalte mit sensomotorischen Störungen in Gesicht, Mund und Rachen.

- manuelle Stimulationstherapie von Haut, Bindegewebe, Muskel-, und Gelenksrezeptoren
- beeinflusst alle motorischen Funktionen im orofazialen Bereich, v.a. Körper-, Kopf- und Kieferhaltung, Mimik, Wangen-, Lippen- und Zungenfunktionen sowie die orofazialen prälinguistischen Funktionen Saugen, Schlucken und Kauen
- Zungenfunktion eines Spaltkindes: i.d.R. im vorderen Zungendrittel dyspraktisch und hypoton (Schlaffheit), in den hinteren beiden Zungendritteln verstärkte Bewegungsaktivität (Wohlleben 1998)
- Ziel: möglichst physiologischer Saug- und Schluckvorgang
- Behandlungstechniken: Berührung, Ausstreichen, Zug, Druck und Vibration an speziellen Druckpunkten, Übungen am und im Mund sowie Übungen für die mimische Muskulatur, was eine Anregung für den ge-

samten orofazialen Komplex und für die gesamte Körpermuskulatur bedeutet. Durch eine intermittierende Vibration kann der Muskeltonus heraufgesetzt werden, durch eine lange und gleichmäßige Vibration entsteht eine Senkung des Muskeltonus. Mit einem speziellen Sauger und den individuell abgestimmten Stimulationstechniken kann der Säugling, obwohl dessen Spalte noch nicht operiert ist, schlucken und ein normales Schluckmuster erlernen

Therapie bei orofazialer Fehlentwicklung

Mechanische Saug- und Schluckstörungen bei Kindern durch abnorme Kieferextensionsmuster (Pörnbacher 1998), aus denen sich unzureichende, fehlende oder übersteigerte Nacken- und Kiefergelenksstellreaktionen entwickeln. Das orofaziale Bewegungsmuster ist gestört. Die motorische Entwicklung ist fehlerhaft, Koordination und Muskeltonus sind gestört. Es kommt zu Fehlbewegungen sowie zu morphologischen Fehlbelastungen. Zur Behandlung dieser orofazialen Fehlentwicklung werden beim Kind Eigenaktivitäten, die Aufrichtungs- und Fortbewegungsmechanismen beinhalten, provoziert.

11

Beispiel

Das Kind wird in die Bauchlage gebracht. Dadurch erfolgt eine Regulierung des Körperschwerpunktes, das Kind hebt aus genetisch veranlagtem Antrieb den Kopf an. Über diese Senkung des Körperschwerpunktes aus dem Nacken und dem Schultergürtelbereich werden die Nacken- und Kiefergelenksstellreaktionen für mundnahe Bewegungseinleitung, die genetisch programmiert sind (Pörnbacher 1998), automatisch und selbstregulierend angeregt.
Ist diese Bewegungseinleitung gegeben, sollte die angemessene orofaziale und die pharyngeale Differenzierung der Muskelfunktionen für eine Saug-, Kau-, und Schluckleistung ohne Kontrolle von außen reguliert werden. Überflüssige von außen gegebene Reize sollen entfallen, da sonst das Konzept für eine optimale orofaziale Entwicklungsentfaltung über provozierte Eigenaktivität im Rahmen von Aufrichtungs- und Fortbewegungsmechanismen gestört wird.

Nackendehnungsübungen

Bei älteren Kindern wird erst zu einem späteren Zeitpunkt eine orofaziale Haltungsregulierung durchgeführt.

Beispiel

Ein taktiler Reiz über die Haut wird sanft entlang der Wirbelsäule zum Scheitelpunkt am Kopf durchgeführt (vorsichtiges Nackenausstreichen). Das Kind wird damit fremdreflexiv zu einer Dehnung der Nackenextensoren provoziert. Diese Aufrichtung des Schluck- und Verdauungstraktes führt zu einer steigenden Transport- und Peristaltikleistung (Pörnbacher 1998).

Durch das Wiederholen der Nackendehnungsübungen und der provozierten Nackendehnungshaltung wird eine dem Atem angepasste Transportmobilisation gebahnt. Dies ist z. B. für aspirationsgefährdete Kinder oder für Kinder mit Störungen beim Schlucken von festen Nahrungskonsistenzen von großer Bedeutung, da es sonst zu lebensbedrohenden Situationen kommen kann. Bei Kindern mit einer einseitigen Innervationsstörung wird mit den Übungen zur betroffenen Seite hin gearbeitet.

Ernährung

Das Nahrungsangebot an den Säugling/das Kind muss sich an der Störung orientieren sowie dem Alter des Patienten entsprechend ausgerichtet sein (Nusser-Müller Busch 1998).

- bei Kindern, die mit einer PEG ernährt werden, müssen orofaziale Reize gegeben werden (z. B. Beißring aus Dörrobst)
- wird mit oraler Ernährung begonnen, muss wie bei der Erwachsenentherapie, auf Konsistenz, Geschmack und Temperatur beim Anreichen der Nahrung geachtet werden

12 Stimmstörungen

Sabine Hammer

12.1 Die gesunde Stimme

„Die gute Stimme ist frei von Nebengeräuschen, Druck, Dauer-, Fehl- und Überspannung. Ihr Klang ist in jeder Höhe beliebig kräftig oder leise, weit tragend, resonanzreich, weich und anstrengungslos" (Wirth 1995, S. 145).

Definitionen

- mittlere Sprechstimmlage: mittlere Tonlage, um welche die Sprechstimme moduliert
- Indifferenzlage: „Sollwert" für die mittlere Sprechstimmlage (Stimmtonhöhe), in welcher eine physiologische Stimmgebung mit dem geringsten Kraftaufwand möglich ist
- physiologischer Stimmumfang: Spektrum aller produzierbaren Töne
- musikalischer Stimmumfang: Spektrum der für die Singstimme verwertbaren Töne
- Phonationsapparat: das unmittelbar am Phonationsvorgang beteiligte Organsystem (Atmungsorgane, Kehlkopf und den Vokaltrakt umgebende Muskulatur)

Tab. 12.1: Normwerte für die gesunde Stimme

Parameter	Weibliche Stimme	Männliche Stimme
mittlere Sprechstimmlage	f–h	F–H
Dynamik Sprechstimme	um 70 dB	um 70 dB
Dynamikbreite gesamt	50–55 dB	50–55 dB
Sprechstimmumfang	7–12 Halbtonschritte	7–12 Halbtonschritte
physiologischer Stimmumfang	mind. 1,5 Oktaven	mind. 1,5 Oktaven
Tonhaltedauer	15–25 s	25–35 s
Stimmbelastung	Stimmermüden nach 4–6 h Stimmbelastung nach Stimmbelastungstest leichte Erhöhung der Stimmlage, leichte Resonanzabnahme	
laryngoskopischer Befund	glatte, reizlose, symmetrische Stimmlippen, bei Phonation Glottis gut einsehbar, vollständiger Glottisschluss; freie Beweglichkeit der Stimmlippen	
stroboskopischer Befund	bei Phonation gleichmäßiges und symmetrisches dreidimensionales Schwingungsbild, Öffnungsquotient = 1, d. h. Schluss- und Offenphase sind gleich lang; sichtbares Randkantenphänomen	

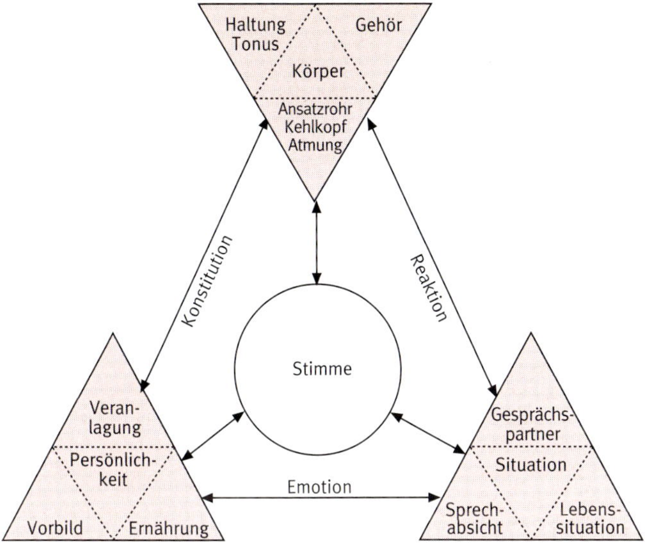

Abb. 12.1 Einflussfaktoren (aus: S. Hammer 2004).

Ist-Zustand der Stimme

Der Ist-Zustand einer Stimme hängt von zahlreichen einander beeinflussenden Faktoren ab. Die folgenden drei Bereiche stehen in wechselseitiger Beziehung zueinander und sind an Entstehung und Veränderung individueller Stimmmerkmale und stimmlicher Leistungsfähigkeit beteiligt:

- anatomische Verhältnisse: v.a. Kehlkopf und Form des Ansatzrohres/Vokaltraktes, Funktionstüchtigkeit des Gehörs und der Atemorgane. Weitere körperliche Umstände, wie Tonusverhältnisse und Beweglichkeit, beeinflussen die Funktion des Phonationsapparates
- situativer Kontext: bezogen auf Lebenssituation und Gesprächssituationen, wirkt sich über die Verbindung von emotionalen, psychischen und somatischen Reaktionen auf Phonationsfunktion und Stimmklang aus. Beispiel: Stress kann Atemfrequenz und allgemeine Tonusverhältnisse erhöhen. Dadurch zunehmende Anspannung der Kehlkopfmuskulatur mit erhöhter Sprechstimmlage und Abnahme der Resonanz
- personale Aspekte: charakterliche Veranlagung, Übernahme von Vorbildern und Lebenserfahrung

12.2 Die kranke Stimme

Definitionen

- Stimmstörung/Dysphonie: Einschränkung der Leistungs- und Belastbarkeit der Stimme, andauernde oder vorübergehende Veränderung des Stimmklanges durch eine organische Kehlkopferkrankung oder eine gestörte Kehlkopffunktion
- Heiserkeit: Beimischung von Geräuschanteilen im Stimmklang, z. B. Hauch oder Knarren
- Dysodie: Störung der Singstimme

12.2.1 Ursachen und Klassifikation

In der Praxis sind funktionelle (☞ Tab. 12.2) und organische Stimmstörungen (☞ Tab. 12.3) nicht immer klar voneinander abgrenzbar. Meistens besteht begleitend zu einer organischen Stimmerkrankung eine Fehlfunktion des Phonationssystems. Ebenso können sich bei chronischem oder akutem Fehlgebrauch der Stimme organische Befunde entwickeln (z. B. Einblutungen, Knötchen).

Tab. 12.2: Übersicht nicht organischer Stimmerkrankungen

Diagnose	Entstehung	Therapie	Komplikationen
Funktionelle Dysphonie	akuter oder gewohnheitsmäßiger Fehlgebrauch der Stimme	stimmtherapeutisch, ggf. flankierend psychotherapeutisch	sekundärorganische Veränderungen möglich (Knötchen, Granulome, Muskelatrophie)
Mutationsstimmstörung	Störungen im Ablauf der Mutationsphase	stimmtherapeutisch	bei manifester Störung Vokalisatrophie
Psychogene Stimmstörung	psychische Belastung, Stress, traumatische Erfahrungen, Konflikte	psychotherapeutisch, flankierend stimmtherapeutisch	bei Nichtbewältigung der Ursache droht Symptomverschiebung
Spastische Dysphonie	unklar	psychologische Unterstützung zur Bewältigung der Konsequenzen	in der Regel therapieresistente Störung

Tab. 12.2: Übersicht nicht organischer Stimmerkrankungen

Diagnose	Entstehung	Therapie	Komplikationen
Dysodie	falsche Gesangstechnik, akute Überlastung	stimmtherapeutisch und gesangspädagogisch	Sängerknötchen, Einblutungen auf Stimmlippen
Dysphonie bei Schwerhörigkeit	Störung der audiophonatorischen Kontrolle	stimmtherapeutisch	☞ funktionelle Dysphonie

Tab. 12.3: Übersicht organische Stimmerkrankungen

Diagnose	Entstehung	Therapie	Komplikationen
Hormonelle Stimmstörungen	Störungen des hormonalen Systems	medikamentös, ggf. stimmtherapeutisch	z. B. nach Kehlkopfwachstum kein Einfluss auf die Stimmlage möglich
Stimlippenlähmungen	Funktionsausfall der zuleitenden Nerven	stimmtherapeutisch, ggf. operativ	dauerhaft geminderte Belastungsfähigkeit der Stimme
Stimmlippenknötchen, Kontaktgranulom, Sängerknötchen	stimmlicher Fehlgebrauch	Stimmtherapie, später u.U. Abtragung nötig	Rezidive möglich
Laryngitis, Reinke-Ödem, Stimmlippenpolyp	entzündliche Prozesse, Stimmbelastung	Ausschaltung von Ursachen, medikamentös, stimmtherapeutisch	sekundär funktionelle Störung
Gastroösophageale Refluxkrankheit	Erkrankung von Magen und Speiseröhre	medikamentös, Ernährungsumstellung	sekundär funktionelle Störung
Kehlkopffehlbildungen	anlage- oder verletzungsbedingt	stimmtherapeutisch, ggf. operativ	dauerhaft minderbelastbares Stimmorgan
Stimmlippenzyste	Veränderung von Schleimdrüsen	operativ, anschließend stimmtherapeutisch	

Tab. 12.3: Übersicht organische Stimmerkrankungen

Diagnose	Entstehung	Therapie	Komplikationen
Stimmlippen-papillom	virusbedingt oder Präkan-zerose	operativ, anschl. stimmtherapeu-tisch	Rezidiv möglich
Larynxkarzinom	Zellentartung	operativ, anschl. stimmtherapeu-tisch	Rezidiv möglich
Stimmlippen-hämatom	akute Stimm-überlastung	Stimmschonung, Stimmtherapie	funktionelle Stimmstörung
Traumatische Stimmstörungen	Gewalteinwir-kung	möglichst opera-tiv, stimmthera-peutisch	dauerhaft minder-belastbares Stimmorgan

12.2.2 Schweregrad

Bestimmung anhand des Kehlkopfbefundes und Veränderungen in Klang und Leistungsfähigkeit der Stimme (☞ Kap. 12.3). Unabhängig davon tragen Lebensumstände und subjektiver Leidensdruck wesentlich dazu bei, ob und welche therapeutische Maßnahmen ergriffen werden.

- bei funktionellen Stimmstörungen ist der Übergang von „gesund" zu „krank" fließend
- Abhängigkeit von Sprechbelastung: bei Tätigkeit in einem Sprechberuf kann eine Einschränkung der Stimmleistung zu Beeinträchtigungen bei der Berufsausübung führen. Eine objektiv gleichwertige Stimmstörung kann bei Menschen mit geringer Stimmbelastung unbemerkt bleiben. Berufe, für deren Ausübung ein funktionstüchtiges Stimmorgan unverzichtbar ist: Schauspieler, Sänger, Rundfunksprecher, Lehrer, Geistliche, Dozenten und Erzieher

6 % der Gesamtbevölkerung sind von einer Stimmstörung betroffen. Davon sind 16 % Lehrer und 6,5 % Schauspieler (Böhme 2003, S. 154).

12.2.3 Folgen

Eine Stimmstörung beeinträchtigt immer die Kommunikationsfähigkeit und kann neben Missempfindungen/Schmerzen und Sprechanstrengung folgende Konsequenzen nach sich ziehen:

- Minderung sozialer Kontakte
- Minderung der Ausdrucks- und Durchsetzungsfähigkeit
- Einschränkungen in der Berufsausübung (bis hin zur Berufsunfähigkeit)
- Aufgabe/Einschränkung von Freizeitaktivitäten (z. B. Chorgesang)

12.3 Diagnostik

12.3.1 Anamnestische Angaben

Für die Diagnosestellung sowie die Therapieplanung geben die folgenden Fragen wichtige und teils therapieentscheidende Hinweise:

- Wie lange besteht die Problematik, wie ist sie verlaufen?
  - plötzliche Heiserkeit spricht für ein akutes infektiöses Geschehen, einen Zustand nach extremer Stimmbelastung oder eine psychogene Stimmstörung
  - langfristige Heiserkeit, die u.U. bereits im Kindesalter bestand, sowie auffällige Stimme in der nahen Verwandtschaft sprechen für eine funktionelle/habituelle Ursache
- Gibt es typische Schwankungen der Stimmqualität im Laufe des Tages?
  - bessert sich die Stimme im Tagesverlauf, ist psychogene Ursache möglich
  - Verstärkung der Beschwerden nach Stimmbelastung sowie gegen Abend ist typisch für eine funktionelle Dysphonie
- Wie hoch ist die tägliche (berufliche und private) Stimmbelastung? Hieraus wird die Dimension der Stimmstörung für den Betroffenen deutlich: Gefährdung der Berufsfähigkeit oder Minderung der Lebensqualität durch Einschränkungen in der Freizeitgestaltung?
- Gibt es Reaktionen Außenstehender auf Ihre Stimme? Sofern der Patient erst durch Hinweise anderer auf die Problematik aufmerksam gemacht wurde, muss die tatsächliche Motivation für eine mögliche Therapie geklärt werden. Empfindet der Patient die Reaktionen der Umwelt als störend, kann dies die Therapiebereitschaft erhöhen
- Fragen nach sonstigen Erkrankungen, Therapien und Medikamenten:
  - Erkrankungen im HNO-Bereich, insbesondere Einschränkungen der Hörfähigkeit
  - Erkrankungen des Bewegungsapparates, des Magens oder Herzens, des Nervensystems sowie vegetative Erkrankungen

- stimmverändernde Medikamente sind (u.a.) hormonhaltige Präparate, Psychopharmaka und Substanzen, die sich auf die Feuchtigkeit der Schleimhäute auswirken
- Frage nach außergewöhnlichen Belastungen jeglicher Art
  Körperliche Schwachstellen machen sich häufig bei besonderer Belastung bemerkbar. Dies betrifft in erster Linie die funktionell bedingten Dysphonien. Damit wird kein Hinweis auf eine (ausschließlich) psychisch bedingte Problematik gegeben
- Wie hoch ist der subjektive Leidensdruck?
  Erfolgsaussichten einer Stimmtherapie hängen davon ab, wie sehr sich der Patient durch die Stimmstörung beeinträchtigt fühlt. Die Bereitschaft zur Veränderung und zum häuslichen Üben steigt mit dem Schweregrad der subjektiven Beschwerden

12.3.2 Logopädische Diagnostik

Wichtigste Untersuchungen sind:
- Stimmklangbeurteilung: Beschreibung der Stimme während des Vorlesens eines Textes und in freier Rede (☞ Tab. 12.4)
- Stimmfeldmessung: Ermittlung des Stimmumfanges bezüglich Lautstärke und Frequenz mittels Klavier/sonstigem geeichtem Musikinstrument und Schallpegelmessgerät
- Messung der mittleren Sprechstimmlage: in freier Rede Bestimmung der Tonlage, um welche die Sprechstimme moduliert
- Messung Sprechstimmumfang: bei freier Rede Bestimmung der oberen und unteren Grenze der Tonlage und Lautstärke
- Messung Tonhaltedauer: Phonation auf /m/ und /a/, Zeit messen
- Stimmbelastungstest: Simulierung von Störschall durch teilweise Vertäubung, der Patient soll unter diesen Bedingungen 20 Minuten am Stück lesen (☞ Tab. 12.1)

Tab. 12.4: Geläufige Parameter zur Stimmbeschreibung

Kriterien	Parameter
Lautstärke	laut, leise, überladen
Resonanz, Volumen, Teiltonspektrum	hell, dunkel, brillant, schrill, kopfig, resonanzreich, resonanzarm, tragend, klangarm, dünn, voll, voluminös, piepsig
Tonhöhe, Stimmlage	(hoch/tief), physiologisch, überhöht, nach unten gedrückt

Tab. 12.4: Geläufige Parameter zur Stimmbeschreibung

Kriterien	Parameter
Geräuschanteile	klar/heiser; hauchig, knarrend, kratzend, rau, rauchig, krächzend, diplophon, aphon, belegt, blechern, schnarrend, flüsternd
Stimmstabilität	brüchig, stabil, kippend
Spannungsverhältnisse im Ansatzrohr (wirkt sich auch auf das Teiltonspektrum aus)	knödelnd, kehlig, nasal, kloßig
Stimmgebung	hart, weich, gepresst, angestrengt, gequetscht, verhaucht

Stimmklangbeschreibung

„Das funktionelle Hören des Untersuchers spielt eine wesentliche Rolle und sollte vor jeder apparativen Stimmdiagnostik Vorrang haben" (Böhme 2003, S. 157).

Apparative Maßnahmen können die Genauigkeit des menschlichen Gehörs nicht ersetzen. Auch in der Therapie ist die akustische Wahrnehmungsfähigkeit von Patient und Therapeut das wichtigste Kriterium zur Kontrolle bei der Durchführung von Stimmübungen.

GRBAS-Skala

Entwickelt vom japanischen Komitee für Stimmfunktionsuntersuchungen. Reproduzierbare Beschreibung und Einteilung einer Stimmstörung anhand von fünf Parametern:

- G („grade"): Grad der Heiserkeit (klare Stimme, Heiserkeit, Aphonie)
- R („rough"): Rauheit der Geräuschanteile im tieferen Anteil des Stimmspektrums, die durch unregelmäßige Stimmlippenschwingungen entstehen (Rauhigkeit, Knarren)
- B („breathy"): Verhauchtheit der Stimme durch Ausströmen wilder Luft, die nicht in Phonation umgewandelt wurde
- A („astenic"): Verlust an Klangfülle durch Kraftlosigkeit
- S („strained"): gepresste Stimmfunktion

RBH-Skala

In Europa hat sich in Anlehnung an die GRBAS-Skala die reduzierte Einteilung nach R (Rauhigkeit), B (Behauchtheit) und H (Heiserkeit) in einer jeweiligen Skalierung von 0-3 durchgesetzt.

12.3.3 Atmung

Bei Stimmstörungen häufig Einschränkungen der Atemfunktion. Eine organisch bedingte Atemfunktionsstörung kann Auslöser einer Stimmstörung sein.
Als physiologisch gilt die kostoabdominale Atemform. Neuere Therapiekonzepte gehen jedoch von individuellen Voraussetzungen aus und schreiben keinen allgemein gültig korrekten Atemablauf vor.
Eine Untersuchung der Atmung gibt in erster Linie Aufschluss über therapeutische Maßnahmen zur Behandlung einer Stimmstörung.

Tab. 12.5: Untersuchung der Atmung

Untersuchung	Norm	Auffälligkeiten
Beobachtung der Atmung in Ruhe	kombiniert kostoabdominal, gleichmäßige Atemzüge, Atempause nach Ausatmung, Nasenatmung	Hochatmung, unregelmäßige Atemzüge, fehlende Atempause oder nach der Einatmung, Mundatmung
Beobachtung der Atmung beim Sprechen	kombiniert kostoabdominal, überwiegend oral, deutlich sichtbare Atembewegungen, vertiefte Einatmung	Schnapp- oder Hochatmung, Anhalten der Luft nach Einatmung, hörbare Atemgeräusche, Abgabe von Restluft nach Phonation
Zählen der Atemzüge pro Minute	10–20	mehr als 20
Messung der Ausatemdauer	Frauen: mind. 15 s Männer: mind. 20 s	darunter
Verhältnis von Ein- und Ausatmung in Ruhe	1:1,5	grobe Abweichung
Verhältnis von Ein- und Ausatmung während der Phonation	1:3 bis 1:8	grobe Abweichung
Zählen der gesprochenen Silben pro Einatmung	mind. 10	weniger

12.4 Funktionelle Dysphonien

Einschränkung der Funktion des Phonationssystems ohne organische Kehlkopfveränderungen. Störung der Stimmlippenschwingung durch Ungleichgewicht der am Stimmvorgang beteiligten Muskeln mit Veränderungen des Stimmklanges und Einschränkung der stimmlichen Leistungsfähigkeit.

Definitionen

- Sanduhrglottis (Internus-Transversusschwäche): sanduhrförmiger Spalt bei Phonation, Schwingungsmaximum am Übergang vom vorderen zum mittleren Stimmlippendrittel
- phonatorisches Kontrollsystem: übergeordnete zentralnervöse Kontrolle von Phonationsbewegungen aus den zwei Regelmechanismen der neuromuskulären und der audiophonatorischen Kontrolle

12.4.1 Ursachen

Nur selten eine einzelne Ursache, meist multifaktorielles Geschehen mit gegenseitiger Beeinflussung von Konstitution, Verhalten und Emotionen.

- konstitutionelle Faktoren: anlagebedingte Einschränkung des Phonationsapparates und beteiligter Funktionen, z. B. *Schwerhörigkeit, Störungen der Mutationsphase*
- habituelle Faktoren: erworbener, gewohnheitsmäßiger Fehlgebrauch der Stimme, z. B. elterliches Vorbild, Nachahmung von Modeströmungen
- phonogene Faktoren: Überlastung des Stimmapparates, z. B. Berufsdysphonie, stimmbelastende Freizeitgestaltung
- organische Faktoren: Dysphonie bei organischer Grunderkrankung, z. B. rezidivierende Halsentzündungen, Erkrankungen des Bewegungsapparates
- psychogene Faktoren: Stimmstörung infolge einer psychischen Erkrankung oder herabgesetzte Stressbewältigung, z. B. Depressionen, unbewältigte Krisen- oder Konfliktsituationen

12.4.2 Erscheinungsbild

Entsteht meist über Jahre. Unter besonderer Belastung behandlungsbedürftige Ausprägung mit entsprechendem Leidensdruck.
In der Praxis gelingt die eindeutige Diagnose einer hyper- bzw. hypofunktionellen Dysphonie nicht oft, da die Symptomatik individuell variiert und sich Hyper- und Hypofunktionen sekundär ausbilden können. Auch sind

in der Literatur die Angaben zur Symptomatik uneinheitlich (Löhr et al. 2003). Meistens finden sich gemischte Dysphonien mit einer Kombination der in Tab. 12.6 genannten Symptome und Befunde.

Tab. 12.6: Übersicht Erscheinungsbild hyperfunktionelle Dysphonie/hypofunktionelle Dysphonie

	Hyperfunktionelle Dysphonie	Hypofunktionelle Dysphonie
Ursachen	i.d.R. gewohnheits-, berufs- oder temperamentsbedingte Stimmüberlastung	häufig Erschöpfungszustände, psychische Faktoren, reduzierter Gesamtkörpertonus
Entstehung	Schwingungsunregelmäßigkeiten bei der Phonation infolge eines erhöhten Glottiswiderstandes	Schlussinsuffizienz (Glottisspalt) bei Phonation infolge reduziertem glottischem Widerstand
Subjektive Beschwerden	Zunahme der Beschwerden bei Sprechbelastung: Heiserkeit, Missempfindungen oder Schmerzen im Kehlkopfbereich, Räusperzwang, Trockenheit	rasches Stimmermüden, Sprechanstrengung, geringe Stimmkraft
Stimmklang	hart, rau, knarrend, gepresst, heiser, verhaucht, resonanzarm, harte/knarrende Stimmeinsätze	kraftlos, leise, weich, heiser, belegt, verhaucht, resonanzarm, behauchte Stimmeinsätze
Begleitsymptomatik	gesamtkörperliche Tonuserhöhung, Hochatmung, Überartikulation oder Abnahme der Artikulationsgenauigkeit, Verspannungen v.a. von Hals-, Schulter-, Nacken- und mimischer Muskulatur, erhöhter Würgereiz bei Spiegelung	Neigung zu reduziertem Körpertonus, sekundäre Überspannungen im Bereich Hals, Schulter, Nacken möglich, oft ungenaue, verwaschene Artikulation, flache Atmung
Laryngoskopischer Befund	Stimmlippen reizlos, glatt, mögliche Rötung bei akuter Stimmüberlastung. Einspringen der Taschenfalten, supraglottische Enge	Schlussinsuffizienz: ovalärer Glottisspalt (Internusschwäche) oder Schlussinsuffizienz im hinteren Drittel (Transversusschwäche)
Stroboskopischer Befund	Offenphase verkürzt, geringe Amplituden, unregelmäßiges Schwingungsbild, eingeschränktes Randkantenphänomen	weite Amplituden, verkürzte Schlussphase

Tab. 12.6: Übersicht Erscheinungsbild hyperfunktionelle Dysphonie/hypofunktionelle Dysphonie

	Hyperfunktionelle Dysphonie	Hypofunktionelle Dysphonie
Mögliche Komplikationen	Kehlkopfentzündung oder Einblutung auf den Stimmlippen, Bildung von Knötchen oder Granulomen, Vokalisatrophie, Taschenfaltenstimme, sekundäre Hypofunktion	sekundäre Ausbildung einer hyperfunktionellen Dysphonie, Vokalisatrophie

Taschenfaltenstimme

Sonder- bzw. Extremform der hyperfunktionellen Dysphonie. Anspannung bei Stimmgebung so stark, dass sich die Taschenfalten berühren und Phonation auf Taschenfaltenebene stattfindet. Die Stimme ist aphon, kaum steigerungs- oder modulierfähig, die Tonhaltedauer ist stark verkürzt.
Bei organischen Befunden (z. B. Stimmlippenlähmung oder -resektion), die eine Annäherung der Stimmlippen nicht mehr zulassen, kann das Antrainieren einer Taschenfaltenstimme erwünscht sein.

12.4.3 Therapie

Funktionelle Übungsbehandlung

- Schulung des auditiven und taktil-kinästhetischen Empfindens für die eigene Stimme (Schulung des phonatorischen Kontrollsystems)
- gesamtkörperliche tonusregulierende Maßnahmen
- Erarbeitung einer physiologischen Ruhe- und Phonationsatmung
- Artikulationspräzisierung
- Resonanzaufbau
- Ausarbeitung differenzierter Parameter wie Phonationsdauer, Prosodie, Vokaleinsätze, Intonation

Begleitende personelle Maßnahmen

- Finden und Ausschalten der die Stimmstörung verursachender und aufrechterhaltender Faktoren
- Beobachten und Verändern des eigenen Stimmverhaltens
- Transferleistungen in die Alltagssituation
- ggf. flankierend psychotherapeutische Behandlung

12.5 Funktionelle Mutationsstimmstörungen

Stimmstörungen infolge oder während eines fehlerhaft oder unvollständig verlaufenden Stimmwechsels. Mutationsdreick: unvollständiger Stimmlippenschluss im hinteren Drittel (Transversusschwäche).

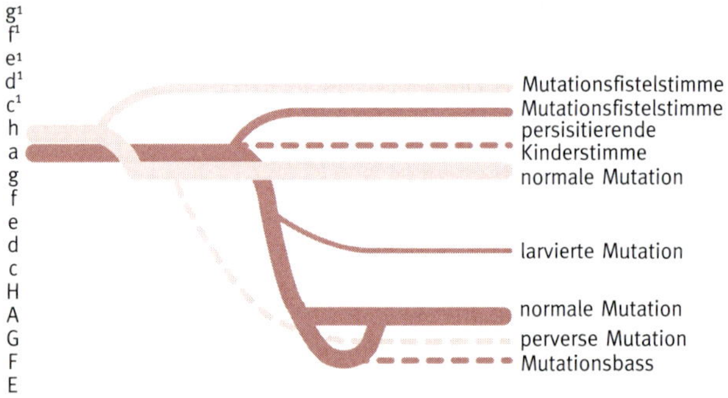

Abb. 12.2 Veränderung der Stimmlage nach dem Stimmwechsel bei unterschiedlichen Mutationsstörungen. Die Angaben zur Tonhöhe gelten als ungefähre Werte. Orange = weibliche Stimme, schwarz = männliche Stimme (in Anlehnung an Wirth 1995, S. 287; Hammer 2004).

Ursachen

- übermäßige Stimmbelastung während der Mutationsphase
- Unmusikalität
- Störungen im ZNS während der Hormonumstellung
- Störungen im phonatorischen Kontrollsystem
- abnorme Mutterbindung
- Schwierigkeiten bei der Identifikation mit der männlichen oder weiblichen Rolle

12.5.1 Formen und Erscheinungsbild

Tab. 12.7 Formen von Mutationsstimmstörungen

Funktionelle Mutationsstimmstörungen	Endokrine (organische) Mutationsstimmstörungen
• Mutationsfistelstimme • unvollständige Mutation (mutatio incompleta) • unauffällige Mutation (larvierte Mutationsstörung) • stark verlängerte Mutation (mutatio prolongata) • manche Fälle perverser Mutation bei Mädchen • Mutationsbass bei Jungen	• persistierende Kinderstimme • verzögerte Mutation (mutatio tarda) • verfrühte Mutation • Schwangerschaftsmutation • manche Fälle perverser Mutation bei Mädchen

Unvollständige/unauffällige Mutation

- am häufigsten beim männlichen Stimmwechsel
- Symptomatik: Stimme sinkt nicht vollständig ab, sondern bleibt 2–3 Ganztöne oberhalb der eigentlichen Sprechstimmlage. Bei Phonation dauerhaft erhöhter Kraftaufwand, so dass spätestens unter Stimmbelastung Symptome einer hyperfunktionellen Dysphonie auftreten
- Anamnese: Hinweis ist ein nicht oder kaum wahrgenommener Stimmwechsel. Betroffene werden am Telefon gelegentlich mit „Frau..." angesprochen
- Kehlkopfbefund: unvollständiger Glottisschluss/Mutationsdreieck, gerötete und hyperplastische Stimmlippen

Mutationsfistelstimme

- Symptomatik: Sprechstimme liegt bei Männern und Frauen nach dem Stimmwechsel noch oberhalb der kindlichen Sprechstimmlage. Stimme klingt schrill, piepsig, dünn, kopfig, häufig kratzig, verhaucht, und ist kaum belastbar. Dauerhaft Inaktivitätsatrophie des M. vocalis möglich
- Kehlkopfbefund: unvollständiger Stimmlippenschluss/Mutationsdreieck, gerötete und hyperplastische Stimmlippen, unregelmäßiges Schwingungsbild mit verkürzten Amplituden

Stark verlängerte Mutation

Der Stimmwechsel dauert über Jahre, die Stimme ist währenddessen instabil, gering belastbar und kippt zwischen den Stimmlagen

Mutationsbass/funktionell bedingte perverse Mutation

Stimme bleibt nach Stimmwechsel unterhalb der Indifferenzlage. Ursache ist in der Regel das Nachahmen von Modeströmungen oder der Wunsch, besonders „reif" zu wirken.

12.5.2 Therapie

Funktionsorientierte Stimmtherapie

- Verbesserung der Stimmwahrnehmung
- Schulung des musikalischen Gehörs
- Abbau kompensatorischer Spannungsmechanismen, gesamtkörperlich
- Entspannung der Kehlkopfmuskulatur
- Absenken der mittleren Sprechstimmlage
- möglichst Nachvollzug des Stimmwechsels
- Erarbeitung einer anstrengungsfreien Phonation

Mögliche flankierende Maßnahmen

- Ursachenforschung und -bewältigung im Rahmen einer psychotherapeutischen Behandlung
- Unterstützung bei der Identifikation mit der veränderten Stimmlage

12.6 Psychogene Dysphonien

Auch: Phononeurose

Stimmstörung als Symptom der Somatisierung einer psychischen „Fehlhaltung" infolge einer außerordentlichen psychischen Belastung oder einer nicht zu bewältigenden Konfliktsituation.

- psychogene Dysphonie: Heiserkeit bei entweder mehr gepresster oder mehr verhauchter Stimmgebung
- psychogene Aphonie: Flüsterstimme oder reine Taschenfaltenstimme
- Simulation: absichtsvolles Verändern der Stimme zum Vortäuschen eines krankhaften Zustandes
- Aggravation: das Beibehalten bzw. Verschlimmern von Symptomen während oder nach einer Erkrankung

12.6.1 Erscheinungsbild

- typischerweise plötzliches Auftreten, wird vom Erkrankten häufig mit einer Erkältung oder einem auslösenden Ereignis (z. B. Insektenstich, etwas Kaltes gegessen) in Verbindung gebracht
- tönender Hustenstoß, oft auch tönendes Lachen
- Ausschaltung der auditiven oder kinästhetischen Rückkopplung führt in der Regel zum normalen Stimmklang
- Kehlkopfbefund: unauffällig, bei Phonation schließen Stimmlippen nicht oder nur teilweise oder es kommt zum Einsatz der Taschenfalten

12.6.2 Therapie

Die gängige Therapie der psychogenen Dysphonie wie der Aphonie erfolgt interdisziplinär kombiniert logopädisch/psychotherapeutisch.

- Überrumpelungsmethode: Rückkoppelungsreize über das Gehör oder das taktil-kinästhetische Empfinden werden bei Phonation durch Vertäubung und manueller Irritation des Kehlkopfes ausgeschaltet, bis der Patient auch ohne Vertäubung wieder normal phoniert. Dadurch meist Wiederherstellung der Stimme möglich
- anschließende Psychotherapie zur Aufdeckung der Ursachen ist dann unumgänglich, da sonst eine Symptomverschiebung droht

12.7 Spastische Dysphonie

Auch: Stimmstottern, spasmodische Dysphonie. Unwillkürliche, krampfartige Kontraktion des Kehlkopfes während der Phonation.

Ursachen

Bislang noch unklar. Vermutet werden Verletzungen des ZNS, Einnahme von zentral wirksamen Medikamenten, psychische Erkrankungen und Fehlfunktionen der zentralnervösen Kontrolle.

12.7.1 Erscheinungsbild

- unkoordiniertes Verkrampfen der Kehlkopfmuskulatur
- stockende, unterbrochene Sprechweise
- gequetschter, zittriger, ächzender oder kippender Stimmklang
- kurze intermittierende Phasen unauffälligen Stimmklanges
- Wiederholungen und Verlängerungen einzelner Stimmsegmente
- verlangsamter Redefluss
- seltener verhauchter, aphoner Stimmklang
- Verkrampfung der Atem- und Atemhilfsmuskeln
- uneinheitliche Atemabläufe, Atemlosigkeit
- erschwertes Artikulieren
- Verkrampfungen der Oberkörper- und mimischen Muskulatur

12.7.2 Therapie

Logopädische und psychotherapeutische Maßnahmen ohne Einfluss auf die Symptomatik. Therapieziel ist die Erleichterung im Umgang mit der Erkrankung sowie der Verbesserung der psychischen Situation des Patienten. Eine Inaktivierung des N. recurrens mit Botulinumtoxin kann die Beschwerden reduzieren.

12.8 Stimmlippenlähmungen

Bewegungsdefizit des Kehlkopfes durch eine eingeschränkte Funktion der zuleitenden Nerven. Es kommt zum Verlust der groben Beweglichkeit der Stimmlippen und/oder der passiven Stimmlippenspannung.

12.8.1 Erscheinungsbild

Tab. 12.8: Stimmlippenlähmungen

Art der Lähmung	Schädigungsort	Ursachen	Folgen
Zentral	oberhalb der Hirnnervenkerne (suprabulbär)	Erkrankungen oder Verletzungen des ZNS	Ausfall der groben Beweglichkeit des Kehlkopfes mit Erhalt von Husten- und Würgreflex laryngeale Spastiken und unwillkürliche Bewegungen der Stimmlippen
Peripher	Bereich der Hirnnervenkerne (nukleär bzw. bulbär) oder darunter (infranukleär)	toxisch, degenerativ oder infektiös	Ausfall der Reflexe (Husten/Würgen) selten isolierte nukleäre Lähmungen
Infranukleär	N. vagus	Operation an Schilddrüse, Hals, Lunge oder Herz Traumata des Halses oder der Stimmlippen (durch Intubation) Tumorerkrankungen, Infektionen, allergische Reaktionen, Vergiftungen	schlaffe Lähmung: ungenügende Schwingungsfähigkeit der Stimmlippe, bei Fixierung in Median- oder Paramedianstellung, starke Einschränkung der Stimmqualität
	N. laryngeus superior		schlaffe Lähmung: ungenügende Schwingungsfähigkeit der Stimmlippe, aber Erhalt der groben Beweglichkeit, starke Einschränkung der Stimmqualität
	N. recurrens		straffe Lähmung: Erhalt der Schwingungsfähigkeit, geringe Beeinträchtigung der Phonation bei Fixierung in Median- oder Paramedianstellung

Position der gelähmten Stimmlippe

- Medianstellung: Fixierung entlang der Mittellinie ohne/mit geringfügiger Beeinträchtigung der Phonationsfunktion, Behinderung der Atmung möglich
- Paramedianstellung: leichte Abweichung von der Mittellinie, Atmung und Phonation mehr oder weniger beeinträchtigt
- Intermediär- oder Lateralstellung: Fixierung in Respirationsstellung, Phonation stark eingeschränkt, Respiration unauffällig

Verlauf

- Zerrung oder Quetschung des Nervs: Spontanremission innerhalb von 10 Tagen bis 6 Mon. möglich
- Nervenverletzung: Art und Position der Lähmung können sich verändern
- Nervdurchtrennung: irreversible Lähmung

12.8.2 Therapie

- Ziel: Gelähmte Stimmlippe wird durch eine Kompensationsleistung der gesunden in Schwingung versetzt
- Prinzip: Die gesunde Stimmlippe muss sich der gelähmten möglichst weit nähern
  - straffe Lähmung: Kraft der umliegenden Muskelgruppen erforderlich, die durch entsprechende Körper- und Phonationsübungen bereitgestellt werden kann
  - schlaffe Lähmung: zusätzlich präzise Regulierung des Atemstromes unter Rücknahme kompensatorischer Kräfte, um Glottisschluss und Schwingungsfähigkeit zu erreichen
- Planung: Stimmtherapie möglichst früh einleiten und mindestens 2 × wöchentlich durchführen

12.9 Stimmstörungen bei gastroösophagealer Refluxkrankheit

Auch: Refluxlaryngitis, refluxassoziierte Laryngitis, Laryngitis posterior, Laryngopharyngeal Reflux (LPR)

Stimmstörung durch Kontakt der Larynxschleimhaut mit Magensäure infolge eines pathologischen Refluxes oder Laryngitis infolge eines Hustenreizes, der durch einen säureinduzierten Vagusreflex im Bereich des unteren Ösophagus ausgelöst wird.

12.9.1 Erscheinungsbild

- gastroösophagealer Reflux: Sodbrennen, saures Aufstoßen, Oberbauchbeschwerden, Reizhusten, Dysphagie, Globusgefühl, Pharyngitis, Laryngitis, Stimmstörung
- phoniatrisch relevante Folgeerkrankungen: Larynxgranulom, Stimmlippenknötchen, Reinke-Ödem, Sulcus glottidis, subglottische Stenose, Leukoplakie/Laryngomalazie, Larynxkarzinom, Laryngospasmus
- Stimmstörung und Reizhusten häufiger als Sodbrennen. Es ist davon auszugehen, dass ein Reflux öfter als bisher angenommen zur Entstehung einer Stimmstörung beiträgt, auch wenn keine Magenbeschwerden vorliegen (Keilmann 2004)

12.9.2 Diagnostik

Mittels Endoskopie des Gastrointestinaltraktes werden nur etwa 60 % der Refluxerkrankungen erkannt (Jaspersen 2002; Labenz 2002).

12.9.3 Therapie

- bei therapieresistenten Stimmstörungen im Sinne eines Ausschlussverfahrens sollte eine medikamentöse Therapie mit säurehemmenden Substanzen durchgeführt werden
- diätische und habituelle Maßnahmen

12.10 Kindliche Dysphonie

Auch: juvenile Dysphonie

Wichtige statistische Angaben
- betroffen sind 5 – 10 % der 10-Jährigen
- mit zunehmendem Alter seltener

Verlauf

Oft spontanes Abklingen im Laufe der Pubertät, häufiger bleiben die Stimmprobleme jedoch bestehen.

12.10.1 Funktionelle juvenile Dysphonie

Ursachen

- periphere oder zentrale neurologische Erkrankungen
- Hörstörungen
- organische Erkrankungen des Phonationsapparates
- ungünstiges Stimmvorbild von Bezugspersonen (Eltern, Geschwister, Lehrer, Erzieher, Freunde). Oft ungünstiges Stimmverhalten in der gesamten Familie, häufig sind Elternteile ebenfalls von Stimmstörung betroffen
- gewohnheitsmäßiger Stimmmissbrauch (Schreien, zu lautes Sprechen, Imitation ungünstiger Stimmmuster wie Krächzen, Kreischen, Quietschen)
- Mangel an Musikalität und Rhythmusgefühl
- Defizite des phonatorischen Kontrollsystems (mangelnde Rückmeldung und Verarbeitung akustischer wie taktil-kinästhetischer „Eigenreize")
- genetische Faktoren, charakterliche Einflüsse, Temperament
- unphysiologischer Chorgesang

Erscheinungsbild

Der Befund entspricht im Wesentlichen dem einer funktionellen Dysphonie bei Erwachsenen, wobei meist das hyperfunktionelle Erscheinungsbild im Vordergrund steht.
- gepresste, angestrengte Stimmgebung
- Heiserkeit meist als Kratzen, Verhauchtheit bis hin zur Aphonie
- Kippen der Stimmlage möglich
- Überschreiten des Stimmumfanges nach oben und unten
- verminderte Resonanz
- Tonhaltedauer, Gleittonvermögen eingeschränkt
- harte Stimmeinsätze

12.10.2 Organische juvenile Dysphonien

Im Kindestalter treten Zysten, Polypen und Papillome selten auf.

Schreiknötchen

- bilaterale symmetrische Verdickung der Stimmlippen im Bereich der maximalen Schwingung (Mitte der Stimmlippen) infolge chronischer Hyperfunktion
- entsprechen in Symptomatik und Behandlung den Sängerknötchen im Erwachsenenalter
- immer Indikation für Elternberatung und intensive stimmtherapeutische Behandlung

12.10.3 Therapie

Nach operativer Entfernung organischer Stimmlippenveränderungen sind stimmtherapeutische Maßnahmen zur Vorbeugung von funktionellem Fehlgebrauch angezeigt.

12

Bei kindlichen Stimmstörungen im Vor- und Grundschulalter steht die Elternarbeit an erster Stelle, ggf. familienpsychologische Beratung. Begleitend kindgerechte Übungsmaßnahmen, die i.d.R. aber erst im fortgeschrittenen Alter Erfolge erzielen. Übungsbehandlung von jüngeren Kindern kann nur zur Heilung führen, wenn Eltern die Kinder beim konsequenten häuslichen Üben unterstützen.

Funktionelle Übungsbehandlung wird in der Therapie kindgerecht und nach Möglichkeit spielerisch gestaltet:

- Entwickeln eines Bewusstseins für die Stimme, Kennen lernen der eigenen Stimme
- Experimentieren mit der Stimme
- Ausprobieren physiologischer und unphysiologischer Phonationsmuster
- Schulung der Hörwahrnehmung
- Schulung der Eigenwahrnehmung allgemein

Elternarbeit

- Reflektion und Kontrolle des eigenen Stimmverhaltens
- ggf. Ergreifen stimmtherapeutischer Maßnahmen für beide oder einen Elternteil
- Beobachtung des Kommunikationsverhaltens innerhalb der Familie
- Zeitplanung im häuslichen Tagesablauf überdenken, um Zeitdruck zu vermeiden
- Information weiterer Bezugspersonen durch die Eltern: Erzieherinnen, Lehrerinnen, Betreuungspersonen, Freundeskreis

- möglichst Umgehen besonders stimmbelastender Situationen
- Hilfestellung beim Einführen stimmentlastender Gewohnheiten, z. B. tägliche Ruhephasen, Absprachen in der Familie zur Vermeidung von Kommunikation über räumliche Distanzen

12.11 Dysodie

Störung der Singstimme.

12.11.1 Gesangstimme

Tab. 12.9: Übersicht Gattungen der Gesangstimme (ungefähre Werte)

Weibliche Stimmgattungen	Sopran: $g-g^2$	Mezzosopran: $f-f^2$	Alt: $d-d^2$
Männliche Stimmgattungen	Tenor: $A-a^1$	Bariton: $G-g^1$	Bass: $D-d^1$

Normwerte für die unausgebildete Gesangstimme

- absoluter Stimmumfang: mind. 1,5 Oktaven
- Registerwechsel: hörbarer Unterschied von Kopf- und Bruststimme, Registerwechsel ohne Brüche und Klangverlust möglich
- Tonhaltedauer: männliche Stimmen: mind. 25 s, weibliche Stimmen: mind. 17 s
- physiologischer Lautstärkeumfang: 50–120 dB

Gesangausbildung

- vor Ausbildung zum Berufssänger phoniatrische Tauglichkeitsuntersuchung erforderlich
- Voraussetzungen zur Ausbildung einer leistungsfähigen Gesangstimme:
  - normale Entwicklung von Sprache, Sprechen und Stimme
  - uneingeschränkte Hörfähigkeit

12.11.2 Ursachen und Erscheinungsbild

Ursachen funktioneller Dysodien

- Konkurrenz- und Erfolgsdruck bei Berufssängern
- häufige harte Gesangsproben
- Chorgesang
- erlernte Stimmtechniken (Atemstütze, Vokalausgleich, gedecktes Singen)
- erforderlicher Gesangstil (besonders im Bereich der Unterhaltungsmusik)
- hormonelle Schwankungen: können sich bei weiblichen Gesangstimmen deutlich bemerkbar machen; Veränderungen des Wasserhaushaltes führen zu verstärkter oder verminderter Wassereinlagerung im Stimmlippengewebe, besonders in den Schleimhäuten. Einnahme von hormonellen Kontrazeptiva kann Stimmfunktion verändern

Mögliche organische Folgeerkrankungen

- Sängerknötchen (Stimmlippenknötchen)
- Stimmlippenblutungen

Bereits leichte Dysfunktionen oder Erkrankungen im HNO-Bereich können für den ausgebildeten Sänger zu erheblichen Einschränkungen in der Berufsausübung führen.

12.11.3 Therapie

- akut kann eine medikamentöse Behandlung erforderlich sein (Inhalationstherapie, Antiphlogistika, Antirefluxtherapie, Kortikosteroide, Antibiotika)
- Operationen im Kehlkopf- oder Rachenbereich (bei organischen Folgeerkrankungen, insbesondere Stimmlippenknötchen) sollten nur in Erwägung gezogen werden, wenn konservative Maßnahmen ausgeschöpft
- Stimmtherapie richtet sich nach Symptomatik und erforderlichem Gesangstil:
  - klassischer Gesang („bel canto"): Training differenziertester Stimmmerkmale
  - Rock- oder Popgesang: Training von Ausdauer und allgemeine Stimmhygiene
  - in jedem Fall begleitender Gesangsunterricht (funktionales Stimmtraining) sinnvoll

12.12 Stimmtherapie

Definitionen

- Lautfunktion: Einfluss der Lautbildung auf die Stimme
- Atemmittellage: Ausgangsposition der Ruheatmung, welche der Balance zwischen den Kräften entspricht, die für Ein- und Ausatmung verantwortlich sind
- Abspannen: Das Entspannen des Zwerchfells durch u.a. Lösen von Artikulationsspannung während des Sprechens

12.12.1 Grundlagen

- Ziel: Optimierung der Effizienz des Phonationsvorganges (bestmögliches Stimmresultat mit geringstmöglichem Kraftaufwand)
- Indikationen: alle Krankheitsbilder, die mit funktionellen Abweichungen vom physiologischen Phonationsvorgang einhergehen

Allgemeines Vorgehen

Vorgehen orientiert sich weniger an der Diagnose als an der Symptomatik sowie den Fähigkeiten und Vorlieben des Patienten. Eine Stimmtherapie ist immer individuell auf den Patienten abzustimmen.

- Befunderhebung auf der Basis einer ausführlichen Anamnese und Diagnostik
- Aufklärung über die Stimmfunktion und deren Zusammenhänge mit körperlichen, psychischen und emotionalen Aspekten
- Beratung zu allgemeiner Stimmhygiene
- Forschung nach Ursachen und stimmverschlechterndem Verhalten
- funktionsorientierte Übungstherapie in den Bereichen Körpertonus, Körperhaltung und Bewegung, Atmung, Artikulation und Phonation
- Erarbeitung von Alternativen zum gewohnten Stimmverhalten
- Begleitung des Patienten beim Transfer in die Alltagssituation

Therapie auf zwei Ebenen

- funktionale Ebene: Zusammenspiel der am Phonationsvorgang beteiligten Organe mithilfe von Wahrnehmungs-, Stimm-, Artikulations-, Atem- und Körperübungen ökonomisieren
- personale Ebene: Forschung nach Ursachen und die Stimmstörung aufrechterhaltender Faktoren, Ausschaltung dieser Faktoren durch Stimmhygiene und Änderungen im alltäglichen Stimmverhalten

12.12.2 Therapiebausteine

Tab. 12.10: Therapiebausteine der Stimmtherapie (Hammer 2004)

Ziel	Mögliche Inhalte	Beispiele einsetzbarer Therapiekonzepte
Tonus, Haltung, Bewegung		
Ganzkörperliche Eutonisierung Erarbeitung einer flexiblen Nutzspannung Verbesserung der Körperhaltung Ökonomisierung von Bewegungsabläufen	Entspannungsübungen, Körperwahrnehmungsübungen Lockerung, Massagen, Wärmebehandlung gymnastische Übungen, Haltungsaufbau Einüben physiologischer Bewegungsabläufe	Autogenes Training, Eutonie Yoga Progressive Muskelentspannung Feldenkrais-Methode
Atmung		
Erschließung aller nutzbaren Atemräume Zwerchfellgesteuerte Atmung Verlängerung der Ausatemdauer Einhalten der Atemmittellage in Ruhe und während der Phonation Patientengerecht ökonomisierte Phonationsatmung	Wahrnehmung der Atmung in Ruhe und bei der Phonation Zwerchfellaktivierung durch Abspannen Kräftigung der Einatmungsmuskulatur mittels Bewegungen der Extremitäten Einsatz von Vorstellungshilfen und Medieneinsatz Atemraummassagen Erweiterung von Atemräumen mittels Dehnungs- und Lockerungsübungen Koordination von Phonation und Atmung beim Sprechen	Atemtherapie nach Middendorf Atemrhythmisch Angepasste Phonation nach Coblenzer/Muhar Typenpolare Atemtherapie
Artikulation		
Präzisierung und Vorverlagerung der Artikulation	Lockerungsübungen für Zunge, Lippen, Kiefer Bewegungs- und Koordinationsübungen für die orofaciale Muskulatur Üben koartikulatorischer Bewegungsabläufe Bewusstmachung von Lautfunktionen	Coblenzer/Muhar Fernau-Horn

Tab. 12.10: Therapiebausteine der Stimmtherapie (Hammer 2004)

Ziel	Mögliche Inhalte	Beispiele einsetzbarer Therapiekonzepte
Phonation		
Verbesserung der Wahrnehmung für die eigene Stimme Einpendeln der mittleren Sprechstimmlage in der Indifferenzlage Resonanzaufbau, Stimmsitzvorverlagerung Erweiterung von Stimmumfang und Stimmvolumen Erarbeitung prosodischer Elemente	differenzierte Klang- und Stimmgebrauchsanalysen Abspannübungen in Verbindung mit Stimme Körperübungen mit Phonation Resonanz-, Intonations- und Stimmgleitübungen Einsatz von Vorstellungshilfen	Funktionales Stimmtraining/funktionale Stimmarbeit/funktionale Stimmpädagogik Akzentmethode Atemrhythmisch Angepasste Phonation Tonale Stimmtherapie Personale Stimmtherapie Nasalierungsmethode Stimmtherapie nach Schlaffhorst/Andersen
Person		
Kennen und akzeptieren Lernen der eigenen Stimme Kennen Lernen des eigenen Stimmverhaltens Finden von Ursachen und aufrechterhaltenden Faktoren Klären der situationsspezifischen Sprechabsicht Erarbeitung von Alternativen zum gewohnten Stimmverhalten Bewältigung angstauslösender Sprechsituationen Transfer neuer Phonationsmuster in den täglichen Sprachgebrauch	Aufklärung des Patienten zur Stimmfunktion und zu Störfaktoren im Allgemeinen Arbeit mit Tonband- und Videoaufnahmen Selbstbeobachtungsaufgaben für den Alltag Textarbeit, Dialog- und Rollenspiele	Personale Stimmtherapie Integrative und interaktionale Stimmtherapie

12

12.12.3 Gängige Therapiekonzepte

In der Praxis hat es sich bewährt, unterschiedliche stimmtherapeutische Konzepte anzuwenden und ggf. zu kombinieren (Einteilung in Anlehnung an Böhme 1998), um auf die Neigungen und Bedürfnisse des Patienten einzugehen.

Schwerpunkte klassischer Verfahren

- Atem-, Sprech- und Stimmtherapie nach Schlaffhorst und Andersen: ganzheitlicher, pädagogisch-künstlerischer Ansatz, Arbeit mit Atmung, Bewegung und Rhythmus
- Kaumethode nach Froeschels: Erarbeitung supraglottischer Weite und Eutonisierung des Ansatzrohres durch Kaubewegungen mit und ohne Stimme
- Stoßübungen nach Froeschels: Unterstützung des Stimmlippenschlusses durch Stoßbewegungen der Arme vor dem Körper abwärts
- Atemwurf und Kehlfederung nach Fernau-Horn: mechanische Weitung des Kehlraumes, aktives Einziehen der Bauchdecke bei der Ausatmung
- Nasalierungsmethode nach Pahn und Pahn: Erreichen einer Kehlkopftiefstellung mittels Inaktivierung des Gaumensegels während der Phonation, dadurch Resonanzerweiterung

Schwerpunkte weiterführender Verfahren

- Atemrhythmisch Angepasste Phonation (AAP) nach Coblenzer/Muhar (2002): Koordinierung des physiologischen Zusammenspiels von Zwerchfell und Kehlkopf mittels Bewegung, Artikulation, Intention/Vorstellungshilfen
- Akzentmethode nach Smith (Smith und Thyme 1980): Stimmübungen integriert in rhythmische und die Atmung koordinierende ganzkörperliche Bewegungen, Einbeziehung von Artikulation und Prosodie

Schwerpunkte neuerer ganzheitlicher Verfahren

- Personale Stimmtherapie nach Stengel/Strauch (1997): Einbeziehung funktionsorientierter Verfahren und Arbeit auf personaler Ebene mit dem Ziel der Selbsterkenntnis und des Verstehens der Krankheitssymptomatik
- Interaktive und interaktionale Stimmtherapie nach Spiecker-Henke (Spiecker-Henke und Tuschy-Nitsch 2006): funktionsorientierte Vorgehensweise, Analyse des Interaktions- und Kommunikationsverhaltens des Patienten, Schulung der Wahrnehmung für emotionale Vorgänge und psychische Prozesse sowie in der Wandlung des Selbstbildes

Schwerpunkte neuerer funktionsbezogener Verfahren

- Funktionales Stimmtraining nach Rohmert/Rabine/Heptner/Kruse: Therapiegrundlage ist Doppelventilfunktion des Kehlkopfes: Aktivierung der Einatmungsmuskulatur, die in funktioneller Einheit mit den Stimmlippen arbeitet, u.a. mittels Körperbewegungen. Unterschiedliche Konzepte mit unterschiedlicher Schwerpunksetzung
- Tonale Stimmtherapie nach Herrmann-Röttgen/Miethe (1998): Stimmtherapeutisches Programm mit zehn Grundübungen als Basis einer funktionsorientierten Stimmtherapie, die in ein gängiges Therapieprocedere integriert werden können

Schwerpunkte atemzentrierter Maßnahmen

- Atemtherapie nach Middendorf (2000, Pneopädie): Verbesserung des Körperempfindens durch Atemwahrnehmung, Dehnungs-, Bewegungs- und Artikulationsübungen
- Typenpolare Atemtherapie nach Alavi-Kia und Schulze-Schindler: unterscheidet zwischen der einatmungsbetonten und der ausatmungsbetonten Persönlichkeit

Schwerpunkte körpertherapeutisch orientierter Verfahren

Regulieren gesamtkörperliche Tonuszustände.

- Progressive Muskelrelaxation, autogenes Training: primär entspannende Methoden zum Abbau von physischen und psychischen Stresssymptomen und zur Reduzierung von Körperspannung
- Feldenkrais-Methode, Eutonie, Yoga: verbessern Körperbewusstsein, Körperkoordination und Beweglichkeit

Laryngektomie 13

Peter Dicks und Ulla Manter

13.1 Grundlagen

13.1.1 Verfahren

Auch: Kehlkopfexstirpation, Kehlkopfentfernung, Abkürzung: LE

Definition

Totale Entfernung des Kehlkopfes; Verschluss der Rachenhinterwand, Absetzen der Trachea und Anlage eines dauerhaften Tracheostomas; Entfernung des Zungenbeins und angrenzender Teile der Zunge, des Pharynx und der Trachea.

Wichtige statistische Fakten

- Deutschland jährlich etwa 3.000 Laryngektomien (Schiefer und Hagen 2000), Zahl rückläufig, da sich kehlkopferhaltende Operationen (wie Kehlkopfteilresektionen oder Laserchirurgie) immer stärker durchsetzen
- Patienten meistens 50 – 70. J. alt
- Anteil der Frauen bei etwa 10 %
- Überlebensraten: bei rechtzeitiger Diagnose hoch:
  - Frühstadium: Dauerheilungschancen bei glottischem Primärtumor > 80 %
  - fortgeschrittenes Stadium: Dauerheilungschancen bei Hypopharynxkarzinomen ca. 20 % (Küvers 2001)

13

Indikationen

- Tumoren von Larynx, Schilddrüse, Trachea
- Hypopharynxkarzinome
- seltener auch Ösophaguskarzinome, traumatische Schädigungen
- Tumorrezidive und funktionelle Misserfolge nach Kehlkopfteilresektionen
- Schädigungen nach Strahlentherapie

Zur Verbesserung der stimmrehabilitativen Möglichkeiten empfehlen die meisten Autoren eine Myotomie/Neurektomie des M. cricopharyngeus und evtl. der unteren bis mittleren Pharynxmuskulatur.

Prä- und postoperative Anatomie

(☞ Abb. 13.1 und 13.2)

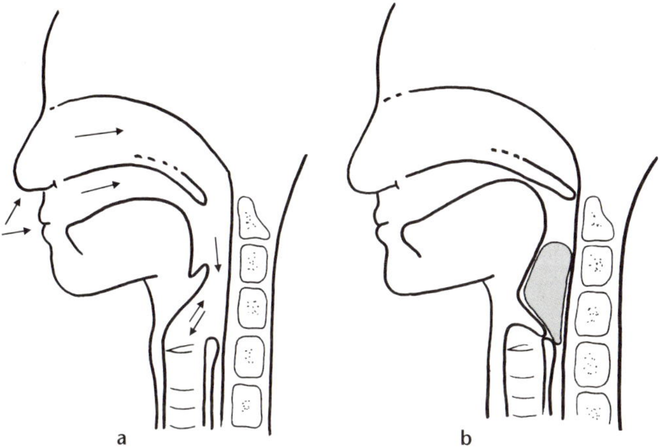

Abb. 13.1 Präoperative Anatomie (aus Motzko et al. 2004).

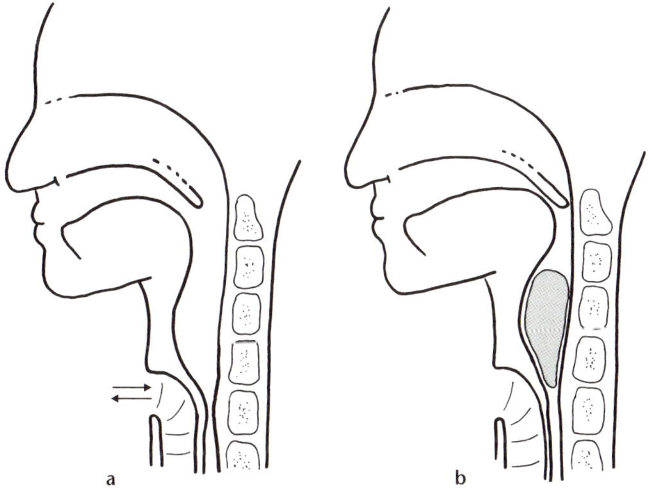

Abb. 13.2 Postoperative Anatomie (aus Motzko et al. 2004).

13

13.1.2 Folgen

Zwei wesentliche funktionelle Veränderungen:

- Verlust der Stimmfunktion
- Trennung von Atem- und Speiseweg durch Anlage eines dauerhaften Tracheostomas

Die internationale Klassifikationsregelung der WHO (Matthesius 1995) ist ein allgemein anerkanntes Instrument zur Beschreibung von krankheitsbedingten Behinderungen. Es beschreibt die Folgen einer Laryngektomie als Kausalkette auf vier Ebenen: Krankheit *(disorder)*, Schädigung *(impairment)*, kommunikative Funktionseinschränkung *(disability)* und psychosoziale Beeinträchtigung *(handicap)*. Im Rahmen der Rehabilitation laryngektomierter Patienten setzt die Arbeit der Logopädin auf der Ebene der Schädigung und Funktionseinschränkung an.

Eine erfolgreiche Rehabilitation hängt wesentlich von der Kompetenz der Betroffenen und ihrer Interaktionspartner im Umgang mit der Stimmbehinderung sowie der daraus resultierenden Kommunikationsstörung ab. Auch bei optimalen stimmrehabilitativen Ergebnissen bleibt die Qualität der Ersatzstimmen nicht vergleichbar mit der physiologischen Stimme. Therapeutisch sollten möglichst alle Ersatzstimmen angeboten werden, um die Bandbreite der verbalen Kommunikationsmöglichkeiten zu optimieren.

Tab. 13.1: ICIDH-Klassifikation der Folgen einer Laryngektomie

Ebene	Merkmal	Mögliche Maßnahmen
Krankheit	Tumorerkrankung	Laryngektomie, Anlage eines Tracheostomas, ggf. Neck dissection, Neurektomie, Myotomie, Bestrahlung, Chemotherapie, Schmerztherapie, Tumornachsorge
Schädigung	Verlust der Stimme	Stimmrehabilitation durch Ösophagusersatzstimme, tracheoösophagealer Shunt elektronische Sprechhilfe Pseudoflüstern; non-vokale Strategien: Mimik und Gestik, evtl. Schrifteinsatz
	Verlust wesentlicher Funktionen des Nasen-Rachenraumes	Hilfsmittel (☞ Kap. 13.1.3) zur Atemwegsversorgung physikalische Therapie, Lymphdrainage
Funktionseinschränkung	Kommunikationsstörung	Kommunikationstraining, Angehörigenberatung

Tab. 13.1: ICIDH-Klassifikation der Folgen einer Laryngektomie		
Ebene	**Merkmal**	**Mögliche Maßnahmen**
Beeinträchtigung	psychosoziale Stigmatisierung, Rückzug, Depression, Suchtprobleme	Selbsthilfegruppe, Suchttherapie, Psychotherapie

Folgen weiterer therapeutischer Maßnahmen

- Neck dissection: eingeschränkte Beweglichkeit des Kopfes durch Narbenzug oder Entfernung des M. sternocleidomastoideus; evtl. Schädigung der Nn. accessorius, vagus, glossopharyngeus und hypoglossus; Lymphstau
- Bestrahlung: Schleimhautreizungen, Verbrennungen/Reizungen der Haut, Müdigkeit, Übelkeit, verändertes Geschmacksempfinden, Mundtrockenheit, Pilzbefall, Verhärtungen des Gewebes, Schluckbeschwerden, evtl. Zahnextraktionen, Kiefergelenksschmerzen
- Chemotherapie: Übelkeit, Abgeschlagenheit
- alle Folgebeschwerden können massive Auswirkungen auf die Stimmrehabilitation haben!

13.1.3 Maßnahmen und Hilfsmittel

- stimmrehabilitives Ziel: Erarbeitung mindestens einer Ersatzstimme zur Wiederherstellung der vokalen Kommunikationsfähigkeit
- Management der veränderten Atmungssituation

Tab. 13.2: Funktionelle postoperative Veränderung und Hilfsmittel/Kompensation	
Funktionelle Veränderung	**Hilfsmittel, Maßnahme**
Halsatmung über Tracheostoma	• Stabilisation durch angepasste Trachealkanüle • Tracheostoma-Button bei stabilisiertem Tracheostoma, Dekanülisierung nach ärztlicher Absprache • Tracheostomaschutz, Stomapflege (z. B. Tracheokompressen, Kanülenreinungspulver/-reinigungsbürste; Borkenpinzette; Duscheschutz)
Anfeuchten, Filtern, Anwärmen der Atemluft aufgehoben	• Larynx-Schutztücher, -rollis, -schals; -lätzchen • künstliche Nase, Stomafilter • Atemluftbefeuchter

Tab. 13.2: Funktionelle postoperative Veränderung und Hilfsmittel/ Kompensation

Funktionelle Veränderung	Hilfsmittel, Maßnahme
Vermehrtes Trachealsekret/Atemgeräusche Infektanfälligkeit, Umstellungsbronchitis	• Absauggerät • Inhaliergerät • Aufsetzen von Stoma-Filtern
Heben, Pressen (aufgrund des fehlenden Glottisschlusses)	bei Verschluss des Tracheostomas ist künstliche Bauchpresse möglich
Beeinträchtigtes Riechen und Schmecken	• Riechschlauch • parabukkale Luftschaukeltechnik
Pusten, Pfeifen, Gurgeln	nur mit Luftreservoir innerhalb des Mund-Rachenraums möglich
Stimmverlust	• Pseudoflüstern (☞ Kap. 13.3.1) • Schreibtafel • Ösophagusersatzstimme (☞ Kap. 13.3.2) • elektronische Sprechhilfe (☞ Kap. 13.3.4, z. B. Servox Inton-Gerät), auch über PC Servox-Digital; evtl. mit Mundrohradapter bei Bestrahlungsfolgen • Shunt-Ventile (☞ Kap. 13.3.3, z. B. Provox, Blom-Singer) mit Reinigungsgeräten und -material • für fingerfreies Sprechen: Tracheostomaventile • Sprachverstärker bei zu leiser Stimmgebung • Telefonadapter • Signalgeräte für Notsituationen

Medizintechnikfirmen	
Andreas Fahl Medizintechnikvertrieb GmbH	www.fahl.de
Heimomed Medizintechnik GmbH & Co. KG	www.heimomed.de
Servox Medizintechnikvertrieb	www.servox.de
Firma Atosmedical	www.atosmedical.com
Firma Tracoe	www.tracoe.com
Bess Medizintechnik GmbH	www.neue-stimme.de

13

13.1.4 Beratung und Management

Der Logopäde nimmt i.d.R. eine zentrale Rolle im Rehabilitationsverlauf der laryngektomierten Patienten ein, übernimmt häufig zusammen mit dem betreuenden Arzt koordinierende Aufgaben für die interdisziplinäre Zusammenarbeit. Er sollte mit dem Management der Hilfsmittel in den Grundzügen vertraut sein und die Kooperation mit den medizinischen Produktberatern suchen.

Beratungsbereiche

Präoperativ
- prä- und postoperative Situation
- logopädische Therapie und ihre Möglichkeiten
- stimmrehabilitative Möglichkeiten
- Angehörigenberatung
- Kontakt zu Klinikbetreuer der Selbsthilfegruppe der Kehlkopflosen

Postoperativ
- Erstausstattungsset: Umgang mit Hilfs- und Pflegemitteln
- Vorbereitung auf Entlassung aus der Klinik
- Kontakt zum Sozialarbeiter bzgl. Anschlussheilbehandlung, Minderung der Erwerbsfähigkeit, Schwerbehindertenstatus, berufliche Wiedereingliederung

Ambulant
- Strategien zum Umgang mit der kommunikativen Behinderung
- Krankheitsverarbeitung: Umgang mit Rückzugstendenzen, verändertem Körperschema etc.
- sozialmedizinische Fragestellungen
- Tumornachsorge

13.1.5 Rahmenplan zur Behandlung nach Laryngektomie

<table>
<tr><th colspan="3">Tab. 13.3 Rahmenplan zur Behandlung nach Laryngektomie</th></tr>
<tr><td colspan="3">• Beratung und Gespräch (☞ Kap. 13.1.3)
• Management von Pflege- Hilfsmitteln (☞ Kap. 13.1.3)
• Therapiebereiche</td></tr>
<tr><td colspan="3">• Körperhaltung und Tonus
• Atmung
• Artikulation und Mundmotorik (insbesondere Pseudoflüstern ☞ Kap. 13.3.1)
• Mimik und Gestik/Intention
• Akupädie</td></tr>
<tr><td colspan="3">Stimmrehabilitation</td></tr>
<tr><td>Ösophagusersatzstimme</td><td>Shunt-Ventil (tracheoösophageale Stimmgebung)</td><td>Elektronische Sprechhilfe</td></tr>
<tr><td>• Stimulierung und methodenunabhängige Anbahnung
• methodenspezifische Stabilisierung (Inhalation, Injektion, Verschlusslautinjektion)
• Koordination von Atmung und Sprechablauf
• Erweiterung der Äußerungslänge
• Verbesserung der Prosodie</td><td>• Stimulation erster Phonation
• Tracheostoma-Verschluss
• Regulierung des Anblasedrucks
• Koordination von Atem und Stimme
• Verbesserung der Äußerungslänge und prosodischer Parameter</td><td>• Erläuterung und Demonstration der Funktionsweise des Gerätes
• individuelle technische Grundeinstellung (beachte Tonhöhe!)
• Grundhandhabung des Gerätes (Ansatzstelle, Grundtontaste)
• Koordination von Tongebung und Sprechen
• Koordination und Atmung und Sprechen
• Stabilisierung mit Grundtontaster
• Erweiterung prosodischer Merkmale (Betonungstaste)</td></tr>
<tr><td colspan="3">Transfer</td></tr>
<tr><td colspan="3">• Training alltagsrelevanter Situationen
• In-vivo-Arbeit</td></tr>
</table>

13.2 Befunderhebung

13.2.1 Anamnese

Medizinische Berichte

- Sichtung der Entlassungsberichte des Patienten: TNM-Klassifikation des Tumors, Komplikationen (z. B. Fistelbildung), weitere medizinische Maßnahmen
- bei stationär behandelnden Logopäden enge Zusammenarbeit mit medizinischem Team erforderlich

Befragung von Patient und Familie

Aufgrund der emotionalen Situation und des Diagnoseschocks des Patienten und der Angehörigen sind im Gespräch oft nur Teildaten zu erheben:
- Hilfsmittelversorgung (Kanülen, Stomaversorgung), Hörvermögen, Zahnstatus
- Auswirkungen funktioneller Faktoren im Alltag (☞ Tab. 13.2) und z. B. Schwierigkeiten bei der Nahrungsaufnahme
- spezifische Kommunikationsprobleme, z. B. bevorzugtes Verständigungsmittel, Umgang mit dem Telefon, Akzeptanz und Umgang mit der veränderten Kommunikation; Informationsstand ermitteln

13.2.2 Stimm- und Sprechstatus

- Ersatzstimmen: welche werden bereits in welchem Ausmaß beherrscht?
- Methode der Ösophagusluftaufnahme bei Ösophagusersatzstimmgebung (evtl. Ösophagus-Manometrie): gibt Rückschlüsse auf die Erlernbarkeit der Ersatzstimme

Post-Laryngektomie-Telefon-Test (PLTT, vgl. Zenner und Pfrang 1986) und Marburger Sprechverständlichkeitstest

Ermitteln prozentuale Werte zur Sprechverständlichkeit.

Speiseröhren-Stimmparameter-Index (SSPI; vgl. Kürvers 1997)

Entwickelt in einer Studie mit 233 laryngektomierten Patienten, intra- und interindividuelle Vergleichsmöglichkeiten. Bewertung von:
- primärem Verständigungsmittel
- Ruktusproduktionsqualität und -anstrengung
- max. Phonationsdauer
- Silbenzahl pro ösophagealer Luftfüllung

- gemitteltes Lese-Sprech-Tempo beim Lesen der hundert häufigsten Wörter des Deutschen sowie beim Lesen eines phonetisch ausgewogenen Textes
- Klangqualität und Verständlichkeit

13.3 Stimmrehabilitationsmöglichkeiten

Methodisches Vorgehen bei der Erarbeitung einer der folgenden Ersatzstimmen orientiert sich bei der Arbeit in den Bereichen Tonus, Atmung und Artikulation am Behandlungskonzept der Dysphonietherapie (☞ Kap. 12.12).

13.3.1 Pseudoflüstern

Neben schriftlicher Verständlichkeit als erste, schnell vermittelbare Kommunikationsmöglichkeit geeignet, in vielen Situationen jedoch nicht ausreichend. Bildet die Grundlage der weiteren Stimmrehabilitationstechniken und sollte deswegen adäquat erarbeitet werden.

Technik

- Erzeugung stimmloser Frikative und Plosive mit der Mundluft (nicht mit pulmonaler Luft!) und mit Wangenmuskulatur
- Vokale können nur andeutungsweise gebildet werden und müssen vom Hörer i.d.R. per Labiolexie ergänzt werden

Vorgehen

- Demonstration der Funktionsweise (Therapeut als Modell, Video- und Audioaufzeichnungen)
- Artikulationstherapie: gezieltes phonetisches Erarbeiten der einzelnen Laute mit erhöhter Artikulationsspannung
- evtl. Training der orofazialen Muskulatur (☞ Kap. 14)

13.3.2 Ösophagusersatzstimme

Wesentlicher Vorteil: körpereigen und somit größtmögliche Unabhängigkeit von technischen Hilfsmitteln. Der Lernprozess dauert jedoch oft mehrere Monate und muss intensiv logopädisch begleitet werden.
Etwa 50 % der Laryngekomierten erlernen die Ösophagusstimme und wenden sie an. Die erfolgreiche Stimmausbildung sollte nach 1 J. unter Einbezug einer Stimmrehabiliationsmaßnahme abgeschlossen sein. Bei Erfolglosigkeit auf jeden Fall die Möglichkeit einer sekundären Versorgung mit einem Shunt-Ventil überprüfen (☞ Kap. 13.3.3).
Den Stimmerwerb beeinflussende Faktoren: Alter, Hypopharynx- bzw. Larynx-Tumorlokalisation, Zahnlosigkeit, Allgemeinzustand, Einschränkung der Zungenbeweglichkeit sowie Hör- und Schluckfähigkeit (Kürvers 1997).

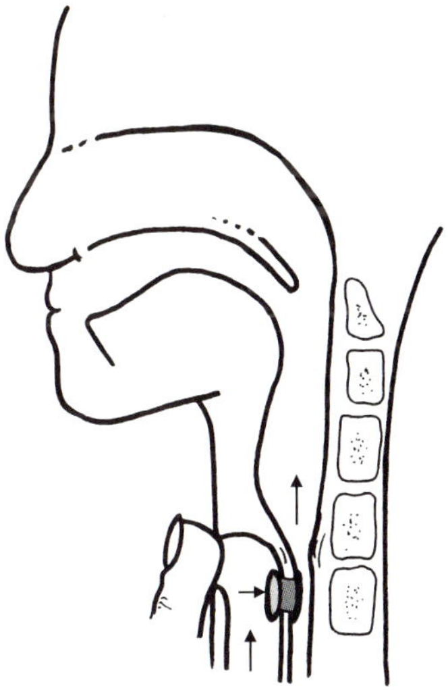

Abb. 13.3 Ösophagusersatzstimme (aus Motzko et al. 2004).

Technik

- Nutzung der Speiseröhre als Windkessel und zur Tonerzeugung: Luft (50–80 ml) wird hierbei kontrolliert in die Speiseröhre eingebracht und anschließend impulshaft wieder abgegeben
- oberer Ösophagussphinkter (M. cricopharyngeus; auch „Pseudoglottis“) und umliegende Schleimhautanteile werden in Schwingungen versetzt

13

- der so erzeugte Ton, der sog. „Ruktus“, kann zur Artikulation genutzt werden

Verfahren der Ösophagusluftaufnahme

- Injektionsmethode: Erzeugung von Überdruck im Mund-Rachen-Raum mit Hilfe der Mundmuskulatur. Abgabe des Überdrucks in die Speiseröhre mit Injektion („Eindrücken“) von Luft in die Speiseröhre. Überdruck im Mundraum wird auch bei der Artikulation der Plosive (/p/, /t/, /k/) aufgebaut. So ist es möglich als Ergänzung der Injektionsmethode während der Artikulation dieser Laute einen Teil dieses Überdrucks ebenfalls zur Luftaufnahme zu nutzen (sog. Verschlusslautinjektion). So wird weniger Zungenaktivität benötigt
- Inhalationsmethode: durch Abwärtsbewegung des Zwerchfells bei gleichzeitiger tendenziell verstärkter Einatmung (Inhalation) Aufbau eines Unterdrucks in der Speiseröhre. Ansaugung von Luft aus dem Mund-Rachen-Raum
- Kombinationen der beiden Methoden sinnvoll, um Stimm- und Sprechleistung zu verbessern (Snidecor 1981)

Maximale Stimmleistungswerte

- Tonhaltedauer: 1,5 – 3 s
- Lautstärke: ca. 60 dB
- Frequenz: 50 – 80 Hz
- Sprechtempo: ca. 120 W/min
- Stimmumfang: max. 1 Oktave
- Luftverbrauch: 50 – 80 ml
- Gesamtverständlichkeit im PLTT ca. 70 %

13

Vorgehen

Eine effiziente Stimmrehabilitation erfordert ausführliche Information des Patienten zu den Merkmalen der Funktion der Ösophagusersatzstimme.

Therapiephasen

- Anbahnungsphase: Stimulierung und methodenunabhängige Anbahnung
- Stabilisierungsphase: methodenspezifische Stabilisierung (Injektion, Inhalation, Verschlusslautinjektion)
- Koordination von Atmung und Sprechablauf: Erweiterung der Äußerungslänge, Verbesserung der Prosodie
- Transfer in die Alltagskommunikation

Der Patient wird mit Bewegungs- oder Vorstellungshilfen zur Wahrnehmung und Produktion erster Ösophagustöne hingeführt. Zu Beginn zur Förderung der Wahrnehmung durch „Aufstoßen“ nach kohlesäurehaltigen Getränken.

Bei der Anbahnung der Ösophagusersatzstimme sollten speziell zur Ösophagusluftaufnahme Hilfen zu folgenden Problembereichen gegeben werden:

- Forcierung der Lautstärke des Ruktus von Beginn an vermeiden und statt dessen die „Lockerheit" des Tones fördern
- Wahrnehmung von zu hohem/zu niedrigem Ösophagusdruck, Rachenweite
- Training der orofazialen Muskulatur und des velopharyngealen Verschlusses verbessert Pseudoflüstern, Ösophagusluftaufnahme und Tonproduktion
- Zungenmotorik verbessern (evtl. Lähmung oder Bewegungseinschränkung)
- Koordination und Bereitstellung der Atmung (Training Lufthaltepause!)
- Tonus- und Haltungsvoraussetzungen: tonusregulierende Maßnahmen, v.a. im Schulter- und Nackenbereich, sowie die Verbesserung der kostoabdominalen Atmung beeinflussen die Ösophagusstimme positiv
- Grundverständnis des Gesamtablaufes: Vorstellung des „Luftschluckens" wirkt sich negativ aus, da so keine Beschleunigung der Tonproduktion zu einer flüssigen Stimmgebung möglich ist
- alltagsorientiertes Wort- und Satzmaterial erleichtert den Transfer in die Spontansprache
- Stimmmodell des Therapeuten, anderer kehlkopfloser Sprecher, z. B. aus einer Selbsthilfegruppe, oder Tonbeispiele erleichtern den Lernprozess

13.3.3 Tracheo-ösophageale Stimmgebung mittels Shunt-Ventil

Deutlich schnellere Stimmrehabilitation bei deutlich verbesserten Stimmleistungsdaten als Ösophagusersatzstimme. Die ebenfalls benutzte Bezeichnung „Stimmprothese" führt zu der falschen Annahme, dass eine Tonproduktion im eingesetzten Ventil erfolgt. Das Ventil hat jedoch keine prothetische Funktion, sondern dient lediglich der Umlenkung der Exspirationsluft.

Technik

Operativ angelegte Verbindung zwischen Tracheostoma und Hypopharynx primär (während der Laryngektomie) oder sekundär (spätere Versorgung).

- Einweg-Ventil aus Silikon im Shunt (z. B. der Firma Provox, nach Hilgers, Blom-Singer, Groningen, Eska-Hermann) verhindert Übertritt von Nahrung während des Schluckvorgangs in die Trachea und ermöglicht die Nutzung der Lungenluft zur Phonation

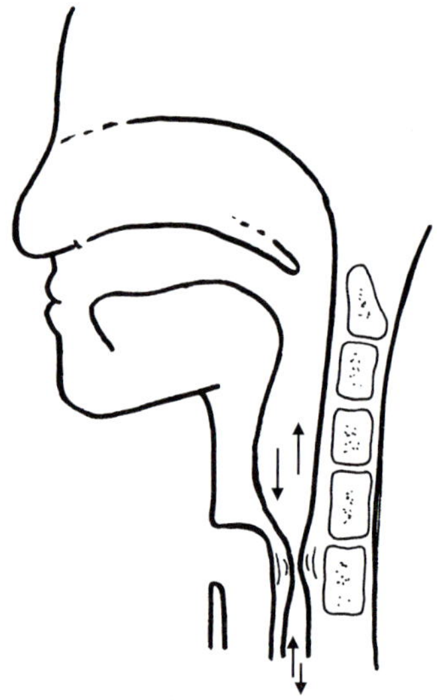

Abb. 13.4 Shunt-Ventil (aus Motzko et al. 2004).

13

- schließt der Patient sein Tracheostoma mit dem Finger oder Tracheostoma-Ventil, strömt die Ausatemluft durch das Ventil in den Ösophagus. Die Tonerzeugung erfolgt wie bei der Ruktus-Stimmgebung (s.o.)

Maximale Stimmleistungswerte

- Tonhaltedauer: 7,5 s
- Lautstärke: 71 dB
- mittlere Sprechgeschwindigkeit: 156 W/min
- Gesamtverständlichkeit im PLTT ca. 80 %

Rekonstruktive Shunt-Operationen mit operativ angelegten Stimmfisteln (z.B. nach Staffieri, Amatsu, Asai u.a.) oder Lappenplastiken (Gross 2003) werden seltener durchgeführt, da nicht bei allen Tumorlokalisationen oder Operationsarten anwendbar. Zeigen aber gute Resultate. Die Einstellung des Operateurs sowie die Möglichkeiten der Klinik entscheiden maßgeblich über die zu wählende Stimmrehabilitationsmethode. In vielen Kliniken präoperativ logopädische Einschätzung des Patienten zur Entscheidungsfindung.

Vorteile der tracheo-ösophagealen Stimmgebung mittels Shunt-Ventil

- Möglichkeit zur Nutzung der pulmonalen Luft
- längere Sprechphrasen möglich
- generell kürzere Therapiezeiten: 60 % der Patienten lernten die Shunt-Ventil-Stimmgebung am 1. Tag (Dommerich 2003)

Seit Einführung der Shunt-Ventil-Technik (1979/80) werden mit zunehmender klinischer Erfahrung immer mehr laryngektomierte Patienten versorgt. Grundsätzlich ist bei jedem laryngektomierten Patienten eine primäre oder sekundäre Versorgung mit Shunt-Ventil in Betracht zu ziehen.

Management und Versorgung

Bei 30 % der Patienten Schwierigkeiten und Komplikationen, die bei sorgfältigem Ventil-Management seitens des betreuenden medizinischen und rehabilitativen Teams leicht und risikofrei zu bewältigen sind (Neumann und Schulz-Coulon 2000). Typische Probleme sind:

- Candidabesiedlung
- Pflegefehler: Verstopfen des Shunt-Ventils, Verlust des Shunt-Ventils
- Granulationsgewebe
- Probleme beim digitalen Tracheostoma-Verschluss und Phonationsmechanismus
- Aspiration
- Shunt-Aufweitung

13

Vorgehen

- Aufklärung zur Funktionsweise und Handhabung des Ventils
- Optimaler, automatisierter Tracheostomaverschluss
- Regulierung des Anblasedrucks
- Koordination von Atmung und Stimme
- Verbesserung der Äußerungslänge, Modulation und Stimmdynamik
- Transfer in die Alltagskommunikation

13.3.4 Elektronische Sprechhilfe

Diese Erzeugung einer Ersatzstimme ist schnell erlernbar und für den Patienten i.d.R. schnell einsetzbar, allerdings empfinden viele Patienten den elektronischen Klang als störend.

Bei Verhärtungen des Gewebes infolge einer Bestrahlung oder Neck dissection kann ein Einsatz der elektronischen Sprechhilfe erschwert oder unmöglich sein. Hier kann über ein Mundrohr, das auf das Sprechgerät aufgesetzt wird, die Schwingung direkt in den Mund übertragen werden.

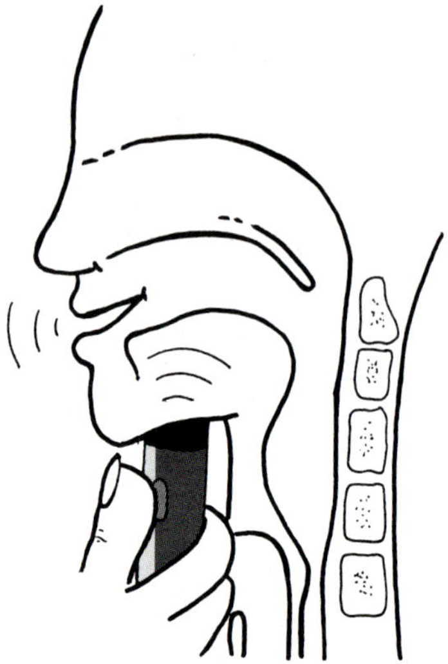

Abb. 13.5 Elektronische Sprechhilfe (aus Motzko et al. 2004).

Technik

Batteriebetriebenes Gerät, das durch einen Tongenerator Schwingungen erzeugt. Durch Ansetzen des Gerätes an den Mundboden werden die Schallschwingungen auf die Luft in Mund und Rachen übertragen. Der erzeugte intraorale Schall kann artikulatorisch geformt werden.

Vorgehen

- Erläuterung und Demonstration der Funktionsweise
- individuelle Einstellung des Geräts (beachte: Tonhöhe!)
- Grundhandhabung des Gerätes (Ansatzstelle, Grundtontaste)
- Koordination von Tongebung und Sprechen
- Koordination von Atmung und Sprechen
- Stabilisierung mit Grundtontaste
- Erweiterung prosodischer Merkmale (Betonungstaste)
- Transfer in die Alltagskommunikation

14 Orofaziale Dysfunktionen

Barbara Giel

Definition

(orofazial: lat. os = Mund, facies = Gesicht) *auch:* myofunktionelle Störung, orofaziale Störung, orofaziale Dyskinesie, Myofunctional Disorder, Orofacial Disorder
Störungen des Muskeltonus, der Muskelfunktion und/oder der Bewegungsabläufe im orofazialen Komplex, die aufgrund motorischer, sensorischer und/oder skelettaler Abweichungen entstehen. Ursachen können angeboren, vererbt oder erworben sein.

14.1 Orofazialer Komplex

Anatomie

Zum orofazialen Komplex/orofazialen System zählen die knöchernen, muskulären und sensorischen Strukturen der Mimik, des Kauorgans, der Zunge, des Gaumensegels sowie deren Funktionen.
Die orofazialen Funktionen werden nach Tränkmann maßgeblich durch das Zusammenspiel und den Ablauf der Muskeln des inneren (Zungen-, Mundboden-, Gaumensegelmuskulatur) und äußeren (mimische -, Kaumuskulatur) Funktionskreises bestimmt.
Sind alle beteiligten Strukturen normal ausgebildet, innerer und äußerer Funktionskreis im harmonischen Zusammenspiel und damit die Funktionen ungestört, wird von einem orofazialen (Muskel-)Gleichgewicht gesprochen.

Tab. 14.1: Orofaziale Muskelgruppen und ihre Innervation

Muskelgruppe	Innervation
Mimische Muskulatur	N. facialis (VII. Hirnnerv)
Kaumuskulatur	N. trigeminus (V. Hirnnerv)
Zungenmuskulatur	N. hypoglossus (XII. Hirnnerv)
Gaumensegelmuskulatur	N. glossopharyngeus und Äste des N. vagus (IX. und X. Hirnnerv)

Orofazialen Funktionen

- Primärfunktionen: Atmung, Saugen, Beißen, Kauen, Schlucken
- Sekundärfunktionen: Artikulation, Phonation

Darüber hinaus nonverbale und physiognomische Funktion, die durch die Aktivität der mimischen Muskulatur realisiert wird.

14.2 Klassifikation

Orofaziale Dysfunktionen treten selten nur in einem Funktionsbereich auf. Störungen der Primärfunktion sind aufgrund derselben anatomischen und physiologischen Strukturen oft mit Störungen der Sekundärfunktion vergesellschaftet.

14.2.1 Störungen der Primärfunktion

Störungen der Atmung und der Nahrungsaufnahme: Saugen, Beißen, Kauen, Schlucken.

Mundatmung

Anstelle der physiologischen Nasenatmung, bei der der Mund geschlossen ist und die Einatmungsluft erwärmt, angefeuchtet und gefiltert wird, fungiert die Mundhöhle konstant oder zeitweise als Einatmungs- sowie Ausatmungsorgan.

- Ursachen: Nasenscheidewandverkrümmung (Septumdeviation), Nasenpolypen (adenoide Wucherungen), rezidivierende Rachenmandelentzündungen (Tonsillitiden), Zahn-/Kieferfehlstellungen (Dysgnathien), hypotone Lippenmuskulatur, Angewohnheit (Habit)
- Folge: Begünstigung von Erkältungskrankheiten, fehlender Mundschluss, pathologische Zungenruhelage, Fehlbildung der bilabialen Laute

Schluckstörung (☛ Kap. 11)

Frontales Schluckmuster, infantiles Schlucken, viszerales Schlucken, Tongue Thrust (TT), Zungenstoß, Dysphagie (bei neurologischen Ursachen).

- Ursachen: Persistenz des kindlichen Schluckmusters, Habits, Zahn-/Kieferfehlstellungen, einige neurologische Erkrankungen
- Folge: Gaumen und Kiefer werden im Kindesalter nicht ausgeformt, Zahn-/Kieferfehlstellung entstehen oder werden aufrechterhalten, Artikulation folgt der Schluckstörung, d. h. frontal, lateral, addental, interdental

14.2.2 Störungen der Sekundärfunktion

Störungen des Sprechens: Sprechatmung, Stimmgebung, Artikulation.

Artikulationsstörungen (☛ Kap. 4)

Phonetische (Aussprache-)Störung.
- Ursachen: z. B. Zahn-/Kieferstellungsanomalien, Mundatmung, sensorische und/oder motorische Störungen der Artikulationsstelle und des artikulierenden Organs
- Formen: addentale, interdentale, laterale Fehlbildung der Sibilanten, z. B. Sigmatismen und Schetismen, und der alveolaren Laute /t/, /d/, /l/, /n/

Dysarthrie (☛ Kap. 9.1)

Neurologisch bedingte Störung des Sprechens, wobei Atmung, Stimmgebung, Artikulation und die suprasegmentale Ebene betroffen sein können. Das völlige Sprechunvermögen wird als Anarthrie bezeichnet.

Dysglossien

Störungen der Artikulation durch organische Veränderungen der peripheren Sprechwerkzeuge (Lippen, Zunge, etc.).
- Ursachen: u.a. traumatisch, entzündlich, operativ, tumorbedingt
- Formen: labiale, dentale, mandibuläre, maxilläre, palatale, linguale, pharyngeale, velare, nasale Dysglossie

Dysphonien (☛ Kap. 12)

Störungen der stimmlichen Leistungsfähigkeit und des Stimmklanges. Besonders der Stimmklang und hier insbes. die Resonanz kann durch orofaziale Dysfunktionen beeinträchtigt werden.

14

14.3 Erklärungsmodelle

Orofaziale Dysfunktionen entstehen immer durch ein Ungleichgewicht der knöchernen, muskulären und/oder sensorischen Strukturen im orofazialen Komplex (☞ Kap. 14.1).
Nachfolgend werden ausgewählte Modelle zur Erklärung orofazialer Dysfunktionen dargestellt (Giel und Korbmacher 2004).

Form-Funktions-Relation

Ist auf die „Lehre der funktionellen Anpassung" nach Roux (1883) zurückzuführen. Sie hebt den besonderen Einfluss von Muskelfunktionen auf knöcherne Strukturen hervor:

- Kiefer wird durch die Primär- und Sekundärfunktionen ausgeformt, so dass sich eine normale Kiefer- und Zahnstellung entwickelt
- Form des Kiefers beeinflusst die Bewegungsabläufe im orofazialen Komplex und somit die Primär- und Sekundärfunktionen

„Modell der Beziehungen und Wechselbeziehungen im stomatognathen System" (Bigenzahn 1995)

Orofaziale Dysfunktionen werden auf Funktionen und Dysfunktionen zurückgeführt, z. B. Mundatmung, Schlucken, Artikulation, Zahn-/Kieferstellung, schädliche Gewohnheiten etc., und unter Einbeziehung der zuständigen Fachdisziplinen (Zahnmedizin/Kieferorthopädie, Hals-Nasen-Ohren-Heilkunde, Sprachtherapie, Psychologie). Ursache und Wirkungen oft nicht eindeutig:
- ein front-offener Biss kann durch lang anhaltendes, intensives Daumenlutschen oder aufgrund eines frontalen bzw. interdentalen Schluckmusters entstehen oder genetisch bedingt sein
- ein interdentales Schluckmuster kann Folge einer Dysgnathie, z. B. eines front-offenen Bisses sein

Schema der Funktion (Castillo Morales 1991)

Zusammenhang bzw. Wechselwirkung zwischen orofazialen Dysfunktionen und dem Körper:
- systemische Veränderung, z. B. Beckenschiefstand, Halbseitenlähmung etc., wirkt sich durch knöcherne, muskuläre und sehnige Verbindungen auf den orofazialen Komplex aus
- umgekehrt kann ein dauerhafter Bruxismus (Zähneknirschen) Schulterverspannung hervorrufen

Funktionslogensystem nach Korbmacher

Erweiterung des inneren und äußeren Funktionskreises nach Tränkmann. Es beinhaltet folgende Logen (abgeschlossene Räume) als sich funktionell beeinflussende Größen:
- Lippen
- Mundraum mit Zunge
- Nase und Respirationstrakt
- Zungenbein mit oberer und unterer Zungenbeinmuskulatur
- Halswirbelsäule unter besonderer Berücksichtigung der oberen Kopfgelenke

Eine bedeutende Funktion wird dem Gesamtkörper als stützendes Element der Logen zugesprochen. Veränderungen der Logen oder des Logensystems entstehen durch Störungen des Muskeltonus oder durch vom Körper nicht kompensierbare Funktionsstörungen. Dabei wird meist von einer multifaktoriellen Verursachung ausgegangen.

14.4 Ursachen

Meist multifaktorielles Ursachengefüge (☞ Kap. 14.2). Motorik und Sensorik des orofazialen Komplexes sind bei den angeführten Erkrankungen und Schädigungen in unterschiedlichem Ausmaß gestört.

Kiefer- und Zahnstellungsanomalien

Können genetisch determiniert sein.
- Kieferstellungsanomalien: front-offener Biss, Kreuzbiss
- Zahnfehlstellungen: Diastema (d. h. der Raum z. B. zwischen den oberen Schneidezähnen), Nichtanlage von Zähnen

Oft orientiert sich die Zunge in Richtung der Problemstelle, so dass eine abweichende Zungenruhelage und ein abnormes Schluckmuster vorliegen. Andere Muskelgruppen, z. B. die Lippenmuskulatur, können dadurch bedingt hypoton erscheinen, so dass der Mundschluss behindert ist und eine pathologische Mundatmung erfolgt.

Habituelle Ursachen

Alle (schädlichen/abnormen) Gewohnheiten, die zu einer Störung des orofazialen Komplexes führen. Im Kindesalter werden Zahn- und Kieferstellungsanomalien und bei Erwachsenen Zahnlockerung und Prothesenunverträglichkeit hervorgerufen oder begünstigt.
- intraorale Habits: Daumen-, Finger-, Gegenstände lutschen; Finger, Haare oder Gegenstände in Zahnzwischenräume drücken; Zungenstoß (Tongue Thrust); Lippen-, Zungen-, Wangenbeißen; auf Gegenstände beißen (Bleistift, Brillenbügel, Pfeife etc.); Nägel kauen; Zungen-, Lippensaugen; Zähne knirschen (Bruxismus); Zähne reiben, pressen; Zunge pressen
- extraorale Habits: Kopf aufstützen, Kinn aufstützen, abnorme Schlafhaltung, Spielen auf Blasinstrumenten, Haltungsfehler des Gesamtskeletts

Neuropädiatrische und neurologische Erkrankungen

Können den orofazialen Komplex unabhängig vom Lebensalter beeinträchtigen:
- infantile Zerebralparese (frühkindliche zerebrale Bewegungsstörung)
- neuromuskuläre Erkrankungen
- fortschreitende Erkrankungen, z. B. Parkinson-Syndrom, Multiple Sklerose
- Schädel-Hirn-Traumata, Schlaganfälle, Tumoren, Traumata

Syndromerkrankungen

Beispielsweise Lippen-Kiefer-Gaumen-Spalten, Pierre-Robin-Sequenz, Down-Syndrom (☞ Kap. 6.5.7) und Goldenhaar-Syndrom beeinflussen die motorische, kognitive, sprachliche und soziale Entwicklung.

14.5 Diagnostik

Interdisziplinäre Aufgabe, an der je nach Symptomatik die ärztlichen Berufsgruppen der Hals-Nasen-Ohrenheilkunde (HNO)/Phoniatrie, Kieferorthopädie/Zahnmedizin und Neurologie sowie die sprachtherapeutische Berufsgruppe beteiligt sind. Ziel der ärztlichen Diagnostik ist die Erfassung organischer, pathophysiologischer bzw. neurologischer Bedingungen im orofazialen Komplex, die für die Entstehung oder Aufrechterhaltung orofazialer Dysfunktionen verantwortlich gemacht werden können.

14.5.1 Ärztliche Diagnostik

HNO-ärztlich

Audiogramm als zwingende Voraussetzung für sprachtherapeutische Diagnosestellungen.
Störung des orofazialen Gleichgewichts und insbesondere der Nasenatmung und damit des Mundschlusses durch:

- häufig wiederkehrende Erkältungskrankheiten, wie Schnupfen (Rhinitis), Mittelohrentzündung (Otitis media), Mandelentzündung (Tonsillitis)
- vergrößerte Nasen-/Rachenpolypen (adenoide Wucherungen)
- Nasenscheidewandverkrümmung (Septumdeviation)
- Allergien

14

Kieferorthopädisch

Diagnostik und Planung einer kieferorthopädischen Versorgung (Zeitpunkt, Gerätefolge etc.) je nach Art und Ausprägung von Zahn- und Kieferstellungsanomalien (Dysgnathien), die das orofaziale Gleichgewicht stören können:

- Abweichungen der Kieferstellung in den verschiedenen Lageebenen der Kiefer zueinander (vertikal, horizontal, saggital)
- Zahnfehlstellungen
- Status des Zahndurchbruchs (1. und 2. Dentition)
- Nichtanlage von Zähnen (Aplasien)

Neurologisch

Bei Anhaltspunkten für neurologische Ursachen orofazialer Dysfunktionen sollte eine entsprechende Diagnostik initiiert werden.

- bei zentralen oder peripheren Schädigungen des orofazialen Komplexes (☞ Kap. 14.1) ist ein neurologischer Befund Voraussetzung der Therapie
- Informationen über Art und Ausmaß der Schädigung des zentralen Nervensystems sind für die Therapieplanung wichtig

Interdisziplinär

Der Informationsaustausch gestaltet sich – je nach Arbeitsort (Klinik, Praxis, Frühfördereinrichtung etc.) – unterschiedlich. Die zwingend notwendigen Informationen der Fachgruppen sollten möglichst schnell, transparent und ökonomisch von Arzt zu Therapeut und umgekehrt transportiert werden. Da nicht immer das persönliche Gespräch möglich und notwendig ist, können leicht ausfüllbare Kooperationsbögen genutzt werden, die alle wichtigen Informationen bezogen auf Diagnostik und Therapie beinhalten (Giel 2005).

14.5.2 Sprachtherapeutische Untersuchungsverfahren

Ziel sprachtherapeutischer Diagnostik ist eine umfassende inspektive Erhebung des inneren und äußeren Funktionskreises sowie der Primär- und Sekundärfunktionen des orofazialen Komplexes (☞ 14.1).

14

Im deutschsprachigen Raum sind derzeit nur deskriptive (d. h. beschreibende) Verfahren zur Diagnostik orofazialer Dysfunktionen auf dem Markt. Standardisierte Verfahren im Sinne der klassischen Testgütekriterien sind aufgrund mangelnder objektiver Beschreibungskriterien und Untersuchungstechniken nur unter sehr kostenintensiven Aspekten zu entwickeln.

- in einigen Veröffentlichungen zur Thematik sind Untersuchungsbögen enthalten: z. B. Castillo Morales (1991) „Die Orofaziale Regulationstherapie" oder „Orofaziale Dysfunktionen" von Bigenzahn (1995)
- „MFT-Diagnostikbogen" von Steiner und Struck (1990), der keine Handanweisung enthält
- Kölner Diagnostikbogen für Myofunktionelle Störungen (KDMS), wurde in neuerer Zeit von Giel und Tillmanns-Karus (2004) entwickelt. Er prüft u.a. Gesamtkörperhaltung, Atmung, schädliche Gewohnheiten (Habits) sowie den orofazialen Komplex. Dabei wird genau auf Form und Funktion von Lippen, Kaumuskulatur, Zunge und Gaumen eingegangen. Darüber hinaus werden orale Stereognose (dreidimensionale Wahrneh-

mung im Mundraum) und Schlucken erfasst. Im Anhang befinden sich Klientenaufklärung, Therapievertrag und Urkunde, die zur Qualitätssicherung der myofunktionellen Therapie konzipiert wurden

14.6 Therapieansätze

Je nach Störungsbild bietet es sich an, myofunktionelle und orofaziale, also aktive und eher passive Therapiemethoden miteinander zu kombinieren.

14.6.1 Myofunktionelle Verfahren

Oberbegriff für alle Therapiemethoden, die sensorische und motorische Ungleichgewichte behandeln sowie Primär- und Sekundärfunktionen positiv beeinflussen. Die Ursache kann angeboren, habituell, neurologisch, traumatisch, anpassungsbedingt bzw. in einem multifaktoriellen Bedingungsgefüge verankert sein.

Beispiele

- myofunktionelle Therapie (MFT) nach Garliner 1989; Barrett und Hanson 1978; Kittel 2000
- orofaziale Muskelfunktionstherapie nach Clausnitzer und Clausnitzer (1990, 1991, 1992)
- Der Berliner Therapieansatz (Gruppenkonzept) nach Burhop et al. (1995)
- Heidelberger Gruppenkonzept für MFS (GRUMS) nach Lleras und Müller (1995)

Anwendungsbereiche

Myofunktionelle Therapiemethoden wurden v.a. für neurologisch bedingte orofaziale Störungen entwickelt, wie dysgnathiebedingte Schluckstörungen oder habituelle Mundatmung. Sie wurden in der Zahnmedizin, Funktionskieferorthopädie und Sprachtherapie entwickelt und werden stetig modifiziert.

Zielsetzung

Wiederherstellung eines orofazialen Gleichgewichts unter Berücksichtigung von Motorik, Sensorik, oraler Stereognose und Gesamtkörperhaltung. Fokus liegt meistens auf dem unphysiologischen Schluckmuster.

Methode/Inhalt

Meist aktive Übungen zum Habitabbau, Training des physiologischen Schluckvorgangs (nur der oralen Phase), Übung von Mundschluss und Nasenatmung sowie Lautbildung.

14.6.2 Orofaziale Verfahren

Komplexe Ansätze, die im Wesentlichen aus der Physiotherapie heraus entwickelt wurden. Die orofazialen Therapiemethoden zeigen von ihren Ursprüngen an bis heute eine ganzheitliche Sicht, im Sinne von Beachtung der Zusammenhänge des orofazialen Komplex und des Gesamtkörpers.

Anwendungsbereiche

Neurologisch bedingte Störungen im orofazialen Komplex, wie vollständige oder partielle Paresen, die Dysarthrien oder Dysphagien hervorrufen, ebenso komplexere orofaziale Störungen, wie sie bei Kindern mit Down-Syndrom oder zerebralen Bewegungsstörungen auftreten.

Beispiele

- Orofaziale Regulationstherapie (ORT) nach Castillo Morales (1991)
- Facio-orale-Trakt-Therapie (FOTT) nach Coombes (1996)
- Propriozeptive Neuromuskuläre Faszilitation (PNF) nach Knott und Voss (1968)

Zielsetzung

14 Wiederherstellung eines orofazialen Gleichgewichts unter Berücksichtigung von Motorik, Sensorik, oraler Stereognose und Gesamtkörperhaltung.

Methode/Inhalt

Passive Stimulationen mit ergänzenden aktiven Übungen

- Inhibition unphysiologischer Bewegungsmuster, Faszilitation physiologischer Bewegungsmuster
- Optimierung von Schluckvorgang (präorale, orale, pharyngeale, ösophageale Phase), Atmung, Stimmgebung, Lautbildung

15 Störungen des Redeflusses

15.1 Stottern

Christian W. Glück und Stephan Baumgartner

15.1.1 Ätiologie und Genese

Dynamik und Variabilität des symptomatischen Sprechverhaltens ist nur auf der Basis eines polyfaktoriellen, integrativen und dynamischen Modells des Stotterns zu erklären. Monokausale Erklärungsansätze haben sich überlebt oder sind zumindest bisher in ihrer Reichweite begrenzt geblieben, so dass sie jeweils als Teilaspekt im polyfaktoriellen Bedingungsgefüge interpretiert werden können.

Verursachende und bedingende Faktoren des Stotterns

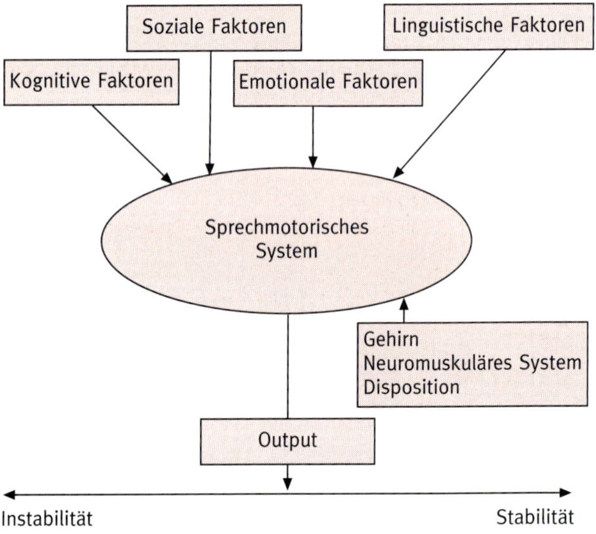

Abb. 15.1 Ursachen und Auslöser des Stotterns (in Anlehnung an Susca und Healey 2000).

Ätiologie

- Stottern ist das Ergebnis interdependenter neuromotorischer, sprechsensorischer, (sprach)kognitiver, emotionaler und interaktiv kommunikativer Leistungen
- an der Entwicklung beteiligte Faktoren: zahlreiche physiologische, psycholinguistische (sprachliche Kompetenzen), psychische und soziale Faktoren (Eltern, Interaktionsstile, psychische Konstitution, Bewältigungsverhalten)

Zu differenzierende, alltagstheoretische, monokausale Ätiologievorstellungen:

- Stottern als Ausdruck einer Intelligenzminderung – trifft nicht zu
- ängstlich-schüchterne Persönlichkeit des Stotternden – kann im Einzelfall konstitutiv sein und zum Bedingungsgefüge beitragen, ist häufig eine Folge des Stotterns
- psychopathologisches Elternhaus – es gibt keine für stotternde Kinder typische Elterncharaktere, allerdings können Sprechunflüssigkeiten des Kindes die Eltern-Kind-Interaktion ungünstig verändern (☞ Elternberatung)
- „Ansteckung" durch Modelllernen – trifft nicht zu
- Stottern aufgrund eines traumatischen Erlebnisses – wird häufig berichtet. Das Trauma kann Auslösefunktion für die Sprechunflüssigkeiten haben, dient jedoch auch für die Betroffenen und Angehörigen bei der Suche nach den Ursachen als entlastender Stellvertreter

Wichtige statistische Fakten

- altersgemäße Sprechunflüssigkeiten bei etwa 80 % der Kinder im Vorschulalter (☞ Tab. 15.2)
- anhaltende und verstärkte Symptomatik im frühen Schulalter bei etwa 5 %
- chronisches Stottern im Jugendlichen- und Erwachsenenalter bei etwa 1 %
- Rückgang v.a. durch Spontanremissionen, die stärker bei Mädchen zu erwarten sind
- Geschlechterverteilung:
  - frühes Kindesalter: Jungen : Mädchen = 2 : 1
  - Erwachsenenalter: Männer : Frauen = 5 : 1

Erklärungsansätze

Kontinuitätshypothese

Entwicklung von manifestem Stottern aus anfänglich nicht gestotterten, altersgemäßen Sprechunflüssigkeiten heraus:

- bei Dysbalance äußerer Bedingungen (kommunikativer Druck durch Personen und Situationen) und innerer Voraussetzungen (sprechmotorische, linguistische und kommunikative Kompetenzen) werden die zu erwerbenden automatisierten Sprechabläufe gestört. Es entstehen Fragmentierungen und Anspannungen

- das Kind schätzt sein eigenes Sprechverhalten aufgrund häufiger Sprechfehler und Unflüssigkeiten als ungenügend ein und entwickelt die Überzeugung, dass Sprechen schwer sei
- in zukünftigen Situationen wird das Sprechen antizipierend als schwierig beurteilt, so dass sich die Anspannungen und Tendenzen zur Fragmentierung der Sprechabläufe verstärken

Break-down-Hypothese

Das Sprechverhalten stotternder und unflüssiger (aber nicht stotternder) Kinder lässt sich symptomatisch differenzieren (☞ Kap. 15.1.4).

- Kernsymptome bei momentaner Fehlfunktion der komplexen, am Sprechvorgang beteiligten Teilsysteme
- Fehlfunktion hat dispositionelle Basis in Vererbung oder neurologischen Dysfunktionen und steht unter dem moderierenden Einfluss von äußerem oder innerem kommunikativen Stress
- vermutete zugrunde liegende Dysfunktionen (allerdings noch unklar, ob es sich tatsächlich um Dispositionen handelt oder ob die entdeckten Auffälligkeiten sich sekundär aufgrund der Sprechflüssigkeitsproblematik entwickelt haben):
  - interhemisphärische Interferenzen bei der Sprechplanung auf der Basis mangelnder funktionaler Lateralisation
  - Interferenzen der verschiedenen Rückmeldekanäle (Propriozeption, taktil-kinästhetische und auditive Wahrnehmung) bei der Überwachung des Sprechvorgangs
  - dysfunktional arbeitendes supplementär-motorisches Areal mit unklarer Störungsgenese
  - häufige Unsicherheiten und Fehler in der Programmierung des Sprechablaufs führen zu unbewussten Reparaturversuchen in der Sprechproduktion, die sich als Unflüssigkeiten darstellen (Covert-repair-Hypothese)

15.1.2 Erscheinungsbild

15

Häufige ungewollte Unterbrechungen des Redeflusses durch tatsächliche und voraus empfundene Wiederholungen, Dehnungen und Blockierungen der artikulatorischen Bewegungen.

Die damit verbundenen Schwierigkeiten, in angemessener Zeit eigene Äußerungsintentionen sprachlich zu vermitteln, können zu einer Kommunikationsstörung führen, die auch den Kommunikationspartner betrifft. Dessen tatsächliche oder vermutete Reaktionen beeinflussen wiederum die Stottersymptomatik. Gleichzeitig hat die Störung z. T. gravierende Folgen für die Persönlichkeit der Betroffenen.

Man unterscheidet offene und verdeckte Symptome (Eisberg-Metapher), die nicht in direktem Abhängigkeitsverhältnis stehen. So kann bei geringer Sprechunflüssigkeit der subjektive Leidensdruck hoch sein. Im Einzelfall können sogar keine offenen Symptome beobachtet werden. Der Sprecher kaschiert sein Stottern durch Vermeidungsstrategien und Sprechhilfen. Meist entwickeln sich dennoch verdeckte Symptome (verdecktes Stottern).

Offene Symptome

Die Sprechweise wird durch unübliche Unterbrechungen des Redeflusses auffällig:

- Kernsymptome: Wiederholungen von Sprechlauten oder Silben (Repetitionen, Iterationen), Dehnungen von Sprechlauten (Prolongationen), stumme Pausen (Blockierungen) ohne prosodische oder rhetorische Funktion
- Symptomübergänge: z. B. Dehnung eines Lautes geht in Wiederholungen über
- Schwa-Laut-Einfügungen: z. B. „Be-be-be-boden“
- Flickwörter und -phrasen: z. B. „mh“, „äh“, „meiner Meinung nach …“, auch als Starter-Funktion
- Abbruch und Neuansatz der Rede mit und ohne Umformulierungen
- auffällige Sprechatmung: z. B. Atemvorschieben, Sprechen auf Restluft, inspiratorisches Sprechen
- auffällige Stimmgebung

Begleitsymptomatik

Meist als Versuch, die Symptomatik zu überwinden:

- krampfartige Pressversuche
- mimische Mitbewegungen, z. B. Gesichtsverzerrungen, Kieferschlagen
- grobmotorische Mitbewegungen (Parakinesen), z. B. Fußstampfen, Kopfreißen
- vegetative, angstkorrelierte Symptome, z. B. Schwitzen, Erröten
- fehlender Blickkontakt zum Gesprächspartner

Verdeckte Symptome

- verändertes Selbstkonzept: starkes Störungsbewusstsein, störungszentrierte Selbstdefinition („Ich bin ein Stotterer“), vermindertes Selbstwertgefühl, herabgesetzte sprachliche Selbstwirksamkeitserwartung, Leidensdruck
- veränderte Situationswahrnehmung und -bewertung: meiden potenziell symptombelasteter Redesituationen (Fluchtverhalten), geringe Angstschwelle, Überschätzung der eigenen Symptomatik, sprecherische und kommunikative Anforderungen werden hoch bewertet, Misserfolgserwartung

- Empfindungen beim Sprechen: Verlust der Möglichkeit zur bewussten Beeinflussung des Sprechvorgangs (Kontrollverlust), starker Rededrang bei auftretenden Symptomen, Antizipation potenziell symptomtragender Laute und Silben
- bewusste Gestaltung der Sprechweise: Einsatz von Sprechhilfen (z. B. Atemsteuerung, Stimmeinsatzkontrolle, Sprechgeschwindigkeitssteuerung), antizipierende, sprachliche Umgestaltung, um symptomtragende Laute und Silben von vornherein zu vermeiden (Vermeidungsverhalten)

Übergeordnete Merkmale des Stotterns

- Individualität: personspezifische Symptomausprägung, einschließlich individueller Entwicklungsverläufe
- Variabilität: in unterschiedlichen Redesituationen kann die Symptomatik unterschiedlich stark ausgeprägt sein (z. B. Dialog, Vortrag, Telefongespräch, Vorlesen), in unterschiedlichen Lebensphasen kann die Symptomausprägung stark schwanken bis hin zur Symptomfreiheit

15.1.3 Formen von Sprechunflüssigkeiten

Traditionelle Einteilung in klonisches (Wiederholungen), tonisches (Blockierungen und Dehnungen), tonisch-klonisches und klonisch-tonisches Stottern ist unzureichend. Sie ist international nicht gebräuchlich und greift in der bloßen Orientierung an der offenen Symptomatik deutlich zu kurz. Da auch in der Rede nicht stotternder Personen situational und vorübergehend Unflüssigkeiten auftreten, sind gestotterte und nicht gestotterte Sprechunflüssigkeiten zu unterscheiden (☞ Tab. 15.1 und 15.2).

Tab. 15.1: Unterscheidung gestotterter und nicht gestotterter Sprechunflüssigkeiten

Formen von Sprechunflüssigkeiten	Symptomatik
• Nicht gestotterte Sprechunflüssigkeiten (können situativ vorübergehend bei jedem Sprecher auftreten; auch als funktionelle oder physiologische Sprechunflüssigkeiten bezeichnet)	• Unflüssigkeiten *zwischen* Wörtern • kurze Wiederholungen von ein- und mehrsilbigen Wörtern • Wiederholungen ganzer Phrasen und Äußerungen mit Umstellungen und Korrekturen • Pausen an Phrasengrenzen, nicht im Wort, zur Äußerungsplanung

15

Tab. 15.1: Unterscheidung gestotterter und nicht gestotterter Sprechunflüssigkeiten

Formen von Sprechunflüssigkeiten	Symptomatik
• Gestotterte Sprechunflüssigkeiten	• Unflüssigkeiten *im* Wort • Wiederholungen von Lauten und Silben evtl. mit Schwa-Laut-Einfügung • Dehnungen länger als 1 s • Pausen auch im Wort (Blockierungen) • Anspannungen im Gesicht, Redeanstrengung und grobmotorische Mitbewegungen bis hin zu motorischer Fixierung („Einfrieren") • verdeckte Symptome

Tab. 15.2: Differenzialdiagnostisch vom Stottern (IDC 10: F98.5) abzugrenzende Sprechunflüssigkeiten

Differenzialdiagnosen	Symptomatik
Altersgemäße Sprechunflüssigkeiten (früher: physiologisches Stottern oder Entwicklungsstottern)	• nicht gestotterte Sprechunflüssigkeiten (s.o.) • treten gehäuft im Altersbereich von etwa 2,5 – 5 J. auf • Dauer nicht länger als 6 Mon. • keine Begleitsymptomatik
Poltern (ICD 10: F98.6)	• Redeflussstörung mit sehr hoher Sprechgeschwindigkeit, Wiederholungen, Abbrüchen, Auslassungen und Verschmelzungen • eingeschränkte Verständlichkeit • keine Begleitsymptomatik
Neurogenes Stottern	• ätiologisch durch Hirnschädigungen begründet • symptomatisch den Kernsymptomen (s.o.) des Stotterns ähnlich • häufig geringe Variabilität in Zusammenhang z. B. mit Aphasie, Dysarthrie infolge Schlaganfall, Parkinson-Syndrom
Psychogenes (traumatisches) Stottern	• selten • tritt nach einem Ereignis mit sehr starkem, emotionalem • Stress auf • eher geringe Variabilität
Spasmodische (spastische) Dysphonie (Stimmbandkrampf)	• Stimmstörung • kann zum „Steckenbleiben" im Redefluss führen
Ticstörungen (ICD 10: F95)	z. B. bei Tourette-Störung mit multiplen motorischen und vokalen Tics

15.1.4 Diagnostik

Abbildung 15.2 zeigt beispielhaft die diagnostischen Einzelschritte für eine evaluierbare Therapie mit stotternden Kindern.

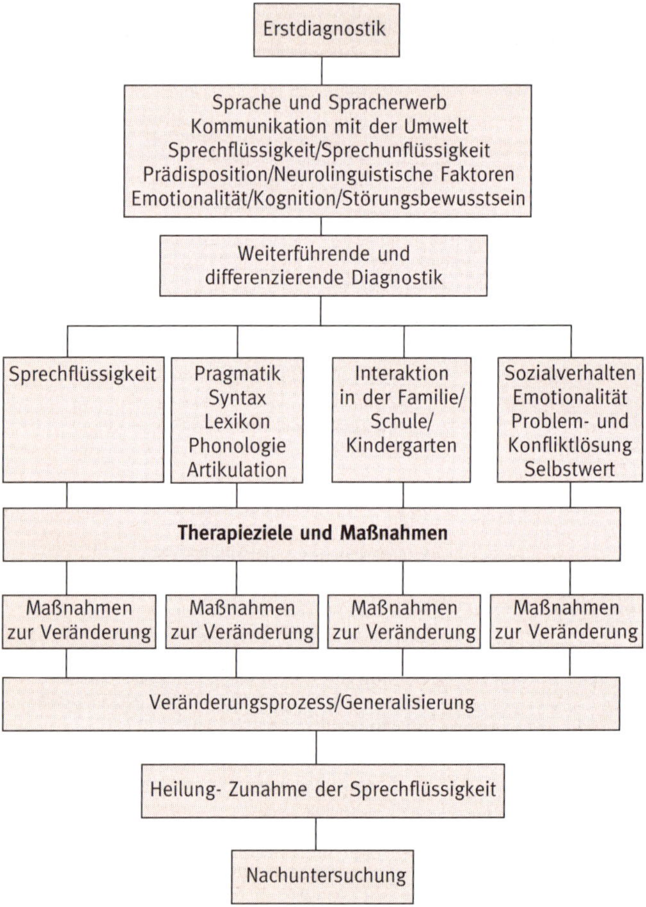

Abb. 15.2 Diagnostische Schritte bei stotternden Kindern.

15

Statusdiagnostik

Insbesondere bei jungen Kindern bei der Betrachtung des allgemeinen, sprachlichen Ist-Zustandes berücksichtigen:

- weitere Spracherwerbsdefizite: v.a. in den Bereichen Aussprache (Phonetik und Phonologie) und Wortschatz (Lexikon und Wortfindung)
- zusätzliche, die Therapie erschwerende Faktoren: z. B. Aufmerksamkeitsdefizite und Hyperaktivität
- Erfassung von Mitbewegungen (gelten als zuverlässiger Prädiktor bei jungen Kindern)
- Feststellung der subjektiven Einstellungen und Gefühle zum Sprechen, zum Stottern, zu sich selbst als Kommunikationspartner, zum Störungsbewusstsein und Vermeidungsverhalten

Vorerhebung

Beginnt mit ausführlichem Interview: möglichst umfassende Daten-, Meinungs- und Einstellungserfassung, soll Verständnis und Wahrnehmung des Sprachproblems aus der Perspektive der Betroffenen ermitteln. Lösungsorientierte und damit effiziente Stottertherapien erfordern eine intensive Kommunikation bezüglich

- Symptomatik: individuelles Störungsbewusstsein, Sprechproblem als unterschiedlich erlebter und bewerteter Gegenwartszustand
- Ursachen: subjektive Krankheitstheorie; Kommunikation über Erklärungen und Glaubenssätze, die zur Entstehung und Aufrechterhaltung des Stotterns beitragen
- lebensbiographischer Aspekte der bisherigen Entwicklung des Stotterns, der Sprache und der Kommunikation
- der Art und des Umfangs weiterer, mit dem Stottern interagierender Auffälligkeiten
- der Ziele der Behandlung

Problem- und Ressourcenanalyse

- deckt Fähigkeit zur Selbsthilfe und zu eigenaktiven Lösungswegen auf (z. B. wie bewältigt die Person das Stottern?)
- Stottern bei Kindern kann Ergebnis bilingualer Überforderung sein, daher sprachliche und kommunikativen Fähigkeiten in Erst- und Zweitsprache (den Zweitsprachen) diagnostizieren. Dabei klären, welche Sprache dominant und, den Spracherwerb sichernd, in der Familie benutzt und in der Therapie zunächst eingesetzt werden soll.

Standardisierte und nicht standardisierte Diagnostik der Sprech- und Kommunikationsfähigkeit

- Stichproben der Sprechleistungen (v.a. Spontansprache) aus unterschiedlichen Kontexten: Prüfung von Sprechleistungen auf Wort-, Satz- und Textebene (z. B. Lesen, Fragen, Monolog, Dialog) in unterschiedlichen Sprechsituationen (z. B. mit oder ohne kommunikative

Stressoren wie Zeitdruck, Unterbrechungen, Aufforderungen zum Sprechen)
- Dokumentation und Auswertung mittels Audio/Videoaufnahme oder begleitender Echtzeit-Messung mithilfe spezieller Zähler bzw. PC-gestützter Verfahren

Interaktionsanalyse
- bei Kindern: v.a. unstrukturierte, spontane Handlungen und freies Spiel sowohl mit dem Therapeuten als auch im Kontext des sprachlichen Verhaltens ihrer Eltern
- bei Eltern: anhand von Beobachtungsitems Spiel- und Interaktionsfähigkeit, Verwendung von kommunikativen Stressoren (z. B. zu schneller Sprecher-Hörer-Wechsel, drängendes Frageverhalten, negatives Zuhörverhalten und bestrafendes oder nicht hilfreiches Reagieren auf das Stottern)

Objektive Maße
- Frequenz und die Qualität des Stotterns
- Dauer der typischen und der längsten Stotterereignisse
- Sprech- und Artikulationsgeschwindigkeit
- Natürlichkeit des Sprechens (durch Skalierung)

Zieldiagnostik

Therapeutische Zielsetzungen müssen auf dem stotterspezifischen Wissen aller an der Therapie beteiligten Personen basieren:
- individuelle Zielvorstellungen abklären: Spaß am Sprechen, weniger Sprechangst, weniger Stottern, jederzeitige Kontrolle des Stotterns, Heilung vom Stottern, Veränderung der Sprechweise um flüssiger zu sprechen, Veränderung des Stottermusters um leichter zu stottern, Entwicklung sozial-kommunikativer Fähigkeiten
- Kommunikation über: individuelle Bedeutung der erwünschten Behandlungsziele; konkrete Ziele; ihre Erreichbarkeit in kleinen, erfolgreichen Schritten; vorhandene persönliche Ressourcen

15.1.5 Therapiegrundlagen

Es gibt keine Methode, die Stottern, unabhängig vom Alter, von der Art und der Ausprägung der Störung, kausal und *sicher* heilt.

Der Markt an unseriösen Therapien ist erheblich! Evidenzbasierte Therapiestudien sind rar, somit ist die generelle Überlegenheit einer Methode gegenüber anderen empirisch nicht belegt! Es fehlt weltweit an prognostisch validen Kriterien, nach denen *eine* Methode *einer* bestimmten Person sicher zuzuordnen wäre.

Therapieplanung

In Deutschland häufiger klientenzentriertes, individualisiertes Vorgehen aufgrund der Mehrdimensionalität des Stotterns und des Mangels an empirischer Evidenz. Einsatz methodenkombinierter Konzepte, deren Bausteine individuell angepasst werden: z. B. als Methodenpaket für Kinder, das

- direkt das Sprechmuster verändert
- Hilfen zur Überwindung der Angst vor dem Stottern oder zu seiner direkten Bewältigung anbietet
- sprachliche und kommunikative Kompetenzen allgemein fördert
- die kindliche Persönlichkeit (z. B. Selbstvertrauen) stärkt
- das Sprechverhalten der Eltern, das die Sprechflüssigkeit fördert, ausformt

Standardisierte, therapeutenzentrierte Therapieprogramme werden von den Behandlern (noch) eher skeptisch beurteilt.

Therapiemerkmale

Therapie sollte grundsätzlich:

- auf Kommunikation mit allen Betroffenen gerichtet sein
- sich durch Flexibilität des Vorgehens (adaptiv an die jeweilige Problemlage) auszeichnen
- der Beziehungsgestaltung, der Bearbeitung der sprachlichen Problemlage, der Selbstaktivität und Selbstregulation hohe Bedeutung beimessen
- so weit als möglich den Einsatz evidenzbasierter Verfahren vorziehen
- bei Kindern die Standard-Therapieverfahren in *spielerischer* Form durchführen

Einflussfaktoren

- Persönlichkeit des Therapeuten (z. B. Überzeugungsfähigkeit; Zuversicht; Fähigkeit wahrzunehmen, zu aktivieren und anzuerkennen)
- Persönlichkeit des Klienten: Lernmotivation und Aufnahmebereitschaft; subjektive Veränderungstheorie
- Mitarbeit der Eltern

Behandler

Als Behandler kommen Logopäden, Sprachheilpädagogen, akademische Sprachtherapeuten sowie spezialisierte Psychotherapeuten infrage, was auch der Klientel der ivs (Interdisziplinäre Vereinigung für Stottertherapie) entspricht.

Erfolg und Qualität

Therapieübergreifend fehlen im deutschsprachigen Raum immer noch solide standardisierte Instrumentarien, die Therapieergebnisse sinnvoll vergleichbar machen. In jedem Fall wäre zu klären, ob die *gesetzten* Therapieziele erreicht wurden:

- Rate der Stotterfrequenz: mit wiederholten Messungen und mit ausreichend repräsentativen Spontansprechproben erheben
- Zunahme der Qualität des Sprechverhaltens in die Richtung eines lockeren, „weichen" Sprechens in und außerhalb der Therapie
- Sprechen ohne ständige Selbstkontrolle und -beobachtung langzeitlich entspannt, natürlich und spontan sein, ohne gestotterte Unflüssigkeiten, die den kommunikativen Prozess stören
- Einstellung des Klienten zu seiner Störung
- selbstbewusster Umgang mit dem Reststottern
- die in Fremd- und Selbsteinschätzung positiv empfundene soziale und kommunikative Interaktionsfähigkeit und -willigkeit

Es besteht Einigkeit darin, dass der Therapieerfolg bei jungen Kindern höher als der in den anderen Altersgruppen ist. Deren Stottermuster sind weniger habitualisiert, der Erfolg hält dauerhaft oder länger, Therapiewiderstände sind geringer, sie generalisieren Therapieinhalte besser in den Alltag und es sind weniger Therapiestunden notwendig.

Indikationen

Sichere Indikatoren für den Einsatz bestimmter Methoden bei personabhängigen Lernbedingungen im Erwerb des stotterfreien bzw. stottermodifizierenden Sprechens fehlen weitgehend, besonders auch unter dem Aspekt der Therapie*prozess*forschung. Kontrollierte Therapiestudien für Kinder und Jugendliche sind selten.

- evidenzbasierte Daten für kleine Stichproben für unimethodische Ansätze des Fluency-Shapings (z. B. Lidcombe-Programm)
- bei jungen Kindern fraglich, inwieweit Therapieeffekte die Bereitschaft zur Spontanremission übertreffen:
  - frühes Stottern (etwa 2–4 J.) ohne besonderes Störungsbewusstsein: u.U. Elternberatung und Elterntraining ausreichend
  - kindliches (auch frühes) Stottern mit Störungsbewusstsein: neben Elterntraining gezielte Veränderung der Sprechflüssigkeit des Kindes durch Fluency-Shaping oder/und Stottermodifikationstechniken empfehlenswert

Selbstheilung (spontane Remission)

Der Erwerbsprozess des Stotterns ist so entwicklungsplastisch, dass sich Kinder bis zum Schulbeginn, unabhängig vom Schweregrad der Störung, mit hoher Wahrscheinlichkeit (um 70 %) 6–12 Monate nach Stotterbeginn selbst heilen (*unaided/natural recovery*), wie Longitudinalstudien zeigen. Da eindeutige Prädiktoren für die Chronifizierung des Stotterns fehlen, ist generelles Zuwarten verfehlt. Präventive Maßnahmen z. B. in Form der Elternberatung sind unabdingbar. Gezielte Maßnahmen (Elterntraining) erwiesen sich auch bei spontanen Remissionen, was den Zeitgewinn betrifft (8–12 Wo.), als erfolgreich.

Therapiebeginn

Unabhängig vom Alter der stotternden Person die Wünsche der Betroffenen beachten (z. B. Leidensdruck, sozialer Druck und Hilflosigkeit).

- auch bei jungen Kindern (> 2 J.) früh beginnen, um Chronifizierung zu verhindern
- Verzögerung des Therapiebeginns bei Kindern (2–4 J.), die erst *kurze* Zeit Stottern, die *keine* weiteren sprachlichen Auffälligkeiten zeigen und deren Umwelt mit Verständnis und mit Ressourcenaktivierung dem Problem begegnet um etwa 6 Mon., da hohe spontane Remissionsrate. Entwicklung der Sprechflüssigkeit zuverlässig beobachten und Eltern intensiv beraten

Therapiedauer

- je nach Sachlage und Therapiemethode bei Kindern zwischen 20 und 50 Behandlungseinheiten erforderlich, bei Erwachsenen weit mehr als 100 etwa in mehrwöchigen Intensivtherapien
- viel Zeit für Transfer der im therapeutischen Setting erlernten Sprechtechniken in die Alltagskommunikation erforderlich
- Rückfälle sind häufig, müssen vorbereitend Thema der Therapie sein und nachbereitend in Rückfallprogrammen aufgearbeitet werden

Setting

Stottertherapie hat starke Bezugsgrößen in der Intensität von Therapie und Beratung.

- Kindertherapie: v.a. ambulante Einzel- manchmal auch Gruppentherapien mit Beratung/Training der Eltern 1–2 x/Woche üblich
- Jugendlichen-/Erwachsenentherapie (> ca. 12 J.): ambulante Einzel- und/oder Gruppentherapie und/oder mehrwöchige (3–6 Wo.) Intensivtherapie (auch in Intervallen) stationär (ab ca. 12 J.)
- unterstützend für Kinder/Jugendliche werden nach amerikanischem Vorbild auch in Deutschland therapiebezogene Summercamps durchgeführt

- Nachbetreuung (z. B. in Auffrischerkursen) wichtig, um die Rückfallquote zu minimieren

15.1.6 Therapieverfahren

- direkte Therapien setzen direkt am Sprechmuster bzw. am Stottersymptom an
- indirekte Therapien üben keinen direkten Einfluss auf das Sprechverhalten aus, z. B. bei Kindern: Elternberatung, Förderung sprachlicher Kompetenzen (z. B. Artikulation, Syntax, Lexikon), psychischer (z. B. Stärkung der psychischen Verfassung im Umgang mit kommunikativem Stress) und physiologischer Voraussetzungen (z. B. Training der Mundmotorik/Sensorik, der Atmung). Mit der positiven Veränderung von Voraussetzungen für die Sprechflüssigkeit soll das Stottern abnehmen

Spezifische Methoden der direkten Therapie

Fluency Shaping

Ziel
Maximale Symptomfreiheit durch systematischen Aufbau eines stotterfreien Sprechens.

Vorgehen
Verhaltenstherapeutisch und lösungsorientiert. Systematische Ausformung eines neuen Sprechmusters über eine Hierarchie von Sprechleistungsstufen (z. B. Wort-, Satz-, Textebene; Monologe, Dialoge) mit oder ohne Modellieren einer Sprechtechnik. Dabei werden Sprechtechniken der „easy" oder „smooth speech" (spielerisch) „eingeübt" (d. h. Reduktion der Sprechgeschwindigkeit, weicher Stimmeinsatz, Silbendehnung und Silbenbindung). Verschiedene, manualgestütze Therapieprogramme. Zunehmend spezielle Computersoftware als Feedbackhilfe, z. B. für das Training des weichen Stimmeinsatzes.

Vorteile
- Ausgangspunkt ist die bereits vorhandene Fähigkeit, auch stotterfrei zu sprechen
- durch eindeutige und transparente Ziel- und Aufgabenstruktur gesundheitsfördernde Erfahrung der „Machbarkeit" und Selbstwirksamkeit
- mehrstufiger Therapieaufbau sichert in kleinen Schritten den Erfolg auch durch gezieltes Strukturieren von Sprechleistungssituationen
- Messbarkeit der Veränderung ist ohne großen Aufwand möglich

- systematische und kontingente Anerkennung des stotterfreien Sprechens wirkt lernmotivierend (Erleben des Selbst-Könnens durch dichtes Individualfeedback)

Non-Avoidance-Ansatz und Modifikation des Stotterns

Diese Techniken sind häufig mit dem Namen des amerikanischen Stottertherapeuten Charles van Riper (1906–1994) verbunden.

Ziele

- Abbau von Angst vor dem Stottern
- Akzeptanz des Stotterns aus der Erkenntnis der möglicherweise unrealistischen Zielsetzung der Symptomfreiheit
- Aufbau von Selbsthilfekompetenz zur Kontrolle über das Stottern; Erwerb eines flüssigen Stotterns mit kurzen, wenig spannungsreichen Kernsymptomen
- gelassener kognitiver und emotionaler Umgang mit dem Stottern; Aufbau eines positiven Selbstkonzepts als (auch) stotternde Person
- Abbau von Begleitsymptomen wie Anstrengungsverhalten, Vermeidungsverhalten und sekundäre psychische Reaktionen wie Angst und Frustration

Vorgehen

Systematischer Aufbau der Therapie in allen Altersgruppen:

- Identifikation: Schulung der Selbstwahrnehmung der individuellen Problemlage über das Kennen lernen und das Auseinandersetzen mit dem eigenen Stottern sowie den damit verbundenen Kognitionen und Emotionen
- Desensibilisierung: Abbau von Sprechängsten und negativen Kognitionen über die Konfrontation mit einer Hierarchie aversiv erlebter Sprechsituationen; Einsatz des sog. „Pseudostotterns“
- Modifikationsphase: gezieltes Arbeiten an der bewussten Steuerung der Symptomatik unter Zuhilfenahme von Modelling. Spezielle Hilfen sind dabei „Pull-out“ („Herausziehen“ aus der Blockade), „Stoppen“ oder „Nachbessern“
- Stabilisierung: Aufrechterhaltung und Generalisierung des erlernten Sprechverhaltens

Vorteile

- eng an den individuellen Ressourcen und Problemen orientiert
- Bearbeitung der Einsicht in die Störung und in die begleitenden Verhaltens- und Erlebensweisen
- Training der selbstkontrollierten Steuerung des Stotterns

Unspezifische Ansätze der indirekten und direkten Therapie

Als unspezifische Ansätze gelten z. B. die allgemeine Stärkung der Fähigkeit (auch stotternd) zu kommunizieren (kommunikative Sicherheit) verbunden mit der Verbesserung des Selbstkonzepts einer (mit Stottern) flüssig *kommunizierenden* Person; ferner Hypnose, Akupunktur, Entspannungsverfahren, Atem- oder Stimmtherapien, Bewegungs- und musiktherapeutische Ansätze, Autogenes Training, Psychotherapie, apparative Sprechhilfen oder die medikamentöse Behandlung. Diese Verfahren haben eher – wenn überhaupt – stützende oder nur kurzfristig verbessernde Effekte.

Vorausgehende oder begleitende Psychotherapie

- nur sinnvoll bei über die Kernstörung hinausgehenden, behandlungswürdigen Auffälligkeiten des Verhaltens und Erlebens (z. B. Ängste, Phobien, Depression, soziale Isolation, Selbstabwertung)
- im Allgemeinen als sprechunspezifische Verhaltenstherapie, Individualtherapie oder andere tiefenpsychologisch/analytische Ansätze, kindzentrierte Verfahren (Spieltherapie)
- psychotherapeutische Unterstützung kann bei grundsätzlicher Therapieresistenz oder bei gegebener Sachlage als *Voraussetzung* zur Befähigung einer spezifischen Stottertherapie sinnvoll sein

Medikamente

Der Einsatz von Medikamenten wird von der absoluten Mehrzahl der Stottertherapeuten wegen widersprüchlicher Effizienzstudien und möglicher Nebenwirkungen abgelehnt. Eine Medikation kann auf die Angstkomponente (Alprazolam), auf den Kehlkopf-Muskeltonus (Botox) und auch auf die aus der Dopamin-Ätiologie-Hypothese abgeleitete Therapie mit Serotonin-Wiederaufnahmehemmern ausgerichtet sein. Neben positiven Einzeldarstellungen konnte keine generelle Wirksamkeit hinsichtlich des Stotterns nachgewiesen werden.

Apparative Sprechhilfen

15

Verfahren

- Sprechen nach dem Takt eines Metronoms oder unter Maskierung (künstliche Vertäubung über Kopfhörer durch weißes Rauschen)
- verzögerte auditive Rückmeldung (DAF: Delayed Auditory Feedback): um Millisekunden zeitlich verzögerte Rückmeldung des unveränderten Sprachsignals über Kopfhörer
- frequenzverschobene auditive Rückmeldung (FAF: Frequency-shifted Auditory Feedback): der Sprecher hört sich über Kopfhörer tiefer/höher sprechen

- Biofeedback (z. B. mittels EEG, EMG, Pneumotachographie) zur Minimierung des Muskeltonus während des Sprechens/Stotterns

Nachteile
- Wirkungsweise ist v.a. alltagskommunikativ beschränkt
- hoher (technischer) Kontrollaufwand
- Unnatürlichkeit des Sprechens wird häufig abgelehnt
- Effekte lassen sich schwer erklären. Wirkung zeigt wahrscheinlich vor allem die Verlangsamung/und oder Verfremdung des eigenen Sprechens, die auch über natürlichere Methoden zu erreichen sind

Elternberatung

Zur wirksamen Elternberatung gehört grundsätzlich die umfassende Information zum Thema „Stottern", die den Wissensabgleich zwischen Therapeut und Eltern ermöglicht. Die Beratung zielt u.a. auf:
- die Enttabuisierung des Stotterns (offen und einfühlsam Stottern ansprechen)
- das konsequente Beobachten der Variabilität des Stotterns
- Veränderung des (elterlichen) Sprachangebotes (Sprechvorbild sein):
  - Verringerung der Sprechgeschwindigkeit
  - Verringerung der Äußerungslänge und -komplexität
  - *Turn-switching:* Pausen beim Sprecherwechsel, damit das Kind ohne Druck ins Gespräch kommt
  - intensives Zuhören mit Blickkontakt
  - Vermeiden gut gemeinter Ratschläge („nur ruhig", „hol tief Luft")
- die konsequente, positive Rückmeldung der Sprechflüssigkeit und der sprachlichen Stärken
- ein gelasseneres Reagieren auf das Stottern
- Abbau von interpersonalem Stress (Angst, Scham, Schuld, unrealistischen Anforderungen)
- die Transparenz der Ziele, des Therapieaufbaus und der Therapiemethoden
- die Information der Umwelt (z. B. Schule) über das Stottern

Eltern sollten den Therapieverlauf in vivo miterleben und ihre Selbstkompetenz im Umgang mit gestotterten und nicht gestotterten Sprechunflüssigkeiten am Behandlungsort erfahren können.

15.2 Poltern

Claudia Pahn

Auch: Tachyphemie, Tachyphrasie, Paraphrasia praeceps, Pararthrie, Tumultus sermonis, Battarismus, Cluttering

Im Gegensatz zum Stottern existiert wenig Literatur und empirische Forschung zum Thema Poltern. Die Aussagen zu Symptomatik und Ätiologie sind breit gefächert, so dass keine allseits gültige Definition existiert. Ursächlich für die fehlende wissenschaftliche und therapeutische Auseinandersetzung wird oft der geringe bis fehlende Leidensdruck der Patienten diskutiert.

Definitionen

Den meisten Darstellungen in der Literatur ist gemein, dass Störungen auf allen sprachlichen Ebenen sowie von Wahrnehmung und Aufmerksamkeit auftreten können. Die Angaben, welche und wie viele Ebenen betroffen sind, variieren zum Teil stark:

- Luchsinger und Arnold (1959) definieren Poltern als eine sprachliche Gestaltungsschwäche mit unbeherrschter, überhasteter und undeutlicher Rede aufgrund einer angeborenen, vererbbaren und konstitutionell bedingten Eigentümlichkeit der gesamten psychosomatischen Persönlichkeit.
- Weiss (1964) definiert Poltern als die verbale Manifestation einer zentralen Sprachschwäche, die alle sprachlichen Ebenen (Verstehen, Sprechen, Lesen, Schreiben) und das Verhalten betrifft
- in der deskriptiven Arbeitsdefinition von Sick (1999) werden v.a. die phonetischen Auffälligkeiten (Auslassungen, Verschmelzungen, Lautersetzungen, Lautveränderungen) und Unflüssigkeiten (Laut-, Silben-, Wort-, Satzteilwiederholungen) zusammen mit einer hohen Artikulationsrate hervorgehoben, die einen Verweis auf die Kernsymptomatik des Polterns darstellen. Der Begriff phonetisch wird symptomspezifisch verwendet, da eine phonologische Ursache laut Sick nicht immer vorhanden sein muss.

15.2.1 Ätiologie

Es gibt viele unterschiedliche Erklärungsversuche und Ansätze zur Ätiologie des Polterns. Eine befriedigende Darstellung der Zusammenhänge zwischen Symptomen und Ursache ist bisher nicht gelungen.

- Luchsinger und Arnold (1959) interpretieren die Störung als Ausdruck einer angeborenen und oftmals vererbten Sprachschwäche mit besonde-

ren Persönlichkeitsmerkmalen, Sprachentwicklungsdefiziten und akustisch-gnostischer (musikalischer) Minderbegabung
- Pascher und Bauer (1998) vermuten eine organische Ursache mit einer hereditären Verursachungskomponente
- als wissenschaftliche Forschungsansätze werden von Meixner (1992) eine mögliche Programmgestaltungsstörung, eine Serialitätsstörung und eine Entwicklungsstörung der Wahrnehmung zeitlicher Abfolgen diskutiert
- 1954 untersuchten Luchsinger und Landolt Polterer mit dem EEG und sprachpathologisch, wobei 90 % der EEG-Befunde auffällig waren
- Morávek und Langová (1962) führten ebenfalls EEG-Untersuchungen an 28 Polterern mit überwiegend auffälligen Befunden durch. Diese Untersuchungen wurden nicht wiederholt

15.2.2 Erscheinungsbild

Primär genannte Symptome

- Hinzufügungen von Lauten (Additionen)
- Umstellungen von Lauten im Wort
- Ersetzungen von Lauten und Silben
- Verschmelzungen von Lauten und Silben (Kontaminationen)
- Auslassungen von Konsonanten in Konsonantenkombinationen (Reduktionen)
- erhöhte Sprechgeschwindigkeit (Tachylalie)
- Beschleunigung der Sprechgeschwindigkeit innerhalb von Wörtern (intraverbale Akzelerationen)
- Beschleunigung der Sprechgeschwindigkeit innerhalb von Sätzen und Phrasen (interverbale Akzelerationen)
- Wiederholungen von Silben, Wörtern, Satzteilen
- Einschübe, Flickwörter, Floskeln (Embolophrasien)
- Korrekturen, Veränderungen von Äußerungen (Revisionen)
- Laut-, Silben-, Wortauslassungen (Elisionen)

Primär genannte Symptome mit variierender Nennung

- morphologisch-syntaktische Auffälligkeiten, z. B. falsche Reihenfolge der Wörter im Satz
- lexikalisch-semantische Auffälligkeiten, z. B. Wortfindungsstörungen
- kommunikativ-pragmatische Auffälligkeiten, z. B. Kommunikationsabbrüche
- prosodische Auffälligkeiten, z. B. monotone Intonation
- Auffälligkeiten in der Aufmerksamkeit, Konzentration, Gedächtnis
- mangelndes Störungsbewusstsein

Sekundär genannte Symptome

- Auffälligkeiten in der Atmung und Stimmgebung, z. B. unrhythmische Atmung
- Auffälligkeiten in der Schriftsprache, z. B. Lese-Rechtschreib-Schwäche
- Auffälligkeiten in der auditiven Wahrnehmung

15.2.3 Diagnostik

Paralleles Auftreten mit Stottern

Poltern tritt oft in Kombination mit Stottern auf. Beide Störungen weisen einige Gemeinsamkeiten und charakteristische Unterschiede auf. Es gibt zahlreiche vergleichende Übersichten zwischen Stottern und Poltern, deren Allgemeingültigkeit aber aufgrund der geringen empirischen Forschung kritisch einzuschätzen ist.

Differenzialdiagnosen

- normale Unflüssigkeiten und schnelles Sprechen ohne Poltersymptomatik
- Entwicklungsdyspraxie, erworbene Dyspraxie (☞ Kap. 4.3 und 9.2)
- Dysarthrophonie (☞ Kap. 9.1)
- phonetisch/phonologische Aussprachestörungen (☞ Kap. 4.1)
- Sprachentwicklungsdefizite (häufig!) und Entwicklungsdyslexie (☞ Kap. 3 und 5)

Diagnostisches Vorgehen (Sick 1999)

- Anamnese: Abklärung von Stottern, LRS, auditiver Verarbeitungsstörung und Sprachentwicklungsstörung
- Spontansprachanalyse: phonetische Auffälligkeiten, Sprechgeschwindigkeit, Unflüssigkeiten, Sprachstörungen, kommunikativ-pragmatische Störungen, prosodische Parameter, Atmung, Stimme
- logopädische Test- und Prüfverfahren: Abklärung einer phonetischen Störung, Artikulationsstörung, erworbenen Dyspraxie, phonologischen Störung
- Abklären von Sprachverständnis, Lexikon/Semantik, Syntax/Morphologie, Kommunikation/Pragmatik, sprachlicher Strukturierung (Kohärenz/Kohäsion, thematische Strukturierung) bei Verdacht auf eine Sprachentwicklungsstörung
- Untersuchung der Spontansprache: Sprechgeschwindigkeit, Artikulationsrate, Unflüssigkeiten
- psychometrische Test- und Prüfverfahren und audiologische Untersuchungen: auditive Wahrnehmung und Verarbeitung

- Untersuchung des Lesens: ergänzende Einschätzung von phonetischen Auffälligkeiten, Unflüssigkeiten, Sprechtempo; standardisierte Tests bei Verdacht auf eine Lese-Rechtschreib-Störung
- Untersuchung des Schreibens: Vergleich zu sprachsystematischen Fähigkeiten und im Rahmen der LRS-Überprüfung
- Untersuchung der Selbstwahrnehmung mittels Fragebogen
- orientierende Untersuchung von Sprechpausen, Prosodie für die Therapieplanung
- phoniatrische, logopädische Untersuchung von Atmung, Stimme bei Auffälligkeiten

15.2.4 Therapie

Die Vorschläge zur Therapie des Polterns sind so vielfältig wie die vermuteten Ursachen. Empirische Studien und Therapieprogramme gibt es kaum. Oft werden Ansätze aus der Behandlung des Stotterns (☞ Kap. 15.1.5 und Kap. 15.1.6) verwendet.

Therapiegrundlagen

- Behandlungserfolg wird stark von der Motivation des Patienten beeinflusst und ob ein Transfer in die Spontansprache gelingt
- bei gleichzeitigen Primär- und Sekundärsymptomen oder einer Kombination mit Stottern ist die Koordination der einzelnen Therapieziele grundlegend für eine effektive Behandlung

Therapieverfahren

- Therapiekonzept von Katz-Bernstein (1986): Sprachtherapie und Maßnahmen zur Förderung der Eigeninitiative des Patienten, Umfeldarbeit und Psychotherapie
- Behandlungsansatz von Sick (1999): viele Übungen von Katz-Bernstein eingearbeitet und teilweise modifiziert. Mehrdimensionales, einzelfallorientiertes Vorgehen bestehend aus: Beratung, Abstimmung der Therapieziele, Kriterien für die Strukturierung der logopädischen Behandlung, Therapieprinzipien und -methoden, Übungssammlung auf der Basis eines synergistischen Ansatzes
- Behandlungsansatz von Meixner (1992): individuelle Sprachförderung, um einen geordneten Denk- und Sprachprozess zu erreichen; gesamtpersonelle Förderung, damit auditive, visuelle und kinästhetische Wahrnehmungen zeitlich geordnet und gespeichert werden können

Anhang 16

Literatur

Abbedato L, Hesketh L: Pragmatic development in individuals with mental Retardation: Learning to use language in social interactions. Mental Retardation and Developmental Disabilities Research Reviews 1997; 3: 323–333

Ackermann H, Hertrich I, Ziegler W: Prosodische Störungen bei neurologischen Erkrankungen – eine Literaturübersicht. Fortschritte in der Neurologie und Psychiatrie 1993; 61: 241–253

Ackermann H, Ziegler W: Cerebellar voice tremor: an acoustic analysis. Journal of Neurology, Neurosurgery, and Psychiatry 1991; 54:74–76

Ackermann H, Ziegler W: Acoustic analysis of vocal instability in cerebellar dysfunction. Annals of Otology, Rhinology, and Laryngology 1994; 103:98–104

Ackermann H, Ziegler W: Mutismus bei zentralmotorischen Störungen: Eine Literaturübersicht. Fortschritte der Neurologie und Psychiatrie 1994; 62:337–344

Adams RD, Victor M, Ropper AH: Principles of Neurology. Sixth ed. Dt. Ausgabe: Hartung, HP, Poewe W, Reichmann H (Hrsg.). New York, The McGraw-Hill Companies Inc., 1999

Adler CH, Bansberg SF, Hentz JG, Ramig LO, Buder EH, Witt K et al.: Botulinum toxin type A for treating voice tremor. Arch. Neurol. 2004; 61: 1416–1420

Aichert I, Ziegler W: Sprechapraxie und die Silbe: Theoretische Überlegungen, empirische Beobachtungen und therapeutische Konsequenzen. Forum Logopädie 2004; 2(18): 2–9

Aitchison J: Words in the mind. Oxford, Blackwell Publishers 1994

Alajouanine T: Verbal realization in aphasia. Brain 1956; 79: 1–28

Alavi Kia R, Schulze-Schindler R: Sonne, Mond und Stimme. Braunschweig, Aurum, 3. Aufl. 1999

Albert ML, Sparks RW, Helm N: Melodic Intonation Therapy for Aphasia. Arch Neurol 1973; 29: 130–131

Alvares RL; Downing, SF: A survey of expressive communication skills in children with Angelman syndrome. American Journal of Speech and Language Pathology 1998; 7: 14–24

ANA Committee on Ethical Affairs. Persistent vegetative State: Report of the American Neurological Association committee on Ethical Affairs. Am. Neurol 1993; 33: 386–390

Angermaier M: PET – Psycholinguistischer Entwicklungstest. Göttingen, Beltz 1977

Aram DM, Hall NE: Longitudinal follow up of children with preschool communication disorders: Treatment implications. School Psychology Review 1989; 18: 487–501

Asperger H: Die ‚Autistischen Psychopathien' im Kindesalter. Archiv für Psychiatrie und Nervenkrankheiten 1944; 117: 76–136

Baddeley AD: The development of the concept of working memory: Implications and contributions of neuropsychology. In: Vallar G, Shallice T (eds.) Neuropsycholgical impairments of short-term memory. Cambridge: Cambridge University Press 1990

Bahr R: Schweigende Kinder verstehen. Heidelberg, Edition S. 2002

Bahr R: Wenn Kinder schweigen. Düsseldorf, Walter 2002

Ballard KJ, Granier JP, Robin DA: Understanding the nature of apraxia of speech: theory, analysis, and treatment. Aphasiology 2000; 14: 969–995

Barrett RH, Hanson ML: Oral Myofunctional Disorders. St. Louis 1978

Bartels H: Konzepte zur Behandlung erworbener Dyslexien. L.O.G.O.S. interdisziplinär 2001; 9: 162–173

Bartke S: Experimentelle Studien zur Flexion und Wortbildung. Tübingen, Niemeyer 1998

Bartolome G: Schluckstörungen. Funktionelle Behandlungsmethoden. In: L.O.G.O.S. interdisziplinär. 1995; 3:164–176

Bartolome G, et al.: Schluckstörungen – Diagnostik und Rehabilitation, München, Urban & Fischer Verlag 2. Auflage 1999

Basso A: Aphasia and its Therapy. Oxford, University Press Inc. 2003

Bates E, Bretherton I, Snyder L: From first words to grammar. New York, Cambridge University Press 1988

Bates E, MacWhinney B: Language universals, individual variation, and the competition model. In: MacWhinney B (ed.) Mechanisms of Language acquisition, Hillsdale, NJ: Lawrence Erlbaum Association 1987

Baumgartner S: Sprechflüssigkeit. In: Baumgartner S, Füssenich I (Hrsg.): Sprachtherapie mit Kindern (S. 162–253). München, Reinhardt 2002

Baur S: Aphasien bei Kindern. In: Grohnfeldt, M. (Hrsg.): Lehrbuch der Sprachheilpädagogik und Logopädie. Stuttgart, Kohlhammer 2003; 231–236

Baur S: Landau-Kleffner-Syndrom, Marhold, Berlin 2. Aufl. 2004

Beelmann A, Hecker W: Entwicklung und Entwicklungsprobleme blinder Kinder. In: Nürnberg, Bildungszentrum Für Blinde Und Sehbehinderte, (Hrsg.) Spuren in die Zukunft – Lebensperspektiven sehgeschädigter Menschen. Nürnberg, Bildungszentrum Nürnberg 1998

Benson DF, Ardila A: Aphasia: A Clinical Perspective. New York, Oxford University Press, 1996

Beukelman D, Yorkston K: Pacer/Tally rate measurement software. Institute for Rehabilitation Science and Engineering at Madonna Rehabilitation Hospital, Lincoln, NE 1997

Biesalski P, Frank F: Phoniatrie-Pädaudiologie in 2 Bänden. Stuttgart, New York, Georg Thieme Verlag 1994

Bigenzahn W: Orofaziale Dysfunktionen im Kindesalter. Stuttgart, Thieme 1995

Birkel P: Weingartener Grundwortschatz Rechtschreib-Test für 2. und 3. Klassen, für 3. und 4. Klassen. Göttingen, Hogrefe 1994

Birkel P: Weingartener Grundwortschatz Rechtschreib-Test für 1. und 2. Klassen. Göttingen, Hogrefe 1995

Birner-Janusch B: Die Anwendung des PROMPTTH Systems im Deutschen – eine Pilotstudie. Sprache – Stimme – Gehör 2001; 25: 174–179

Bishop D: Uncommon understanding. Cambridge, Psychology Press 1997

Blanken G: Die neurolinguistische Basis von Sprachautomatismen. In: Blanken G (Hrsg.): Einführung in die linguistische Aphasiologie. Hochschulverlag, Freiburg 1991

Blanken G: Was will und tut die linguistische Aphasiologie? In: Blanken G (ed.): Einführung in die linguistische Aphasiologie. Freiburg, Hochschul Verlag 1991b

Blanken G: Auditives/visuelles Sprachverständnis: Wortbedeutungen. Materialien zur neurolinguistischen Aphasiediagnostik. Hochheim, NAT-Verlag 1996

Blanken G: Auditives Sprachverständnis: Wortformen. Materialien zur neurolinguistischen Aphasiediagnostik. Hochheim, NAT-Verlag 1999

Blanken G, Döppler R, Schlenck K-J: Wortproduktionsprüfung für Aphasiker. Materialien zur neurolinguistischen Aphasiediagnostik. Hochheim, NAT-Verlag 1999

Blomert L, Buslach D: The Amsterdam-Nijmegen-Everyday-Language-TEST (ANELT) – Deutsche Fassung. Lisse, Swets 1997

Blomert L, Kean M-L, Koster Ch, Schokker J: Everyday Language Test. Construction, reliabiliy, and validity. Aphasiology Amsterdam-Nijmegen 1994; 8: 381–407

Bobath B: Adult hemiplegia. Evaluation and treatment. London, Heinemann Verlag, 1990

Böhme G: Sprach-, Sprech-, Stimm- und Schluckstörungen, Band 1, 3. Aufl., Urban & Fischer, Stuttgart 1997

Bongartz R: Kommunikationstherapie mit Aphasikern und Angehörigen. Stuttgart, Thieme 1998

Breitenbach S: Das Landau-Kleffner-Syndrom. L.O.G.O.S. interdisziplinär 1999; 7(1): 40–46

Brendel B, Ziegler W: Das Synchronisationsverfahren in der Therapie der Sprechapraxie. In: Huber W, Schönle P-W, Weber P, Wiechers R (Hrsg.): Computer helfen heilen und leben. Computer in der neurologischen Rehabilitation. Bad Honnef, Hippocampus Verlag 2002: 47–52

Broca P: Remarques sur le siege de la faculte du langage articule suivies d'une observation d' amphemie (perte de la parole). Bulletin et Memoires de la Societe Anatomique de Paris 1861; 36: 330–57

Bruner J: Wie das Kind sprechen lernt. Bern, Huber 1987

Buckley S: Improving the expressive language skills of teenagers with Down syndrome. Down Syndrome Research and Practice 1995; 3: 110–115

Burger-Gartner J, Heber D: Auditive Verarbeitungs- und Wahrnehmungsleistungen bei Vorschulkindern. Dortmund, modernes lernen borgmann 2003

Burhop, U, Determann, N, Dirks, S, Schmülling, R: Mundmotorische Förderung in der Gruppe. München, Basel, Ernst Reinhardt Verlag 1998

Bürki D: Vom Symbol- zum Rollenspiel. In: Zollinger, B. Kinder im Vorschulalter. Bern, Haupt 1998; 11–49

Buschbauer PW, Fox, L: Understanding and intervening with the challenging behavior of young children with autism spectrum disorder. Language, Speech, and Hearing Services in Schools 2003; 34: 217–227

Bußmann H: Lexikon der Sprachwissenschaft. Stuttgart, Kröner 1990

Caplan D: Syntactic and semantic structures in agrammatism. In: Kean MJ (ed.): Agrammatism. Orlando, Academic Press, 1985

Carlin M: The improved prognosis in Cri-du-chat (5p-)syndrome. In: Fraser W (ed): Key issues in mental retardation research. London, Routledge 1988; 64–73

Carmichael-Olson H, Burgess DM: Early intervention for children prenatally exposed to alcohol and other drugs. In: Guralnick MJ (ed.): The effectiveness of early intervention. Baltimore, Paul Brooks Publishing Co. 2000 2nd ed. 109–145

Casper JK, Colton RH: Clinical manual for laryngectomy and head/neck cancer rehabilitation. San Diego, London, Singular 1998

Castell JA, Castell DO, Schultz AR, et al.: Effect of head position on the dynamics of the upper esophageal sphincter and pharynx. Dysphagia 1993; 8: 1–6

Castillo-Morales R: Die orofaziale Regulationstherapie. München, Pflaum Verlag, 1991

Castles A, Coltheart M: Cognitive Correlates of developmental surface dyslexia: A single case study. Cognitive Neuropsycholgy 1996; 13(1): 25–50

Chapman RS, Hesketh LJ, Kistler DJ: Predicting longitudinal change in language production and comprehension in individuals with Down syndrome: hierarchical linear modelling. Journal of Speech, Language, and Hearing Research 2002; 45: 902–915

Chomsky N: Knowledge of Language. New York, Praeger 1986

Clahsen H: Die Profilanalyse. Berlin, Marhold 1986

Clahsen H: Normale und gestörte Kindersprache. Amsterdam, Benjamins 1988

Clahsen H, Eisenbeiss S, Penke M: Underspecification and lexical learning in early child grammars. In: Clahsen H, Hawkins R (eds.): Generative Approaches to First and Second Language Acquisition. Amsterdam, John Benjamins: 1996 129–159

Claros Salinas D: Texte verstehen – Materialien für Diagnostik und Therapie. Dortmund, Borgmann 1993

Clausnitzer R, Clausnitzer V: Die interdisziplinäre Bedeutung orofazialer Dysfunktionen und ihre Behandlung mit Hilfe der Orofazialen Muskelfunktionstherapie

1. Teil. In: der kinderarzt 1990; 21(7): 1001–1004
2. Teil. In: der kinderarzt 1991; 22(5): 815–820
3. Teil. In: der kinderarzt 1992; 23(11) 1846–1859

Coblenzer H, Muhar F: Atem und Stimme. Wien, OBV Pädagogischer Verlag 2002

Coltheart M, Curtis B, Atkins P, Haller M: Models of reading aloud: Dual-Route and Parallel-Distributed-Processing Approaches. Psychological Review 1993; 4: 589–608

Constable A, Stackhouse J, Wells B: Developmental word-finding difficulties and phonological processing: the case of the missing handcuffs. Applied Psycholinguistics 1997; 18: 507–536

Conti-Ramsden G, Botting N: Classification of children with specific language impairment: longitudinal considerations. Journal of Speech, Language, and Hearing Research 1999; 42: 1195–1204

Coombes K: Von der Ernährung zum Essen am Tisch – Aspekte der Problematik, Richtlinien für die Behandlung. Villingen-Schwenningen, Neckar Verlag, 1996

Crain S, Lillo-Martin D: An Introduction to Linguistic Theory and Language Acquisition. Malden, MA & Oxford, Blackwell 1999

Crais ER: Fast mapping: a new look at word learning. In: Chapman RS (ed.): Processes in language acquisition and disorders. St. Louis, Mosby Year Book 1992; 159–185

Crämer C, Schumann G: Schriftsprache. In: Baumgärtner S, Füssenich I (Hrsg.): Sprachtherapie mit Kindern. München, Reinhardt 2002; 256–319

Cummings JL, Benson DF, Hill WA, Read S: Aphasia in dementia of the Alzheimer type. Neurology 1985; 35: 394–397

Curtiss S: Genie: a psycholinguistic study of a modernday „wild child". New York, Academic Press 1977

Damrose JF, Goldman SN, Groessl EJ, Orloff LA: The impact of long-term botulinum toxin injections on symptom severity in patients with spasmodic dysphonia. J.Voice 2004; 18: 415–422

Dannenbauer F: Grammatik. In: Baumgartner S, Füssenich I. (Hrsg.): Sprachtherapie mit Kindern, 5. Aufl. München, Ernst Rheinhardt 2002, 105–161

Dannenbauer F: Spezifische Sprachentwicklungsstörung. In: Grohnfeldt M. (Hrsg.): Lehrbuch der Sprachheilpädagogik und Logopädie. Bd. 2, 2. Aufl., Stuttgart, Kohlhammer 2003, 48–74

Davis GA, Wilcox MJ: Incorporating Parameters of Natural Conversation in Aphasia Treatment. In: Chapey R (ed.): Language Intervention Strategies in Adult Aphasia. Baltimore, Williams & Wilkins, 1981; 169–194

Davis GA, Wilcox MJ: Adult Aphasia Rehabilitation. San Diego: College Hill 1985

De Bleser R, Cholewa J, Stadie N: LEMO – Lexikon modellorientiert. München, Urban & Fischer 2004

de Langen EG: Kognitive und klinische Aspekte der Schriftsprache aus neuro-linguistischer und neuropsychologischer Sicht. Neurolinguistik 2001; 15: (Habilitationsschrift, Universität Potsdam)

de Langen EG: Neurolinguistisch-formale und pragmatisch-funktionale Diagnostik bei Aphasie. Neurolinguistik 2003; 17: 5–32

de Langen EG, Frommelt P, Wiedmann KD, Amann J: Messung der funktionalen Selbständigkeit in der Rehabilitation mit dem Funktionalen Selbständigkeitsindex FIM. Rehabilitation 1995; 34: IV–XI

de Langen-Müller U, Iven C, Maihack V (Hrsg.): Früh genug, zu früh, zu spät? Modelle und Methoden zur Diagnostik und Therapie sprachlicher Entwicklungsstörungen von 0 bis 4 Jahren. Köln, Prolog 2003

Defloor T, Van Borsel J, Curfs LMG: Articulation in Prader-Willi Syndrome. Journal of Communication Disorders 2002; 35: 261–282

Delavier C, Graham A: Basel-Minnesota-Test zur Differentialdiagnose der Aphasie. Basel, Kantonsspital Basel 1981

Deutsche Gesellschaft für Kinder- und Jugendpsychiatrie und Psychotherapie (Hrsg.): Leitlinien zur Diagnostik und Therapie von psychischen Störungen im Säuglings-, Kindes- und Jugendalter. 2. Aufl. Köln, Deutscher Ärzte Verlag 2003

Dilling H, Mombour W, Schmidt MH (Hrsg.): Internationale Klassifikation Psychischer Störungen ICD-10. Bern, Huber 1993

Dohmen A, Vogt S: Kommunikationsstrategien als Ansatzpunkt zur Förderung semantisch-lexikalischer Fähigkeiten. Forum Logopädie 2004; 18: 14–19

Dommerich S et. al.: Funktionelle Ergebnisse von Stimmprothesen und Ösophagusersatzstimme bei laryngektomierten Patienten. Universität Rostock. Vortrag DGPP 2003

Drake W, O'Donoghue S, Bartram C, et al.: Eating in sidelying facilitates rehabilitation in neurogenic dysphagia. Brain Inj 1997; 11: 137–142

Drechsler U: Dysphagie nach horzontalen Teilresektionen im Larynx-, Pharynx- und Zungengrundbereich. Forum Logopädie 1994; 3: 13–15

Drozella A: Zum aktuellen Forschungsstand des fötalen Alkoholsyndroms. Essen, Universität Essen, im Internet veröffentlichte Examensarbeit 2001 http://www.geocities.com/HotSprings/Resort/8774

DSM-III-R: Diagnostisches und Statistisches Manual Psychischer Störungen, 3. Aufl., Weinheim, Beltz 1991

Duffy JR: Motor Speech Disorders: Substrates, Differential Diagnosis, and Management 2nd edition, Mosby, St. Louis 2005

Dummer-Smoch, L, Hackethal, R: Handbuch zum Kieler Leseaufbau, 3. Auflage. Kiel, Veris Verlag 1993

Ehri LC: Reconceptualizing the development of sight word reading and its relationship to recoding. In: Gough PB, Ehri LC, Treiman R (eds.), Reading acquisition. Hillsdale, NJ, Erlbaum 1992

Eisele J, Aram DM: Lexical and grammatical development in children with early hemisphere damage: a cross-sectional view from birth to adolescence. In: Fletcher P, Macwhinney B (eds.): Handbook of child language. Oxford, University Press 1995; 665–689

Eisenbeiss S: Kasus und Wortstellungsvariation im deutschen Mittelfeld. Theoretische Überlegungen und Untersuchungen zum Erstspracherwerb. In: Haftka B (Hrsg.): Was determiniert Wortstellungsvariation? Opladen, Westdeutscher Verlag 1994; 277–298

Eisenberg P: Syllabische Struktur und Wortakzent: Prinzipien der Prosodik deutscher Wörter. Zeitschrift für Sprachwissenschaft 1991; 10 (1): 37–64

Elben CE, Lohaus A: MSVK – Marburger Sprachverständnistest für Kinder. Göttingen, Hogrefe 2000

Ellis AW: Reading, Writing and Dyslexia: A Cognitive Analysis (2nd ed.). Hove, Psychology Press 1993

Ellis Weismer S: Language intervention for children with developmental language delay. In: Bishop D, Leonard L (eds.): Speech and language impairments: From theory to practice. Hove Psychology Press 2000; 157–176

Elternhilfe, Rett-Syndrom 2003. Verlauf (Rett-Syndrom), www.rett.de/syndrom/verlauf.htm

Emre M: Dementia associated with Parkinson's Disease. The Lancet Neurology 2003; 2: 229–237

Enderby P: Die Frenchay Dysarthrie-Untersuchung. Stuttgart, Gustav Fischer Verlag 1991

Engl-Kasper EM: Verfahren zur Therapie der Sprechapraxie bei aphasisch-sprechapraktischen Patienten. Neurolinguistik 1993; 7: 69–89

Fay WH: Infantile Autism. In: Bishop D, Mogford K(eds.): Language Development in Exceptional Circumstances. Hove, Lawrence Erlbaum Associates Ltd. 1993; 190–202

Feldmann H: Dichotischer Diskriminationstest. Eine neue Methode zur Diagnostik zentraler Hörstörungen. Archiv Ohren-, Nasen- und Kehlkopfheilkunde 1965; 184: 294–329

Fernau-Horn H: Prinzip der Weitung und Federung in der Stimmtherapie. In: HNO Bd. 5, 365. Berlin, Springer 1955/56

Feuerstein U: Stimmig sein. Paderborn, Junfermann 2000

Fikkert P, Penner Z, Wymann K: Das Comeback der Prosodie. L.O.G.O.S. Interdisziplinär 1998; 6: 84–97

Findeisen U, Melenk G, Schillo H: Lesen lernen durch lautgetreue Leseübungen. Bochum, Winkler 2000

Forster M, Martschinke S: Leichter lesen und schreiben lernen mit der Hexe Susi. Übungen und Spiele zur Förderung der phonologischen Bewusstheit. Donauwörth, Auer 2001

Fowler A: Language in mental retardation: associations with and dissociations from general cognition. In: Burack JA, Hodapp RM, Zigler E (eds.): Handbook of mental retardation and development. Cambridge, Cambridge University Press 1998, 290–333

Fox AV: PLAKSS – Psycholinguistische Analyse kindlicher Sprechstörungen. Frankfurt, Swets und Zeitlinger 2002

Fox AV: Kindliche Aussprachestörungen. Idstein, Schulz-Kirchner Verlag 2003

Fox AV, Dodd B: Der Erwerb des phonologischen Systems in der deutschen Sprache. Sprache Stimme Gehör 1999; 23: 183–191

Fox NC, Warrington EK, Seifer AL, Agnew SK, Rossor MN: Presymptomatic cognitive deficits in individuals at risk of familial Alzheimer's disease. Brain 1998; 121: 1631–1639

Frank A, Kirschhock E, Martschinke S: Der Rundgang durch Hörhausen. Erhebungsverfahren zur phonologischen Bewusstheit. Donauwörth, Auer 2001

Franke A: Theraplay und seine Wirkung auf das Kommunikationsverhalten. In: Grohnfeldt (Hrsg): Handbuch der Sprachtherapie, Bd. 2, Berlin, Edition Marhold beim Verlag V. Spieß. 1990; 245–259

Franke A: Theraplay bei sprachgestörten Kindern – ein Fallbeispiel. In: Grimm und Weinert (Hrsg): Intervention bei sprachgestörten Kindern. Voraussetzungen, Möglichkeiten und Grenzen. Stuttgart, G. Fischer Verlag 1994; 139–154

Franke U: Alexander der große Schweiger. L.O.G.O.S. interdisziplinär 1996b; 4: 20–29

Franke U: Artikulationstherapie bei Vorschulkindern. München, Reinhardt 1996

Fried L: LBT – Lautbildungstest für Vorschulkinder. Weinheim, Beltz Test GmbH 1980

Fried L: LUT – Lautunterscheidungstest für Vorschulkinder (4–7 Jahre). Weinheim, Beltz Test GmbH 1980

Friedmann N, Grodzinsky Y: Tense and agreement in agrammatic production: pruning the syntactic tree. Brain and Language 1997; 56: 397–425

Friedrich G, Bigenzahn W: Phoniatrie. Bern Göttingen Toronto Seattle, Huber 1995

Frith U: Beneath the surface of developmental dyslexia. In: Patterson KE, Coltheart M, Marshall JC (eds.): Surface dyslexia: Neuropsychological and cognitive studies of phonological reading. London, Erlbaum 1985

Fröschels E: Chewing method as the therapy. Arch. Otolaryng. 56: 427–434

Fröhlich A: Sprachstörungen und geistige Behinderung. In: Grohnfeldt M (Hrsg.): Sprachstörungen im sonderpädagogischen Bezugssystem. Berlin, Marhold 1995

Fujimura O: Modern methods of investigation in speech production. Phonetica. 1980; 37(1–2): 38–54

Füssenich I: Semantik. In: Baumgartner S, Füssenich I (Hrsg.): Sprachtherapie mit Kindern. München, UTB 1994; 80–120

Galton CJ, Patterson K, Xuereb JH, Hodges JR: Atypical and typical presentations of Alzheimer's disease: a clinical, neuropsychological, neuroimaging and pathological study of 13 cases. Brain 2000; 123: 484–498

Ganesan V, Hogan A, Shack N, Gordon A, Isaacs E, Kirkham FJ: Outcome after ischaemic stroke in childhood. Developmental Medicine & Child Neurology 2000; 42: 455–461

Garliner D: Myofunktionelle Therapie in der Praxis. Gemering bei München 1989

Gasteiger-Klicpera B, Klicpera C: Lese-Rechtschreib-Schwäche. In: Lauth GW, Grünke M, Brunstein JC (Hrsg.): Interventionen bei Lernstörungen. Göttingen, Hogrefe 2004; 46–54

Gerber S, Gurland G: Applied pragmatics in the assessment of aphasia. Seminars in Speech and Language 1989; 10: 263–279

German DJ, Newman RS: The impact of lexical factors on children's word-finding errors. Journal of Speech, Language, and Hearing Research 2004; 47: 624–636

Gey MJ: Werscherberger Lautprüf- und Übungsmappe zur Ermittlung und Behandlung von Stammelfehlern, AWO Bezirksverband Weser Ems e.V

Giel B (Hrsg.): Dokumentationsbögen Sprachtherapie. Dortmund: verlag modernes lernen 2005

Giel B, Korbmacher H: Dysgnathie und orofaziale Dysfunktion. In: Schöler H, Welling A (Hrsg.): Handbuch der Pädagogik und Psychologie bei Behinderungen Band 3. Förderschwerpunkt Sprache. Göttingen, Bern, Toronto: Hogrefe (im Druck) 2004

Giel B, Tillmanns-Karus M: Kölner Diagnostikbogen für Myofunktionelle Störungen. Dortmund: verlag modernes lernen 2004

Glindemann R, Klintwort D, Ziegler W, Goldenberg G: Bogenhausener Semantik-Untersuchung (BOSU). München, Urban & Fischer 2002

Glindemann R, Springer L: PACE-Therapie und sprachsystematische Übungen. Ein integrativer Vorschlag zur Aphasietherapie. Sprache-Stimme-Gehör 1989; 188–192

Glück CW: Kindliche Wortfindungsstörungen. Frankfurt am Main, Peter Lang Verlag 1998

Glück CW: FluencyMeter science. Die objektive Sprechflüssigkeitsmessung und Stotterdiagnostik. München, Urban & Fischer 2003

Glück CW: Semantisch-lexikalische Störungen bei Kindern und Jugendlichen. Therapieformen und ihre Wirksamkeit. Sprache – Stimme – Gehör 2003; 27: 125–134

Glunz M, Reuß C, Schmitz E, Stappert H: Laryngektomie – Von der Stimmlosigkeit zur Stimme. Berlin Heidelberg: Springer 2004

Goetz ChG: Textbook of Clinical Neurology. 2. Aufl., Saunders 2003

Goldbart J: Preintentional Communication: Opening the communication to students with profound and multiple learning difficulties. Kongress-Skript, Cardiff 1990

Goldstein P, Ziegler W, Vogel M, Hoole P: Combined palatal-lift and EPG-feedback therapy in dysarthria: a case study. Clinical Linguistics and Phonetics 1994; 8: 201–218

Goodban MT: Survey of speech and language skills with prognostic indicators in 116 patients with Cornelia de Lange syndrome. American Journal of Medical Genetics 1993; 47: 1059–1063

Goswami U: The 'Phonological Representations' Hypothesis in Dyslexia. In: Schulte-Körne G (Hrsg.): Legasthenie: erkennen, verstehen, fördern. Bochum, Winkler 1999

Götze R, Höfer B: AOT. Alltagsorientierte Therapie bei Patienten mit Erworbener Hirnschädigung. Stuttgart, Thieme 1999

Greitemann E, Eckhard W: PACE Therapie bei schweren Aphasien. Neurolinguistik 1991; 5: 94–105

Grimm H: Störungen der Sprachentwicklung. Göttingen, Hogrefe 1999

Grimm H: SETK 2 – Sprachentwicklungstest für zweijährige Kinder. Göttingen, Hogrefe 2000

Grimm H: SETK 3–5; Sprachentwicklungstest für drei- bis fünfjährige Kinder. Göttingen, Hogrefe 2001

Grimm H: Sprachscreening für das Vorschulalter. Göttingen, Hogrefe 2003

Grimm H, Doil S: ELFRA 2 – Elternfragebogen für zweijährige Kinder. Göttingen, Hogrefe 2000

Grimm H, Schöler H: HSET – Heidelberger Sprachentwicklungstest. Göttingen, Hogrefe 1991

Grissemann H, Baumberger W: Zürcher Leseverständnistest für das 4. bis 6. Schuljahr. Bern, Huber 2000

Grodzinsky Y: The syntactic characterization of agrammatism. Cognition 1984; 16: 99–120

Gross M: Stimmrehabilitation nach Laryngektomie. In: Böhme G (Hrsg.): Sprach-, Sprech- und Stimmstörungen, Band 2 Therapie, 3. Aufl. 2003, S. 208–229. Urban & Fischer, München

Grund M, Haug G, Naumann CL, Schneider W, Marx H, Hasselhorn M: Diagnostischer Rechtschreibtest für 4. Klassen, für 5. Klassen. Göttingen, Beltz 2003

Haas D, Kelley RI, Hoffmann GF: Inherited disorders of cholesterol biosynthesis. Neuropediatics 2001; 32: 113–122

Hacker D: Phonologie. In: Baumgartner S, Füssenich I. (Hrsg.): Sprachtherapie mit Kindern. München, Reinhardt München 1994

Hacker D, Wilgermein J: Aussprachestörungen bei Kindern. Ein Arbeitsbuch für Logopäden und Sprachtherapeuten. München, Basel, Ernst Reinhard Verlag 1999

Hacker D, Wilgermein J: AVAK/SVA – Analyse zu Aussprachestörungen bei Kindern. München, Basel, Ernst Reinhard Verlag 1998

Hagberg B, Witt-Engerström I: A suggested staging system for describing impairment profile with increasing age towards adolescence. American Journal of Medical Genetics 1986; 24: 377–382

Hahn V: Myofunktionelle Störungen. In: Grohnfeldt M: Lehrbuch der Sprachheilpädagogik und Logopädie. Band 2. Stuttgart, Kohlhammer 2001; 317–329

Håkansson G, Salameh E, Nettelbladt U: Measuring language development in bilingual children: Swedish-Arabic children with and without language impairment. Linguistics 2003; 41: 255–288

Hall PK, Jordan LS, Robin DA: Developmental Apraxia of Speech: Theory and Clinical Practice. Austin, Texas: PRO-ED 1993

Hammer S: Stimmtherapie mit Erwachsenen. Heidelberg, Springer 2004

Hannig C, Wuttge-Hannig A: Radiologische Funktionsdiagnostik von Schluckstörungen bei neurologischen Krankheitsbildern und bei therapierten onkologischen Kopf-Hals-Erkrankungen. In: Bartolome G et al.: Schluckstörungen, Diagnostik und Rehabilitation. 2. Aufl. München, Urban & Fischer Verlag 1999

Hannig C, Wuttge-Hannig A, Hess U: Analyse und radiologisches Staging des Typs und Schweregrades einer Aspiration. Radiologe 1995; 35: 741–746

Hansen B, Iven C: Stottern und Sprechflüssigkeit. Sprach- und Kommunikationstherapie mit unflüssig sprechenden (Vor-)Schulkindern. München, Urban & Fischer 2002

Hansen D: Spracherwerb und Dysgrammatismus. München, UTB 1996

Hartelius L, Runmarker B, Andersen O: Prevalence and Characteristics of Dysarthria in a Multiple-Sclerosis Incidence Cohort: Relation to Neurological Data. Folia Phoniatrica et Logopaedica 2000; 52: 160–177

Hartmann B, Lange M: Mutismus im Kindes-, Jugend- und Erwachsenenalter. Ratgeber. Idstein, Schulz-Kirchner 2003

Hartmann B: Mutismus – Zur Theorie und Kasuistik des totalen und Mutismus. Language, Speech and Hearing Services in Schools 1997; 28:127–133

Hartmann B: Soziale Schwierigkeiten von sprachentwicklungsgestörten Kindern. Vierteljahresschrift für Heilpädagogik und ihre Nachbargebiete. 2003; 134–151 und 294–309

Hartmann B: Die Behandlung eines (s)elektiv mutistischen Mädchen nach dem Konzept der Systemischen Mutismus – Therapie/ SYMUT – Teil II. Forum Logopädie 2004; 18: 30–35

Häuser D, Kasielke E, Scheidereiter U: Kindersprachtest für das Vorschulalter – KISTE. Weinheim, Basel, Beltz Verlag GmbH 1994

Heeschen C, Kolk HHJ: Agrammatism and paragrammatism. Aphasiology 1988; 2: 299–302

Helm-Estabrooks N, Fitzpatrick PM, Barresi B: Visual action therapy for global aphasia. Journal Of Speech And Hearing Disorders 1982; 47: 385–389

Hensle U: Einführung in die Arbeit mit Behinderten. Heidelberg, Quelle & Meyer, UTB 1994

Hermann-Röttgen M, Miethe E: Stimmtherapeutisches Programm: Stuttgart, Thieme 1990

Hesse G, Nelting M, Mohrmann B, Laubert A, Ptok M: Die stationäre Intensivtherapie bei auditiven Verarbeitungs- und Wahrnehmungsstörungen im Kindesalter. HNO 2001; 49: 636–641

Hirano M, Kurita S, Kiyokawa K, Sato K: Posterior glottis. Morphological study in excised human larynges. Ann Otol Rhinol Laryngol. 1986 Nov–Dec; 95(6 Pt 1): 576–81

Hirano M, Kurita S, Sakaguchi S: Ageing of the vibratory tissue of human vocal folds. Acta Otolaryngol. 1989 May–Jun; 107(5-6): 428–33

Hirsh-Pasek K, Golinkoff RM: The Origins of Grammar. Evidence from Early Language Comprehension. Cambridge, MA, MIT Press 1996

Hodges JR, Miller B: Frontotemporal dementia. In: Hodges JR (ed.): Early-Onset Dementia: a multidisciplinary approach. Oxford University Press 2001

Hodges JR, Patterson K, Ward J, Garrad P, Bak T, Perry R: The differentiation of semantic dementia and frontal lobe dementia form early Alzheimer's disease: a comperative neuropsychological study. Neuropsychology 1999; 13: 31–40

Höhle B: Sprachwahrnehmung und Spracherwerb im ersten Lebensjahr. Sprache – Stimme – Gehör 2003; 27: 1–6

Holland AL: Pragmatic aspects of intervention in aphasia. Journal of Neurolinguistics 1991; 6: 197–211

Homburg G: Konzepte und Ansatzpunkte der Dysgrammatismustherapie. In: Grohnfeldt M (Hrsg.): Handbuch der Sprachtherapie, Bd. 4. Störungen der Grammatik. Berlin, Edition Marhold 1991; 113–142

Howell J, Dean E: Treating phonological disorder in children: metaphon theory and practice. London, Whurr Publishers 1994

Huber P, et al.: Zur Geschichte der Aphasiologie und Sprachlokalisation im Gehirn. Schweiz Med Wochenschr 2000; 130: 49–59

Huber W, Poeck K, Weniger D, Willmes K: Der Aachener Aphasie Test. Göttingen, Hogrefe-Verlag 1983

Huber W, Poeck K, Weniger D: Aphasie. In: Hartje W, Poeck K (Hrsg.): Klinische Neuropsychologie. Stuttgart, Thieme 1997

Hyltenstam K, Abrahamsson N: Maturational constraints in SLA. In: Doughty CJ, Long MH (eds.): The Handbook of Second Language Acquisition. Malden, Oxford, Blackwell 2003; 539–588

Illing S, Claßen M: Klinikleitfaden Pädiatrie. 5. Auflage, München, Urban & Fischer 2000

Iven C: Poltern: Aktuelle Erkenntnisse, Meinungen und Forschungergebnisse zu einer fast vergessenen Sprachstörung. Sprache – Stimme – Gehör 1998; 22: 54–62

Jackson JH: On affections of speech from disease of the brain. 1879. Reprinted in: Brain 1915; 38: 107–129

Jahn T: Phonologische Störungen bei Kindern. Stuttgart, Thieme Verlag 2000

Jansen J, Mannhaupt G, Marx H, Skowronek H: Bielefelder Screening zur Früherkennung von Lese-Rechtschreibschwierigkeiten (BISC). Göttingen, Hogrefe 1999

Jaspersen D: Endoskopie oder Therapieversuch mit PPI? MMW-Fortschritte der Medizin 2002; 144: 585–586

Jernberg AM: Theraplay. Eine direktive kommunikative Spieltherapie. Stuttgart: G. Fischer Verlag 1987

Jolleff N; Ryan MM: Communication development in Angelman's syndrome. Archives of Disease in Childhood 1993; 69: 148–150

Jusczyk, PW: The Discovery of Spoken Language. Cambridge Mass, MIT Press 1997

Kahane JC: Histologic structure and properties of the human vocal folds Ear Nose Throat J. 1988 May;67(5): 322: 324–5, 329–30

Kalbe E, Reinhold N, Ender U, Kessler J: Aphasie-Check-Liste. Köln, ProLog Verlag 2002

Kanner L: Autistic Disturbances of Affective Contact. Nervous Child 1943; 2: 217–250

Kanter G: Lernbehindertenpädagogik, Geistigbehindertenpädagogik. In: Rombach H (Hrsg.): Wörterbuch der Pädagogik, Bd. 2. Freiburg, Herder 1977

Karmiloff K, Karmiloff-Smith A: Pathways to language. Cambridge, Harvard University Press 2001

Kastner-Koller U, Deimann P: Sprachentwicklung bei Kinderm mit autistischem Syndrom. Grimm H. (Hrsg.): Enzyklopädie der Psychologie: Spracherwerb. Göttingen: Hogrefe 2000; 641–661

Katz-Bernstein N: Aufbau der Sprach- und Kommunikationsfähigkeit bei redeflussgestörten Kindern – Ein sprachtherapeutisches Übungskonzept. 1. Auflage, Luzern, Edition SZH/CSPS 1986

Kauschke C: Früher Wortschatzerwerb im Deutschen: Eine empirische Studie zum Entwicklungsverlauf und zur Komposition des frühkindlichen Lexikons. In: Meibauer J, Rothweiler M (Hrsg.): Das Lexikon im Spracherwerb. Tübingen, Basel, Francke Verlag UTB 1999; 128–156

Kauschke C: Der Erwerb des frühkindlichen Lexikons. Tübingen, Gunter Narr Verlag 2000

Kauschke C: Sprachtherapie bei Kindern zwischen 2 und 4 Jahren – ein Überblick über Ansätze und Methoden. In: de Langen-Müller U, Iven C, Maihack V. (Hrsg.): Früh genug, zu früh, zu spät? Modelle und Methoden zur Diagnostik und Therapie sprachlicher Entwicklungsstörungen von 0 bis 4 Jahren. Köln, Prolog 2003; 152–183

Kauschke C, Rothweiler M: Lexikalischer Erwerb. In: Schöler H, Welling A (Hrsg.): Handbuch der Pädagogik und Psychologie bei Behinderungen – Förderschwerpunkt Sprache (Bd. 3). Göttingen, Hogrefe. 2005, im Druck

Kauschke C, Siegmüller J: Patholinguistische Diagnostik bei Sprachentwicklungsstörungen. München, Urban & Fischer 2002

Kauschke C, Siegmüller J: Sprachentwicklung bei Cri-du-Chat-Syndrom. Eine Fallstudie. In: DGS, Deutsche Gesellschaft Für Sprachheilpädagogik (Hrsg.): Spracherwerb über alle Grenzen. Dresden 1998

Keilmann A: Stimmtherapieforschung aus phoniatrischer Sicht. In: Zimmermann S, Iven C, Maihack V (Hrsg.): Hauptsache Stimme! Köln, ProLog Therapie- und Lernmittel OHG 2004

Kelley RI, Hennekam RC: The Smith-Lemli-Opitz Syndrome. Journal of Mental Retardation and Developmental Disabilities Research Reviews 2000; 6: 321–335

Kelter S: Aphasien: Hirnorganisch bedingte Sprachstörungen und Kognitive Wissenschaft, Stuttgart, Kohlhammer 1990

Kennedy AM, Rossor MN, Hodges JR: Familial and sporadic Alzheimer‘s disease. In: Hodges JR (Hrsg.): Early-Onset Dementia: a multidisciplinary approach. Oxford University Press. Oxford 2001

Kent RD, Miolo G: Phonetic Abilities in the First Year of Life. In: Fletcher P, MacWhinney B (eds.): The Handbook of Child Language. Oxford, Blackwell 1995

Kent RD, Weismer G, Kent JF, Vorperian HK, Duffy JR: Acoustic studies of dysarthric speech: methods, progress, and potential. Journal of Communication Disorders 1999; 32: 141–186

Kertesz A, Orange JB: Primary progressive aphasia – the future of neurolinguistic and biologic characterization. Brain and Language 2000; 71: 116–119

Kiese C, Kozielski PM: AWST 3–6 – Aktiver Wortschatztest für drei- bis sechsjährige Kinder. Weinheim, Beltz Test GmbH 1979

Kinsbourne M: Children’s learning problems-what can you do? Consultant 1976; 26: 110–113

Kirchner JA: Pharyngeal and esophageal dysfunction: The diagnosis. In: Minnesota medicine 50. Minesota 1967

Kita S: Two-dimensional semantic analysis of Japanese mimetics. Linguistics 1997; 35: 379–415

Kittel, A. M: Myofunktionelle Therapie. Idstein, Schulz-Kirchner 2000

Klann-Delius G: Spracherwerb. Stuttgart, Weimar, Metzler Verlag 1999

Kleppe SA, Katayama KM, Shipley KG, Foushee DR: The speech and language characteristics of children with Prader-Willi syndrome. Journal of Speech and Hearing Disorders 1990; 55: 300–309

Klicpera C, Gasteiger-Klicpera B: Psychologie der Lese- und Schreibschwierigkeiten. Weinheim, Psychologie Verlags Union 1995

Knott M, Voss D: Proprioceptive neuromuscular facilitation. New York, Harper & Row 1968

Kölliker-Funk M: Gegenüberstellung sprachspezifischer und kommunikativer Sprachtherapie für Kleinkinder mit Spracherwerbsstörungen. In: de Langen-Müller U, Iven C, Maihack V (Hrsg.): Früh genug, zu früh, zu spät? Modelle und Methoden zur Diagnostik und Therapie sprachlicher Entwicklungsstörungen von 0 bis 4 Jahren. Köln: Prolog 2003; 184–200

Kolk HJ, van Grunsven MJF, Keyser A: On parallelism in agrammatism. In: Kean ML (Hrsg.): Agrammatism. New York, Academic Press 1985

Kotten A: Aphasietherapie auf neurolinguistischer Basis. In: Blanken G (Hrsg.): Einführung in die linguistische Aphasiologie. Freiburg (Breisg.) Hochschul-Verlag 1991

Kracht A: Probleme beim Zweitspracherwerb. In: Schöler H, Welling A (Hrsg.): Förderschwerpunkt Sprache 2005. Handbuch der Pädagogik und Psychologie bei Behinderungen. Bd. 3.). Göttingen: Hogrefe 2005. Im Druck

Krack P, Batir A, Van Blercom N, Chabardes S, Fraix V, Ardouin C, et al.: Five-year follow-up of bilateral stimulation of the subthalamic nucleus in advanced Parkinson's disease. The New England Journal of Medicine 2003; 349: 1925–1934

Kraft E, Zorowka P: Diagnose und Differentialdiagnose beim Landau-Kleffner-Syndrom. Sprache – Stimme – Gehör 1990; 14: 81–84

Kruse E: Gestörte Stimme; konservative Verfahren. Laryngo-Rhino-Otologie 84: 192–203

Kruse S: Kindlicher Grammatikerwerb und Dysgrammatismus. Bern, Haupt 2002

Kuny S, Stassen HH:. Speaking behavior and voice sound characteristics in depressive patients during recovery. Journal of Psychiatric Research 1993; 27: 289–307

Kürvers A: Sprachtherapie bei Laryngektomie. Frankfurt am Main, Europäischer Verlag der Wissenschaften Peter Lang 1997

Kürvers A: Zustand nach Laryngektomie. In: Grohnfeldt M (Hrsg.): Lehrbuch der Sprachheilpädagogik und Logopädie, Band 2. Stuttgart, Kohlhammer 2001; 291–297

Küspert P, Schneider W: Würzburger Leise Leseprobe. Göttingen, Hogrefe 1998

Küspert P, Schneider W: Hören, lauschen, lernen – Sprachspiele für Vorschulkinder. Göttingen, Vandenhoeck & Ruprecht 2001

Laan LAEM, Haeringen Av; Brouwer OF: Angelman syndrome: a review of clinical and genetic aspects. Clinical Neurology and Neurosurgery 1999; 101: 161–170

Labenz J: Immer, wenn das Sodbrennen kommt. MMW-Fortschritte der Medizin 2002; 144 (23): 585–586

Landau W, Kleffner FR: Syndrome of Acquired Aphasia with Convulsive Disorder in Children. Neurology 1957; 7: 524–530

Landerl K: Beeinträchtigungen der phonologischen Verarbeitung – ein wesentliches Handicap für das Lesenlernen. In: Schulte-Körne G (Hrsg.): Legasthenie: erkennen, verstehen, fördern. Bochum, Winkler 1999

Landerl K, Wimmer H, Moser E: SLRT – Salzburger Lese- und Rechtschreibtest. Bern, Huber 1997

Landolt H, Luchsinger R: Sprachstörungen, Stottern und chronisch-organisches Psychosyndrom; elektroencephalograohische Resultate und Untersuchungen der Sprache. Deutsche Medizinische Wochenschrift 1954; 79: 1012–1015

Lauer N: Zentral-auditive Verarbeitungsstörungen im Kindesalter. Stuttgart, Thieme 2001

Lenneberg, E: Biologische Grundlagen der Sprache. Frankfurt am Main, Suhrkamp Taschenbuch 1977

Leonard LB: Phonological impairment. In: Fletcher P, MacWhinney B (eds): The Handbook of Child Language. Oxford: Blackwell 1995; 573–602

Leonard LB: Children with specific language impairment. Cambridge, MIT Press 1998

Levin HS, Song J, Chapman SB, Harward H: Neuroplasticity following traumatic diffuse versus focal brain injury in children: studies of verbal fluency. In: Levin HS, Grafman J (eds.): Cerebral reorganization of function after brain damage. Oxford, University Press 2000; 218–231

Liberman IY, Shankweiler D, Liberman AM: The alphabetic principle and learning to read. In: Shankweiler D, Liberman IY (eds.): Phonology and reading disability. Ann Arbor, University of Michigan Press 1989

Liepold M, Ziegler W, Brendel B:. Hierarchische Wortlisten. Ein Nachsprechtest für die Sprechapraxiediagostik. Dortmund, Borgmann 2003

Linder M, Grissemann H: Zürcher Lesetest. Bern, Huber 2000

Lipp B, Schlaegel W: Das Tracheostoma in der neurologischen Frührehabilitation. Forum Logopädie 1997, Heft 2

Lleras B, Müller L: Heidelberger Gruppenkonzept für Myofunktionelle Störungen (GRUMS). In: Bigenzahn W (Hrsg.): Orofaziale Dysfunktionen im Kindesalter. Stuttgart, Thieme Verlag 1995

Locke JL: A Theory of Neurolinguistic Development. Brain and Language 1997; 58: 265–326

Logemann JA: Evaluation and treatment of swallowing disorders. San Diego, College-Hill Press 1983

Logemann JA, Kahrilas P, Kobara M, Vakil N: The benefit of head rotation on pharyngoesophageal dysphagia. Arch Phys Med Rehabil 1989; 70: 767–771

Logemann JA, Rademaker A, Pauloski B, Kahrilas P: Effects of postural change on aspiration in head and neck surgical patients. Otolaryngology Head and Neck Surgery 1994; 110: 222–227

Logemann JA, Roa Pauloski B, Rademaker A, Cook B, Graner D, Milianti F, Beery Q, Stein D, Bowman J, Lazarus C, et al.: Impact of the diagnostic procedure on outcome measures of swallowing rehabilitation in head and neck cancer patients. Dysphagia 1992; 7(4): 179–186

Löhr T, Smit JSM, Schönfeld R: Klassifikation funktioneller Dysphonien. L.O.G.O.S. interdisziplinär 2003; 11: 244–253

Lomas J, Pickard L, Bester S, Elbard H, Finlayson A, Zoghaid C: The communicative effectiveness index: Development and psychometric evaluation of a functional communication measure for adult aphasia. Journal of Speech and Hearing Disorders 1989; 54: 113–124

Lord C, Paul R: Language and communication in autism. DJ Cohen und FR Volkmar. Handbook of autism and pervasive developmental disorders. New York, Wiley 1997: 195–225

Luchsinger R, Arnold GE: Handbuch der Stimm- und Sprachheilkunde. 2. Aufl. Wien, Springer 1959

Lugt V, Wieden K, Visch-Brink EG: Die Melodic Intonation Therapy bei Patienten mit globaler Aphasie; das Hemmen von Recurring Utterances. Sprache – Stimme – Gehör 1989; 13: 142–145

Lutz L: MODAK – Modalitätenaktivierung in der Aphasietherapie. Ein Therapieprogramm. Berlin, Springer-Verlag 1997

Martin BJW, Logemann JA, Shaker R, Dodds WJ: Normal laryngeal valving patterns during three breath hold maneuvers: A pilot investigation. Dysphagia 1993; 8: 11–20

Martin M: Oligophrenien (Intelligenzminderungen) und Demenzzustände. In: Remschmidt H (Hrsg.): Kinder- und Jugendpsychiatrie. Stuttgart, Thieme 1979

Martschinke S, Kammermeyer G, King M, Forster M: ARS – Anlaute hören, Reime finden, Silben klatschen. Erhebungsverfahren zur phonologischen Bewusstheit für Vorschulkinder und Schulanfänger. Donauwörth, Auer 2005

Martschinke S, Kirschhock E-M, Frank A: Der Rundgang durch Hörhausen. Erhebungsverfahren zur phonologischen Bewusstheit. Donauwörth, Auer 2001

Marx H: Knuspels Leseaufgaben. Göttingen, Hogrefe 1998

Marx H, Jansen H, Skowronek H: Prognostische, differentielle und konkurrente Validität des Bielefelder Screenings zur Früherkennung von Lese-Rechtschreibschwierigkeiten (BISC). In: Hasselhorn M, Schneider W, Marx H (Hrsg.): Diagnostik von Lese-Rechtschreibschwierigkeiten. Stuttgart, Hogrefe 2000

Matthesius R-G: Internationale Klassifikation der Schädigungen, Fähigkeitsstörungen und Beeinträchtigungen. Wiesbaden, Ullstein Mosby 1995

Matulat P, Bersenbrügge H, Lamprecht-Dinnesen A: Diagnose zentraler Hörverarbeitungsstörungen und auditiver Wahrnehmungsstörungen – eine retrospektive Erhebung. Zeitschrift für Audiologie 1999; II: 112–114

May P: Hamburger Schreib-Probe. Hamburg, Verlag für pädagogische Medien 2002

May P, Arntzen H: Hamburger Leseprobe. Hamburg, Eigenverlag P. May 2000

Mayeux R: Disorders of language: The aphasias. In: Kandel ER, Schwartz JH (eds): Principles of Neural Science. 3rd ed. New York, Elsevier 1991

Mayringer H, Wimmer H: Salzburger Lesescreening für die Klassenstufen 1–4. Bern, Huber 2003

McConnell FM, Cerenko D, Mendelsohn MS: Manofluorographic analysis of swallozing. Otolaryngol. Clin. North Amerika 1989; 21: 625–635

McGinnis MA: Aphasic children: Identification and training by the Association Method. 2. Auflage. Washington DC, the Alexander Graham Bell Ass. for the Deaf Inc.

McGregor K, Appel A: On the relation between mental representation and naming in a child with specific language impairment. Clinical Linguistics & Phonetics 2002; 16: 1-20

Meier H, Johannsen HS (Hrsg.): Stimmrehabilitation nach Laryngektomie. Ulm, Verlag Phoniatrische Ambulanz der Universität 1995

Meisel J: The bilingual child. In: Bhatia TK, Ritchie WC (eds.): The handbook of bilingualism. Malden, Oxford, Blackwell 2004; 91–113

Meixner F: Poltern aus entwicklungspsychologischer Sicht. In: Grohnfeldt M (Hrsg.): Handbuch der Sprachtherapie, Band 5: Störungen der Redefähigkeit, Berlin, Wissenschaftsverlag Spiess 1992

Merk M, Ziegler W: MoDiaS - a PC-based system for routine acoustic analysis of neurogenic speech disorders. In: Maassen B, Groenen P (eds.): Pathologies of Speech and Language. Advances in Clinical Phonetics and Linguistics, London: Whurr 1999; 315–321

Mesulam MM: Slowly progressive aphasia without generalized dementia. Annals of Neurology 1982; 11: 592–598

Mesulam MM: Editorial: Primary Progressive Aphasia Differentiation from Alzheimer's Disease. Annals of Neurology 1987; 22(4): 533–534

Mesulam MM: Primary progressive aphasia. Annals of Neurology 2001: 49; 425–432

Metsala, JL: An examination of word frequency and neighbourhood density in the development of spoken wird recognition. Memory & Cognition 1997; 25: 47-56

Middendorf J: Der erfahrbare Atem. Paderborn, Junfermann 2000

Miller FR, Eliachar I: Managing the aspiration patient. In: American journal of Otolaryngology 1994; 22(1): 1–17

Mills AE: Visual handicap. In: Mogford K, Bishop D (eds.): Language development in exceptional circumstances. Edinbourgh, Lawrence Erlbaum Ass 1988

Morávek M, Langová J: Some Electrophysiological Findings Among Stutterers And Clutterers. Folia Phoniatr (Basel) 1962; 14: 305–16

Morton J: The logogen model and orthographic structure. In: Frith U (ed.): Cognitive Processes in Spelling. London, Academic Press 1980

Motsch H-J: ESGRAF – Testmanual. Evozierte Sprachdiagnose grammatischer Fähigkeiten. München, Reinhardt 1999

Motzko M, Mlynczak U, Prinzen C: Stimm- und Schlucktherapie nach Larynx- und Pharynxkarzinomen. Elsevier, München 2004

Mugdan J: Flexionsmorphologie und Psycholinguistik. Tübingen, Narr 1977

Müller R, Schneider W, Marx H, Hasselhorn M: Diagnostischer Rechtschreibtest für 1. Klassen, für 2. Klassen, für 3. Klassen. Göttingen, Beltz 2003

Muysken P: Two linguistic systems in contact: Grammar, phonology and lexikon. In: Bhatia, TK, Ritchie WC (eds.): The handbook of bilingualism. Malden, Oxford, Blackwell 2004; 147–168

Naigles LG, Fowler AE, Helm A: Syntactic bootstrapping from start to finish with special reference to Down syndrome. In: Tomasello M, Merriman WE (eds.): Beyond Names for Things. Young Children's Acquisition of Verbs. Hillsdale, Lawrence Erlbaum Ass. 1995; 299–330

National Organization for Rare Disorders Inc., Opitz G / BBB Syndrome, 2003, http://www.rarediseases.org/

Natke U: Stottern. Erkenntnisse, Theorien, Behandlungsmethoden. Bern, Hans Huber 2000

Neher KD: Morbus Parkinson – Diagnose, Therapie und Rehabilitation. Stuttgart, Hippokrates 1990

Neubert C, Rüffer N, Zeh-Hau M: Neurolinguistische Aphasietherapie 1–7 (e-Buch). Hofheim, NAT-Verlag 2005

Neumann A, Schulz-Coulon H-J: Management von Komplikationen nach prothetischer Stimmrehabilitation. HNO. Springer Verlag 2000; 48: 508–516

Neumann S: Physiologie des Schluckvorganges. In: Bartolome et al.: Schluckstörungen – Diagnostik und Rehabilitation. 2. Aufl. München, Urban & Fischer Verlag 1999

Nickisch A: Diagnostik zentraler Hörstörungen im Kindesalter. Laryngologie, Rhinologie, Otologie 1988; 67: 312–315

Nickisch A, Heber D, Burger-Gartner J: Auditive Verarbeitungs- und Wahrnehmungsstörungen bei Schulkindern. Dortmund, modernes lernen borgmann 2001

Nicola F, Ziegler W, Vogel M:. Die Bogenhausener Dysarthrieskalen (BODYS): Ein Instrument für die klinische Dysarthriediagnostik. Forum Logopädie 2004; 18: 14–22

Niedeggen-Bartke S: The Default-Rule, Sub-regularities, and Irregulars in the Morphology of German Williams Syndrome. Paper presented at the Boston University Conference on Child Language Acquisition, November 2001

Niers N: Behandlung von Dysphagien bei neurologischen und geriatrischen Patienten. In: Skript zum Seminar: Behandlung von Dysphagien, Lingen 1997

Nusser-Müller-Busch R: Diagnostik und Therapie neurologisch bedingter Schluckstörungen. FORUM Logopädie 1994; 3: 3–12

Nusser-Müller-Busch R: Therapieansätze bei Störungen der Nahrungsaufnahme – eine Standortbestimmung. In: Forum Logopädie 1997; 11

Nusser-Müller-Busch R: Diätetische Maßnahmen bei Schluckstörungen im Erwachsenen und Kindesalter. In: Böhme G (Hrsg.): Sprach-, Sprech-, Stimm und Schluckstörungen, Band 2: Therapie. 2. Auflage, Stuttgart, Gustav Fischer Verlag 1998

Nwokoro NA, Mulvihill JJ: Cholesterol and bile acid replacement therapy in children and adults with Smith-Lemli-Opitz (SLO/RSH) syndrome. American Journal of Medical Genetics 1997; 68: 315–321

Oller KD: The emergence of sounds of speech in infancy. Child Phonol. 1980; 1: 93–112

Oller KD, Eilers R, Bull D, Carney A: Prespeech vocalizations of a deaf infant: A comparison with normal metaphonological development. Journal of Speech and Hearing Research 1985; 28: 47–63

Ostermann F: Ohne Worte. Sprachverarbeitung und Therapie bei globaler Aphasie. Dortmund, Borgmann 2003

Pahn J, Pahn E: Die Nasalierungsmethode. Rostock, Verlag Matthias Oehmke 2000

Paradis J, Crago M, Genesee F, Rice M: French-English bilingual children with SLI: How do they compare with their monolingual peers? Journal of Speech, Language, and Hearing Research 2003; 46: 113–127

Parussel R: Lieber Lehrer, lieber Schüler. Books on demand 2001

Pascher W, Bauer HH: Differentialdiagnose von Sprachstörungen, Stimmstörungen und Hörstörungen. 2. Auflage, Frankfurt am Main, Minerva – Edition Wissen 1998

Patterson KE, Shewell C: Speak and spell: Dissociations and word class effects. In: Coltheart M, Sartori G, Job R (eds.); The Cognitive Neuropsychology of Language. London, Erlbaum 1987

Paul R: Predicting outcomes of early expressive language delay: ethical implications. In: Bishop D, Leonard LB (eds.): Speech and language impairments in children. Hove, Psychology Press 2000; 195–210

Penfield W, Roberts L: Speech an Brain Mechanism. Princeton, Princeton University Press 1959

Penner Z: Screeningverfahren zur Feststellung von Störungen in der Grammatik. Luzern, SZH 1999

Penner Z: Phonologische Entwicklung: Eine Übersicht. In: Grimm, H (Hrsg.): Sprachentwicklung. Enzyklopädie der Psychologie. Göttingen, Hogrefe 2000; 105–139

Penner Z: Plädoyer für eine präventive Frühintervention bei Kindern mit Spracherwerbsstörungen. In: von Suchodoletz W (Hrsg.): Therapie von Sprachentwicklungsstörungen: Anspruch und Realität. Stuttgart, Kohlhammer 2002; 106–142

Penner Z: Forschung für die Praxis: Neue Wege der Intervention bei Kindern mit SES. Forum Logopädie 2004; (18): 6–13

Penner Z, Kölliker-Funk M: Therapie und Diagnose von Grammatikerwerbsstörungen. Luzern: Schriftenreihe des Heilpädagogischen Seminars Zürich 1998

Penner Z, Wermke K, Weissenborn J, Wymann K: Prävention, Früherkennung und Frühintervention bei Spracherwerbsstörungen. Paediatrica 1999; 10,19–26

Penner Z, Wymann K, Weissenborn J: On the Prosody/Lexicon Interface in Learning Word Order: A study of normally developing and language impaired children. In: Weissenborn J, Höhle B (eds.): Approaches to Bootstrapping. Vol 1. Amsterdam, Benjamins. 2000; 266–293

Peter U: Entwicklung sozial-kommunikativer Kompetenzen. In: Zollinger, B (Hrsg.): Kinder im Vorschulalter. Bern, Haupt 1998; 49–83

Piaget J: Sprechen und Denken des Kindes. Düsseldorf, Pädagogischer Verlag Schwann 1982

Pienemann M: Der Zweitspracherwerb ausländischer Arbeiterkinder. Bonn, Bouvier Verlag H. Grundmann 1981

Pinker S: Language acquisition. In: Gleitman LR, Liberman M (Hrsg.): An invitation to cognitive science: Language, Vol.1. Cambridge, MA, MIT Press 2000; 135–184

Piske T: Artikulatorische Muster im frühen Laut- und Lexikonerwerb. Tübingen, Gunter Narr Verlag 2001

Platz T: Motor system recovery: evidence from animal experiments, human functional imaging and clinical studies. Restor Neurol Neurosci 2004; 22: 137–142

Poeck K, De Bleser R, Graf von Keyserlingk D: Neurolinguistic status and localization of lesion in aphasic patients with exclusively consonant-vowel recurring utterances. Brain 1984; 107: 199–217

Poeck K, Hartje W: Demenz. In: Hartje W, Poeck K (Hrsg.): Klinische Neuropsychologie. Stuttgart, Thieme 1997

Poerschke J: Hamburger Lesetest für 3. und 4. Klassen. Göttingen, Beltz (im Druck)

Pörnbacher T: Kau-, Trink- und Schluckstörungen im Säuglings- und Kindesalter. In: Böhme G (Hrsg.): Sprach-, Sprech-, Stimm-, und Schluckstörungen, Band 2: Therapie. 2. Auflage Stuttgart, Gustav Fischer Verlag 1998

Pouderoux P, Kahrilas PJ: Deglutitive tongue force modulation by volition, volume, and viscosity in humans. Gastroenterology 1995; 108: 1418–1426

Prizant BM: Communication, language, social, and emotional development. Journal of Autism and Developmental Disorders 1996; 26: 173–178

Probst R, Grevers G, Iro H: Hals-Nasen-Ohrenheilkunde. 2. Aufl., Stuttgart New York, Thieme Verlag 2004

Proctor DF: Breathing, speech and Song. Wien New York, Springer Verlag 1980

Pulvermüller F: Sprachliches Handeln im Alltag und in der Aphasietherapie. Zur sprachtheoretischen Fundierung kommunikativer Aphasietherapie mit Sprachübungsspielen. In: Roth VM (Hrsg.) : Kommunikation trotz gestörter Sprache. Tübingen, Narr 1989

Putz R, Pabst R (Hrsg.): Sobotta. Atlas der Anatomie des Menschen. Band 1: Kopf, Hals, obere Extremität. 21. Aufl. München, Urban & Fischer 2000

Rabine E: Zusammenhänge zwischen Körperhaltung, Atmung und Stimme. In: Rohmert W (Hrsg.): Grundzüge des junktionalen Stimmtrainings. Köln, Schmidt, 5. Aufl. 1989

Rabine E, Jacoby P: Die drei Teilfunktionen der Stimmfunktion. In: Rohmert, W (Hrsg.): Grundzüge des funktionalen Stimmtrainings. Köln, Schmidt, 5. Aufl. 1989

Rabine E, Rohmert G, Rohmert W, Timm C, Zipp P: Untersuchungen der Stimmfunktion. In: Rohmert, W (Hrsg.): Grundzüge des funktionalen Stimmtrainings. Köln, Schmidt, 5. Aufl. 1989

Ramig LO, Countryman S, Obrien C, Hoehn M, Thompson L: Intensive speech treatment for patients with Parkinson's- disease – short-term and long-term comparison of two techniques. Neurology 1996; 47: 1496–1504

Ramig LO, Fox C, Sapir S: Parkinson's disease: speech and voice disorders and their treatment with the Lee Silverman Voice Treatment. Seminars in Speech and Language 2004; 25: 169–80

Rathenow P: Westermann Rechtschreibtest 4/5. Braunschweig, Westermann 1980

Rathenow P, Raatz U: Rechtschreibtest für 1. Klassen. Göttingen, Beltz 1993

Rathenow P, Vöge J, Laupenmühlen D: Westermann Rechtschreibtest 6+. Braunschweig, Westermann 1980

Reid LR: Funktionale Stimmentwicklung. Mainz, Schott 2005

Remschmidt H: Kinder- und Jugendpsychiatrie. Stuttgart, Thieme 1979

Remschmidt H: Einzelgänger – Autistische Störungen im Kindes- und Jugendalter. W Deutsch und Markus Wenglorz. Zentrale Entwicklungsstörungen bei Kindern und Jugendlichen. Stuttgart, Klett-Cotta 2001; 44–75

Rescorla L, Dahlgaard K, Roberts J: Late Talker at 2: outcome at age 3. Journal of Speech, Language and Hearing Research 1997; 40: 556–566

Rescorla L, Mirak J, Singh L: Vocabulary growth in late talkers: lexical development from 2;0 to 3;0. Journal of Child Language 2000; 27: 293–311

Reuther-Liehr, C: Lautgetreue Lese-Rechtschreibförderung, Bd.1-3. Bern, Huber 2001

Rice M, Sell M, Hardely P: Social Basis Toward Children with Speech and Language Impairments : A Correlative Causal Model of Language Limitation. In: Applied Psycholinguistics 1993; 473–488

Rieder O, Ingenkamp K: Rechtschreibtest für 6. und 7. Klassen. Göttingen, Beltz 1992

Rohen JW: Funktionelle Anatomie des Nervensystems. Stuttgart, Schattauer 2001

Rohmert G: Der Sänger auf dem Weg zum Klang. Köln, Schmidt, 4. Aufl. 1996

Rohmert W (Hrsg.): Grundzüge des funktionalen Stimmtrainings. Köln, Schmidt, 5. Aufl. 1989

Rondal JA: Exceptional language development in Down syndrome. Cambridge, University Press 1995

Rondal JA, Edwards S: Language in mental retardation. London, Whurr Publishers 1997

Rood MS: The use of sensory receptors to activate, facilitate and inhibit motor response, automatic and somatic, in developmental sequence. Iowa, WM.C. Brown Book Company 1962

Roth VM: PAKT und STACH. Therapeutisches Gespräch in der Aphasiker-Familie und Sprachtraining am Computer. In: Roth VM (Hrsg.): Kommunikation trotz Gestörter Sprache. Tübingen, Narr 1989

Rother A: Kindliche Aphasien. L.O.G.O.S. interdisziplinär 2005; 13: 90–92

Rothweiler M: Wortschatz und Störungen des lexikalischen Erwerbs bei spezifisch sprachentwicklungsgestörten Kindern. Heidelberg, „Edition S" 2001

Rothweiler M: Spezifische Sprachentwicklungsstörung und Mehrsprachigkeit. In: Schöler H, Welling A (Hrsg.): Förderschwerpunkt Sprache: Handbuch der Pädagogik und Psychologie bei Behinderungen. Bd. 3. Göttingen: Hogrefe 2005 (im Druck)

Rothweiler M, Meibauer J: Das Lexikon im Spracherwerb – ein Überblick. In: Meibauer J, Rothweiler M (Hrsg.): Das Lexikon im Spracherwerb. München, Francke (UTB) 1999; 9–31

Roux W: Beiträge zur Morphologie der functionellen Anpassung. In: Arch. Anat. Entw. gesch. 1883; 76–162

Rubin AD, Wodchis WP, Spak C, Kileny PR, Hogikyan ND: Longitudinal effects of Botox injections on voice-related quality of life (V-RQOL) for patients with adductory spasmodic dysphonia: part II. Arch Otolaryngol Head Neck Surg 2004; 130: 415–420

Saatweber M: Einführung in die Arbeitsweise Schlaffhorst-Andersen. Idstein, Schulz-Kirchner, 3. Aufl. 1997

Samar VJ, Metz DE: Criterion validity of speech intelligibility rating scale procedures for the hearing-impaired population. Journal of Speech and Hearing Research 1988; 31: 307–316

Sanabria J, Garcia Ruiz P, Gutierrez R, Marquez F, Escobar P, Gentil M, et al.: The effect of levodopa on vocal function in Parkinson's disease. Clinical Neuropharmacology 2001; 24: 99–102

Sandrieser P, Schneider P: Stottern im Kindesalter. Stuttgart, Thieme 2001

Sarimski K: Entwicklungspsychologie genetischer Syndrome. Göttingen, Hogrefe 1997

Sarimski K: Kinder und Jugendliche mit geistiger Behinderung. Göttingen, Hogrefe 2001

Sarimski K: Analysis of intentional communication in severely handicapped children with Cornelia-de-Lange syndrome. Journal of Communication Disorders 2002a; 35: 483–500

Sarimski K: Entwicklungs- und Verhaltensmerkmale, individuelle Variabilität und Schlussfolgerungen. Vortrag, präs. in Göttingen, Jahreshauptversammlung der Elternhilfe Rett-Syndrom 2002b

Schaner-Wolles C: Sprachentwicklung bei geistiger Behinderung: Williams-Beuren-Syndrom und Down-Syndrom. Grimm H (Hrsg.): Enzyklopädie der Psychologie: Spracherwerb. Göttingen, Hogrefe Verlag für Psychologie 2000; 663–685

Scheerer-Neumann G: The utilization of intraword structure in poor readers: Experimental evidence and a training program. Psychological Research 1981; 43: 155–178

Scheerer-Neumann G: Rechtschreibschwäche im Kontext der Entwicklung. In: Naegele IM, Valtin R (Hrsg.): LRS – Legasthenie in den Klassen 1–10. Handbuch der Lese-Rechtschreib-Schwierigkeiten. Weinheim, Beltz 1997

Scheerer-Neumann G, Hofmann CD: Phonologische Bewusstheit im Grundschulalter: Die Entwicklung von Testverfahren und sprachvergleichende Befunde. In: Schulte-Körne G (Hrsg.): Legasthenie: Zum aktuellen Stand der Ursachenforschung, der diagnostischen Methoden und der Förderkonzepte. Bochum, Winkler 2002

Schiefer J, Hagen R: Rehabilitation laryngektomierter Patienten. Onkologe 2000; 6: 36–43

Schindler A: Stottern erfolgreich bewältigen. Ratgeber für Betroffene und Angehörige. Augsburg, Midena 1998

Schlenck C, Schlenck K-J: Beratung und Betreuung von Angehörigen aphasischer Patienten. L.O.G.O.S. Interdisziplinär 1994b; 2: 90–97

Schlenck KJ, Schlenck C, Springer L: Die Behandlung des schweren Agrammatismus – Reduzierte Syntax-Therapie (REST). Stuttgart, Thieme 1995

Schmidt RF; Thews G, Lang F: Physiologie des Menschen. Heidelberg, Springer 2000

Schneider W, Küspert P: Frühe Prävention der Lese-Rechtschreib-Störungen. In: von Suchodoletz W (Hrsg.): Therapie der Lese-Rechtschreib-Störung (LRS). Stuttgart, Kohlhammer 2003

Schneider W, Roth E, Ennemoser M: Training phonological skills and letter knowledge in children at risk for dyslexia: A comparison of three kindergarten training programs. Journal of Educational Psychology 2000; 92: 284–295

Schnitzler CD: Phonologische Bewusstheit und Schriftspracherwerb. Stuttgart, Thieme (im Druck)

Schöler H: IDIS – Inventar diagnostischer Informationen bei Sprachentwicklungsauffälligkeiten. Heidelberg, Edition Schindele 1999

Schröter-Morasch H: Klinische Untersuchung der am Schluckvorgang beteiligten Organe. In: Bartolome G et al. (Hrsg.): Diagnostik und Therapie neurologische bedingter Schluckstörungen, Stuttgart, Gustav Fischer Verlag 1993

Schröter-Morasch H.: Schweregradeinteilung der Aspiration bei Patienten mit Schluckstörung. In: Gros M (Hrsg.): Aktuelle phoniatrisch-pädaudiologische Aspekte 1995, Band 3. Berlin, Renate Gross Verlag 1996

Schröter-Morasch H: Klinische Untersuchung des Oropharynx und videoendoskopische Untersuchung der Schluckfunktion. In: Bartolome et al.: Schluckstörungen – Diagnostik und Rehabilitation. 2. Aufl. München, Gustav Fischer Verlag 1999

Schröter-Morasch H: Beurteilung der Sprechorgane und ihrer sensomotorischen Funktionen. In: Ziegler W, Vogel M, Gröne B, Schröter-Morasch H (Hrsg.): Dysarthrie. Grundlagen, Diagnostik, Behandlungsverfahren. 2. Aufl., Stuttgart, Thieme 2002; 53–72

Schröter-Morasch H, Ziegler W: Wiederherstellende Verfahren bei gestörter Sprechfunktion (Dysarthrie, Dysglossie). Laryngo-Rhino-Otologie (Suppl.). 2005 (im Druck)

Schuell H, Jenkins J, Jiménes-Pabon E: Aphasia in Adults: Diagnosis, Prognosis and Therapy. New York, Hoeber 1964

Schulte-Mäter A: Verbale Entwicklungsdyspraxie. Eine Analyse des derzeitigen Erkenntnisstandes. Frankfurt, Peter Lang Verlag 1996

Schwartz MF, Fink RB, Saffran EM: The Modular Treatment of Agrammatism. Neuropsychological Rehabilitation 1995; 5: 93–127

Schwartz MF, Saffran EM, Fink RB, Myers JL, Martin N: Mapping therapy: a treatment program for agrammatism. Aphasiology 1994; 8: 19–54

Sellars C, Hughes T, Langhorne P: Speech and language therapy for dysarthria due to nonprogressive brain damage: a systematic Cochrane review. Clinical Rehabilitation 2002; 16: 61–68

Shanahan TK, et al.: Chin down posture effects on aspiration in dysphagic patients. Dysphagia Research Society, Virginia 1993

Shapiro T: Language an the psychiatric diagnosis of preschool children. Psychiatric Clinics of Northern Carolina 1982; 5: 309–319

Shell K: E.M.S. Therapiebox zur Wiederherstellung der Lautsprache. Erweiterte Mediationstechnik für Sprechapraxie. Stuttgart, Gustav Fischer 1997

Sick U: Poltern. Forum Logopädie. Stuttgart, Thieme 1999

Siegmüller J: Entwicklung, Störungen und Diagnostik semantischer Prozesse – Begriffsklassifikation. Sprache – Stimme – Gehör 2003a; 27: 101–109

Siegmüller J: Sprachtherapeutische Intervention auf der grammatischen Ebene. L.O.G.O.S. Interdisziplinär 2003b; 11: 36–42

Siegmüller J: Einflüsse von Frequenz und Erwerbsalter auf das Benennen bei Kindern mit Wortfindungsstörungen. L.O.G.O.S. Interdisziplinär 2005; 13: 15–20

Siegmüller J, Fröhling A: Therapie der semantischen Kategorisierung als Entwicklungsauslöser für den Erwerb des produktiven Wortschatzes bei Kindern mit einer Late-Talker-Vergangenheit. Sprache – Stimme – Gehör 2003; 27: 135–141

Siegmüller J, Hardel B, Liebich R, Herrmann A: Heterogene Sprachentwicklungsprofile bei Fragilem-X-Syndrom. L.O.G.O.S. Interdisziplinär 2001; 9: 26–33

Siegmüller J, Kauschke C: Therapie von Sprachentwicklungsstörungen nach dem Patholinguistischen Ansatz. München: Elsevier GmbH Urban & Fischer Verlag. Erscheint 2006

Siegmüller J, Weissenborn J, Böhning M: Sprachtherapie bei Kindern mit Williams-Beuren-Syndrom. UMSCHAU 2000; 29: 3–6

Skinner BF: Verbal Behavior. Englewood Cliffs, NJ: Prentice-Hall 1957

Smith CR, Scheinberg L: Symptomatic Treatment and Rehabilitation in Multiple Sclerosis. In: Cook SD (ed.) Handbook of Multiple Sclerosis. New York, Marcel Dekker Inc. 2001

Smith S, Thyme K: Die Akzentmethode und ihre theoretischen Voraussetzungen. 1980

Snidecor JC (Hrsg.): Sprachrehabilitation bei Kehlkopflosen. Stuttgart, Hippocrates 1981

Snowden JS, Griffith H: Semantic dementia. In: Best W, Bryan K, Maxim J (eds.): Semantic Processing: Theory and Practice. London, Whurr Publishers Ltd. 2000

Snowden JS, Neary D: Relearning of verbal labels in semantic dementia. Neuropsychologia 2002; 40: 1715–1728

Spiecker-Henke M, Tuschy-Nitsch D: Leitlinien der Stimmtherapie. Stuttgart, Thieme 2006

Springer L, Schlenck C, Schlenck KJ: Die Behandlung des schweren Agrammatismus. Reduzierte Syntax-Therapie (REST). Stuttgart, Thieme 1995

Square PA, Martin RE, Bose A: Nature and treatment of neuromotor speech disorders in aphasia. In: Chapey R (ed.): Language intervention strategies in aphasia and related neurogenic communication disorders. 4th edition. Lippincott, Williams & Wilkins 2001, 847–884

Square-Storer PA: Traditional therapies for apraxia of speech reviewed and rationalized. In: Square-Storer PA (ed.): Acquired apraxia of speech in aphasic adults. London, Taylor & Francis 1989; 145–163

Stackhouse J, Wells B: Children's speech and literacy difficulties. A psycholinguistic framework. London, Whurr 1997

Stanovich KE: Explaining the differences between the dyslexic and the garden-variety poor reader: The phonological core mode. Journal of Learning Disabilities 1988; 21: 590–604

Stark J: Everyday Life Activities: Photo Series - German Language Version. Hove, Psychology Press 1993

Steiner J, Struck V: MFT-Diagnostikbogen. Befunderhebung bei Mundmuskelfunktionsstörungen. Steiner Verlag 1990

Stengel I, Strauch T: Stimme und Person. 2. Auflage. Stuttgart, Klett-Cotta 1997

Stern C, Stern W: Die Kindersprache. Darmstadt, Wissenschaftliche Buchgesellschaft 1928/1965

Stock C, Marx P, Schneider W: BAKO 1–4. Basiskompetenzen für Lese-Rechtschreibleistungen. Göttingen, Beltz 2004

Strominger AZ, Winkler MR, Cohen LT: Speech and language evaluation. SM Pueschel. The Young Child With Down Syndrome. New York, Human Sciences Press 1984

Strömme P, Hagberg G: Aetiology in severe and mild mental retardation: a population-based study of Norwegian children. Developmental Medicine and Child Neurology 2000; 42: 76–86

Strutz J, Mann W: Praxis der HNO-Heilkunde, Kopf-, und Halschirurgie. Stuttgart New York, Georg Thieme Verlag 2001

Susca M, Healey C: Multifactorial issues in the assessment of stuttering. In: Bosshardt H, Yaruss JS, Peters H (eds.): Fluency disorders: theory, research, treatment, and self-help. Proceedings of the third world congress on fluency disorders in Nyborg, Denmark. Nijmegen, Nijmegen University Press 2000; 213–218

Szagun G: Sprachentwicklung beim Kind. Weinheim, Beltz 1996

Tager-Flusberg, H, Cooper, J: Present and future possibilities for defining a phenotype for specific language impairment. Journal of Speech, Language, and Hearing Research 1999; 42: 1275-1278

Temple CM: Developmental cognitive neuropsychology. Hove, Psychology Press 1997

Ternes E: Einführung in die Phonologie. Darmstadt, Wissenschaftliche Buchgesellschaft 1987

Tesak J: Agrammatismus. In: Blanken G (Hrsg.): Einführung in die linguistische Aphasiologie. Freiburg, Hochschulverlag 1991

Thomé G: Lese-Rechtschreib-Schwierigkeiten (LRS) und Legasthenie. Weinheim, Beltz 2004

Thyme-Frøljœr K, Frøljœr-Jensen J: Die Akzentmethode. Idstein, Schulz-Kirchner 2003

Thomé G: Orthographieerwerb. Qualitative Fehleranalyse zum Aufbau der orthographischen Kompetenz. Frankfurt, Peter Lang 1999

Thompson CK, Shapiro LP, Kiran S, Sobecks J: The role of syntactic complexity in treatment of sentence deficits in agrammatic aphasia: the complexity account of treatment efficacy (CATE). Journal of Speech and Hearing Research 2003; 46: 591–607

Thümler R: Schädel-Hirn-Trauma und andere Syndrome. München, Piper Verlag 1994

Tierney E, Nwokoro NA, Kelley RI: Behavioral phenotype of RSH/Smith-Lemli-Opitz syndrome. Mental Retardation and Developmental Disabilities Research Reviews 2000; 6: 131–134

Tomasello M: Do young children have adult syntactic competence? Cognition 2000; 74: 209–253

Uttenweiler V: Dichotischer Diskriminationstest für Kinder. Sprache – Stimme – Gehör 1980; 4: 107–11

Uttenweiler V: Diagnostik zentraler Hörstörungen, auditiver Wahrnehmungs- und Verarbeitungsstörungen. Sprache-Stimme-Gehör 1996; 20: 80–90

Valsangiacomo E: Das „Chromosom 22q11 Deletion“ Syndrom – eine Übersicht. www.swiss-paediatrics.org 2002

van Dijk TA, Kintsch W: Strategies of Discourse Comprehension. New York/London, Academic Press 1983

Vogel M: Behandlung der Dysarthrien. In: Ziegler W, Vogel M, Gröne B, Schröter-Morasch H (Hrsg.): Dysarthrie. Grundlagen, Diagnostik, Therapie. 2. Aufl. Stuttgart, Thieme 2002

von Suchodoletz W: Hirnorganische Repräsentation von Sprache und Sprachentwicklungsstörungen. In: von Suchodoletz W (Hrsg.): Sprachentwicklungsstörung und Gehirn. Stuttgart, Kohlhammer 2001; 27–69

von Suchodoletz W: Empirische Untersuchung zur klinischen Relevanz auditiver Wahrnehmungsstörungen. In: Homburg G, Iven C, Maihack V (Hrsg.): Zentral-auditive Wahrnehmungsstörungen – ein therapierelevantes Phänomen oder Phantom? Köln, ProLog 2002

von Suchodoletz W: Behandlung auditiver Wahrnehmungsstörungen und ihre Wirksamkeit, Forum Logopädie 2003; 6: 6–11

Wagner I: Logo Ausspracheprüfung zur differenzierten Analyse von Dyslalien. Wildeshausen: Logo Verlag für Sprachtherapie GbR 1994

Wallesch CW: Repetitive verbal behaviour: functional and neurological considerations. Aphasiology 1990; 4:133–154

Weigl I: Neuropsychologische und psycholinguistische Grundlagen eines Programms zur Rehabilitierung aphasischer Störungen. In: Peuser G (Hrsg.): Studien zur Sprachtherapie, München, Fink 1979

Weigl I, Reddemann-Tschaikner M: HOT – ein handlungsorientierter Therapieansatz. Stuttgart, Thieme 2002

Weinrich M, Zehner H: Phonetische und phonologische Störungen bei Kindern. Dyslalietherapie in Bewegung. Berlin Heidelberg, Springer-Verlag 2003

Weiss DA: Cluttering. Englewood Cliffs, New York, Prentice-Hall 1964

Weissenborn J: Der Erwerb von Morphologie und Syntax. In: Grimm H (Hrsg.): Sprachentwicklung. Enzyklopädie der Psychologie. Göttingen, Hogrefe 2000; 139–167

Welch MV, Logemann JA, Rademaker AW, Kahrilas PJ: Changes in pharyngeal dimensions effected by chin tuck. Arch Phys Med Rehabil. 1993; 74: 178–181

Wendler J, Seidner W, Kittel G, Eyshold U: Lehrbuch der Phoniatrie und Pädaudiologie. 3. Aufl. Stuttgart, Thieme 1996

Wernicke C: Der aphasische Symptomkomplex. Breslau, Cohn und Weigart 1874

Wettstein P: PSST – Psycholinguistischer Sprachverständnis- und Entwicklungstest, Verlag BSSI 1995

Weyerts H, Clahsen, H: Netzwerke und symbolische Regeln im Spracherwerb. Linguistische Berichte 1994; 154: 420–460

Wiese R: Phonology of German. Oxford, Oxford University Press 2000

Williams CA, Angelman H, Clayton-Smith J, Driscoll DJ, Hendrickson JE, Knoll JHM, Magenis RE, et al.: Angelman syndrome: consensus for diagnostic criteria. American Journal of Medical Genetics 1995a; 56: 237–238

Williams CA, Zori RT, Hendrickson J, Stalker H, Marum T, Whidden E, Driscoll DJ: Angelman syndrome. Current Problems in Pediatrics 1995b; 25: 216–231

Wimmer H, Hartl M: Erprobung einer phonologisch, mulitsensorischen Förderung bei jungen Schülern mit Lese-Rechtschreibschwierigkeiten. Heilpädagogische Forschung 1991; 17: 74–79

Wimmer H, Landerl K, Schneider W: The role of rhyme awareness in learning to read a regular orthgraphy. British Journal of Developmental Psychology 1994; 12: 136–154

Wirth G: Sprachstörungen, Sprechstörungen, Kindliche Hörstörungen. 4. Aufl. Köln, Deutscher Ärzteverlag 1994

Wirth G: Stimmstörungen. 4. Aufl. Köln, Deutscher Ärzte-Verlag 1995

Wohlleben U: Logopädische Therapie von Patienten mit Lippen-Kiefer-Gaumensegelspalten. In: Böhme G (Hrsg.): Sprach-, Sprech-, Stimm- und Schluckstörungen, Band 2: Therapie. 2. Auflage, Stuttgart, Gustav Fischer Verlag 1998

Yorkston KM, Beukelman DR, Strand EA, Bell KR: Management of Motor Speech Disorders in children and adults (2nd ed). Austin, Pro-Ed 1999

Zenner HP, Pfrang H: „Ein einfacher Sprachverständlichkeitstest zur Beurteilung der Stimmrehabilitation des Laryngektomierten. Laryng Rhinol Otol 1986, 65: 271–276

Ziegler W: Grundlagen der Dysarthrien. In: Springer L, Schrey-Dern D (Hrsg.): Dysarthrie. Thieme. Stuttgart 1998

Ziegler W: Task-related factors in oral motor control: speech and oral diadochokinesis in dysarthria and apraxia of speech. Brain and Language 2002; 80: 556–575

Ziegler W: Speech motor control is task specific. Evidence from dysarthria and apraxia of speech. Aphasiology 2003a; 17: 3–36

Ziegler W: Zerebrale Sprechstörungen. In: Karnath H-O, Thier P (Hrsg.): Neuropsychologie. Berlin, Springer 2003b; 405–414

Ziegler W: Zur Autonomie sprechmotorischer Kontrollfunktionen. Forum Logopädie 2003c 17: 2–9

Ziegler W, Brendel B: Sprechapraxie. In: Grohnfeldt M (Hrsg.): Lehrbuch der Sprachheilpädagogik und Logopädie, Band 4: Beratung, Therapie und Rehabilitation. Stuttgart, Kohlhammer Verlag 2003; 288–295

Ziegler W, Hartmann E: Das Münchner Verständlichkeits-Profil (MVP): Untersuchungen zur Reliabilität und Validität. Der Nervenarzt 1993; 64: 653–658

Ziegler W, Jaeger M: Aufgabenhierarchien in der Sprechapraxie-Therapie und der „metrische" Übungsansatz. Neurolinguistik 1993; 7(1): 17–29

Ziegler W, Jaeger M: Materialien zur Sprechapraxie-Therapie. EKN-Materialien für die Rehabilitation. Dortmund, Borgmann 1993

Ziegler W, Vogel M: Diagnostik der Dysarthrien. In: Ziegler W, Vogel M, Gröne B, Schröter-Morasch H (Hrsg.): Dysarthrie. Grundlagen, Diagnostik, Behandlungsverfahren. 2. Aufl. Stuttgart, Thieme 2002

Zollinger B: Die Entdeckung der Sprache. Bern, Haupt 1999

Zückner H, Ebel, H: Erworbenes psychogenes Stottern bei Ewachsenen: Diagnostische und differentialdiagnostische Aspekte. Sprach – Stimme – Gehör 2001; 25: 110–117

Adressen

Adressen von Selbsthilfegruppen und Verbänden und interessante Links		
	Adresse/Telefon	**Link**
Alzheimer Angehörigen-Initiative e.V.	Reinickendorfer Str. 61 D-13347 Berlin Tel: +49 03 / 47 37 89 95	www.alzheimerforum.de
Anatomielexikon und -Links		www.anatomie.net
Arbeitskreis Cornelia-de-Lange-Syndrom	Ober-Liebersbach 27 69509 Mörlenbach Tel.: 06209-6650	www.corneliadelange.de
Bundesarbeitsgemeinschaft für Rehabilitation	Walter-Kolb-Straße 9-11 60594 Frankfurt Main Telefon (069) 60 50 18-0	www.bar-frankfurt.de
Bundesverband Aphasie	Wenzelstraße 19 97084 Würzburg Tel. 0931-250130-0	www.aphasiker.de
Bundesverband der Kehlkopflosen e.V.	Obererle 65 45897 Gelsenkirchen Tel. 02 09/59 22 82	www.kehlkopflosenbundesverband.de
Bundesverband Williams-Beuren-Syndrom	Danziger Str. 2A 85748 Garching Tel: 089-32002986	www.w-b-s.de
Bundesvereinigung der Stotterer-Selbsthilfe e.V.	Gereonswall 112 50670 Köln Tel. 0221/139-1106, -1107	www.bvss.de
Deutsche Alzheimer-Gesellschaft	Friedrichstr. 236 10969 Berlin Tel.: (030)259 37950	www.deutsche-alzheimer.de/
Deutsche Multiple Sklerose Bundesverband e.V.	Küsterstr. 8 30519 Hannover Telefon: 0511-9 68 34-0	www.dmsg.de
Deutsche Parkinson-Vereinigung-Bundesverband-e.V.	Moselstraße 31 41464 Neuss Telefon 02131-41016	www.parkinson-selbsthilfe.de
Down-Syndrom-Netzwerk	Eifgenweg 1a 51061 Köln Telefon 0221-6002030 Fax 0221-6002361	www.down-syndrom-netzwerk.de

Elternhilfe für Kinder mit Rett-Syndrom	Wörsdorferstr. 3 65510 Hünstetten-Wallrabenstein Tel: 06126-500306	www.rett.de
Elterninitiative für Kinder mit DiGeorge-Syndrom	Stephan Schmid Blumenweg 2 87448 Waltenhofen	www.kids-22q11.de
Elternverein zum Angelman-Syndrom	Angelman e.V. Am Gänsrain 6 97892 Kreuzwertheim Tel. 09342-858 841 Fax 09342-914 534	www.angelman.de
Förderverein für Kinder mit Cri-du-Chat-Syndrom		www.5p-syndrom.de/
Forum „Poltern" im Internet		www.forum-poltern.de
Hilfe für das autistische Kind, Vereinigung zur Förderung autistischer Menschen e.V.	Bebelallee 141 22297 Hamburg Tel.: 040-511 560 4	www.autismus.de
Interdisziplinäre Vereinigung für Stottertherapie e.V. (ivs), ein Zusammenschluss erfahrener Stottertherapeuten		Internet: www.ivs-ev.de
Interessengemeinschaft Fragiles-X e.V.	Goethering 42 24576 Bad Bramstedt Tel./Fax: 04192-4053	www.frax.de
Kuratorium ZNS – Hannelore-Kohl-Stiftung	Rochusstraße 24 53123 Bonn 0228/97845-0	www.kuratorium-zns.de
Multiple Sclerosis International Federation (Deutsche Sektion)		www.msif.org/de
Mutismus Selbsthilfe Deutschland e.V.	Am Nordpark 35 50733 Köln Telefon: 0221/766168	www.mutismus.de
Prader-Willi-Syndrom-Vereinigung Deutschland e.V.	Newerweg 52 66687 Wadern Tel.:06874-1502	www.prader-willi.de

Schädel-Hirnpatienten in Not e.V.	Bayreuther Straße 33 92224 Amberg Tel: 0 96 21/64 800	www.schaedel-hirn-patienten.de
Stiftung Deutsche Schlaganfall-Hilfe	Carl-Bertelsmann-Str. 256 Postfach 104 33311 Gütersloh Tel.: 01805-093093	www.schlaganfall-hilfe.-de
The Whole Brain Atlas		www.med.harvard.edu/AANLIB/home.html

Index

A

i

E

F

G

R

S

i

T

i